全国中医药行业高等教育"十四五"规划教材
全国高等中医药院校规划教材（第十一版）配套用书

中医基础理论习题集

（供中医学、针灸推拿学、中西医临床医学等专业用）

主　编　郑洪新　杨　柱

中国中医药出版社

·北　京·

图书在版编目（CIP）数据

中医基础理论习题集 / 郑洪新，杨柱主编 .—北京：中国中医药出版社，2022.8（2025.4重印）

全国中医药行业高等教育"十四五"规划教材配套用书

ISBN 978－7－5132－7722－8

Ⅰ.①中… Ⅱ.①郑…②杨… Ⅲ.①中医医学基础—高等学校—习题集

Ⅳ.① R22-44

中国版本图书馆 CIP 数据核字（2022）第 135592 号

中国中医药出版社出版

北京经济技术开发区科创十三街 31 号院二区 8 号楼

邮政编码　100176

传真　010-64405721

河北省武强县画业有限责任公司印刷

各地新华书店经销

开本 787×1092　1/16　印张 27.5　字数 616 千字

2022 年 8 月第 1 版　2025 年 4 月第 4 次印刷

书号　ISBN 978-7-5132-7722-8

定价　96.00 元

网址　www.cptcm.com

服 务 热 线　010-64405510　　微信服务号　**zgzyycbs**

购 书 热 线　010-89535836　　微商城网址　**https://kdt.im/LIdUGr**

维 权 打 假　010-64405753　　天猫旗舰店网址　**https://zgzyycbs.tmall.com**

如有印装质量问题请与本社出版部联系（010-64405510）

全国中医药行业高等教育"十四五"规划教材
全国高等中医药院校规划教材（第十一版）配套用书

《中医基础理论习题集》编委会

编写说明

《中医基础理论》课程是中医学及其相关学科的专业基础课和入门课。中医基础理论，是中医学的基本概念、基本知识、基本原理和基本规律的理论体系。《中医基础理论习题集》的编写宗旨主要是加强学生复习、巩固所学知识和技能，提高分析问题的能力，检测学习效果，为执业医师考试提供便利，并拓展基础理论对临床实践的指导作用。

《中医基础理论习题集》命题原则，与全国中医药行业高等教育"十四五"规划教材教学大纲保持一致。本书在"十三五"规划配套用书《中医基础理论习题集》的基础上，增补350余题，并对原题有修订。考试命题更加注重使学生全面掌握中医学的基本概念、基本知识、基本原理和基本规律，更加注重基础理论与临床实践的密切结合，更加注重试题的科学性和实用性。

《中医基础理论考试大纲》，围绕课程学习的教学大纲及其重点、难点和疑点，全面制定考试单元（章、节）、细目和要点，作为考试试题的主要依据。

《中医基础理论习题集》试题题型，基本涵盖国家执业中医师资格考试、执业中西医结合医师资格考试、各高校现行考试的各种考试题型，并适当吸取国外中医相关从业人员资格考试题型，为全面提高人才专业素质奠定基础。

《中医基础理论习题集》由全国32所高等中医药院校具有丰富教学经验的一线教师共同完成编写工作。绪论由杨柱、吴筱枫编写；第一章中医学的哲学基础由魏凤琴、吴元洁编写；第二章中医学的主要思维方式由郑洪新、李佳编写；第三章藏象由王志红、李兰珍、尚晓玲、刘晓燕、王仁媛、黄学宽、李冬华编写；第四章精气血津液神由倪红梅、李翠娟、李定祥编写；第五章经络由孟静岩、张国华、李奕祺编写；第六章体质由桑希生、陈宏编写；第七章病因由章莹、马晖、王琳、隋华、孙鑫编写；第八章病机由朱爱松、王四平、史俊芳、刘舟、冯志成、冯新玲、张冰冰编写；第九章养生与防治原则由司富春、蒋筱、刘红杰编写。全书由主编郑洪新、杨柱统稿并修改，完成全部书稿。

全体编委会教师本着认真负责、严谨求实、保证质量的原则，集思广益，群策群力，共同完成习题集的编写。但本书在内容方面难免有疏漏之处，敬请各位教师和学生在使用本书过程中提出意见，以便修订提高。

《中医基础理论习题集》编委会

2022 年 5 月

目 录

课程考试大纲

章	节	细目	要点
绪论	中医学理论体系的形成与发展	中医学理论体系的形成	（1）中医学理论体系形成的条件 （2）中医学理论体系形成的标志
		中医学理论体系的发展	中医学理论体系发展各时期的重要医家及其著作与主要学术思想 金元四大家的代表著作、主要学术创新及其流派
	中医学理论体系的主要特点	整体观念	整体观念的概念及内容 （1）人是一个有机整体 （2）人与自然环境的统一性 （3）人与社会环境的统一性
		辨证论治	（1）症、证、病的概念及关系 （2）辨证与论治的概念及关系 （3）同病异治与异病同治
	中医学的主要思维方式	象思维	象思维的概念及形象思维、意象思维和应象思维的概念及应用举例
		系统思维	系统思维的概念及整体宏观、天人合一的概念及应用举例
		变易思维	变易思维的概念及恒动变化、动静相召的概念及应用举例
第一章 中医学的哲学基础	气一元论	气的哲学概念与气一元论	（1）气的概念的形成 （2）气的哲学概念 （3）气一元论的概念
		气一元论的基本内容	（1）气的物质性 （2）气是万物的本原 （3）气的运动是万物变化的根源 （4）气是天地万物相互联系的中介
	阴阳学说	阴阳的概念与归类	（1）阴阳概念的形成 （2）阴阳的基本概念及中医学应用举例 （3）阴阳特性与归类及中医学应用举例
		阴阳学说的基本内容	（1）阴阳交感的概念、内容及中医学应用举例 （2）阴阳对立的概念、内容及中医学应用举例 （3）阴阳互根的概念、内容及中医学应用举例 （4）阴阳消长的概念、内容及中医学应用举例 （5）阴阳转化的概念、内容及中医学应用举例 （6）阴阳自和的概念、内容及中医学应用举例

续表

章	节	细目	要点
第一章 中医学的 哲学基础	五行学说	五行的概念、特性与归类	（1）五行概念的形成 （2）五行的基本概念 （3）五行的特性与归类
		五行学说的基本内容	（1）五行生克制化：五行相生、相克、制化 （2）五行生克异常：五行母子相及其中医学应用举例；五行相乘与相侮的概念、次序、形成原因和相互关系及其中医学应用举例
第二章 中医学的主 要思维方式	象思维	形象思维	（1）形象思维的概念 （2）形象思维的内容 （3）形象思维的应用举例
		意象思维	（1）意象思维的概念 （2）意象思维的内容 （3）意象思维的应用举例
		应象思维	（1）应象思维的概念 （2）应象思维的内容 （3）应象思维的应用举例
	系统思维	整体宏观	（1）整体宏观的概念 （2）整体宏观的内容 （3）整体宏观的应用举例
		天人合一	（1）天人合一的概念 （2）天人合一的内容 （3）天人合一的应用举例
		形神合一	（1）形神合一的概念 （2）形神合一的内容 （3）形神合一的应用举例
	变易思维	恒动变化	（1）恒动变化的概念 （2）恒动变化的内容 （3）恒动变化的应用举例
		动静相召	（1）动静相召的概念 （2）动静相召的内容 （3）动静相召的应用举例
第三章 藏象	概述	藏象的基本概念	藏象及藏象学说的概念
		藏象学说的形成	古代解剖学认识；长期生活实践的观察；医疗实践经验的积累；古代哲学思想的渗透
		藏象学说的特点	五脏功能系统观；五脏阴阳时空观
		脏腑的分类及其各自的生理特点	脏腑的分类及其各自的生理特点

续表

章	节	细目	要点
第三章 藏象	五脏	心	心的生理特性、生理功能、系统联系
		肺	肺的生理特性、生理功能、系统联系
		脾	脾的生理特性、生理功能、系统联系
		肝	肝的生理特性、生理功能、系统联系
		肾	肾的生理特性、生理功能、系统联系
	六腑	胆	胆的主要生理功能
		胃	胃的主要生理功能、生理特性
		小肠	小肠的主要生理功能
		大肠	大肠的主要生理功能
		膀胱	膀胱的主要生理功能
		三焦	六腑三焦的生理功能，部位三焦的划分及各自的生理功能；辨证三焦
	奇恒之腑	奇恒之腑	奇恒之腑的概念及特点
		脑	脑的生理功能
		髓	髓的生理功能
		女子胞	女子胞的生理功能
	脏腑之间的关系	脏与脏之间的关系	（1）心与肺 （2）心与脾 （3）心与肝 （4）心与肾 （5）肺与脾 （6）肺与肝 （7）肺与肾 （8）肝与脾 （9）肝与肾 （10）脾与肾
		腑与腑的关系	六腑以通为用，以降为顺 生理功能的相互联系和密切配合，病变相互影响
		脏与腑的关系	（1）心与小肠 （2）肺与大肠 （3）脾与胃 （4）肝与胆 （5）肾与膀胱
		五脏与奇恒之腑之间的关系	五脏与脑，五脏与脉，五脏与骨、髓，五脏与女子胞

章	节	细目	要点
第四章 精气血 津液神	精	人体之精的基本概念	人体之精的概念，广义之精和狭义之精
		人体之精的生成、贮藏与施泄	精的生成、贮藏与施泄
		人体之精的功能	繁衍生命，濡养、化血、化气、化神等作用
		人体之精的分类	先天之精与后天之精；脏腑之精；生殖之精
	气	人体之气的基本概念	人体内活力很强、运行不息的极细微物质 是构成人体和维持人体生命活动的基本物质
		人体之气的生成	物质基础 相关脏腑
		人体之气的运动与变化	（1）气机的概念；气运动的基本形式与意义；脏腑之气的运动规律；气运动失常的表现形式 （2）气化的概念，气化的形式 （3）气机与气化的关系
		人体之气的功能	（1）推动作用 （2）温煦作用 （3）防御作用 （4）固摄作用 （5）中介作用
		人体之气的分类	（1）元气的概念、组成、分布及功能 （2）宗气的概念、组成、分布及功能 （3）营气的概念、组成、分布及功能 （4）卫气的概念、组成、分布及功能 （5）脏腑之气、经络之气的概念四五
	血	血的基本概念	行于脉中，循环流注全身，具有营养和滋润作用的红色液态物质
		血的生成	物质基础 相关脏腑
		血的运行	维持血液运行的主要因素 相关脏腑
		血的功能	（1）濡养 （2）化神
	津液	津液的基本概念	津与液的概念、区别
		津液的生成、输布和排泄	（1）津液的生成、输布和排泄 （2）相关脏腑
		津液的功能	（1）滋润濡养 （2）充养血脉

章	节	细目	要点
第四章 精气血 津液神	神	人体之神的基本概念	广义之神与狭义之神的基本概念
		人体之神的生成	精气血津液为化神之源；脏腑精气对外界环境的应答
		人体之神的功能	（1）主宰人体的生命活动 （2）主宰精神活动 （3）调节精气血津液 （4）调节脏腑功能
		人体之神的分类	五神 情志 思维
	精气血津液 之间的关系	气与血的关系	（1）气为血之帅（气能生血、行血、摄血） （2）血为气之母（血能养气，血能载气）
		气与津液的关系	（1）气对津液的作用：气能生津；气能行津；气能摄津 （2）津液对气的作用：津能化气；津能载气
		精血津液之间的关系	精血同源 津血同源
		精气神之间的关系	精气相关 精神互用 神气互生
第五章 经络	概述	经络的基本概念	经络的概念，经脉与络脉的概念和区别
		经络学说的形成	经络概念的产生，经络理论体系的建立
		经络系统的组成	经脉、络脉
第五章 经络	十二经脉	十二经脉的名称	十二经脉的名称
		十二经脉的走向和交接规律	走向规律 交接规律
		十二经脉的分布规律	在头面部、四肢部、躯干部的分布规律
		十二经脉的表里关系	太阳与少阴为表里；少阳与厥阴为表里；阳明与太阴为表里
		十二经脉的气血流注次序	十二经脉气血流注次序
	奇经八脉	奇经八脉的概念	督脉、任脉、冲脉、带脉、阴跷脉、阳跷脉、阴维脉、阳维脉的总称
		奇经八脉的主要生理功能	密切十二经脉的联系；调节十二经脉气血；与某些脏腑关系密切

章	节	细目	要点
第五章 经络	奇经八脉	奇经八脉的循行规律和基本功能	（1）督脉的循行规律和生理功能 （2）任脉的循行规律和生理功能 （3）冲脉的循行规律和生理功能 （4）带脉的循行规律和生理功能 （5）阴跷脉、阳跷脉的循行规律和生理功能 （6）阴维脉、阳维脉的循行规律和生理功能
	经别、经筋、皮部、别络	十二经别、十二经筋十二皮部、十五别络	经别、经筋、皮部、别络的概念
	经络的生理功能和应用	经络的生理功能	沟通联系作用 运行气血作用 感应传导作用 调节功能平衡
		经络学说的应用	阐释病机变化 指导疾病诊断 指导疾病治疗
第六章 体质	体质的概念与构成要素	体质的概念与特点	体质的基本概念体质的特点
		体质的构成要素与评价	体质的构成要素 体质的评价指标 理想体质的标志
	体质的生理学基础与形成因素	体质的生理学基础	体质与脏腑经络及精气血津液的关系
		体质的形成因素	（1）先天因素（父母禀赋、性别差异） （2）后天因素（年龄因素、饮食因素、劳逸所伤、情志因素、地理因素、疾病针药及其他因素）
	体质的分类	体质的基本分类及特征	阴阳平和质、偏阳质、偏阴质的体质特征
	体质学说的应用	体质学说的临床应用	体质与养生 体质与病因 体质与病机 体质与辨证论治
第七章 病因	外感病因	六淫	六淫与六气的概念、区别及六淫致病共同特点 （1）风邪的性质及致病特点 （2）寒邪的性质及致病特点 （3）暑邪的性质及致病特点 （4）湿邪的性质及致病特点 （5）燥邪的性质及致病特点 （6）火邪的性质及致病特点
		疠气	（1）疠气的概念 （2）疠气的性质及致病特点 （3）影响疠气产生的因素

章	节	细目	要点
第七章 病因	内伤病因	七情内伤	（1）七情、七情内伤的基本概念 （2）七情内伤致病的特点
		饮食失宜	饮食不节、饮食不洁、饮食偏嗜的致病特点
		劳逸过度	过劳、过逸的致病特点
	病理产物性病因	痰饮	（1）痰饮的基本概念 （2）痰饮的形成 （3）痰饮的致病特点
		瘀血	（1）瘀血的概念 （2）瘀血的形成 （3）瘀血的致病特点
		结石	（1）结石的基本概念 （2）结石的形成 （3）结石的致病特点
	其他病因	外伤	外力损伤、烧烫伤、冻伤、虫兽所伤等
		诸虫	蛔虫、蛲虫、绦虫、钩虫、血吸虫等
		毒邪	毒邪的概念、形成和致病特点
		药邪	药邪的概念、形成和致病特点
		医过	医过的概念、形成和致病特点
		先天病因	胎弱、胎毒的概念
第八章 病机	发病	发病的基本原理	（1）正气不足是发病的内在因素 （2）邪气是发病的重要条件 （3）邪正相搏的胜负与发病
		影响发病的主要因素	环境因素、体质因素、精神状态与发病
		发病类型	（1）感邪即发 （2）徐发 （3）伏而后发 （4）继发 （5）复发：复发的基本特点、主要类型、诱因
	基本病机	邪正盛衰	（1）邪正盛衰与虚实变化：虚实病机；虚实错杂；虚实转化；虚实真假 （2）邪正盛衰与疾病转归：正胜邪退；邪去正虚；邪胜正衰；邪正相持；正虚邪恋

章	节	细目	要点
第八章 病机	基本病机	阴阳失调	（1）阴阳偏胜的病机特点 阳胜则热；阳胜则阴病 阴胜则寒；阴胜则阳病 （2）阴阳偏衰的病机特点 阳虚则寒；阴虚则热
			（3）阴阳互损的病机特点 阳损及阴，阴损及阳 （4）阴阳格拒的病机特点 阴盛格阳，真寒假热证 阳盛格阴，真热假寒证
			（5）阴阳转化的病机特点 由阴转阳，由阳转阴 （6）阴阳亡失的病机特点 亡阳；亡阴
		精气血的失常	（1）精的失常 精虚与精的施泄失常（失精、精瘀）的病机
			（2）气的失常 气虚与气机失调（气滞、气逆、气陷、气闭、气脱）的病机
			（3）血的失常 血虚与血行失常（血寒、血热、血瘀、出血）的病机
			（4）精气血关系失调 精与气血关系的失调 气与血关系的失调
		津液失常	（1）津液不足：伤津、脱液 （2）津液输布排泄障碍：湿浊内生、痰饮凝聚、水液潴留 （3）津液与气血关系失调
	内生五邪	内生五邪的概念与病机	内生五邪的概念 （1）风气内动 肝阳化风、热极生风、阴虚风动、血虚生风 （2）寒从中生 （3）湿浊内生 （4）津伤化燥 （5）火热内生 阳盛化火，邪郁化火，五志化火，阴虚火旺
	疾病传变	疾病传变的形式	（1）病位传变 （2）病性转化
		影响疾病传变的因素	环境因素，生活因素，体质因素，病邪因素，诊治因素等

章	节	细目	要点
第九章 养生与 防治原则	养生	养生的概念与衰老机制	养生的基本概念；衰老的概念及机制
		养生的基本原则	顺应自然；形神共养；保精护肾；调养脾胃
	治未病	未病先防	（1）养生以增强正气 （2）防止病邪侵害
		既病防变	（1）早期诊治 （2）防止传变
		愈后防复	谨防劳复、食复、药复等
	治则	治则、治病求本	治病求本、治则、治法的概念
		正治与反治	（1）正治的概念、适应证、应用举例（寒者热之，热者寒之，虚则补之，实则泻之） （2）反治的概念、适应证、应用举例（热因热用，寒因寒用，塞因塞用，通因通用）
		治标与治本	（1）缓则治本 （2）急则治标 （3）标本兼治
		扶正与祛邪	（1）扶正祛邪的概念 （2）扶正祛邪的运用 运用原则；具体运用（单独运用，同时运用，先后运用）
		调整阴阳	（1）损其有余 泻其阳盛，损其阴盛 （2）补其不足 阴阳互制之调补阴阳，阴阳互济之调补阴阳，阴阳并补，回阳救阴
		调和脏腑	（1）顺应脏腑生理特性 （2）调和脏腑阴阳气血 （3）调和脏腑相互关系
		调理精气血津液	（1）调精 （2）调气 （3）调血 （4）调津液 （5）调理精气血津液的关系
		三因制宜	（1）因时制宜 用温远温，用热远热，用凉远凉，用寒远寒 （2）因地制宜 （3）因人制宜

试题类型、答题说明及示例

一、选择题

（一）A1 型题

（答题说明：请从每题的 5 个备选答案中，选择 1 个最佳答案）

1．"阴阳之征兆"指的是

    A．寒与热   B．水与火   C．上与下

    D．内与外   E．动与静

答案：B

解析：水与火这一对事物具备了寒热、动静、明暗的特性，集中反映了阴阳的属性，成为事物划分阴阳属性的标志。《素问·阴阳应象大论》说："水火者，阴阳之征兆也。"

（二）A2 型题

（答题说明：请从每个临床应用题的 5 个备选答案中，选择 1 个最佳答案）

1．某女，39 岁。皮肤疮疡，局部红肿热痛，中医"辨证求因"，其病因是

    A．风邪   B．寒邪   C．湿邪

    D．暑邪   E．火邪

答案：E

解析：火邪的致病特点之一是易致阳性疮疡。火邪入于血分，可聚于局部，腐蚀血肉，发为痈肿疮疡。临床表现以疮疡局部红肿热痛为特征。

（三）B 型题

（答题说明：请从 5 个备选答案中，为下列每题选择 1 个正确答案。每个备选答案可以选用一次，也可以选用多次，或一次也不选用）

    A．肝   B．心   C．脾

    D．肺   E．肾

1. 称为"罢极之本"的脏是
2. 称为"封藏之本"的脏是

答案：1.A　　2.E

解析：肝的疏泄和藏血功能正常，气血充盈，能耐受疲劳，故称肝为"罢极之本"。肾具有贮存、封藏人体之精以主司生长发育、生殖的生理功能，故称肾为"封藏之本"。

（四）X 型题

（答题说明：请从 5 个备选答案中，选择 2 个或 2 个以上正确答案。多选、漏选、错选均不得分）

1. 肺藏象的系统联系包括

　　A. 在志为悲　　　　　　B. 在体合发　　　　　　C. 在窍为鼻

　　D. 在液为汗　　　　　　E. 在时为秋

答案：A　C　E

解析：肺藏象的系统联系包括：肺藏魄，在志为悲，在体合皮，其华在毛，在窍为鼻，在液为涕，在时为秋。

二、判断题

（答题说明：正确者划√，错误者划 ×）

1. 中医诊疗注重辨证论治，不重视辨病。

答案：×

解析：中医学以"辨证论治"为诊疗特点，临床实践在强调"辨证论治"的同时，注重辨证与辨病相结合。

三、名词解释

1. 天癸

答案：天癸是肾精充盈而化生的促进生殖器官成熟、维持生殖功能的精微物质。

四、填空题

1. 三因制宜包括（　　　　）（　　　　）和因人制宜三个方面。

答案：因时制宜　因地制宜

五、简答题

1. 简述气与血的关系。

答案：气与血的关系，可以概括为"气为血之帅""血为气之母"。气为血之帅，具体表现为气能生血、气能行血、气能摄血。血为气之母，具体表现为血能养气、血能载气。

六、论述题

1. 论心主血脉。

答案：心主血脉，指心气推动血液运行于脉中，流注全身，循环不休，发挥营养和濡润作用。心主血脉包括主血和主脉两个方面。

（1）心主血：包括心行血与心生血。心行血，指心气推动和调控血液运行，输送营养物质于全身各脏腑形体官窍的作用。血液运行与五脏功能密切相关，其中心的搏动作用尤为重要。心脏的搏动，主要依赖心气的推动和调控，心阳激发心的搏动，心阴抑制心的搏动。心气充沛，心阴与心阳协调，心脏搏动有力，频率适中，节律均匀，血液正常输布全身，发挥其濡养作用。若心气不足，心脏搏动无力，或心阴不足，或心阳不足，均可导致血液运行失常。

心生血，指饮食水谷经脾胃运化而生成的水谷精微，其化为血液，须经心火（即心阳）的"化赤"作用。

（2）心主脉：心主脉，指心气推动和调控心脏的搏动，维持脉道通利的作用。脉是容纳和运输血液的通道。心、脉和血液构成一个相对独立系统。心的气血充沛，心阴与心阳协调，心脏有节律的搏动，脉道通利，血运流畅。

血液的正常运行，必须以心气充沛、血液充盈、脉道通利为基本条件，心气充沛起着主导作用。

心主血脉的功能是否正常，可从心胸部感觉、面色、舌色、脉象反映出来。心主血脉功能正常，则心胸部舒畅，面色红润有光泽，舌质淡红，脉和缓有力。若心气不足，推动血液无力，可见心悸怔忡，胸闷气短，面色无华，舌质淡，脉虚无力；甚则气虚血瘀，导致心脉痹阻，可见心胸部憋闷疼痛，面色紫暗，舌质瘀斑或青紫，脉细涩或结代。心血亏虚，则心悸心烦，面色淡白，舌质淡，脉细弱无力等。

习题及参考答案

绪　论 ▷▷▷▷

习　题

一、选择题

（一）A1 型题

1. 中医学的学科属性是
   A. 自然科学　　　　　　　B. 社会科学　　　　　　　C. 医学科学
   D. 古代哲学　　　　　　　E. 中医药文化

2. 现存最早的中药学专著是
   A.《中藏经》　　　　　　B.《黄帝内经》　　　　　C.《备急千金要方》
   D.《伤寒杂病论》　　　　E.《神农本草经》

3. 第一部辨证论治的专著是
   A.《素问》　　　　　　　B.《伤寒杂病论》　　　　C.《中藏经》
   D.《灵枢》　　　　　　　E.《难经》

4. 补充完善《黄帝内经》，发挥"寸口脉诊"、命门、三焦以及经络理论的著作是
   A.《伤寒论》　　　　　　B.《金匮要略》　　　　　C.《诸病源候论》
   D.《难经》　　　　　　　E.《脾胃论》

5. 确立六经辨证论治纲领的医家是
   A. 张景岳　　　　　　　　B. 陈无择　　　　　　　C. 钱乙
   D. 华佗　　　　　　　　　E. 张仲景

6. 在病因学方面，提出著名"三因学说"的医家是

    A. 王清任   B. 华佗   C. 张介宾

    D. 陈无择   E. 巢元方

7. 中医学第一部病因病机证候学专著是

    A.《伤寒杂病论》   B.《黄帝内经》   C.《诸病源候论》

    D.《神农本草经》   E.《中藏经》

8. 中医学第一部临床急症著作是

    A.《中藏经》   B.《肘后备急方》   C.《备急千金要方》

    D.《伤寒杂病论》   E.《神农本草经》

9. 我国第一部脉学专著是

    A.《脉诀》   B.《脉经》   C.《四言举要》

    D.《濒湖脉学》   E.《诊家枢要》

10. 丰富完善脏腑证治，编著《小儿药证直诀》的医家是

    A. 巢元方   B. 陈无择   C. 张仲景

    D. 钱乙   E. 王清任

11. 被后人称为"寒凉派"的医家代表是

    A. 朱丹溪   B. 张从正   C. 张元素

    D. 叶天士   E. 刘完素

12. 被后人称为"滋阴派"的医家代表是

    A. 朱丹溪   B. 叶天士   C. 刘完素

    D. 薛生白   E. 吴鞠通

13. 被后人称为"补土派"的医家代表是

    A. 李中梓   B. 李东垣   C. 陈无择

    D. 叶天士   E. 刘完素

14. 被后人称为"攻邪派"的医家代表是

    A. 王清任   B. 吴又可   C. 李杲

    D. 张从正   E. 朱丹溪

15. 阐发命门学说，提出"阳非有余""真阴不足"的医家是

    A. 朱丹溪   B. 李东垣   C. 张景岳

    D. 吴鞠通   E. 张仲景

16. 创新"戾气"理论的医学家是

    A. 吴又可   B. 吴鞠通   C. 叶天士

    D. 李时珍   E. 张子和

17. 创立"卫气营血辨证"理论的医家是

    A. 吴又可   B. 王孟英   C. 薛生白

    D. 吴鞠通   E. 叶天士

18. 创立"三焦辨证"理论的医家是

A. 朱丹溪　　　　　　　　B. 吴鞠通　　　　　　　C. 吴又可

D. 刘完素　　　　　　　　E. 薛生白

19. 中医学认为，人体生命的本原物质是

A. 津液　　　　　　　　　B. 血液　　　　　　　　C. 精汁

D. 水谷精微　　　　　　　E. 精气

20. 中医学关于"证"的高度概括是

A. 临床症状　　　　　　　B. 疾病原因　　　　　　C. 病机本质

D. 疾病部位　　　　　　　E. 疾病性质

21. 中医学认为，构成人体有机整体的中心是

A. 五脏　　　　　　　　　B. 六腑　　　　　　　　C. 脑

D. 命门　　　　　　　　　E. 经络

22. 中医学创新发展的鼎盛时期是

A. 秦汉时期　　　　　　　B. 魏晋时期　　　　　　C. 隋唐时期

D. 宋金元时期　　　　　　E. 明清时期

（二）A2 型题

23. 某女，29 岁。素体阳虚阴盛，咳喘、骨关节痛（寒痹）冬天发病，应使用的治疗原则是

A. 冬病春治　　　　　　　B. 夏病夏治　　　　　　C. 秋病春治

D. 冬病夏治　　　　　　　E. 夏病冬治

24. 某男，35 岁。近日因工作繁忙，心情焦虑，2 天来出现口疮疼痛，舌尖红赤，小便黄赤，苔薄微黄，脉滑数。医生辨析为"心火上炎证"，治以"清泻小肠"之法，其运用中医学理论体系的主要特点是

A. 辨证论治　　　　　　　B. 整体观念　　　　　　C. 恒动观念

D. 贵和尚中　　　　　　　E. 形神合一

25. 某女，56 岁。闭经 2 年，素体阴虚，眩晕、潮热盗汗、手足心热，医生诊断为"经断前后诸证"，此诊断是

A. 疾病　　　　　　　　　B. 症状　　　　　　　　C. 证候

D. 病因　　　　　　　　　E. 病机

26. 某男，40 岁。腰骶部疼痛，平卧休息加重，活动后有所减轻，喜暖畏寒。中医诊断为"腰痛"，此诊断是

A. 疾病　　　　　　　　　B. 证候　　　　　　　　C. 症状

D. 病机　　　　　　　　　E. 病因

（三）B 型题

A.《小儿药证直诀》　　　B.《伤寒论》　　　　　C.《金匮要略》

D.《黄帝内经》　　　　　E.《诸病源候论》

27. 中医学现存最早的经典著作是

28. 构建中医理论基本框架的经典著作是

29. 创造性提出六经辨证理论的经典著作是

　　A.《伤寒杂病论》　　　　B.《神农本草经》　　　　C.《肘后备急方》
　　D.《外台秘要》　　　　　E.《备急千金要方》

30. 第一部中药学专著是

31. 第一部中医学百科全书是

32. 第一部中医学临床急症著作是

　　A.《脉经》　　　　　　　B.《难经》　　　　　　　C.《温疫论》
　　D.《医林改错》　　　　　E.《温病条辨》

33. 成书于东汉，系秦越人所著者为

34. 成书于明代，系吴又可所著者为

35. 成书于清代，系王清任所著者为

　　A. 东南沿海人体腠埋多疏松

　　B. 天暑衣厚，则汗多而尿少

　　C. 平旦人气生，日中阳气隆

　　D. 旦慧、昼安、夕加、夜甚

　　E. 日西而阳气已虚，气门乃闭

36. 地区方域对人体生理的影响可表现为

37. 季节气候对人体生理的影响可表现为

　　A. 吴鞠通　　　　　　　B. 吴又可　　　　　　　C. 叶天士
　　D. 薛雪　　　　　　　　E. 张景岳

38. 创新温疫病因为"戾气"的医家是

39. 创新温病的湿热病因理论的医家是

40. 创新温病卫气营血辨证的医家是

（四）X 型题

41. 中医学理论体系形成的标志包括
　　A.《黄帝内经》　　　　　B.《难经》　　　　　　　C.《金匮要略》
　　D.《伤寒论》　　　　　　E.《神农本草经》

42. 后人尊称为"金元四大家"的医家有
　　A. 刘完素　　　　　　　B. 张从正　　　　　　　C. 李杲
　　D. 朱震亨　　　　　　　E. 张元素

43. 创新温病理论的代表医家有

　　A. 吴又可　　　　　　　B. 吴鞠通　　　　　　　C. 叶天士

　　D. 王清任　　　　　　　E. 薛生白

44. 整体观念的内涵包括

　　A. 五脏一体观　　　　　B. 形神一体观　　　　　C. 天人一体观

　　D. 精气神一体观　　　　E. 人与社会统一观

45. 属于证的概念内涵有

　　A. 病因　　　　　　　　B. 病位　　　　　　　　C. 病性

　　D. 病势　　　　　　　　E. 病症

46. 属于疾病的术语有

　　A. 积聚　　　　　　　　B. 胸痹　　　　　　　　C. 恶寒

　　D. 消渴　　　　　　　　E. 脾虚

47. 属于证的术语有

　　A. 气虚　　　　　　　　B. 血虚　　　　　　　　C. 阳虚

　　D. 虚劳　　　　　　　　E. 阴虚

48. 中医学临床实践中常用的诊治方法有

　　A. 辨症论治　　　　　　B. 辨证论治　　　　　　C. 辨病论治

　　D. 病证结合　　　　　　E. 病症结合

二、判断题

49. 张从正擅长用汗吐下三法祛邪治病，属于攻下派代表医家。

50. 证是指症状和体征。

51. 异病同治是指症同治同。

52. 辨症论治是中医主要治疗方法。

53. 《伤寒杂病论》是第一部阐述临床辨证论治专著。

54. 朱丹溪提出"阳非有余""真阴不足"的见解。

55. 刘完素主张"阳常有余"，力倡相火论，在治疗中多用寒凉药，后人称为"寒凉派"。

56. 明代的吴有性及清代的叶桂、薛雪、吴瑭等对温病理论和实践的创新做出了卓越贡献。

57. 明清时期阐发命门学说的代表医家有张介宾（字景岳）、赵献可（字养葵）、王清任等医家。

58. 晋·皇甫谧著《针灸甲乙经》为中医学第一部针灸学专著。

59. 中医学的奠基之作是《黄帝内经》，为黄帝所作。

60. 中医学的整体观念，是指人体自身与自然环境之间联系性和统一性的学术思想。

三、名词解释

61. 整体观念

62. 辨证论治

63. 证

64. 辨证

65. 症

66. 病

67. 异病同治

68. 同病异治

69. 中医学

70. 四部医学经典（秦汉时期）

71. 金元四大家

72. 温病学派

四、填空题

73. 中医学的基本特点包括（   ）（   ）。

74. 金元四大家是指（   ）（   ）（   ）（   ）。

75. 诊治疾病中要掌握的原则包括（   ）（   ）两个方面。

76. 人是一个有机整体包括（   ）（   ）（   ）（   ）。

77. 三因制宜是指（   ）（   ）（   ）。

78. 中医学的形成基础包括（   ）（   ）（   ）（   ）。

79. 中医学的整体观念包括（   ）（   ）。

80. 补土派代表医家是（   ）、滋阴派代表医家是（   ）、攻邪派代表医家是（   ）、寒凉派代表医家是（   ）。

81. 秦汉时期，中医四部经典著作包括（   ）（   ）（   ）（   ）。

82. 王清任的主要著作是（   ），主要贡献是提出（   ）理论。

83. 昼夜的变化对疾病有一定的影响，"夫百病者，多以旦慧、（   ）、（   ）、（   ）。"

五、简答题

84. 简述病、症、证的关系是什么？

85. 中医学的基本特点有哪些？

86. 整体观念表现在哪些方面？

87. 人体是一个有机的整体体现在哪些方面？

88. 简述辨证与辨病相结合的诊疗方法。

六、论述题

89. 论中医学的同病异治与异病同治。

90. 论季节气候对人体的影响。

参考答案

一、选择题

（一）A1 型题

1. 答案：C

解析：中医学的学科属性是以自然科学为主体，与人文社会科学等多学科相交融的综合性医学科学知识体系。

2. 答案：E

解析：现存最早的中药学专著是《神农本草经》。

3. 答案：B

解析：《伤寒杂病论》为中医学第一部辨证论治的专著。

4. 答案：D

解析：《难经》在《内经》的基础上，对"寸口脉诊"、命门、三焦以及经络理论有所阐扬和发展，从而丰富发展了中医学理论体系。

5. 答案：E

解析：张仲景著《伤寒论》创造性提出"六经辨证"理论，对外感热病的发病因素、临床表现、诊断治疗及预后康复等，进行了系统而全面的分析论述。

6. 答案：D

解析：陈无择在《三因极一病证方论》中首先提出"三因学说"。

7. 答案：C

解析：巢元方《诸病源候论》是中医学第一部病因病机证候学专著。

8. 答案：B

解析：葛洪著《肘后备急方》是中医学第一部临床急症著作。

9. 答案：B

解析：王叔和著《脉经》，成书于公元 3 世纪，为中医学第一部脉学专著。

10. 答案：D

解析：钱乙著《小儿药证直诀》，丰富完善脏腑证治先河。

11. 答案：E

解析：刘完素倡导火热论，治疗上主张用寒凉药，被后人称为"寒凉派"的代表医家。

12. 答案：A

解析：朱丹溪倡导"阳常有余，阴常不足"，治疗上主张滋阴降火，被后人称为"滋阴派"的代表医家。

13. 答案：B

解析：李东垣倡导"内伤脾胃，百病由生"，治疗上主张调补脾胃，被后人称为"补土派"的代表医家。

14. 答案：D

解析：张从正倡导"邪去则正安"，祛邪即所以扶正，治疗上主张用汗、吐、下法等祛邪，被后人称为"攻邪派"的代表医家。

15. 答案：C

解析：张景岳阐发命门学说，提出"阳非有余""真阴不足"的见解，强调温补肾阳和滋养肾阴在养生康复与防治疾病中的重要性。

16. 答案：A

解析：吴又可著《温疫论》，创"戾气"理论，提出温疫病的病因为"戾气"，而非一般六淫病邪。

17. 答案：E

解析：叶天士著《外感温热论》，发展了卫气营血理论，首创"卫气营血"辨证。

18. 答案：B

解析：吴鞠通著《温病条辨》，创立温热病的三焦辨证理论。

19. 答案：E

解析：中医学认为，人体生命的本原物质来源于父母的先天之精气，是构成人体胚胎发育的原始物质。

20. 答案：C

解析：中医的"证"是对疾病过程中一定阶段的病因、病位、病性、病势等病机本质的概括。

21. 答案：A

解析：机体整体统一性的形成是以五脏为中心，配以六腑，通过经络系统的作用而实现的。

22. 答案：D

解析：宋金元时期主要有金元四大家出现，提出很多创新观点，为中医学创新发展的鼎盛时期。

（二）A2 型题

23. 答案：D

解析：季节气候与疾病防治关系密切。冬天由于素体阳虚阴盛而发病的咳喘、骨关节痛，可在夏季培补阳气，称为"冬病夏治"。

24. 答案：B

解析：中医学强调在整体层次上对全身各局部的调节。心开窍于舌，心与小肠相表里，口疮疼痛，舌尖红赤，小便黄赤等"心火上炎证"，既可以清心泻火，又可以运用中医学理论体系的整体观念，"清泻小肠"以泻心火治之。

25. 答案：A

解析："经断前后诸证"为疾病名称，不属于证候。

26. 答案：A

解析：诊断为"腰痛"，是中医疾病名称，不属于症状。

（三）B 型题

答案：27.D　　　28.D　　　29.B

解析：《黄帝内经》为中医学现存最早的经典著作，构建了中医理论的基本框架，是中医学形成的基础与发展源泉。《伤寒论》创造性提出"六经辨证"理论。

答案：30.B　　　31.E　　　32.C

解析：《神农本草经》是现存第一部中药学专著；《备急千金要方》是第一部中医学百科全书；《肘后备急方》是第一部中医学临床急症著作。

答案：33.B　　　34.C　　　35.D

解析：成书于东汉，系秦越人所著者《难经》；成书于明代，系吴又可所著者为《温疫论》；成书于清代，系王清任所著者为《医林改错》。

答案：36.A　　　37.B

解析：地区方域对人体生理的影响主要表现在体质方面江南气候湿热，人体腠理多疏松，北方气候燥寒，人体腠理多致密。季节气候对人体生理的影响主要表现在汗液和尿液的排泄上。

答案：38.B　　　39.D　　　40.C

解析：吴有性（字又可）著《温疫论》，创"戾气"理论，提出温疫病的病因为"戾气"，而非一般外感病邪；薛雪（字生白）著《湿热条辨》，创新温病的湿热病因理论。叶桂（字天士），著《温热论》，创新温病卫气营血辨证理论。

（四）X 型题

41. 答案：ABCDE

解析：中医学理论体系形成的标志包括《黄帝内经》《难经》《伤寒杂病论》（《伤寒论》《金匮要略》）《神农本草经》经典著作的问世。

42. 答案：ABCD

解析：后人尊称为"金元四大家"的医家有刘完素（刘河间）、张从正（张子和）、李杲（李东垣）、朱震亨（朱丹溪）。

43. 答案：ABCE

解析：创新温病理论的代表医家有吴有性（吴又可）、叶桂（叶天士）、吴瑭（吴鞠通）、薛雪（薛生白）。

44. 答案：ABCDE

解析：整体观念的内涵包括五脏一体观、形神一体观、精气神一体观、天人一体观、人与社会统一观等。

45. 答案：ABCD

解析：属于证的概念内涵有病因、病位、病性、病势等。

46. 答案：ABD

解析：属于疾病的术语有积聚、胸痹、消渴等，恶寒属于症状，脾虚属于证。

47. 答案：ABCE

解析：属于证的术语有气虚、血虚、阳虚、阴虚等，虚劳属于病。

48. 答案：BCD

解析：中医学的临床实践以辨证论治为诊疗特点，注重辨证与辨病结合即病证结合，有时也使用辨病论治的方法。

二、判断题

49. 答案：×

解析：张从正擅长用汗吐下三法祛邪治病，因此属于攻邪派代表，而非单纯攻下。

50. 答案：×

解析：证是对疾病过程中一定阶段的病因、病位、病性、病势等病机本质的概括。症是疾病的临床表现，包括症状和体征。

51. 答案：×

解析：异病同治的机理是病机相同或证候相同，因此可以同治，而非临床表现的症状相同。

52. 答案：×

解析：中医主张是治病求本，证代表疾病某一阶段病机本质，而症是临床表现，因此中医主要治疗方法应该是辨证论治而非辨症论治。

53. 答案：√

解析：中医四大经典中《黄帝内经》是第一部阐述中医理论体系专著，而《伤寒杂病论》是第一部阐述临床辨证论治专著。

54. 答案：×

解析：朱丹溪主要学术观点是"阳常有余，阴常不足"，张景岳的学术观点是"阳非有余，真阴不足"。

55. 答案：×

解析：朱丹溪力倡相火论，主张"阳常有余，阴常不足"，在治疗中多用滋阴降火药，后人称为"滋阴派"。

56. 答案：√

解析：明清时代的温病四大家是吴有性、叶桂、薛雪、吴瑭，因此，其对温病理论和实践的创新做出了卓越贡献。

57. 答案：×

解析：明清时期阐发命门学说的代表医家有张介宾（字景岳）、赵献可（字养葵）、孙一奎等。王清任的主要学术观点是瘀血理论，而不是命门学说。

58. 答案：√

解析：晋·皇甫谧著《针灸甲乙经》是历史上第一部关于针灸理论和实践的专著，论述了有关腧穴、经络、针法等理论和实践内容。

59. 答案：×

解析：中医学的奠基之作是《黄帝内经》，是很多医家集体智慧的结晶，托名黄帝而非黄帝所作。

60. 答案：×

解析：中医学的整体观念，是指人体自身与环境（自然环境和社会环境）之间联系性和统一性的学术思想。

三、名词解释

61. 答案：中医学认识人体自身以及人与环境之间联系性和统一性的学术思想。

62. 答案：中医学诊治疾病的基本理论与思维方法，即根据中医理论分析四诊获得的临床资料，明确病变的本质，拟定治则治法。

63. 答案：是对疾病过程中一定阶段的病因、病位、病性、病势等病机本质的概括。

64. 答案：辨证是以中医学理论对四诊（望、闻、问、切）所得的资料进行综合分析，明确病变本质并确立为何种证的思维和实践过程。

65. 答案：症，即症状和体征，是机体发病而表现出来的异常表现，包括患者所诉的异常感觉与医生所诊查的各种体征。

66. 答案：病，即疾病的简称，指有特定的致病因素、发病规律和病理演变的一个完整的异常生命过程，常常有较固定的临床症状和体征、诊断要点、与相似疾病的鉴别点等。

67. 答案：异病同治，指几种不同的疾病，在其发展变化过程中出现了大致相同的病机，表现为大致相同的证，因而采用大致相同的治法和方药来治疗。

68. 答案：同病异治，指同一种病，由于发病的时间、地域不同，或所处的疾病的阶段或类型不同，或患者的体质有异，故反映出的证不同，因而治疗也有异。

69. 答案：中医学，是以中医药理论与实践经验为主体，研究人类生命活动中健康与疾病转化规律及其预防、诊断、治疗、康复和保健的综合性科学。

70. 答案：秦汉时期的四部医学经典是《黄帝内经》《难经》《伤寒杂病论》《神农本草经》，它们的成书，标志着中医学理论体系的形成。

71. 答案：金元时期的刘完素、张从正、李杲、朱震亨，后人尊称为"金元四大家"，对中医理论和实践有突破性创新，为中医学的发展起到里程碑的作用。

72. 答案：温病是感受温邪所引起的一类外感急性热病的总称。温病学派在明清时期臻于成熟，明代的吴有性及清代的叶桂、薛雪、吴瑭等对温病理论和实践的创新作出了卓越贡献。

四、填空题

73. 答案：整体观念　　辨证论治

74. 答案：刘完素（河间）　　李杲（东垣）　　朱震亨（丹溪）张从正（子和）

75. 答案：同病异治　　异病同治

76. 答案：生理功能的整体性　　病机变化的整体性　　诊断防治的整体性　养生康复的整体性

77. 答案：因时制宜　　因地制宜　　因人制宜

78. 答案：社会文化基础　　科学技术基础　　医药实践基础　　古代哲学思想对医学的渗透

79. 答案：人是一个有机整体　　人与自然社会具有统一性

80. 答案：李杲（东垣）朱震亨（丹溪）　　张从正（子和）刘完素（河间）

81. 答案：《黄帝内经》　　《难经》　　《神农本草经》　　《伤寒杂病论》

82. 答案：《医林改错》　　瘀血

83. 答案：昼安　　夕加　　夜甚

五、简答题

84. 答案：既有联系又有区别。

区别 $\begin{cases} 病——疾病的全过程 \\ 症——疾病个别现象 \\ 证——疾病阶段性病机本质 \end{cases}$

联系 $\begin{cases} 疾病：表现为症状与体征联系，由证候体现出来 \\ 证候：将症状和疾病联系起来，揭示症状与疾病的内在联系，比症状能更 \\ \qquad 全面、更深刻、更准确地揭示出疾病的发展过程和本质，具临床可 \\ \qquad 操作性 \end{cases}$

85. 答案：整体观念和辨证论治。

整体观念，是中医学认识人体自身以及人与环境之间联系性和统一性的学术思想。辨证论治，是中医学诊治疾病的基本理论与思维方法，即根据中医理论分析四诊获得的临床资料，明确病变的本质，拟定治则治法。

86. 答案：整体观念表现在三方面：①人是一个有机的整体，结构上相互联系，功能上相互协调，诊断上察外知内，治疗上相互联系。②人与自然环境的统一性。季节气候变化，昼夜晨昏变化，地区方域变化都对人体产生影响。③人与社会环境的统一性。

87. 答案：人体是一个有机的整体主要体现在四个方面：①生理功能的整体性，即五脏一体观、形神一体观和精气神一体观；②病机变化的整体性，中医学善于从整体出发，去分析局部病理变化的整体性根源；③诊断防治的整体性，人的局部与整体是辩证统一的，各脏腑、经络、形体、官窍等的生理与病理必然相互联系、相互影响；④养生康复的整体性，人是形神统一的整体，中医养生主张形神共养以维护健康、形神共调以康复治疗疾病。

88.答案：辨证与辨病，都是认识疾病的思维过程。辨病侧重对贯穿疾病全过程的基本矛盾的认识，辨证侧重对疾病当前阶段主要矛盾的把握。中医学以"辨证论治"为诊疗特点，临床实践在强调"辨证论治"的同时，注重辨证与辨病相结合。运用辨病思维来确诊疾病，对某一病的病因、病变规律和转归预后有一个总体的认识；再运用辨证思维，根据该病当时的临床表现和检查结果来辨析其目前处于病变的哪一阶段或是哪一类型，从而确立其当时的"证"，然后根据"证"来确定治则治法和处方遣药。

六、论述题

89.答案：从整体观念出发，辩证地看待病与证的关系，同病异治，异病同治。证同治同，证异治异。

（1）同病异治（证异治异）：同一疾病，由于时间、地点、机体反应性不同，可表现出不同的证，其治法也不同。

例如：感冒。

（2）异病同治（证同治同）：不同疾病发展至一定阶段出现相同病机（证），其治法也相同。

例如：中气下陷证—升举阳气—补中益气汤。

90.答案：

（1）生理方面：①汗尿代谢方面：春夏季节，阳气发泄，气血容易趋向于体表，表现为皮肤松弛，疏泄多汗。机体则以出汗散热来调节人体之阴阳平衡。秋冬季节，阳气收敛，气血趋向于里，表现为皮肤致密，少汗多尿，故既可保证人体水液代谢排出的正常，又能保证人体阳气不过分地向外耗散。②脉象方面：春夏脉象多见浮大，秋冬脉象多见沉小，此种脉象的浮沉变化，亦是受四时气候更替的影响，通过气血所引起的适应性调节反映。

（2）病变方面：在四时的气候变化中，除发生一般性的疾病外，常常可以发生某些季节性的多发病，或时令性的流行病。如春天多发作鼻塞或鼻出血之病；夏天多发作胸胁之病；长夏多发作里寒泄泻之病；秋天多发作风疟之病；冬天多发作痹证，多见四肢寒冷痹痛之病。某些慢性宿疾，如痹证（包括风湿性或类风湿关节炎等）、哮喘等，往往亦在气候剧变或季节交换之时发作或增剧。

第一章　中医学的哲学基础 ▷▷▷▷

习　题

一、选择题

（一）A1 型题

1.气之最基本的特性是
　　A.运动　　　　　　　　B.变化　　　　　　　　C.升降
　　D.物质　　　　　　　　E.无形

2.《说文解字》提出"气"的含义是
　　A.云气　　　　　　　　B.雾气　　　　　　　　C.风气
　　D.水气　　　　　　　　E.蒸气

3.《易传·系辞上》表明化生和构成万物的是
　　A.元气　　　　　　　　B.精气　　　　　　　　C.气
　　D.原气　　　　　　　　E.风气

4.化生为人的气是
　　A.元气　　　　　　　　B.精气　　　　　　　　C.烦气
　　D.人气　　　　　　　　E.浩然之气

5.气的运动产生宇宙万物变化的过程，称为
　　A.形化　　　　　　　　B.变化　　　　　　　　C.转化
　　D.气化　　　　　　　　E.运化

6.人的生命活动的基本形式，即是
　　A.气化　　　　　　　　B.变化　　　　　　　　C.转化
　　D.形化　　　　　　　　E.运化

7.《素问·六微旨大论》所说"是以升降出入，无器不有"，体现气的运动具有
　　A.转化性　　　　　　　B.变化性　　　　　　　C.普遍性
　　D.对立性　　　　　　　E.统一性

8.使天地万物相互感应、相互影响的中介是
　　A.气　　　　　　　　　B.神　　　　　　　　　C.阴阳

D. 五行　　　　　　　　　E. 太极

9. "元气"为万物本原的思想，兴起时期是

    A. 西周　　　　　　　　B. 春秋　　　　　　　　C. 战国

    D. 秦朝　　　　　　　　E. 两汉

10. 中医学最早出现"原（元）气"概念的著作是

    A.《内经》　　　　　　B.《难经》　　　　　　C.《神农本草经》

    D.《伤寒杂病论》　　　E.《中藏经》

11. 精的概念首见著作是

    A.《老子》　　　　　　B.《管子》　　　　　　C.《易传》

    D.《庄子》　　　　　　E.《淮南子》

12. 气的运动称为

    A. 气化　　　　　　　　B. 气机　　　　　　　　C. 聚散

    D. 升降　　　　　　　　E. 转化

13.《素问·天元纪大论》云："在天化气，在地成形，形气相感而化生万物矣。"所体现的是

    A. 气的升降　　　　　　B. 气的聚散　　　　　　C. 气的运动

    D. 气的变化　　　　　　E. 气的转化

14. 中医学认为，人与天地息息相应的联系，气所发挥的作用是

    A. 中介　　　　　　　　B. 升降　　　　　　　　C. 运动

    D. 聚散　　　　　　　　E. 转化

15. 使人体脏腑、经络、官窍之间传递信息，相互感应、相互影响的是

    A. 精　　　　　　　　　B. 气　　　　　　　　　C. 血

    D. 津　　　　　　　　　E. 液

16. 中医学认为，人体内精气血津液等物质的转化，即是

    A. 形化　　　　　　　　B. 物化　　　　　　　　C. 质化

    D. 气化　　　　　　　　E. 运化

17. 气作为哲学概念，形成的时期是

    A. 远古　　　　　　　　B. 西周　　　　　　　　C. 春秋战国

    D. 秦代　　　　　　　　E. 两汉

18. 认为"精也者，气之精者也"的哲学家是

    A. 老子　　　　　　　　B. 庄子　　　　　　　　C. 管子

    D. 孟子　　　　　　　　E. 王充

19. 气一元论的早期概念是

    A. 元气说　　　　　　　B. 精气说　　　　　　　C. 水地说

    D. 五材说　　　　　　　E. 太虚说

20. 中医学认为，人的生长壮老已的过程，即是

    A. 形化　　　　　　　　B. 物化　　　　　　　　C. 质化

　　　　D. 气化　　　　　　　　　E. 运化

21. 季节气候变化对人的生理与病理过程产生的影响中，气发挥的作用是

　　A. 运动　　　　　　　　B. 升降　　　　　　　　C. 转化

　　D. 聚散　　　　　　　　E. 中介

22. 中医学最早出现"气化"概念的著作是

　　A.《内经》　　　　　　B.《难经》　　　　　　C.《中藏经》

　　D.《伤寒杂病论》　　　E.《神农本草经》

23. 历代医家阐述中医学的气理论，吴又可主要论述的是

　　A. 胃气　　　　　　　　B. 大气　　　　　　　　C. 中气

　　D. 戾气　　　　　　　　E. 营卫之气

24. 阴阳的最初涵义指的是

　　A. 月亮圆缺　　　　　　B. 日光向背　　　　　　C. 气候冷热

　　D. 空气燥湿　　　　　　E. 性别雌雄

25. 阴阳最早的文字记载是

　　A. 西周的金文　　　　　B. 西周的小篆　　　　　C. 西周的行书

　　D. 殷商的金文　　　　　E. 殷商时期的甲骨文

26. 在甲骨文中，阴阳所指的是

　　A. 日、月　　　　　　　B. 天、地　　　　　　　C. 上、下

　　D. 寒、热　　　　　　　E. 动、静

27.《周易》分别用符号"––""—"来表示的是

　　A. 寒热　　　　　　　　B. 日月　　　　　　　　C. 阴阳

　　D. 天地　　　　　　　　E. 南北

28. 提出"一阴一阳之谓道"的命题，把阴阳学说提升到哲学高度进行概括的是

　　A.《论语》　　　　　　B.《内经》　　　　　　C.《诗经》

　　D.《周易》　　　　　　E.《说文解字》

29. 阴阳观念开始应用到医学领域是

　　A. 远古时期　　　　　　B. 殷商时期　　　　　　C. 西周时期

　　D. 春秋战国时期　　　　E. 秦汉时期

30. "阴阳之征兆"指的是

　　A. 寒与热　　　　　　　B. 水与火　　　　　　　C. 上与下

　　D. 内与外　　　　　　　E. 动与静

31. 世界上很多事物和现象都存在正反两个方面，皆可用阴阳来表示，体现的是

　　A. 阴阳的普遍性　　　　B. 阴阳的关联性　　　　C. 阴阳的规定性

　　D. 阴阳的相对性　　　　E. 阴阳的绝对性

32. 事物并无关联，不能用阴阳概括的是

　　A. 水与火　　　　　　　B. 天与地　　　　　　　C. 男与女

　　D. 夏与冬　　　　　　　E. 寒与上

33. 五脏之中，属于阳中之阴的是

    A. 肝   B. 心   C. 脾

    D. 肺   E. 肾

34. 宇宙万物赖以生成和变化的根源、事物和现象发展变化的动力是

    A. 阴阳交感   B. 阴阳对立   C. 阴阳消长

    D. 阴阳互根   E. 阴阳转化

35. 天为地气升腾所形成，体现的是

    A. 阴阳交感   B. 阴阳互藏   C. 阴阳对立

    D. 阴阳自和   E. 阴阳消长

36. 可用阴阳对立来解释的是

    A. 阴胜则阳病   B. 阴损及阳   C. 阴胜则寒

    D. 阳损及阴   E. 阳胜则热

37. "阴在内，阳之守也；阳在外，阴之使也"主要说明的是

    A. 阴阳对立   B. 阴阳互藏   C. 阴阳互根

    D. 阴阳转化   E. 阴阳自和

38. 阴损及阳，阳损及阴，说明的阴阳之间关系是

    A. 对立   B. 互根   C. 转化

    D. 消长   E. 自和

39. 可用阴阳转化来解释的是

    A. 阴胜则阳病   B. 阴损及阳   C. 阴胜则寒

    D. 阳损及阴   E. 重阴必阳

40. "寒甚则热""热甚则寒"体现的是

    A. 阴阳对立   B. 阴阳互根   C. 阴阳转化

    D. 阴阳消长   E. 阴阳自和

41. 阴阳双方自动维持和自动恢复其协调稳定状态的能力和趋势是

    A. 阴阳交感   B. 阴阳互根   C. 阴阳转化

    D. 阴阳消长   E. 阴阳自和

42. 阴阳自和所维持的是

    A. 动态平衡   B. 静态平衡   C. 气候变化

    D. 体质类型   E. 疾病向愈

43. "阴阳者，数之可十，推之可百，数之可千，推之可万"主要说明的是

    A. 阴阳对立   B. 阴阳转化   C. 阴阳的普遍性

    D. 阴阳的规定性   E. 阴阳之中复有阴阳

44. "天地氤氲，万物化醇；男女媾精，万物化生"主要说明的是

    A. 阴阳交感   B. 阴阳互根   C. 阴阳转化

    D. 阴阳消长   E. 阴阳自和

45. 昼夜分阴阳，属于阴中之阳的是

A. 上午   B. 下午   C. 前半夜

D. 后半夜   E. 平旦

46. 属于阴的是

A. 上升   B. 明亮   C. 兴奋

D. 抑制   E. 弥散

47. 阴阳发生转化的必备条件是

A. 重、极、甚   B. 重、变   C. 变、甚

D. 极、动   E. 和、极、甚

48. 下列四诊资料，属阳的是

A. 色泽晦暗   B. 呼吸微弱   C. 身寒恶寒

D. 脉迟   E. 语声高亢

49. 下列脉象，属阴的是

A. 浮脉   B. 涩脉   C. 大脉

D. 洪脉   E. 滑脉

50. "益火之源，以消阴翳"治法的适应证是

A. 实寒证   B. 实热证   C. 虚寒证

D. 虚热证   E. 阴阳两虚证

51. 五行学说中"火"的特性是

A. 炎上   B. 稼穑   C. 润下

D. 从革   E. 曲直

52. 五行学说中"水"的特性是

A. 炎上   B. 稼穑   C. 润下

D. 从革   E. 曲直

53. 属于五行之"水"的是

A. 恐   B. 脉   C. 肉

D. 皮   E. 怒

54. 不属于五行之"金"的是

A. 六腑之大肠   B. 五体之皮   C. 五志之思

D. 五化之收   E. 五色之白

55. 不属五行之"土"的是

A. 五脏之脾   B. 六腑之胃   C. 五志之悲

D. 五官之口   E. 五气之湿

56. "长夏"季节的五行属性是

A. 木   B. 火   C. 土

D. 金   E. 水

57. "商"音的五行属性是

A. 木   B. 火   C. 土

　　D. 金　　　　　　　　　　E. 水

58. 可用母子关系概括的是

　　A. 水和火　　　　　　　　B. 土和金　　　　　　　C. 金和木

　　D. 木和土　　　　　　　　E. 金和火

59. 五官中的"目"属木，主要采用的是下列何种方法归类的

　　A. 取象比类法　　　　　　B. 推演络绎法　　　　　C. 以表知里法

　　D. 试探法　　　　　　　　E. 反证法

60. 按五行生克规律，火之子的所不胜是

　　A. 木　　　　　　　　　　B. 火　　　　　　　　　C. 土

　　D. 金　　　　　　　　　　E. 水

61. 按五行生克规律，木的所不胜之子是

　　A. 木　　　　　　　　　　B. 火　　　　　　　　　C. 土

　　D. 金　　　　　　　　　　E. 水

62. 按五行生克的关系，肾为脾之

　　A. 母　　　　　　　　　　B. 子　　　　　　　　　C. 所胜

　　D. 所不胜　　　　　　　　E. 所生

63. "肝火犯肺"属于

　　A. 子病犯母　　　　　　　B. 母病及子　　　　　　C. 相乘

　　D. 相侮　　　　　　　　　E. 相克

64. 属于五行相生规律传变的是

　　A. 木旺乘土　　　　　　　B. 土虚木乘　　　　　　C. 木火刑金

　　D. 水不涵木　　　　　　　E. 土虚水侮

65. 在五行生克关系中，错误的是

　　A. 火生土　　　　　　　　B. 金克木　　　　　　　C. 木克土

　　D. 金生水　　　　　　　　E. 水克木

66. 不属五行相生关系传变的是

　　A. 肝火犯肺　　　　　　　B. 肾病及肝　　　　　　C. 心病及肝

　　D. 脾病传肺　　　　　　　E. 肺病及肾

67. 按五行生克规律，肺的"所不胜"之脏是

　　A. 心　　　　　　　　　　B. 肝　　　　　　　　　C. 脾

　　D. 肾　　　　　　　　　　E. 大肠

68. 按五行生克规律，肝的"所胜"之脏是

　　A. 心　　　　　　　　　　B. 肺　　　　　　　　　C. 肾

　　D. 胆　　　　　　　　　　E. 脾

69. 按五行生克规律，肾的"所不胜"之脏是

　　A. 心　　　　　　　　　　B. 肝　　　　　　　　　C. 脾

　　D. 肺　　　　　　　　　　E. 膀胱

70. 属于五行相侮的是

    A. 气有余则制己所胜   B. 气有余则制己所不胜   C. 气不足则制己所胜

    D. 气不足则制己所不胜   E. 气不足则侮己所不胜

71. "见肝之病，知肝传脾"，体现的五行关系是

    A. 木疏土   B. 木克土   C. 木乘土

    D. 土侮木   E. 土乘木

72. 下列各项，以五行相生关系解释的是

    A. 补脾气以益肺气   B. 养心阴以补肺阴   C. 补肾阴以滋心阴

    D. 补脾气以益肾气   E. 补肾阳以助心阳

（二）A2 型题

73. 某女，38 岁。持续高热，面红，咳喘，烦渴，脉数有力 3 天，突然出现面色苍白、四肢厥冷、精神萎靡、脉微欲绝等表现，此病证变化体现的是

    A. 阴阳对立   B. 阴阳交感   C. 阴阳消长

    D. 阴阳转化   E. 阴阳自和

74. 某女，43 岁。饥饿瘦身三日，出现体倦怠乏力，头晕目眩，此变化所体现的阴阳消长形式是

    A. 此消彼长   B. 此长彼消   C. 此消彼消

    D. 此长彼长   E. 互为消长

75. 某男，29 岁。高热，烦躁，面赤，口干唇燥。舌红少津，脉数，此病证变化体现的是

    A. 阳损及阴   B. 阴损及阳   C. 阳胜则阴病

    D. 阴胜则阳病   E. 阳胜则热

76. 某男，26 岁。近 3 天出现身热恶热，咳喘，呼吸声高气粗，脉数有力，该患者病机变化属于

    A. 阴盛   B. 阳盛   C. 阴虚

    D. 阳虚   E. 阴阳两虚

77. 某男，59 岁。原患肝病，现又出现纳差、腹胀等症状，此病证变化属于

    A. 母病及子   B. 子病及母   C. 子盗母气

    D. 相乘   E. 相侮

78. 某女，36 岁。昨日与邻居吵架后出现急躁易怒、面红目赤、咳逆上气、咯血等症状，此病证变化属于

    A. 木旺乘土   B. 土虚木乘   C. 木火刑金

    D. 水不涵木   E. 水火不济

79. 某男，78 岁。长期食欲不振，脘腹胀满不适，便溏，近半年来出现反复感冒，并伴有咳嗽、咯痰、气喘等症状，此病证变化属于

    A. 母病及子   B. 子病及母   C. 子盗母气

  D. 相乘   E. 相侮

80. 某男，56 岁。患心脏病 3 年，而见面色黧黑，此病证变化属于

  A. 土虚木乘   B. 木旺乘土   C. 木火刑金

  D. 水不涵木   E. 水来乘火

（三）B 型题

  A. 升降   B. 聚散   C. 气机

  D. 气化   E. 转化

81. 气的运动称为

82. 气的变化称为

  A. 原气   B. 精气   C. 烦气

  D. 人气   E. 浩然之气

83. 《淮南子》认为人的生命本原是

84. 《难经》认为人之生命的根本是

  A. 形化   B. 物化   C. 质化

  D. 气化   E. 运化

85. 气的运动使宇宙产生各种变化的过程是

86. 气化而生万物之后各物种的形体遗传是

  A. 有形   B. 无形   C. 质化

  D. 气化   E. 升降出入

87. 气处于弥散而运动时的状态是

88. 气运动的基本形式是

  A. 气的中介   B. 气之升降   C. 气之弥散

  D. 气之聚散   E. 气之转化

89. 使事物彼此间相互感应的是

90. 古代哲学认为，人之生死即是

  A. 阳中之阳   B. 阳中之阴   C. 阴中之至阴

  D. 阴中之阳   E. 阴中之阴

91. 五脏之中，肝属于

92. 昼夜之中，后半夜属于

  A. 制约太过   B. 制约不及   C. 交感互藏

D. 消长平衡　　　　　　　E. 阴阳自和

93. "阴胜则阳病，阳胜则阴病"是
94. "阳虚则阴盛""阴虚则阳亢"是

A. 阴阳互为消长　　　　　B. 阴阳同消同长　　　　　C. 阳胜则热
D. 阴胜则寒　　　　　　　E. 阳虚则寒

95. 阴阳对立制约关系表现出的消长形式是
96. 阴阳相互依存关系表现出的消长形式是

A. 阳长阴消　　　　　　　B. 阴长阳消　　　　　　　C. 阴阳同长
D. 阴阳同消　　　　　　　E. 阴阳消长

97. 气候从冬季寒冷，至春天温暖，再到夏天暑热是
98. 气候随着春夏气温的逐渐升高而降雨量逐渐增多是

A. 量变　　　　　　　　　B. 质变　　　　　　　　　C. 渐变
D. 突变　　　　　　　　　E. 骤变

99. 阴阳消长是
100. 阴阳转化是

A. 孤立的　　　　　　　　B. 相对的　　　　　　　　C. 绝对的
D. 阴阳转化的内在根据　　E. 宇宙的最基本的原则

101. 阴阳消长是
102. "和"是

A. 实热证　　　　　　　　B. 虚热证　　　　　　　　C. 虚寒证
D. 真寒假热证　　　　　　E. 阴阳两虚证

103. 阳盛导致的证候是
104. 阴虚导致的证候是

A. 曲直　　　　　　　　　B. 炎上　　　　　　　　　C. 稼穑
D. 从革　　　　　　　　　E. 润下

105. 木的特性是
106. 土的特性是

A. 木　　　　　　　　　　B. 火　　　　　　　　　　C. 土
D. 金　　　　　　　　　　E. 水

107. 五脏变动之"握"属于

108. 五脏变动之"栗"属于

    A. 酸   B. 苦   C. 甘

    D. 辛   E. 咸

109. 五味的五行归类中属于"火"的味是

110. 五味的五行归类中属于"水"的味是

    A. 母病及子   B. 子病及母   C. 子盗母气

    D. 相乘   E. 相侮

111. 木火刑金属于

112. 土虚木乘属于

    A. 肺病及心   B. 肺病及肝   C. 肺病及肾

    D. 肺病及脾   E. 脾病及肾

113. 属于母病及子的是

114. 属于子病及母的是

    A. 肝   B. 心   C. 脾

    D. 肺   E. 肾

115. 症见面青，嗜酸，脉弦，病位多在

116. 症见面赤，口苦，脉洪，病位多在

（四）X 型题

117. 属于古代哲学气概念的是

    A. 元气   B. 云气   C. 精气

    D. 烦气   E. 浩然之气

118. 气运动的基本形式有

    A. 升降   B. 消长   C. 凝结

    D. 聚散   E. 出入

119. 气的存在的物质形式有

    A. 弥散   B. 凝聚   C. 有形

    D. 无形   E. 变化

120. 以气为中介而相互感应的现象是

    A. 磁石吸铁   B. 乐器共振   C. 公鸡司晨

    D. 海水潮汐   E. 人体昼精夜瞑

121. 在古代哲学中，气化的形式主要有

    A. 气与形的转化

B. 形与形的转化

C. 气与气之间转化

D. 有形之物的化生

E. 有形之体自身的不断更新变化

122. 不属于气运动基本形式的是

A. 升降　　　　　　　B. 消长　　　　　　　C. 凝结

D. 聚散　　　　　　　E. 出入

123. 在中国古代哲学中，认为可为宇宙万物构成本原的有

A. 精　　　　　　　　B. 气　　　　　　　　C. 道

D. 精气　　　　　　　E. 元气

124. 有关气一元论的表述，正确的是

A. 精气学说是气一元论的早期概念

B. 气是构成万物的基本物质

C. 气是天地万物的本原

D. 气的运动是万物变化的根源

E. 气是事物之间相互感应、传递信息的中介

125. 《灵枢·决气》认为，人体气的范畴可以概括

A. 精　　　　　　　　B. 气　　　　　　　　C. 血

D. 脉　　　　　　　　E. 津液

126. 属于中医学气理论范畴的是

A. 大气　　　　　　　B. 中气　　　　　　　C. 烦气

D. 杂气　　　　　　　E. 胃气

127. 太极图以黑白两个鱼形纹组成的圆形图案，形象化表示的阴阳关系包括

A. 交感　　　　　　　B. 对立　　　　　　　C. 互根

D. 消长　　　　　　　E. 转化

128. 阴阳的特性包括

A. 普遍性　　　　　　B. 关联性　　　　　　C. 规定性

D. 相对性　　　　　　E. 绝对性

129. 属阳的是

A. 昼　　　　　　　　B. 夜　　　　　　　　C. 轻

D. 重　　　　　　　　E. 上升

130. 属阴的是

A. 体表　　　　　　　B. 体内　　　　　　　C. 五脏

D. 六腑　　　　　　　E. 精血津液

131. 阴阳学说主要内容包括

A. 阴阳交感　　　　　B. 阴阳对立　　　　　C. 阴阳消长

D. 阴阳互根　　　　　E. 阴阳转化

132. 阴阳消长的形式包括
  A. 此长彼消   B. 此消彼长   C. 此长彼长
  D. 此消彼消   E. 消长平衡

133. 说明阴阳互根关系的是
  A. 阴在内，阳之守也   B. 阳在外，阴之使也   C. 阴胜则阳病
  D. 无阴则阳无以生   E. 阴虚阳亢

134. 如果阴阳双方失去互为存在的条件，则可出现的是
  A. 阳损及阴   B. 孤阴不生   C. 独阳不长
  D. 阴阳离决   E. 阴损及阳

135. 属阴阳互藏互根关系失常而出现的是
  A. 阳虚阴盛   B. 阴虚阳亢   C. 精气两虚
  D. 气血两虚   E. 阴胜则阳病

136. 阴阳转化的形式包括
  A. 此消彼长   B. 渐变   C. 突变
  D. 此长彼消   E. 同消同长

137. 属阴阳转化的是
  A. 重阳必阴   B. 寒极生热   C. 寒甚则热
  D. 重阴必阳   E. 热极生寒

138. 关于"阴阳自和"叙述正确的包括
  A. 以"自"为核心，依靠内在自我的相互作用而实现
  B. 脱胎于中国古代哲学中"以和为贵"的基本观点
  C. 为相对的、动态的平衡
  D. 为绝对的、静态的平衡
  E. 为阴阳协调和相对稳定状态

139. 症见寒象，其病机有
  A. 阳虚   B. 阴虚   C. 阳盛
  D. 阴盛   E. 阴阳两虚

140. 五味属阴的是
  A. 辛   B. 甘   C. 酸
  D. 苦   E. 咸

141. "土爱稼穑"是指土具有
  A. 生化作用   B. 收敛作用   C. 滋润作用
  D. 受纳作用   E. 承载作用

142. "金曰从革"是指金具有
  A. 肃杀作用   B. 收敛作用   C. 滋润作用
  D. 洁净作用   E. 沉降作用

143. 属五行之"土"的是

A. 歌   B. 舌   C. 口

D. 肉   E. 涎

144. 属于五行之"金"的是

     A. 悲   B. 鼻   C. 肉

     D. 皮   E. 哭

145. 具有"所胜""所不胜"关系的是

     A. 木和火   B. 水和金   C. 土和水

     D. 水和火   E. 木和金

146. 具有"生我""我生"关系的是

     A. 木和火   B. 火土   C. 水和金

     D. 金和木   E. 木和土

147. 属于"子病及母"传变规律的是

     A. 心病及肝   B. 肺病及肾   C. 肝病及肾

     D. 肾病及肺   E. 脾病及肝

148. 根据五行生克乘侮规律,属于相侮关系的有

     A. 肝病及脾   B. 肝病及肺   C. 脾病及肾

     D. 肺病及肝   E. 心病及肾

149. 根据五行生克乘侮规律,属于相乘关系的有

     A. 木旺乘土   B. 水不涵木   C. 木火刑金

     D. 土虚木乘   E. 土虚水侮

150. 按五行相生次序排列的是

     A. 角、徵、宫、商、羽   B. 酸、甘、辛、苦、咸

     C. 青、赤、黄、白、黑   D. 握、哕、咳、忧、栗

     E. 呼、笑、歌、哭、呻

151. 下列各项中,依据五行相生规律确定的治法是

     A. 滋水涵木法   B. 益火补土法   C. 佐金平木法

     D. 金水相生法   E. 壮水制火法

二、判断题

152. 气作为哲学概念形成于两汉时期。

153. "精"是极其精微的气。

154. 古代哲学认为,气是一种有形可见的细微的物质,是构成世界的物质本原。

155. 有形和无形,是气的不同运动形式。

156. 气机是气化产生的过程和基础;气化是气机升降的前提。

157. "原(元)气"的概念最早见于《难经》。

158. 形化,是指气化而生万物之后,各物种的形体遗传。

159. "类同则召,气同则合,声比则应"是各种事物存在的相互感应。

160. 中医学认为，人体气的范畴可概括精、气、津、液、血、脉。

161. 季节气候变化对人的生理与病理过程的重要影响，是通过气的中介作用实现的。

162. 人的生命来源于父母之精气，谓之"先天之气"。

163. 《素问·宝命全形论》言："天覆地载，万物悉备，莫贵于人。"

164. 调理气机是中医学主要的治疗法则之一。

165. 针刺、艾灸和按摩等适宜治疗技术，是以"得气""行气"为法。

166. 太极图体现出一切事物或现象具有辩证、运动、圆融的特征和规律。

167. 温暖与寒冷的阴阳属性可以反称。

168. 阴阳属性不可以互相转化。

169. 比较对象发生了改变，事物的阴阳属性可随之发生改变。

170. 阴阳交感是天地万物化生的基础。

171. 阳根于阴，而阴不根于阳。

172. 对立相反是阴阳的基本属性。

173. 阴阳转化的形式都为渐变。

174. 阴阳消长的根本原因是阴阳之间对立制约关系的变化。

175. 阴阳消长是阴阳发生转化的前提。

176. 阴阳对立是阴阳转化的内在根据。

177. 阴阳自和不是阴阳的本性。

178. 人体脏腑分阴阳，脏为阳，腑为阴。

179. 养生最根本的原则是"法于阴阳"。

180. 五行一词，最早见于春秋时期的《左传》。

181. 五行是对木、火、土、金、水的概括。

182. 五行归类的依据是五行各自的特性。

183. 对事物进行五行归类的方法，主要有取象比类法和推演络绎法两种。

184. 根据事物五行属性归类表，宫音的五行属性为水。

185. 根据事物五行属性归类表，呼的五行属性为金。

186. 五行相生，是指木、土、火、金、水之间存在着有序的递相资生、助长和促进的关系。

187. 五行相乘，是指五行中所胜一行对其所不胜一行的过度制约或克制。

188. 木火刑金，属于相侮传变。

189. 肾病及肝，属于子盗母气。

190. 根据五行学说，形体中的皮肤，属于木行。

三、名词解释

191. 气一元论

192. 气

193. 精气

194. 精气学说

195. 元气

196. 气机

197. 气化

198. 形化

199. 感应

200. 中介作用

201. 阴阳学说

202. 阴阳

203. 阴阳交感

204. 阴阳对立

205. 阴阳互根

206. 阴阳互藏

207. 阴阳消长

208. 阴阳转化

209. 阴阳自和

210. 阴阳互为消长

211. 阴阳同消同长

212. 太极

213. 五行

214. 五行学说

215. 五行相生

216. 五行相克

217. 五行制化

218. 五行胜复

219. 五行相乘

220. 五行相侮

221. 母病及子

222. 子病及母

四、填空题

223. 气，最基本的特性是（　　　）。

224. 气的运动，称为（　　　），气运动的基本形式是（　　　）。

225. 中医学认为，生命活动的基本形式，即是（　　　）。

226. 天地万物相互联系的中介是（　　　）。

227. 宇宙万物的构成本原是（　　　），这一思想又称为（　　　）。

228. 气有（　　）和（　　）两种物质存在形式。

229. 气一元论形成前身，是（　　）。

230. 人与万物同源于（　　），化生为人的称为（　　）。

231.《素问·宝命全形论》说："天地合气，命之曰（　　）。"

232.《灵枢·岁露论》认为："人与（　　）相参也，与日月相应也。"

233. 中医学崇尚"（　　）至重，惟人为尊"的道德信念。

234.《灵枢·天年》言："人之始生，何气筑为基？何立而为楯？……以（　　）为基，以（　　）为楯。"

235. 大约在公元 10 世纪以后，阴阳逐渐采用"（　　）"表示。

236.《周易》说："一阴一阳之谓（　　）。"

237. 中国古代哲学术语，是派生万物的本原，并以图形表示，称为（　　）。

238. 阴阳的（　　）是天地万物运动变化的根本规律。

239.《素问·阴阳应象大论》说："阴阳者，天地之（　　）也，万物之（　　），变化之（　　），生杀之本始，神明之府也。"

240.《素问·宝命全形论》说："人生有形，不离（　　）。"

241.《素问·阴阳应象大论》说："重阴必阳，（　　）""寒极生热，（　　）。"

242.《素问·阴阳应象大论》说："阴在内，（　　）也；（　　），阴之使也。"

243. "壮水之主，以制阳光"的治法适用于（　　）证，《内经》称之为（　　）。

244. 五行的特性：木曰（　　），火曰（　　），土爰（　　），金曰（　　），水曰（　　）。

245. 五行学说以（　　）为依据对事物进行属性归类。

246. 火的"所胜"之母是（　　），火的"所不胜"之母是（　　）。

247. 五行相克关系中，"克我"者为我之（　　），"我克"者为我之（　　）。

248. 五行学说对事物进行属性归类，主要有（　　）和（　　）两种方法。

249. 五行相生关系的异常变化，包括（　　）和（　　）两种情况。

250. 五行相克关系的异常变化，包括（　　）和（　　）两种情况。

251. 导致五行相乘的原因有（　　）和（　　）两种情况。

252. 根据五行相克规律确定的治则是（　　）和（　　）。

五、简答题

253. 为什么说气是构成万物的本原？

254. 怎样理解气运动的普遍性？

255. 何为气机？

256. 为什么说气是天地万物相互联系的中介？

257. 简述气一元论指导构建中医学天人合一整体观。

258. 简述气一元论解释人体疾病变化。

259. 简述阴阳学说的基本内容。

260. 简述阴阳的相对性。

261. 简述阴阳消长的根本原因及形式。

262. 简述阴阳发生转化的必备条件。

263. 五行各自的特性是什么？

264. 事物五行归类的依据是什么？归类方法是什么？

265. 何谓五行相生？其顺序是什么？相生两行的关系如何？举例说明。

266. 何谓五行相克？其顺序是什么？相克两行的关系如何？举例说明。

六、论述题

267. 试述气一元论的主要内容。

268. 试述气一元论对中医学的影响。

269. 论人体生命活动的阴阳对立。

270. 论阴阳交感、对立、互根、消长、转化、自和之间的关系。

271. 何谓五行制化？其规律和意义如何？

272. 何谓五行相乘？何谓五行相侮？两者有何区别与联系？

273. 五行生克理论在阐释五脏病变的传变方面有何意义？举例说明。

参考答案

一、选择题

（一）A1 型题

1. 答案：D

解析：中国古代哲学认为，气，最基本的特性就是物质性。充满宇宙间的气，是构成万物的基本物质。

2. 答案：A

解析："气"字早在甲骨文中就已出现，最初是表示具体事物的概念。《说文解字》说："气，云气也，象形。""气"指云气，是一种可见的客观实在。

3. 答案：B

解析：气充塞于天地之间，是化生自然万物的基本物质，人的形体及精神智慧也是精气的产物，如《易传·系辞上》说："精气为物，游魂为变。"表明了精气化生和构成万物的观点。

4. 答案：B

解析：天地精气化生为人。人与万物同源于气，但人类与宇宙中的他物不同，不仅有生命，还有精神活动，是由"精气"，即气中的精粹部分所化生。

5. 答案：D

解析：气的变化，称为气化。气的运动是宇宙产生各种变化的动力。万物以气为本原，万物的生长衰亡、形态变化、盈亏虚实，皆是气化的结果。

6. 答案：A

解析：对于人的生命活动而言，气化是生命活动的基本形式，人体内精气血津液等物质的转化，以及人的生长壮老已，也是气运动产生的气化过程。

7. 答案：C

解析：气的运动是物质世界存在的基本形式，因而"是以升降出入，无器不有"，说明气的运动具有普遍性。

8. 答案：A

解析：气是天地万物的共同本原，是天地万物相互联系、相互作用的中介物质。

9. 答案：E

解析：两汉时期，"元气"为万物本原的思想兴起，如东汉时期著名哲学家王充的"元气学说"，将化生天地万物本原的气称之为"元气"。

10. 答案：B

解析：中医学著作《难经》受到古代哲学的影响，第一次使用"原（元）气"的概念，以此为人之生命的根本。

11. 答案：A

解析：精的概念，首见于《老子·二十一章》："道之为物……窈兮冥兮，其中有精；其精甚真，其中有信。"

12. 答案：B

解析：气的运动，称为气机。运动不息，流行不止，变化无穷，是气的基本特性之一。

13. 答案：D

解析：《内经》提出"气化"概念，说明天地之气化生万物的过程，"在天化气，在地成形，形气相感而化生万物矣"（《素问·天元纪大论》）。

14. 答案：A

解析：人处于天地气交之中，通过气与天地万物的变化息息相通，即所谓"生气通天"。

15. 答案：B

解析：人体内各脏腑、经络、官窍等组织也是通过气的传递信息，相互感应而相互联系、相互影响。

16. 答案：D

解析：气化是生命活动的基本形式，人体内精气血津液等物质的转化，是气运动产生的气化过程。

17. 答案：C

解析："气"，最初是表示具体事物的概念。春秋战国时期，气作为哲学概念逐渐形成。

18. 答案：C

解析：《管子·内业》云："精也者，气之精者也。"认为精或精气是极其精微的、能够运动变化的气。

19. 答案：B

解析：精气学说以气（精气）为世界万物的本原，是宇宙万物生成的共同物质基础，形成了气一元论的雏形。

20. 答案：D

解析：对于人的生命活动而言，气化是生命活动的基本形式，人的生长壮老已，也是气运动产生的气化过程。

21. 答案：E

解析：人处于天地气交之中，季节气候变化对人的生理与病理过程具有重要影响，也正是通过气的中介作用，使人与天地息息相应。

22. 答案：A

解析：中医学早在《内经》已提出"气化"概念，说明天地之气化生万物的过程，"在天化气，在地成形，形气相感而化生万物矣"（《素问·天元纪大论》）。

23. 答案：D

解析：历代医家言必称气，如李东垣论"胃气"，汪机论"营卫之气"，喻昌论"大气"，吴又可论"戾气"，黄元御论"中气"等，使气的理论不断发展，广泛应用于中医学理论体系的基础研究和临床实践。

24. 答案：B

解析：阴阳的概念起源于远古时期。人类对自身及自然现象的观察，特别是对人类生活、生产影响最大的太阳出没、月亮变化等明暗交替的天象观察，由此形成阴阳最初涵义，即向日为阳，背日为阴。

25. 答案：E

解析：阴阳最早的文字记载见于殷商时期的甲骨文，有"阳日""晦月"等字样。

26. 答案：A

解析：阴阳最早的文字记载见于殷商时期的甲骨文，有"阳日""晦月"等字样。在甲骨文中，阴阳所指为日、月。随着对自然现象的观察不断扩大，阴阳的含义逐渐引申，如天地、上下、明暗、寒热、动静等。

27. 答案：C

解析：《周易》分别用符号"--""—"来表示阴阳，提出"一阴一阳之谓道"的命题，把阴阳学说提升到哲学高度进行概括，将阴阳的对立属性及其运动变化视为宇宙万物的本性及变化的基本规律。

28. 答案：D

解析：《周易》提出"一阴一阳之谓道"的命题，把阴阳学说提升到哲学高度进行概括，将阴阳的对立属性及其运动变化视为宇宙万物的本性及变化的基本规律。

29. 答案：D

解析：春秋战国时期，阴阳观念应用到医学领域。

30.答案：B

解析：水与火这一对事物具备寒热、动静、明暗的特性，集中反映了阴阳的属性，成为事物划分阴阳属性的标志。《素问·阴阳应象大论》说："水火者，阴阳之征兆也。"

31.答案：A

解析：阴阳学说认为，世界上很多事物和现象都存在正反两个方面，皆可用阴阳来表示，此即阴阳的普遍性。阴阳可概括天地，包罗万象。如天阳地阴，日阳月阴，夏阳冬阴，火阳水阴，男阳女阴等。

32.答案：E

解析：阴阳关联性认为阴阳所概括的一对事物或现象应是共处于一个统一体中，或一事物对立的两个方面，如空间的上下、时间的春夏秋冬等。若不是在一个统一体中，无关联的事物或现象，则不能用阴阳概括说明。如寒与上、昼与外等，则不能用阴阳概括说明。

33.答案：D

解析：阴阳具有相对性，阴阳之中复有阴阳，即阴中有阳，阳中有阴。如人体五脏分阴阳，心肺在上为阳，肝脾肾在下为阴。心与肺相对而言，心为阳中之阳，肺为阳中之阴；肝与肾相对，肝为阴中之阳，肾为阴中之阴，脾为阴中之至阴。

34.答案：A

解析：阴和阳属性相反，两者不断相摩相荡，发生交感相错，是宇宙万物赖以生成和变化的根源，是事物和现象发展变化的动力。

35.答案：B

解析：阴阳互藏，指相互对立的阴阳双方中的任何一方都包含着另一方，即阴中有阳，阳中有阴。"地气上为云，天气下为雨"，天为地气升腾所形成，阳中蕴涵有阴；地乃天气下降所形成，则阴中蕴涵有阳。

36.答案：A

解析：阴阳对立制约的意义，在于防止阴阳的任何一方不至于亢盛为害，以维持阴阳之间的协调平衡。如果阴阳双方中的一方过亢，对另一方制约太过；或阴阳双方中的一方不及，不能制约对方，则阴阳之间的对立制约关系失调，彼此之间的动态平衡被破坏，则会导致疾病产生。如"阴胜则阳病，阳胜则阴病"，为"制约太过"；"阳虚则阴盛""阴虚则阳亢"是"制约不及"，从而形成阴阳失调的病机变化。

37.答案：C

解析："阴在内，阳之守也；阳在外，阴之使也。"概括阴阳相互依存、不可分离的关系。

38.答案：B

解析：由于某些因素，阴阳互藏互根的关系遭到破坏，人体就会发生疾病。如阴或阳的某一方虚损，日久可以导致对方的不足，形成"阴损及阳"或"阳损及阴"的"阴阳互损"的病变。

39. 答案：E

解析：重阴必阳，重阳必阴，是阴阳消长变化发展到"极"的状态，事物的阴阳属性发生了转化。

40. 答案：C

解析："寒甚则热""热甚则寒"，是阴阳消长变化发展到"极"的状态，事物的阴阳属性发生了转化。

41. 答案：E

解析：阴阳自和，指阴阳双方自动维持和自动恢复其协调稳定状态的能力和趋势。

42. 答案：A

解析：阴阳自和所维持的是动态平衡，在自然界标志着气候的正常变化，在人体标志着生命活动的稳定。

43. 答案：E

解析：阴阳之中复有阴阳，即阴中有阳，阳中有阴。阴阳双方的任何一方又可以再分阴阳。

44. 答案：A

解析：天气下降，地气上升，天地阴阳二气相互作用，交感合和，产生万物。

45. 答案：D

解析：阴阳具有相对性，阴阳之中复有阴阳，即阴中有阳，阳中有阴。如昼为阳，夜为阴。夜晚的前半夜与后半夜相对而言，则前半夜为阴中之阴，后半夜为阴中之阳。

46. 答案：D

解析：事物的阴阳属性，依据阴阳的各自的属性特征进行类比区分。凡是具有运动的、外向的、上升的、弥散的、温热的、明亮的、兴奋的等特性的事物和现象，都属于阳；相对静止的、内守的、下降的、凝聚的、寒冷的、晦暗的、抑制的等特性的事物和现象，都属于阴。

47. 答案：A

解析："重阴必阳，重阳必阴""寒极生热，热极生寒""寒甚则热，热甚则寒"，重、极、甚，即是阴阳消长变化发展到"极"的程度，是事物的阴阳属性发生转化的必备条件。

48. 答案：E

解析：四诊收集的各种资料，以阴阳理论辨析其阴阳属性。如望诊色泽鲜明为阳，晦暗为阴；闻诊声音气息分阴阳，语声高亢洪亮者为阳，语声低微无力者为阴；呼吸有力、声高气粗者为阳，呼吸微弱、声低气怯者为阴；问诊之症状分阴阳，身热恶热者为阳，身寒恶寒者为阴；切诊之脉象分阴阳，以至数论，则数者为阳，迟者为阴。

49. 答案：B

解析：脉象分阴阳，以形状论，则浮大洪滑为阳，沉涩细小为阴。

50. 答案：C

解析：运用阴阳对立制约原理，阳虚是以阳气不足为主要病机的虚寒证，故以补益阳气为主，"阴病（阳虚不能制阴导致阴偏盛）治阳"，即所谓"益火之源，以消阴翳"。

51. 答案：A

解析：《尚书·洪范》说："火曰炎上。"

52. 答案：C

解析：《尚书·洪范》说："水曰润下。"

53. 答案：A

解析：五志之恐的五行属性为"水"。

54. 答案：C

解析：五志之思的五行属性为"土"。

55. 答案：C

解析：五志之悲的五行属性为"金"。

56. 答案：C

解析：在季节的五行属性归类中，"长夏"属土。

57. 答案：D

解析：在五音的五行属性归类中，"商"音属金。

58. 答案：B

解析：土能生金，故土和金属母子关系。

59. 答案：B

解析："目"的属性为木是运用间接的推演络绎法进行归类的，因为肝属木，故其所开窍的目亦属于木。

60. 答案：A

解析：火生土，故火之子为土，木克土，故土的所不胜是木。

61. 答案：E

解析：金克木，故木的所不胜为"金"，金生水，水为金之子。

62. 答案：C

解析：肾属水，脾属土，二者为相克关系，《内经》称相克关系为所胜与所不胜关系，我克者为我之所胜，克我者为我之所不胜。脾土克肾水，故肾为脾的所胜。

63. 答案：D

解析：肺属金，肝属木，正常情况下，肺金克制肝木。"肝火犯肺"是肝火亢盛，肺金不仅无力制约肝木，反遭肝火之反向克制，属"相侮"传变。

64. 答案：D

解析：水不涵木是指肾阴不足不能滋养肝阴，而致肝阳偏亢之证的病机。肾属水为母，肝属木为子，故属相生规律致病。

65. 答案：E

解析："生"表示五行间正常的资生、助长、促进的关系。"克"表示五行间正常的克制、制约、抑制关系，水和木之间具有相互资生、相互促进的关系，正常状态下为"水生木"，故"水克木"的表述是错误的。

66. 答案：A

解析：肝火犯肺又称为"木火刑金"，是肝木太旺反侮肺金所致，是相克关系失常所致，而不属五行相生传变。

67. 答案：A

解析：肺属金，心属火，火能克金，故心火为肺金的"所不胜"之脏。

68. 答案：E

解析：肝属木，脾属土，木能克土，故脾土为肝木的"所胜"之脏。

69. 答案：C

解析：肾属水，脾属土，土能克水，故脾土为肾水的"所不胜"之脏。

70. 答案：B

解析：气有余，则制己所不胜，为五行中的一行其气过于强盛，则制约其所不胜，为反向克制，属于相侮传变。正如《素问·五运行大论》："气有余，则制己所胜而侮所不胜；其不及，则己所不胜，侮而乘之，己所胜，轻而侮之。"

71. 答案：C

解析：五脏配属五行，肝属木，脾属土。"见肝之病，知肝传脾"，主要指肝病影响脾的功能，是肝旺可能乘脾的病理变化，属木乘土。

72. 答案：A

解析：五脏配属五行，脾属土，肺属金，土生金。补脾气以益肺气即培土生金法，可以五行相生关系来解释。

（二）A2 型题

73. 答案：D

解析：患者前 3 天出现的持续高热、面红、咳喘、烦渴、脉数有力，中医辨证属阳证；由于热毒极重，大量耗伤人体正气，突然出现了面色苍白、四肢厥冷、精神萎靡、脉微欲绝的阳气暴脱危象，这种病证变化，即属于由阳证转化为阴证，病证性质发生了质的变化。

74. 答案：C

解析：该病证属于气血两虚，气血相互化生，一荣俱荣，一损俱损，因此体现的是此消彼消的阴阳消长形式。

75. 答案：C

解析：患者高热、烦躁、面赤、脉数属阳热实证，阳能制阴，故在阳气亢盛时必然消耗和制约津液和阴气，口干唇燥、舌红少津即是津液不足，器官组织失于滋润而干燥的表现，故此病证体现的是"阳胜则阴病"的病机变化。

76. 答案：B

解析：问诊之症状分阴阳，身热恶热者为阳，身寒恶寒者为阴；闻诊之声音气息分阴阳，呼吸有力、声高气粗者为阳，呼吸微弱、声低气怯者为阴；切诊之脉象分阴阳，数者为阳，迟者为阴。

77. 答案：D

解析：先患肝病，后来又出现纳差、腹胀等症状，属于肝病影响脾，是木旺乘土所致，故属相乘。

78. 答案：C

解析：患者因暴怒而致肝火亢盛，肺金不仅无力制约肝木，反遭肝火之反向克制，因而出现急躁易怒，面红目赤，甚则咳逆上气，咯血等肝木反侮肺金的症状，属于木火刑金。

79. 答案：A

解析：患者长期食欲不振，脘腹胀满不适，便溏，属素体脾胃虚弱，在此基础上出现反复感冒、咳嗽、咯痰、气喘等肺病症状，是脾病及肺，属于母病及子。

80. 答案：E

解析：心脏病人，而面见黑色，为水来乘火，多见于肾水上凌于心等。

（三）B 型题

答案：81.C　　　82.D

解析：气的运动，称为气机。运动不息，流行不止，变化无穷，是气的基本特性之一。气的变化，称为气化。世界万物所发生的一切变化都是气化的结果。

答案：83.B　　　84.A

解析：《淮南子·精神训》："烦气为虫，精气为人。"《难经》受到古代哲学的影响，第一次使用"原（元）气"的概念，以此为人之生命的根本。

答案：85.D　　　86.A

解析：气的变化，称为气化。气的运动是宇宙产生各种变化的动力。"形化"，指气化而生万物之后，各物种的形体遗传。

答案：87.B　　　88.E

解析：气以不同物质形式存在。"无形"，即气处于弥散而运动状态。升、降、出、入是气运动的基本形式。

答案：89.A　　　90.D

解析：气是天地万物的共同本原，因而成为天地万物相互联系、相互作用的中介。古人以气的聚散运动说明天地的形成、万物的变化，人的生死也是气聚散运动的结果。

答案：91.D　　　92.D

解析：阴阳之中复有阴阳。如五脏为阴，六腑为阳；五脏之中再分阴阳，则肝为阴中之阳。阴阳双方的任何一方又可以再分阴阳，如昼为阳，夜为阴。夜晚的前半夜与后半夜相对而言，则前半夜为阴中之阴，后半夜为阴中之阳。

答案：93.A　　　94.B

解析：阴阳双方的一方过亢，对另一方制约太过，称"阴阳偏盛，"如"阴胜则阳病、阳胜则阴病"；若一方不及，则不能制约对方，称"阴阳偏衰"，为制约不及，如"阳虚则阴盛""阴虚则阳亢"。

答案：95.A　　96.B

解析：阴阳消长的根本原因，在于阴阳之间对立制约与互藏互根关系的变化。由阴阳对立制约关系变化主要表现为阴阳双方互为消长，即此长彼消，或此消彼长；由阴阳互藏互根关系变化主要表现为阴阳双方的同消同长，即此长彼长，或此消彼消。

答案：97.A　　98.C

解析：一年四季的气候变化，从冬季寒冷，至春天温暖，再到夏天暑热是"阳长阴消"的过程，随着春夏气温的逐渐升高而降雨量逐渐增多即是"阴阳同长"的变化过程。

答案：99.A　　100.B

解析：阴阳消长和转化都是阴阳运动变化的表现形式，但本质不同：阴阳消长是一个量变的过程，事物本身属性并未发生改变；阴阳转化是在量变基础上的质变，事物本身的属性转化为相反一面。

答案：101.C　　102.E

解析：阴阳消长是绝对的，阴阳平衡是相对的。阴阳互藏互根是阴阳转化的内在根据。"和"是宇宙的最基本的原则。

答案：103.A　　104.B

解析：阳胜，指阳邪侵犯人体，"邪并于阳"，而使机体阳气亢盛所致的病机变化。阴阳偏盛所形成的病证是实证，由于阳的特性是热，"阳胜则热"，阳偏盛导致实热证。阴阳偏衰所导致的病证是虚证，而阴虚则热，人体阴液不足，阴不制阳，阳气相对偏亢，则虚热内生，表现为虚热证。

答案：105.A　　106.C

解析：木的特性是"木曰曲直"。曲直，指树木枝条具有生长、升发、柔和，能屈能伸的特性。引申为凡具有生长、升发、条达、舒畅等类似性质或作用的事物和现象，归属于木。土的特性是"土爰稼穑"。稼，种植谷物；穑，收获谷物。稼穑，泛指人类种植和收获谷物的农事活动。引申为凡具有承载、受纳、生化等类似性质或作用的事物和现象，归属于土。

答案：107.A　　108.E

解析：在五行属性归类中，肝之变动为"握"，归属于木。"握"即握固，肝藏血养筋，肝血亏虚或肝阳化风，筋脉失养，均可出现两手握固等筋脉拘挛之象。肾之变动为"栗"，归属于水。"栗"，即战栗，肾阳为五脏六腑之阳的根本，肾阳亏虚，失于温煦，则可见战栗等寒冷之象。

答案：109.B　　110.E

解析：在五味的五行属性归类中，苦味属性为"火"，咸味属性为"水"。

答案：111.E　　112.D

解析：肺金本能克制肝木，由于暴怒而致肝火亢盛，太过导致相侮，肺金不仅无力制约肝木，反遭肝火之反向克制，而出现急躁易怒，面红目赤，甚则咳逆上气，咯血等肝木反侮肺金的症状，称为"木火刑金"。肝木本能克制脾土，若由于脾胃虚弱，不能耐受肝气的克伐，而导致相乘，出现头晕乏力，纳呆嗳气，胸胁胀满，腹痛泄泻等表现时，称为"土虚木乘"。

答案：113.C　　114.D

解析：肺属金为水之母，肾属水为金之子，故肺病及肾属母病及子的病传规律。肺属金为土之子，脾属土为金之母，故肺病及脾属于子病及母的传变规律。

答案：115.A　　116.B

解析：肝属木，青色、酸味、弦脉亦属木，故面青、嗜酸、脉弦病位多在肝。心属火，赤色、苦味、洪脉亦属火，故面赤、口苦、脉洪病位多在心。

（四）X 型题

117. 答案：ACDE

解析：云气，是一种可见的客观实在，是表示具体事物的概念。而元气、精气、烦气、浩然之气，古代哲学家认为是化生自然万物的基本物质，也是人的形体及精神智慧产生的本原。

118. 答案：ADE

解析：升、降、出、入、聚、散是气运动的基本形式。升与降、出与入，既相互对立，又保持着协调平衡关系。

119. 答案：CD

解析：气以不同物质形式存在。气处于弥散而运动状态，为"无形"；"有形"，即气处于凝聚的状态，形成各种事物，有着具体性状。

120. 答案：ABCDE

解析：气是万物相互感应的中介，包括磁石吸铁、乐器共振、海水潮汐、动物及人与自然变化相应等。

121. 答案：ABCDE

解析：气的运动是宇宙产生各种变化的动力。万物以气为本原，万物的生长衰亡、形态变化、盈亏虚实，皆是气化的结果。由气化产生形体，形体又可复归于气。

122. 答案：BCD

解析：升、降、出、入、聚、散是气运动的基本形式。凝聚和弥散是气的不同状态。

123. 答案：ABCDE

解析：先秦至两汉时期，不同思想家认为宇宙万物的构成本原是有别的：《老子》认为是"道"，《管子》等认为是精或精气，东汉王充等认为是"气"或"元气"。

124. 答案：ABCDE

解析：气一元论，是研究气的内涵及其运动，并用以阐释宇宙万物的构成本原及其发展变化的古代哲学思想。精气学说是气一元论的早期概念。气一元论认为，气是构成万物的基本物质，是天地万物包括人类的共同原始物质。气不断运动变化形成自然界生生不息的变化。天地万物之间又充斥着无形之气，因而成为天地万物相互联系、相互作用的中介物质。

125. 答案：ABCDE

解析：中医学将构成和维持生命活动的各种物质，皆包含在气的范畴。如《灵枢·决气》："人有精、气、津、液、血、脉，余意以为一气耳。"

126. 答案：ABDE

解析：《内经》汲取了气一元论思想，构建中医学气的理论。如李东垣论"胃气"，汪机论"营卫之气"，喻昌论"大气"，吴又可论"杂气"，黄元御论"中气"等，使气的理论不断发展。

127. 答案：ABCDE

解析：太极图以黑白两个鱼形纹组成的圆形图案，形象化表示阴阳交感、对立、互根、消长、转化的关系。

128. 答案：ABCD

解析：阴阳学说认为，世界上很多事物和现象都存在正反两个方面，皆可用阴阳来表示，此即阴阳的普遍性。阴阳关联性是指若不是在一个统一体中，无关联的事物或现象，则不能用阴阳概括说明。阴阳学说对阴阳各自属性有着明确的规定，具有不变性和不可反称性，即阴阳的规定性。相对性指事物阴阳属性并不是一成不变的，如比较对象不同，其阴阳属性则随之发生变化。规定性与相对性并不矛盾。规定性关注的是在比较对象不变的情况下，双方的阴阳属性不能反称，如水与火，水为阴、火为阳，而不可以说水为阳、火为阴。相对性是从动态的角度去划分。因此，事物的阴阳属性不是绝对的，故阴阳的特性不包括绝对性。

129. 答案：ACE

解析：事物的阴阳属性，依据阴阳各自的属性特征进行类比区分。凡具有运动的、向外的、上升的、弥散的、温热的、明亮的、兴奋的等特性的事物和现象，都属于阳；相对静止的、内守的、下降的、凝聚的、寒冷的、晦暗的、抑制的等特性的事物和现象，都属于阴。

130. 答案：BCE

解析："人生有形，不离阴阳。"人的形体划分阴阳：上部为阳，下部为阴；体表属阳，体内属阴；背为阳，腹为阴；四肢外侧为阳，四肢内侧为阴。以脏腑来分，五脏属里，藏精气而不泻为阴；六腑属表，传化物而不藏为阳。具有外向、弥散、推动、温煦、兴奋、升举等特性的物质及功能属阳，具有内守、凝聚、宁静、凉润、抑制、沉降等特性的物质和功能属阴；生命物质"阳化气，阴成形"，至精至微的气属阳，有形可察的精血津液属阴等。

131. 答案：ABCDE

解析：阴阳学说的基本内容包括阴阳交感、阴阳对立、阴阳互根、阴阳消长、阴阳转化和阴阳自和等内容。

132. 答案：ABCD

解析：阴阳消长的形式，属于量变过程中进退、增减、盛衰的运动变化，包括此长彼消、此消彼长的阴阳互为消长与此长彼长、此消彼消的阴阳同消同长。

133. 答案：ABD

解析：阴阳互根，指相互对立的阴阳两个方面，具有相辅相成、相互依存的关系。"阴在内，阳之守也；阳在外，阴之使也。"概括阴阳相互依存，不可分离的关系。由于某些因素，阴阳互藏互根的关系遭到破坏，人体就会发生疾病。如阴或阳的某一方虚损，"无阴则阳无以生，无阳则阴无以化"日久可以导致对方的不足，形成"阴损及阳"或"阳损及阴"的"阴阳互损"的病变。

134. 答案：BCD

解析：当阴阳之间不能相互依存而分离决裂时，导致有阴无阳或有阳无阴，"孤阴不生，独阳不长"，则"阴阳离决，精气乃竭"，生命即将告终。

135. 答案：CD

解析：阳胜则阴病、阴胜则阳病、阳虚阴盛、阴虚阳亢，皆属于阴阳对立制约关系失常而出现的此长彼消或此消彼长，而精气两虚、气血两虚，则属阴阳互根互藏关系失常而出现的此消彼消。

136. 答案：BC

解析：阴阳相互转化，属于质变过程中事物的运动变化，其形式既可以表现为量变，又可以表现为突变。

137. 答案：ABCDE

解析：阴阳相互转化，一般都产生于事物发展变化的"物极"阶段，即所谓"物极必反"。"重阴必阳，重阳必阴""寒极生热，热极生寒""寒甚则热，热甚则寒"，重、极、甚，都是阴阳消长变化发展到"极"的程度，极则生变，该事物的属性则发生了转化。

138. 答案：ABCE

解析：阴阳自和是以"自"为核心，依靠内在自我的相互作用而实现，阴阳自和的概念，脱胎于中国古代哲学中"以和为贵"的基本观点。阴阳自和，是相对的、动态的平衡，阴阳自和，是阴阳协调和相对稳定状态。

139. 答案：ADE

解析：阳虚则阴盛，阳虚则寒；阴盛则阳病，阴盛则寒；阴阳两虚或阴虚为主，阳虚为辅，或阳虚为主，阴虚为辅，其中，阳虚为主，也可以表现出寒象。

140. 答案：CDE

解析：药物五味可以用阴阳理论来归纳说明。五味，指药物的酸、苦、甘、辛、咸五种滋味，其中辛、甘、淡属阳，酸、苦、咸属阴。有些药物具有淡味或涩味，故实际上不止五味，但是，一般习惯称为"五味"。

141. 答案：ADE

解析："土爰稼穑"，引申为凡是具有生化、承载、受纳等作用的事物，其属性均可归纳为"土"。

142. 答案：ABE

解析："金曰从革"，引申为凡是具有肃杀、收敛、沉降、变革等作用的事物，其属性均可归纳为"金"。

143. 答案：ACDE

解析：五声之中，歌的五行属性为土；五官中，口的五行属性为土；五体中，肉的五行属性为土；五液中，涎的五行属性为土。

144. 答案：ABDE

解析：五志之中，悲的五行属性为金；五官中，鼻的五行属性为金；五体中，皮的五行属性为金；五声之中，哭的五行属性为金。

145. 答案：CDE

解析：土和水、水和火、木和金都属相克关系，相克关系在《内经》中称为"所胜"与"所不胜"的关系。

146. 答案：ABC

解析：木和火、火和土、水和金都属相生关系，相生关系在《难经》中又比喻为母子关系，"生我"者为"母"，"我生"者为"子"。

147. 答案：ACD

解析：因为在木与火的关系中心属火为子，肝属木为母；在木与水的关系中肝属木为子，肾属水为母；金与水关系中肾属水为子，肺属金为母，故此三种病机传变属"子病及母"的传变规律。

148. 答案：BE

解析：因为金克木，肝属木为"所胜"，肺属金为"所不胜"；水克火，心属火为"所胜"，肾属水为"所不胜"，故此二者为反向相克致病的相侮。

149. 答案：AD

解析：正常情况下，木能克土，木为土之所不胜，土为木之所胜。若木气过于亢盛，对土的制约太过，导致的相乘，称为"木旺乘土"。若土气不足，难以承受木的克制，造成木乘虚侵袭，发生的相乘，称为"土虚木乘"。

150. 答案：ACE

解析：角、徵、宫、商、羽为五音，青、赤、黄、白、黑为五色，呼、笑、歌、哭、呻为五声，均是按照五行相生次序排列的。酸、甘、辛、苦、咸为五味，按照五行相生次序排列应为酸、苦、甘、辛、咸；握、哕、咳、忧、栗为五变，按照五行相生次序排列应为握、忧、哕、咳、栗。

151. 答案：ABD

解析：依据五行相生规律确定的常用治法，包括滋水涵木法、益火补土法、培土生金法、金水相生法、益木生火法。

二、判断题

152. 答案：×

解析：气作为哲学概念逐渐形成于春秋战国时期。

153. 答案：√

解析：《管子》认为"精"是极其精微的气，所以叫"精气"。

154. 答案：×

解析：气是一种极其细微的物质，以有形和无形不同的物质形式存在，是构成世界的物质本原。

155. 答案：×

解析：有形和无形，是气的聚合和弥散的不同物质状态，无形之气凝聚而成有质之形，形消质散又复归于无形之气。

156. 答案：×

解析：气的运动，称为气机，升、降、出、入、聚、散是气运动的基本形式，气的运动是宇宙产生各种变化的动力。气机是气化活动必须经历的过程、基础并影响着气化；气化是在气运动过程之中产生着各种变化。

157. 答案：√

解析：《难经》受到古代哲学的影响，第一次使用"原（元）气"的概念。

158. 答案：√

解析：形化，指气化而生万物之后，各物种的形体遗传。

159. 答案：×

解析："类同则召，气同则合，声比则应"（《吕氏春秋·应同》）是指同类事物之间存在着相互感应的联系。

160. 答案：√

解析：中医学将构成和维持生命活动的各种物质，皆包含在气的范畴。如《灵枢·决气》："人有精、气、津、液、血、脉，余意以为一气耳。"

161. 答案：√

解析：人处于天地气交之中，通过气与天地万物的变化息息相通，季节气候变化对人的生理与病理过程具有重要影响，也正是通过气的中介作用，使人与天地息息相应。

162. 答案：√

解析：人的生命来源于父母之精气，谓之"先天之气"。

163. 答案：√

解析：人是万物之灵，"天覆地载，万物悉备，莫贵于人。"（《素问·宝命全形论》）。

164. 答案：√

解析：气的运动失常是人体疾病的基本病机，故调理气机是中医学主要的治疗法则之一。

165. 答案：√

解析：针刺、艾灸和按摩等适宜治疗技术，是以"得气""行气"为法，通过激发经络之气，感应传导信息，以达到疏通经络、调整脏腑功能的治疗目的。

166. 答案：√

解析：太极图以黑白两个鱼形纹组成的圆形图案，体现出一切事物或现象具有辩证、运动、圆融的特征和规律。

167. 答案：×

解析：阴阳学说对阴阳各自属性有着明确的规定，具有不变性和不可反称性，即阴阳的规定性。如光明、温暖、向上、趋外、兴奋、发散等，是阳的特性；晦暗、寒冷、向下、内收、沉静、凝聚等，是阴的特性。用阴阳说明事物的属性，如水属阴、火属阳。寒冷不能反称为阳，温热也不能反称为阴。

168. 答案：×

解析：相对性是阴阳的一个特性，该特性的内涵之一即阴阳属性可以互相转化。在一定条件下，事物的阴阳属性可以发生相互转化，阴可以转化为阳，阳也可以转化为阴。如寒证和热证的转化：属阴的寒证在一定条件下可以转化为属阳的热证；属阳的热证在一定条件下可以转化为属阴的寒证。病变的寒热性质发生变化，其证候的阴阳属性也随之改变。

169. 答案：√

解析：事物的阴阳属性是通过对立双方比较而划分的。若比较对象发生了改变，事物的阴阳属性可随之发生改变。如100℃与50℃的水，100℃属阳，50℃属阴；而50℃与0℃相比较，则50℃属阳，0℃属阴。

170. 答案：√

解析：阴阳交感，指阴阳二气在运动中相互感应而交合的相互作用。阴阳交通相合，彼此交感相错，是宇宙万物赖以生成和变化的根源。

171. 答案：×

解析：相互对立的阴阳两个方面，具有相辅相成、相互依存的关系。阳的根本在阴，阴的根本在阳，双方互为存在的前提，即"阳根于阴，阴根于阳"。

172. 答案：√

解析：阴阳学说认为，宇宙间很多事物和现象都存在对立相反的两个方面，如天与地、日与月、水与火等，因此，对立相反是阴阳的基本属性。

173. 答案：×

解析：阴阳转化的形式，既可以表现为渐变，又可以表现为突变。

174. 答案：×

解析：阴阳消长的根本原因，在于阴阳之间对立制约与互藏互根关系的变化。

175. 答案：√

解析：阴阳消长和转化都是阴阳运动变化的表现形式，但本质不同：阴阳消长是一个量变的过程，事物本身属性并未发生改变；阴阳转化是在量变基础上的质变，事物本身的属性转化为相反一面，故阴阳消长是阴阳发生转化的前提。

176. 答案：×

解析：阴阳互藏互根是阴阳转化的内在根据。阴中寓阳，阴才有向阳转化的可能性；阳中藏阴，阳才有向阴转化的可能性。

177. 答案：×

解析：阴阳自和是以"自"为核心，依靠内在自我的相互作用而实现"和"，阴阳自和是阴阳的本性。

178. 答案：×

解析：人体是一个有机整体，构成人体的脏腑经络形体组织，可以根据其部位、功能特点划分阴阳。以人体脏腑而言，五脏主藏精为阴，六腑主传化为阳。五脏之中又分阴阳，则心肺在上属阳，肝脾肾在下属阴。

179. 答案：√

解析：阴阳学说指导养生保健，最根本的原则是"法于阴阳"，即遵循自然界阴阳的变化规律来调理人体的阴阳。

180. 答案：×

解析：五行一词，最早见于春秋时期的《尚书》。

181. 答案：×

解析：五行，是对木、火、土、金、水五类物质属性及其运动变化的概括。

182. 答案：√

解析：五行学说依据五行各自的特性，对自然界的各种事物和现象进行归类，从而构建了五行系统。

183. 答案：√

解析：对事物五行属性进行归类的方法，主要有两种：即取象比类法和推演络绎法。

184. 答案：×

解析：根据事物五行属性归类表，宫音的五行属性为土。

185. 答案：×

解析：根据事物五行属性归类表，呼的五行属性为木。

186. 答案：×

解析：五行相生，指木、火、土、金、水之间存在着有序的递相资生、助长和促进的关系。

187. 答案：×

解析：五行相乘是指五行中所不胜一行对其所胜一行的过度制约或克制。

188. 答案：√

解析：肺金本能克制肝木，由于暴怒而致肝火亢盛，太过导致相侮，肺金不仅无力制约肝木，反遭肝火之反向克制，而出现肝木反侮肺金的症状，称为"木火刑金"。因此，木火刑金属于相侮传变。

189. 答案：×

解析：水能生木，故肾病及肝，属于母病及子。

190. 答案：×

解析：五脏配属五行，肝、心、脾、肺、肾配属木、火、土、金、水；五体分属五脏，筋、脉、肉、皮、骨分属肝、心、脾、肺、肾。肺在体合皮，根据推演络绎法，肺属于金行，故皮肤也属于金行。形体中的筋，属于木行。

三、名词解释

191. 答案：气一元论，是研究气的内涵及其运动，并用以阐释宇宙万物的构成本原及其发展变化的古代哲学思想。

192. 答案：气是一种极其细微的物质，是构成世界的物质本原。

193. 答案：精是极其精微的气，所以叫"精气"。

194. 答案：精气学说以气（精气）为世界万物的本原，用以阐释宇宙万物的构成及其发展变化的古代哲学思想。

195. 答案：气为万物本原或本体，万物皆由气化生，故称为元气。

196. 答案：气的运动，称为气机。升、降、出、入是气运动的基本形式。

197. 答案：气的变化，称为气化。由于气的运动而宇宙产生的各种变化。

198. 答案：形化，指气化而生万物之后，各物种的形体遗传。

199. 答案：感应，指事物之间的相互交感、相互影响、相互作用。

200. 答案：气具有传递信息，使天地万物相互联系、相互感应作用，即是中介作用。

201. 答案：阴阳学说，属于中国古代哲学理论范畴，阴阳学说是以阴阳二气的相互作用及运动变化阐释自然变化的古代哲学思想。

202. 答案：阴阳指事物或事物之间相互对立的两种基本属性，既可标示一事物内部相互对立的两个方面，又可标示相互对立的两种事物或现象。

203. 答案：阴阳交感，指阴阳二气在运动中相互感应而交合的相互作用。

204. 答案：阴阳对立，指阴阳"一分为二"，即对待、相反的关系，是事物或现象固有的属性。

205. 答案：阴阳互根，指阴阳互为根本，具有相互依存的关系即"阳根于阴，阴根于阳"。

206. 答案：阴阳互藏，指相互对立的阴阳双方中的任何一方都包含着另一方，即阴中有阳，阳中有阴。

207. 答案：阴阳消长，指阴阳双方不是静止不变的，而是处于不断的消减和增加的运动变化之中。

208. 答案：阴阳转化，指事物的阴阳属性，在一定条件下可以向其相反的方向转化，即属阳的事物可以转化为属阴的事物，属阴的事物可以转化为属阳的事物。

209. 答案：阴阳自和，指阴阳双方自动维持和自动恢复其协调稳定状态的能力和趋势。

210. 答案：阴阳互为消长，指相互对立的阴阳双方，在彼此相互制约的过程中表现出互为消长的变化，有此长彼消和此消彼长两种形式。

211. 答案：阴阳同消同长，指相互依存的阴阳双方，在彼此相互资助和促进的过程中表现出同消同长的变化，有此消彼消和此长彼长两种形式。

212. 答案：太极是中国古代哲学术语，意为派生万物的本原。

213. 答案：五行是木、火、土、金、水五类物质属性及其运动变化。

214. 答案：五行学说属于中国古代哲学理论范畴，是以木、火、土、金、水五类物质属性及其运动规律来认识世界、解释世界和探求宇宙变化规律的世界观和方法论。

215. 答案：五行相生是指木、火、土、金、水之间存在着有序的递相资生、助长和促进的关系。

216. 答案：五行相克是指木、火、土、金、水之间存在着有序的递相克制、制约和抑制的关系。

217. 答案：五行制化是指五行之间既相资生，又相制约，生中有制，制中有生，二者相辅相成，从而维持其相对平衡和正常的协调关系。

218. 答案：五行胜复，是指五行中一行亢盛（即胜气），则引起其所不胜一行（即复气）的报复性制约，从而使五行之间复归于协调和稳定。

219. 答案：五行相乘，是指五行中的某一行对其所胜一行的过度制约或克制。

220. 答案：五行相侮是指五行中某一行对其所不胜一行的反向制约和克制。

221. 答案：母病及子，指五行中的某一行异常，累及其子行，导致母子两行皆异常。

222. 答案：子病及母，指五行中的某一行异常，累及其母行，终致子母两行皆异常。

四、填空题

223. 答案：物质性

224. 答案：气机　　升、降、出、入

225. 答案：气化

226. 答案：气

227. 答案：气　　气一元论

228. 答案：有形　　无形

229. 答案：精气学说

230. 答案：气　　精气

231. 答案：人

232. 答案：天地

233. 答案：生命

234. 答案：母　　父

235. 答案：太极图

236. 答案：道

237. 答案：太极

238. 答案：对立统一

239. 答案：道　　纲纪　　父母

240. 答案：阴阳

241. 答案：重阳必阴　　热极生寒

242. 答案：阳之守　　阳在外

243. 答案：虚热　　阳病治阴

244. 答案：曲直　　炎上　　稼穑　　从革　　润下

245. 答案：五行的特性

246. 答案：土　　金

247. 答案：所不胜　　所胜

248. 答案：取象比类　　推演络绎

249. 答案：母病及子　　子病及母

250. 答案：相乘　　相侮

251. 答案：太过　　不及

252. 答案：抑强　　扶弱

五、简答题

253. 答案：宇宙中的一切事物和现象，都是由气构成，天地精气化生为人，人与万物同源于气。气的运动是物质世界存在的基本形式，气的运动推动着宇宙万物的发生发展和变化，形成自然界一切事物的纷繁变化生生不息。

254. 答案：①气的运动是物质世界存在的基本形式，宇宙中的任何有形之体自身都具备运动特性及升降出入等运动形式，即所谓"升降出入，无器不有"。②气的运动是宇宙产生各种变化的动力，万物的生长衰亡、形态变化、盈亏虚实，皆是由此。气的运动止息，宇宙则失去生生之机。

255. 答案：气的运动，称为气机。升、降、出、入是气运动的基本形式。升与降、出与入，既相互对立，又保持着协调平衡关系。

256. 答案：气是天地万物的共同本原，天地万物之间又充斥着无形之气，无形之气与有形实体进行着各种形式的交换活动，因而成为天地万物相互联系、相互作用的中介物质，事物之间相互感应是通过气作为传递信息的中介而实现。

257. 答案：基于中国古代哲学气一元论，中医学认为，人是自然的产物，"天地合气，命之曰人"（《素问·宝命全形论》）；人是万物之灵，"天覆地载，万物悉备，莫贵于人"（《素问·宝命全形论》），中医学崇尚"生命至重，惟人为尊"的道德信念，以人为本，尊重生命，珍爱生命；以气为中介，将人与天地联系起来，天、地、人均本原于气而相参相应，如《灵枢·岁露论》认为："人与天地相参也，与日月相应也。"中医学运用气一元论思想，从自然环境、社会环境、时间、空间等因素综合研究人的生命与健康，指导疾病诊断、防治与康复等，从而构建中医学天人合一的整体观。

258. 答案：中医学将各种致病因素称为"邪气"。自然界气候异常变化或人体抵抗能力下降时，邪气则侵袭人体，称为"六淫"之气；具有强烈传染性和致病性的邪气，称为"疠气"，为引起疾病的外感病因。情志内伤、饮食劳逸失度等，为内伤病因，导致脏腑阴阳气血失常。人体之气的失常变化多端，可因气的生成不足发为气虚；也可因气的升降出入运动失常而气机失调，发为气滞、气逆、气陷、气闭、气脱等。

259.答案：阴阳学说的基本内容包括阴阳交感、阴阳对立、阴阳互根、阴阳消长、阴阳转化和阴阳自和等内容。

260.答案：相对性指事物阴阳属性并不是一成不变的，主要表现在三个方面：其一，阴阳属性可以相互转化。其二，阴阳之中复有阴阳，即阴中有阳，阳中有阴。其三，阴阳属性随比较对象而变化。

261.答案：阴阳消长的根本原因，在于阴阳之间对立制约与互藏互根关系的变化。由阴阳对立制约关系变化主要表现为阴阳双方互为消长，即此长彼消，或此消彼长；由阴阳互藏互根关系变化主要表现为阴阳双方的同消同长，即此长彼长，或此消彼消。

262.答案：阴阳相互转化，一般都产生于事物发展变化的"物极"阶段，即所谓"物极必反"。当阴阳消长运动发展到一定阶段，"极则生变"，事物内部阴与阳的比例出现了颠倒，则该事物的属性即发生转化。《素问·阴阳应象大论》谓之"重阴必阳，重阳必阴""寒极生热，热极生寒"，即是阴阳消长变化发展到"极"的程度，是事物的阴阳属性发生转化的必备条件。

263.答案：五行的特性分别为："木曰曲直"，引申为凡具有生长、升发、条达、舒畅等类似性质或作用的事物和现象，归属于木；"火曰炎上"，引申为凡具有炎热、升腾、光明等类似性质或作用的事物和现象，归属于火；"土爰稼穑"，引申为凡具有承载、受纳、生化等类似性质或作用的事物和现象，归属于土；"金曰从革"，引申为凡具有沉降、肃杀、收敛、变革等类似性质或作用的事物和现象，归属于金；"水曰润下"，引申为凡具有滋润、下行、寒冷、闭藏等类似性质或作用的事物和现象，归属于水。

264.答案：事物五行属性归类的依据是五行的特性，即"木曰曲直，火曰炎上，土爰稼穑，金曰从革，水曰润下"。归类的主要方法有二：一是直接的取象比类法，二是间接的推演络绎法。

265.答案：所谓五行相生，是指木、火、土、金、水之间存在着有序的递相资生、助长和促进的关系。其顺序是：木生火，火生土，土生金，金生水，水生木。其关系称为母子关系，也叫"生我"和"我生"的关系。例如木生火，木为火之母，火为木之子。

266.答案：所谓五行相克，是指木、火、土、金、水之间存在着有序的递相克制、制约和抑制的关系。其顺序为：木克土、土克水、水克火、火克金、金克木。其关系称为"克我"与"我克"关系，也叫作"所不胜"与"所胜"关系。例如水克火，水是火的"克我"（即"所不胜"），火是水的"我克"（即"所胜"）。

六、论述题

267.答案：（1）气，最基本的特性就是物质性。充满宇宙间的气，是构成万物的基本物质。

（2）气是万物的本原。气是构成天地万物包括人类的共同原始物质。宇宙中的一切事物和现象，都是由气构成，气的运动推动着宇宙万物的发生发展和变化。

（3）气的运动是物质世界存在的基本形式，天地万物生灭终始皆是气之升降聚散运动的表现。气的运动，称为气机。升、降、出、入、聚、散是气运动的基本形式。由气的运动产生宇宙各种变化的过程，即气化。

（4）气是天地万物相互联系的中介。气维系着天地万物之间的相互联系，使事物之间得以相互感应、相互影响。

268. 答案：（1）对生命本原的认识。中医学从气是宇宙的本原，是构成天地万物的基本物质这一基本观点出发，认为气也是生命的本原，是构成生命的基本物质。《灵枢·天年》说："人之始生，何气筑为基，何立而为楯？……以母为基，以父为楯。"人的生命来源于父母之精气，谓之"先天之气"。气也是维持生命活动的基本物质。

（2）气的运动是物质世界存在的基本形式。中医学认为人体之气流行不息，称为"气机"，"升降出入，无器不有""出入废，则神机化灭；升降息，则气立孤危。故非出入，则无以生、长、壮、老、已；非升降，则无以生、长、化、收、藏。"提出"气化"概念，认为对于人的生命活动而言，气化是生命活动的基本形式，人体内精气血津液等物质的转化，以及人的生长壮老已，也是气运动产生的气化过程。

（3）人与天地万物同原于气，天、地、生、人之间相参相应。中医学整体观认为自然、社会对人的生理与病变过程具有重要影响，也正是通过气的中介作用，使人与天地息息相应。

269. 答案：阴阳对立，指阴阳"一分为二"，即对待、相反的关系，是事物或现象固有的属性。阴阳学说认为，对立相反是阴阳的基本属性，宇宙间很多事物和现象都存在对立相反的两个方面。

中医学将阴阳对立应用于阐释人的生命活动，"人生有形，不离阴阳。"

（1）人的形体、功能划分阴阳：上部为阳，下部为阴；体表属阳，体内属阴；背为阳，腹为阴；四肢外侧为阳，四肢内侧为阴。以脏腑来分，五脏属里，藏精气而不泻为阴；六腑属表，传化物而不藏为阳。具有外向、弥散、推动、温煦、兴奋、升举等特性的物质及功能属阳，具有内守、凝聚、宁静、凉润、抑制、沉降等特性的物质和功能属阴。

（2）阴阳对立的形式，阴可制约阳，阳能制约阴。人体正常生理活动兴奋为阳，抑制属阴，彼此相互制约。昼则阳制约阴，人处于兴奋清醒状态；夜则阴制约阳，进入安静睡眠状态。阴阳对立相反而有寤寐的不同变化，动静相制维持人体寤和寐的正常节律，充分体现了阴阳双方的相互对立、相互制约。

（3）阴阳对立制约的意义，在于防止阴阳的任何一方不至于亢盛为害，以维持阴阳之间的协调平衡。如果阴阳双方中的一方过亢，对另一方制约太过，即"阳胜则阴病，阴胜则阳病"；或阴阳双方中的一方不及，不能制约对方，即"阴虚则阳亢，阳虚则阴胜"，则阴阳之间的对立制约关系失调，彼此之间的动态平衡被破坏，则会导致疾病产生。

270. 答案：阴阳学说是以阴阳的对立统一和相互作用阐释宇宙间万物的生成、发展和变化的根本规律。

阴阳交感，指阴阳二气在运动中相互感应而交合的相互作用。阴阳对立，指阴阳

"一分为二"，即对待、相反的关系，是事物或现象固有的属性。阴阳互根，指阴阳互为根本，具有相互依存的关系。阴阳消长，指阴阳双方不是静止不变的，而是处于不断的消减和增加的运动变化之中。阴阳转化，指事物的阴阳属性，在一定条件下可以向其相反的方向转化，即属阳的事物可以转化为属阴的事物，属阴的事物可以转化为属阳的事物。阴阳自和，指阴阳双方自动维持和自动恢复其协调稳定状态的能力和趋势。

阴阳交感、对立、互根、消长、转化、自和，从不同角度说明阴阳之间的相互关系及其运动变化规律。阴阳交感是阴阳之间不断发生交互作用的前提，是天地万物化生的基础；阴阳的对立、互根是事物两个方面的固有属性，说明阴阳之间对立统一、相反相成的关系；在阴阳对立、互根的基础上，阴阳的消长、转化体现事物的量变和质变过程，说明阴阳的运动变化是使事物发生、发展、变化的内在动力；阴阳自和是阴阳自身通过彼此之间制约和互用，自我调节以维持相对、动态的平衡。

271.答案：五行制化，是指五行之间既相互化生，又相互制约，生化中有制约，制约中有生化，二者相辅相成，从而维持其相对平衡和正常的协调关系。其规律为：五行中一行亢盛时，必然随之有制约，以防止亢而为害；一行相对不及时，必然随之有相生，以维持生生不息。其意义是：五行制化属五行相生与相克相结合的自我调节，是五行系统处于正常状态下的调控机制。五行的相生和相克是不可分割的两个方面，没有生，就没有事物的发生和成长；没有克，就不能维持事物间的正常协调关系。因此，必须生中有克，克中有生，相反相成，才能维持事物间的平衡协调，促进稳定有序的变化与发展。

272.答案：所谓五行相乘，是指五行之间的相克太过，即五行中的某一行对其所胜一行的过度制约或克制。所谓五行相侮，即反向制约，是指五行中某一行对其所不胜一行的反向制约或克制，又叫"反克"，或者"反侮"。五行相乘和相侮，都是相克关系的异常，两者之间既有区别又有联系。二者的主要区别是：相乘是相克太过，即按五行的相克次序发生过度的克制。相侮是反向克制，即是与五行相克次序发生相反方向的克制现象。二者的联系是：在发生相乘时，也可同时发生相侮；发生相侮时，也可同时发生相乘。

273.答案：以五行学说阐释五脏病变的相互传变，可分为相生关系的传变和相克关系的传变两类。相生关系的传变包括母病及子和子病及母两种情况。母病及子，即母脏之病传及子脏。如肾属水，肝属木，水能生木，故肾病及肝，即属母病及子。子病及母，是指疾病的传变，从子脏传及母脏。如肝属木，心属火，木能生火，故心病及肝，即是子病及母。

相克关系的传变，包括相乘和相侮两个方面。相乘，是相克太过致病。如肝属木，脾胃属土，正常情况下，肝木能克脾土。若肝气郁结，或肝气上逆，影响脾胃的受纳运化功能，出现胸胁苦满、脘腹胀痛、泛酸、泄泻等表现时，称为"木旺乘土"。相侮，是反向克制致病。如肺金本能克制肝木，由于暴怒而致肝火亢盛，肺金不仅无力制约肝木，反遭肝火反向克制，而出现急躁易怒、面红目赤，甚则咳逆上气、咯血等肝木反侮肺金的症状，称为"木火刑金"。

第二章　中医学的主要思维方式 ▷▷▷▷

习　题

一、选择题

（一）A1 型题

1. 中医学象思维的根本是
   A. 形象思维　　　　　　　　B. 意象思维　　　　　　　　C. 变易思维
   D. 应象思维　　　　　　　　E. 宏观思维

2. 中医学象思维的特征是
   A. 形象思维　　　　　　　　B. 意象思维　　　　　　　　C. 变易思维
   D. 抽象思维　　　　　　　　E. 逻辑思维

3. 中医学描述肺"虚如蜂巢"所休现的思维方式是
   A. 形象思维　　　　　　　　B. 意象思维　　　　　　　　C. 变易思维
   D. 抽象思维　　　　　　　　E. 逻辑思维

4. 人参为名贵的中药，其命名的思维方式是
   A. 意象思维　　　　　　　　B. 形象思维　　　　　　　　C. 变易思维
   D. 应象思维　　　　　　　　E. 宏观思维

5. 运用概念、判断、演绎、推理等方法的思维方式是
   A. 形象思维　　　　　　　　B. 意象思维　　　　　　　　C. 变易思维
   D. 应象思维　　　　　　　　E. 宏观思维

6. 从众多不同事物的形象、现象、表象中"去粗取精、去伪存真、由此及彼、由表及里"进行提炼，抽取事物的本质，舍弃非本质的特征，称为
   A. 观物取象　　　　　　　　B. 立象尽意　　　　　　　　C. 得意忘形
   D. 取象比类　　　　　　　　E. 其象相应

7. 中医学以中国地域的东、西、南、北四海，合于人体的气海、血海、髓海、水谷之海；以十二条主要河流和八个湖泽，合于人体的十二经脉和奇经八脉。其思维方式为
   A. 形象思维　　　　　　　　B. 意象思维　　　　　　　　C. 应象思维
   D. 抽象思维　　　　　　　　E. 逻辑思维

8.中医学象思维的法则是

    A.形象思维   B.意象思维   C.变易思维

    D.应象思维   E.宏观思维

9.以"取象比类"为基本方法，进行归纳，并以此证彼的思维方式是

    A.形象思维   B.意象思维   C.变易思维

    D.应象思维   E.宏观思维

10."肝脉弦，心脉钩，脾脉代，肺脉毛，肾脉石"，合于春、夏、长夏、秋、冬四时，其思维方式是

    A.形象思维   B.意象思维   C.变易思维

    D.应象思维   E.宏观思维

11.《格致余论·相火论》说："天之生物，故恒于动，人之有生，亦恒于动。"所体现的思维方式是

    A.意象思维   B.形象思维   C.变易思维

    D.意象思维   E.系统思维

12.《灵枢·天年》说："血气已和，营卫已通，五脏已成，神气舍心，魂魄毕具，乃成为人。"所体现的思维方式是

    A.形神合一   B.辩证唯物   C.恒动变化

    D.天人合一   E.动静相召

13.《素问·气交变大论》说："善言天者，必应于人；善言古者，必验于今；善言气者，必彰于物；善言应者，同天地之化；善言化言变者，通神明之理。"此段文字体现的思维方式是

    A.形象思维   B.意象思维   C.应象思维

    D.整体宏观   E.恒动变化

14.天人合一的思维方式属于

    A.象思维   B.系统思维   C.变易思维

    D.逻辑思维   E.辩证思维

15.中医学构建经脉"子午流注"理论，所体现的思维方式是

    A.整体宏观   B.天人合一   C.恒动变化

    D.动静相召   E.辩证唯物

16.《素问·八正神明论》说："月生无泻，月满无补，月郭空无治，是谓得时而调之。"此段文字体现的思维方式是

    A.整体宏观   B.辩证唯物   C.恒动变化

    D.天人合一   E.动静相召

17.人体生、长、壮、老、已的生命过程体现为

    A.恒动变化   B.动静相召   C.天人合一

    D.整体宏观   E.法于阴阳

18.中国传统文化的基本精神是

A. 贵和尚中   B. 伦理道德   C. 恒动变化
D. 尊经奉典   E. 整体宏观

（二）A2 型题

19. 某男，73 岁。素有头胀头晕病史，突发昏仆，手足抽搐，口眼歪斜，半身不遂，中医诊断为"中风"。本病命名的思维方式是

A. 形象思维   B. 意象思维   C. 应象思维
D. 抽象思维   E. 逻辑思维

20. 某女，37 岁。每逢秋季，遇风冷则鼻腔奇痒，连续打喷嚏，继而流大量清水样鼻涕，鼻塞，嗅觉减迟，伴有气短懒言，自汗，易患感冒。舌淡红，苔薄白，脉虚弱。诊断为"鼻鼽"（过敏性鼻炎），辨证为肺气虚证。分析该病情，发病与季节有关，体质属特禀质，证属肺气虚弱，卫阳宣发失常，鼻窍不利所致。该病例的中医临床思维是

A. 形象思维   B. 意象思维   C. 应象思维
D. 逻辑思维   E. 辩证思维

（三）B 型题

A. 形象思维   B. 意象思维   C. 应象思维
D. 取象思维   E. 逻辑思维

21. 用直观形象和表象解决问题的思维方式是
22. 以取象比类为基本方法的思维方式是
23. 从具体事物或现象进行抽象的思维方式是

A. 观察法   B. 演绎推理法   C. 取象比类法
D. 辩证法   E. 体用分析法

24. 意象思维的主要方法是
25. 应象思维的主要方法是

A. 象思维   B. 系统思维   C. 辩证思维
D. 变易思维   E. 逻辑思维

26. 天人合一的思维方式属于
27. 整体宏观的思维方式属于
28. 动静相召的思维方式属于

A. 整体宏观   B. 系统思维   C. 辩证思维
D. 整体大于部分之和 E. 逻辑思维

29. 中医学注重人与自然、人与社会、人体内部各功能系统之间的相互联系、相互作用所体现思维模式的重要特征是

30. 中医学"四时五脏阴阳"理论所体现的思维方式是

    A. 形神合一   B. 动静相召   C. 整体宏观

    D. 意象思维   E. 恒动变化

31. 中医学以中和、平衡为准绳，注重"阴阳调和""血脉和利"，所体现的思维方法是

32. 在一定条件下，寒证可以转化为热证，实证可以转化为虚证，所体现的思维方法是

（四）X 型题

33. 形象思维可以同时运用感知的许多形象，或由一个形象跳跃到另一个形象，常可产生的思维是

    A. 联想思维   B. 灵感思维   C. 创新思维

    D. 发散思维   E. 逻辑思维

34. 中医学的系统思维包括

    A. 天人合一   B. 以人为本   C. 恒动变化

    D. 整体宏观   E. 动静相召

35. 中医学意象思维运用的方法有

    A. 概念   B. 判断   C. 演绎

    D. 观察   E. 推理

36. 中医学象思维的方法有

    A. 观物取象   B. 立象尽意   C. 得意忘形

    D. 取象比类   E. 象其物宜

37. 中医学的变易思维包括

    A. 天人合一   B. 以人为本   C. 恒动变化

    D. 整体宏观   E. 动静相召

38. 象思维的基础包括

    A. 形象   B. 物象   C. 现象

    D. 意象   E. 应象

39. 中医学的整体宏观思维的内涵包括

    A. 人与自然   B. 人与社会   C. 人体内部

    D. 形与神   E. 动与静

40. 天人合一思维方式的内涵包括

    A. 天人同气   B. 天人同构   C. 天人相参

    D. 天人同律   E. 天人相应

41. 中医学整体宏观思维认识事物或现象的着眼点包括

    A. 整体   B. 大局   C. 全面

D. 动态　　　　　　　　E. 变化

42. 体现出中医学动静相召的思维特点有
　　A. 凡阴阳之要，阳密乃固
　　B. 谨察阴阳所在而调之，以平为期
　　C. 筋脉和同，骨髓坚固，气血皆从
　　D. 五脏安定，血脉和利，精神乃居
　　E. 物之生，从乎化；物之极，由乎变

43. 形神合一的思维方式包括
　　A. 形神构成　　　　　　B. 形神体用　　　　　　C. 形神存亡
　　A. 形神不灭　　　　　　E. 形神分离

44. 具有同一本原和普遍联系的宇宙整体，其内涵包括
　　A. 人　　　　　　　　　B. 生物　　　　　　　　C. 环境
　　D. 社会　　　　　　　　E. 自然

二、判断题

45. 中医学的思维方式主要是形象思维。

46. 中医学的象思维，主要包括形象思维、意象思维、应象思维三种思维方式。

47. 形象思维是采取观察、判断、归纳等方法，以分析与解决问题的思维方式。

48. 从众多事物或现象中"去粗取精、去伪存真、由此及彼、由表及里"进行提炼，所属的思维方式是应象思维。

49. 意象思维是在形象思维的基础上，从具体事物或现象进行抽象的思维方式。

50. 中医学的系统思维，主要包括天人合一、整体宏观的思维方式。

51. 天人合一是指人体以先天与后天相结合的思维模式。

52. "气一元论""阴阳学说""五行学说"阐释自然、社会乃至人类等一切事物的本原性、规律性、共同性，皆为整体宏观思维的具体体现。

53. "形谢则神灭"，形体是精神活动的载体和依附，神不能离开形体而独立存在。因此，"形"具有更为重要的意义。

54. 中医学的变易思维，包括整体宏观、恒动变化、动静相召等思维模式。

55. 恒动变化的思维，即运动是暂时的、相对的，静止是永恒的、绝对的。

56. 天地万物变化之根本，源于阴阳二气相互对立、相互作用的内在动力。

三、名词解释

57. 象思维
58. 形象思维
59. 意象思维
60. 应象思维
61. 系统思维

62. 天人合一

63. 形神合一

64. 变易思维

65. 恒动变化

四、填空题

66. 中医学的象思维，主要包括（　　）（　　）（　　）三种思维方式。

67. 中医学的象思维，以（　　）思维为根本，以（　　）思维为特征，以（　　）思维为法则。

68. 中医学认识五脏，心"状如莲蕊"、肺"虚如蜂巢"等，属于（　　）思维范畴；切诊的"肝脉弦、心脉钩、脾脉代、肺脉毛、肾脉石"，属于（　　）思维范畴。

69. 意象思维，运用概念、判断、（　　）（　　）等方法，从具体事物或现象进行抽象的思维方式。

70. 中医学"取象比类"的（　　）思维方式，对于解释天、地、生、人，其象相应，具有积极意义，亦称为（　　）。

71. 宏观与微观相对而言，宏观泛指从（　　）（　　）进行研究的思维方法；微观是从（　　）（　　）进行研究的思维方法。

72. 天人合一是指天、地、人本原于一气，（　　）（　　）的思维模式。

73. 天人合一即天地万物与人类共生一致的观点，主张人应当（　　）自然，（　　）自然。

74. 形神合一思维方式认为，形者神之（　　），神者形之（　　）。

75. 形神合一思维方式主要内容，包括形神构成、（　　）（　　）等方面。

76.《素问·六微旨大论》说："物之生，从乎（　　）；物之极，由乎（　　）。"概括说明事物的发生发展变化过程。

77. 变易思维强调世界万物的（　　）（　　），指导中医学研究生命、健康以及防治疾病的规律。

五、简答题

78. 举例说明中医学的意象思维方式。

79. 简述中医学的整体宏观思维。

80. 简述形神合一的概念、主要内容及意义。

81. 简述生命的恒动变化。

82. 何谓"动静相召"？对中医学健康观有何意义？

六、论述题

83. 论象思维对生命、健康及疾病的指导作用。

84. 论天人合一对中医学的指导作用。

85. 中医学如何认识宏观与微观的关系?

参考答案

一、选择题

1. 答案: A

解析: 中医学象思维, 是以形象思维为根本的思维方式。

2. 答案: B

解析: 中医学的象思维, 以形象思维为根本, 以意象思维为特征, 以应象思维为法则。

3. 答案: A

解析: 中医学观察五脏, 运用形象思维模式, 形容心 "状如莲蕊"、肺 "虚如蜂巢"、脾 "扁似马蹄" 等, 将藏于体内的脏腑的形象和生理功能以及外在表现, 称为 "藏象"。

4. 答案: B

解析: 中药 "以象名之", 根之形象如人形, 故名人参。

5. 答案: B

解析: 意象思维, 是在形象思维的基础上, 运用概念、判断、演绎、推理等方法, 从具体事物或现象进行抽象的思维方式。

6. 答案: B

解析: 从众多不同事物的形象、现象、表象中 "去粗取精、去伪存真、由此及彼、由表及里" 进行提炼, 抽取事物的本质, 舍弃非本质的特征, 即 "立象尽意"。

7. 答案: C

解析: 中医学 "取象比类" 的应象思维方式, 对于解释天、地、生、人, 其象相应, 具有积极的意义。如以中国地域的东、西、南、北四海, 合于人体的气海、血海、髓海、水谷之海; 以十二条主要河流和八个湖泽, 合于人体的十二经脉和奇经八脉等。

8. 答案: D

解析: 中医学象思维, 是以形象思维为根本, 以意象思维为特征, 以应象思维为法则的思维方式。

9. 答案: D

解析: 应象思维, 是以取象比类为基本方法, 根据某类事物的特征, 将其与相近、相似、相同特征的物象、现象, 归纳为同一类别, 同气相求, 同类相通, 以此证彼的思维方式。

10. 答案: D

解析:《素问·宣明五气》说:"五脉应象:肝脉弦, 心脉钩, 脾脉代, 肺脉毛, 肾脉石。"合于春、夏、长夏、秋、冬之阳气的生、长、化、收、藏。

11. 答案：C

解析："天之生物，故恒于动，人之有生，亦恒于动。"体现出"变易思维"，主张自然界所有的事物或现象，包括人，都处于永恒的、绝对的、无休止的运动变化之中。

12. 答案：A

解析：《灵枢·天年》说："血气已和，营卫已通，五脏已成，神气舍心，魂魄毕具，乃成为人。"所体现的思维方式是"形神合一"，形生而神具，形坏则神去。

13. 答案：D

解析：中医学运用整体宏观的思维方式，立足于生命活动的人体，善于将时间、空间、环境、生物、人体等统一起来，重视时间、空间对环境的影响，以及与生物、人的相互联系、相互作用，从而把握系统整体的"活"的联系。

14. 答案：B

解析：中医学的系统思维，主要包括整体宏观、天人合一的思维方式。

15. 答案：B

解析：中医学运用天人合一的思维方式，构建经脉"子午流注"理论，应用于说明脏腑经络气血的生理功能、疾病的诊治、针灸按时取穴以及养生保健。

16. 答案：D

解析：中医学运用天人合一的思维方式，认为月之朔望，形成大地海水潮汐节律变化，而人之气血，月满则盈，月亏则虚，故《素问·八正神明论》说："月生无泻，月满无补，月郭空无治，是谓得时而调之。"

17. 答案：A

解析：人的生、长、壮、老、已充分体现生命恒动变化的动态过程。

18. 答案：A

解析：中国传统文化的基本精神是"贵和尚中"。中正平和是万物化育的根本、道德修养的境界，也是社会稳定的保证。

（二）A2 型题

19. 答案：A

解析：中医学认识病因，"观物取象"，观察自然界的风由空气流动引起，"风胜则动"，因此，运用形象思维模式，临床上凡是肢体动摇的震颤、抽搐，病位游走不定等病象都归因于"风邪"，故将疾病名称命之为"中风"。

20. 答案：C

解析：该病例的中医临床思维是应象思维。根据中医基础理论，肺五行属金，通应于秋气，主气司呼吸，在窍为鼻，在液为涕。应象思维，是以取象比类为基本方法，根据某类事物的特征，将其与相近、相似、相同特征的物象、现象，归纳为同一类别，同气相求，同类相通，以此证彼的思维方式。

（三）B 型题

答案：21.A　　　22.C　　　23.B

解析：形象思维是用直观形象和表象解决问题的思维方式。应象思维是以取象比类为基本方法，根据某类事物的特性，将与其相近、相似、相同特性的物象、现象，归纳为同一类别，同气相求，同类相通，以此证彼的思维方式。意象思维是在形象思维的基础上，从具体事物或现象进行抽象的思维方式。

答案：24.B　　　25.C

解析：意象思维主要运用概念、判断、演绎、推理等方法，从具体事物或现象进行抽象的思维方式。应象思维是以取象比类为基本方法，根据某类事物的特征，将其与相近、相似、相同特征的物象、现象，归纳为同一类别，同气相求，同类相通，以此证彼的思维方式。

答案：26.B　　　27.B　　　28.D

解析：中医学的系统思维，主要包括整体宏观、天人合一的思维方式。中医学的变易思维，包括恒动变化、动静相召等思维模式。

答案：29.D　　　30.A

解析：中医学注重人与自然、人与社会、人体内部各功能系统之间的相互联系、相互作用，其重要特征，是强调整体大于部分之和，而不是整体等于部分之和。由于阴阳消长而形成春、夏、秋、冬季节更替，人以五脏系统相应，形成"四时五脏阴阳"整体观，体现出整体宏观的思维模式。

答案：31.B　　　32.E

解析：动静相召、阴阳消长，是使事物达到"中和"状态，即"致中和"。"贵和尚中"对中医理论体系的构建有深刻的影响，体现在中医学变易思维中"动静相召"思维方法。

中医学注重从动态的观点，辨证求因，在疾病发生发展转归的过程中，病机都处于运动变化之中，如寒证可以转化为热证，实证可以转化为虚证等，是变易思维中"恒动变化"思维方法的体现。

（四）X 型题

33. 答案：ABD

解析：形象思维可以同时运用感知的许多形象，或由一个形象跳跃到另一个形象，常可产生形象联想、灵感思维、发散思维。

34. 答案：AD

解析：中医学的系统思维，主要包括天人合一、整体宏观的思维方式。

35. 答案：ABCE

解析：中医学意象思维，是在形象思维的基础上，运用概念、判断、演绎、推理等方法，从具体事物或现象进行抽象的思维方式。

36. 答案：ABD

解析：中医学象思维包括形象思维，即"观物取象"，意象思维，即"立象尽意"，应象思维，即"取象比类"。

37. 答案：CE

解析：中医学的变易思维，包括恒动变化、动静相召等思维模式。

38. 答案：ABC

解析：象思维，是以直观的形象、物象、现象为基础，以意象、应象为特征和法则来类推事物的发展变化规律，从而认识生命、健康和疾病的思维方式。

39. 答案：ABCD

解析：中医学的整体宏观思维，注重人与自然、人与社会、人体内部各功能系统之间的相互联系、相互作用以及形与神是一个整体等。

40. 答案：ABCDE

解析：天人合一是指天、地、人本原于一气，同构同律，相参相应的思维方式。

41. 答案：ABC

解析：整体宏观思维是以整体、全面、大局方面认识事物或现象的思维方式。

42. 答案：ABCD

解析：健康无病之人称为"平人"。平人的特征，即"内外调和，邪不能害，耳目聪明，气立如故""筋脉和同，骨髓坚固，气血皆从""五脏安定，血脉和利，精神乃居""凡阴阳之要，阳密乃固，两者不和，若春无秋，若冬无夏，因而和之，是谓圣度"。预防和治疗的原则是"谨察阴阳所在而调之，以平为期""平治于权衡"等，皆体现出中医学动静相召的思维特点。

43. 答案：ABC

解析：形神合一的思维方式包括形神构成、形神体用、形神存亡等方面。

44. 答案：ABCDE

解析：自然、社会、环境、生物、人，作为各自独立的形态，虽或有别，但作为一个宇宙生命的整体，具有同一本原和普遍联系，皆遵循着"其象相应"的法则。

二、判断题

45. 答案：×

解析：中医学的主要思维方式包括象思维、系统思维和变易思维。

46. 答案：√

解析：形象思维、意象思维、应象思维是主要的象思维方式。

47. 答案：×

解析：形象思维，主要采取观察的方法，用直观形象和表象以分析与解决问题的思维方式。

48. 答案：×

解析：意象思维，在形象思维的基础上，从众多事物或现象中"去粗取精、去伪存真、由此及彼、由表及里"进行提炼，抽取事物的本质，舍弃非本质的特征。

49. 答案：√

解析：意象思维是在形象思维基础上对事物进行抽象的思维方式。

50. 答案：√

解析：天人合一、整体宏观的思维是系统思维。

51. 答案：×

解析：天人合一是指天、地、人本原于一气，同构同律，相参相应的思维方式。

52. 答案：√

解析：整体宏观思维，是指整体是由各个局部按一定的秩序组织起来，以整体、全面、大局方面认识事物或现象的思维方式。

53. 答案：×

解析：形神合一，是中医学对于生命整体性的认识，形体与精神同生、同存、同亡，两者是不可分割的统一整体。

54. 答案：×

解析：中医学的变易思维，包括恒动变化、动静相召等思维模式。

55. 答案：×

解析：恒动变化的思维，即运动是永恒的、绝对的，静止是暂时的、相对的。

56. 答案：√

解析：阴阳二气相互对立，相互作用推动天地万物的变化。

三、名词解释

57. 答案：象思维，是以直观的形象、物象、现象为基础，以意象、应象为特征和法则来类推事物的发展变化规律，从而认识生命、健康和疾病的思维方式。

58. 答案：形象思维是用直观形象和表象解决问题的思维方式。

59. 答案：意象思维是在形象思维的基础上，从具体事物或现象进行抽象的思维方式。

60. 答案：应象思维是以取象比类为基本方法，根据某类事物的特性，将与其相近、相似、相同特性的物象、现象，归纳为同一类别，同气相求，同类相通，以此证彼的思维方式。

61. 答案：系统思维是把认识对象作为系统，研究系统和要素、要素和要素、系统和外部环境的相互联系、相互作用，从而综合地考察认识对象的整体性思维方式。

62. 答案：天人合一是指天、地、人本原于一气，同构同律，相参相应的思维方式。

63. 答案：形神合一，是指形体为精神活动之载体，精神活动为形体之主宰，形体与精神统一性的思维方式。

64. 答案：变易思维是指在观察分析和研究处理问题时，注重事物的运动变化规律，中医学用来研究生命和健康过程以及防治疾病等的思维方式。

65. 答案：世界万物处在不断产生、不断消亡的运动、变化和发展的永恒过程之中。

五、填空题

66. 答案：形象思维　　意象思维　　应象思维
67. 答案：形象　　意象　　应象
68. 答案：形象　　应象
69. 答案：演绎　　推理
70. 答案：应象　　法象
71. 答案：大的方面　　整体方面　　小的方面　　局部方面
72. 答案：同构同律　　相参相应
73. 答案：效法　　顺应
74. 答案：质（体）　　用
75. 形神体用　　形神存亡
76. 答案：化　　变
77. 答案：恒动变化　　动静相召

六、简答题

78. 答案：中医学重视意象思维，见于《后汉书·郭玉传》："医之为言，意也。"如中医审察自然界的天象、气象（气候）、物象（物候），人体的藏象、舌象、脉象、病象（证候）等变化，据此来推测自然气化可能对人体产生的影响，分析人体病象、舌象、脉象来判断内在的病情，即所谓"司外揣内"；进一步以医者之意"运用之妙，存乎一心""慧然独悟，昭然独明"，即以既往的知识、经验积累为基础，以直觉感悟、思虑，进行演绎推理；从整体功能动态上把握事物表现出来的现象以及这些现象之间的联系，提取主要病因病机，确立病证和治法。

79. 答案：中医学的整体观念就是整体思维的具体体现。中医学注重人与自然、人与社会、人体内部各功能系统之间的相互联系、相互作用；强调整体大于部分之和，而不是整体等于部分之和；没有孤立的局部，只有整体下的部分。局部病变要从整体调治，在整体观念指导下使局部问题得到解决，以实现整体效应的最大限度发挥。

中医学的整体观念注重宏观认识，宏观，是与"微观"相对而言，泛指从大的方面、整体方面，研究把握的思维方法；微观，即从小的方面、局部方面去研究把握的思维方法。中医立足于活的人体，善于将时间、空间、环境、生物、人体等统一起来，重视时间、空间对环境的影响，以及与生物、人的相互联系、相互作用，从而把握系统整体的"活"的联系。

80. 答案：形神合一，是指形体为精神活动之载体，精神活动为形体之主宰，形体与精神统一性的思维方式。形神合一是中医学对于生命整体性的认识，主要内容包括：①形神构成：人是由形与神构成的，两者的统一性，称为"形与神俱"。②形神体用：形为神之体，神为形之用。③形神存亡：形生而神具。形坏则神去，神去则形死。形神合一体现中医学的系统思维，对认识人体生命活动、疾病诊治与康复，以及养生保健等具有重要指导意义。

81. 答案：生命在于运动。人的生、长、壮、老、已，充分体现生命的动态过程。人的脏腑经络、精气血津液处于不断的运动变化之中，气的升降出入运动，称为"气机"；精神情志的变化，称为"神机"；气机、神机是生命活动的基本形式。

在疾病过程中，中医学注重从动态的观点，辨证求因，致病因素作用于机体，由于个体的体质差异，可能表现不同的证；疾病的发生、发展、转归，疾病的不同阶段，病机都处于运动变化之中。

天地万物变化之根本源于自身的内在动力。阴阳的相互对立、相互作用推动着事物的变化和发展。阴阳二气的相互作用是万物生成和变化的肇基，是万物运动发展的原动力。

82. 答案：中医学认为，事物运动变化是绝对的，而相对静止是暂时的，动静相互作用，达到动态的稳定与平衡状态，即"中和"状态，对于维持生命活动具有重要意义。

健康，即人体脏腑经络的生理功能、气血津液生成输布的动静相召，以臻平和的状态。中医学以中和、平衡为准绳，研究自然界五运六气、生理功能活动、养生保健预防、诊断治疗疾病等。

七、论述题

83. 答案：象思维，是以直观的形象、物象、现象为基础，以意象、应象为特征和法则来类推事物的发展变化规律，从而认识生命、健康和疾病的思维方式。

中医学的象思维，以形象思维为根本，以意象思维为特征，以应象思维为法则。

如中医学运用形象思维模式，"观物取象"，将藏于体内的脏腑的形象和生理功能以及外在表现，称为"藏象"。四诊中望诊观察舌质和舌苔的变化，称为"舌象"；切诊观察脉的形象变化以测知疾病，称为"脉象"。认识病因，观察自然界"风胜则动"，临床上凡是肢体动摇的震颤、抽搐，病位的游走不定等病象都归因于"风邪"。

运用意象思维，"立象尽意"，如自然界春季属木，阳气升发，草木枝叶条畅，而肝的疏泄功能主升散，性喜条达舒畅，与春之木气相像，故将肝归属于木；再如中医审察自然界的天象、气象（气候）、物象（物候），人体的藏象、舌象、脉象、病象（证候）等变化，据此来推测自然气化可能对人体产生的影响，分析人体病象、舌象、脉象来判断内在的病情，即所谓"司外揣内"；进一步以医者之意"运用之妙，存乎一心""慧然独悟，昭然独明"，即以既往的知识、经验积累为基础，以直觉感悟、思虑，进行演绎推理；从整体功能动态上把握事物表现出来的现象以及这些现象之间的联系，提取主要病因病机，确立病证和治法。

运用应象思维，"取象比类"，如以中国地域的东、西、南、北四海，合于人体的气海、血海、髓海、水谷之海；以十二条主要河流和八个湖泽，合于人体的十二经脉和奇经八脉；以自然界的器物形象，合于"五脉应象：肝脉弦，心脉钩，脾脉代，肺脉毛，肾脉石"以合于春夏长夏秋冬之阳气的生长化收藏。在临床实践中，辨证论治，处方遣药，无处不见应象思维方式的应用。

84.**答案：**天人合一是指天、地、人本原于一气，同构同律，相参相应的思维方式。

天人同气，即天、地、人同源于一气。天食人以五气，地食人以五味，从而维持人的生命活动。人与万物相同，生于天地气交之中，气之升降出入、聚散阖辟的运动变化，形成万物生长化收藏、人体生命活动的生长壮老已。

天人同构，即天、地、人的结构相同。中医学认为，人是天地的缩影，其结构与天地相对应。如《灵枢·邪客》："天圆地方，人头圆足方以应之。天有日月，人有两目。地有九州，人有九窍。天有风雨，人有喜怒。天有雷电，人有音声。天有四时，人有四肢。天有五音，人有五脏。天有六律，人有六腑。天有冬夏，人有寒热。天有十日，人有手十指……此人与天地相应者也。"

天人同律，即天、地、人的节律相同。天地自然的节律主要为年、月、日、时，人亦应之。年节律，由于阴阳消长而形成春、夏、秋、冬季节更替，人以五脏系统相应，形成"四时五脏阴阳"整体观。月节律，由于月之朔望，形成大地海水潮汐节律变化，人之气血，月满则盈，月亏则虚，故《素问·八正神明论》说："月生无泻，月满无补，月郭空无治，是谓得时而调之。"日节律，《灵枢·顺气一日分为四时》谓之"朝则为春，日中为夏，日入为秋，夜半为冬"。并以此构建经脉"子午流注"理论，应用于说明脏腑经络气血的生理功能、疾病的诊治以及养生保健。

天人合一，作为中医学的系统思维方式，指导着对人体生理、病理的认识，渗透于疾病的诊断和治疗措施中。中医学始终把人的生命活动，放在天文地理、季节气候、民俗民风、社会地位、社会责任、生活习惯等天、地、人三大要素构成的宇宙框架之中去分析和权衡，以寻找其本质和规律，预测其发展变化。

85.**答案：**中医学注重从整体出发的宏观认识。宏观，是与"微观"相对而言，泛指从大的方面、整体方面进行研究的思维方法；微观，即从小的方面、局部方面进行研究的思维方法。中医学辩证地对待宏观与微观的关系，认为宏观变化来自微观，而微观变化又与宏观密切相关，两者之间以把握整体和大局为要，则"其形乃制"。中医学宏观认识，宏观考察生物人、自然人、社会人的总体功能变化规律；宏观认识人体自身，总括为五脏系统，建立五脏一体观；宏观把握五脏系统与精气神、经络、体质等要素的相互联系和相互作用，特别关注系统、要素、环境相互联系、相互作用的综合效应，构建"天人相应"的宏观认识。中医学立足于生命活动的人体，善于将时间、空间、环境、生物、人体等统一起来，重视时间、空间对环境的影响，以及与生物、人的相互联系、相互作用，从而把握系统整体的"活"的联系。

第三章　藏　象 ▷▷▷▷

习　题

一、选择题

（一）A1 型题

1.藏象的含义是指

　　A.五脏的形象

　　B.内在组织器官的表象

　　C.五脏六腑的形象

　　D.五脏六腑和奇恒之腑

　　E.人体脏腑功能活动表现于外的征象

2.有关脏与象关系描述错误的是

　　A.脏变决定象变　　　　　B.脏决定象　　　　　C.象变反映脏变

　　D.象反映脏　　　　　　　E.象变决定脏变

3.五脏生理功能的特点是

　　A.虚实交替，泻而不藏

　　B.传化物而不藏，实而不满

　　C.藏精气而不泻，实而不满

　　D.藏精气而不泻，满而不实

　　E.传化物而不藏，满而不实

4.六腑的生理功能特点是

　　A.传化物而不藏，实而不能满

　　B.藏精气而不泻，实而不能满

　　C.传化物而不藏，满而不能实

　　D.藏精气而不泻，满而不能实

　　E.虚实交替，藏而不泻

5.区分五脏、六腑、奇恒之腑三类的最主要依据是

　　A.解剖形态的差异

  B. 分布部位的不同

  C. 形态结构和功能特点的不同

  D. 经脉阴阳属性的不同

  E. 病因病机的不同

6. 最确切地说明了脏与腑区别的是

  A. 实质性器官与空腔性器官

  B. 实而不满与满而不实

  C. 化生贮藏精气与受盛传化水谷

  D. 与水谷直接接触与不直接接触

  E. 脏属阴而腑属阳

7. 五脏共同的生理功能是

  A. 传化水谷   B. 传化水液   C. 化生和贮藏精气

  D. 传导糟粕   E. 排泄水液

8. 具有"满而不能实"生理特点的是

  A. 五脏   B. 六腑   C. 奇恒之腑

  D. 脏腑   E. 经络

9. 具有"实而不能满"生理特点的是

  A. 五脏   B. 六腑   C. 奇恒之腑

  D. 脏腑   E. 经络

10. "五脏六腑之大主"是指

  A. 肝   B. 肺   C. 脾

  D. 心   E. 肾

11. 心主神志最主要的物质基础是

  A. 津液   B. 精液   C. 血液

  D. 宗气   E. 营气

12. 在血液运行中起关键作用的是

  A. 心血充盈   B. 心气充沛   C. 心神安宁

  D. 心阳正常   E. 脉道通利

13. 心为五脏六腑之大主的理论依据是

  A. 心主血   B. 心主神明   C. 心主喜

  D. 心主脉   E. 心总统意志

14. 血行脉中的基本动力，主要是

  A. 经气   B. 宗气   C. 心气

  D. 肺气   E. 营气

15. 与心主血脉功能关系不密切的是

  A. 面色   B. 舌色   C. 爪色

  D. 脉象   E. 胸部感觉

16. 将肺称为"娇脏"的主要依据是
    A. 肺主一身之气　　　　B. 肺外合皮毛　　　　C. 肺不耐寒热
    D. 肺为水之上源　　　　E. 肺朝百脉

17. 肺主通调水道的功能主要依赖于
    A. 肺主一身之气　　　　B. 肺司呼吸　　　　C. 肺输精于皮毛
    D. 肺朝百脉　　　　E. 肺气宣发和肃降

18. 肺吸入清气主要依赖的功能活动是
    A. 宣发　　　　B. 肃降　　　　C. 疏通
    D. 调节　　　　E. 朝百脉

19. 肺呼出浊气主要依赖的功能活动是
    A. 宣发　　　　B. 肃降　　　　C. 疏通
    D. 调节　　　　E. 朝百脉

20. 肺主治节是指
    A. 肺主气的调节作用
    B. 肺主宣发和肃降的调节作用
    C. 肺对气血津液的治理和调节作用
    D. 肺协助心调节全身血脉作用
    E. 肺对津液的调节作用

21. 不属于肺的宣发功能的是
    A. 排出浊气
    B. 宣散卫气
    C. 将津液外达皮毛
    D. 将代谢后的津液化为汗液排出体外
    E. 使全身的血液汇聚于肺

22. 被称为"水之上源"的是
    A. 肝　　　　B. 肺　　　　C. 肾
    D. 脾　　　　E. 心

23. 为人体气血生化之源的脏是
    A. 肝　　　　B. 心　　　　C. 肺
    D. 脾　　　　E. 肾

24. 具有"喜燥恶湿"特性的脏是
    A. 心　　　　B. 肝　　　　C. 脾
    D. 肾　　　　E. 肺

25. 不属于脾的生理功能的是
    A. 统摄血液　　　　B. 吸收水液　　　　C. 转输水液
    D. 通调水道　　　　E. 运化水谷

26. 与血液生成关系最密切的脏是

A. 肺   B. 脾   C. 肝

D. 肾   E. 心

27. 导致津液输布障碍，水湿痰饮内停的最主要因素是

     A. 肾主水失调   B. 三焦水道不利   C. 脾主运化失健

     D. 肺主行水失常   E. 肝主疏泄失职

28. 与四肢强健与否关系紧密的脏是

     A. 心   B. 肾   C. 肝

     D. 肺   E. 脾

29. 脾为气血生化之源的理论基础是

     A. 气能生血   B. 脾主升清   C. 脾为后天之本

     D. 脾主统血   E. 脾能运化水谷精微

30. 化生涎的物质基础是

     A. 脾精   B. 肾精   C. 胃津

     D. 脾津   E. 肾津

31. 饮食物代谢的中心环节是

     A. 肝主疏泄   B. 胆排泄胆汁   C. 脾主运化

     D. 脾主统血   E. 脾主升清

32. 协调脾胃气机升降的脏是

     A. 心   B. 肝   C. 肺

     D. 肾   E. 脾

33. 脾主统血的机理在于气的相关作用是

     A. 防御   B. 固摄   C. 温煦

     D. 中介   E. 推动

34. 人卧时，血主要归藏的脏是

     A. 肝   B. 肺   C. 肾

     D. 心   E. 脾

35. 女子月经按期来潮，主要依靠肝气的作用是

     A. 升发   B. 条达   C. 发散

     D. 用阳   E. 疏泄

36. 不属于肝疏泄功能的是

     A. 调节排精行经   B. 维持血液循行   C. 贮藏血液

     D. 调畅全身气机   E. 调畅情志

37. 称为"刚脏"的脏是

     A. 心   B. 肺   C. 脾

     D. 肝   E. 肾

38. 不属于肝藏血的生理功能是

     A. 藏血   B. 统血   C. 生血

D. 调节血量　　　　　　　　E. 防止出血

39. 肝主疏泄的各种功能表现中，最根本的是
　　A. 调畅情志　　　　　　B. 调畅气机　　　　　C. 调节血量
　　D. 维持津液输布　　　　E. 促进脾胃运化

40. 肝在志为
　　A. 喜　　　　　　　　　B. 怒　　　　　　　　C. 思
　　D. 惊　　　　　　　　　E. 恐

41. 具有"主升发"生理特性的脏是
　　A. 肾　　　　　　　　　B. 肝　　　　　　　　C. 心
　　D. 肺　　　　　　　　　E. 脾

42. 在肾的闭藏功能中，最具有生理意义的是
　　A. 纳气归肾，促进元气之生成
　　B. 固摄二便，防止二便之失禁
　　C. 固摄水液，防止水液无故流失
　　D. 固摄精气，防止精气无故散失
　　E. 摄纳阳气，防止阳气浮越于上

43. 维持吸气深度最关键的脏是
　　A. 肝　　　　　　　　　B. 肺　　　　　　　　C. 心
　　D. 肾　　　　　　　　　E. 脾

44. 水火之宅是指
　　A. 脾　　　　　　　　　B. 胃　　　　　　　　C. 肾
　　D. 肝　　　　　　　　　E. 肺

45. 与脑髓充盈关系最密切的脏是
　　A. 心　　　　　　　　　B. 肺　　　　　　　　C. 肝
　　D. 脾　　　　　　　　　E. 肾

46. 与唾关系最密切的脏是
　　A. 心　　　　　　　　　B. 肝　　　　　　　　C. 肺
　　D. 肾　　　　　　　　　E. 脾

47. 骨质脆弱，易于骨折的主要原因是
　　A. 心阴不足　　　　　　B. 肾精不足　　　　　C. 脾气不足
　　D. 肝血不足　　　　　　E. 肺阴不足

48. 与肾中精气生理功能关系不密切的是
　　A. 促进生长发育　　　　B. 主持水液代谢　　　C. 主骨生髓荣脑
　　D. 促进生殖功能成熟　　E. 人体生命活动的根本

49. 化生"天癸"的物质基础是
　　A. 肝血　　　　　　　　B. 肾精　　　　　　　C. 脾气
　　D. 肺阴　　　　　　　　E. 心血

50. 藏象学说中，能"主二便"的脏腑是
    A. 肾　　　　　　　　　B. 脾　　　　　　　　　C. 三焦
    D. 膀胱　　　　　　　　E. 大肠

51. 主宰整个津液代谢过程的是
    A. 肺通调水道　　　　　B. 脾运化水液　　　　　C. 三焦水道通利
    D. 肾蒸腾气化　　　　　E. 肝调畅气机

52. 六腑共同的生理功能是
    A. 化生精气　　　　　　B. 贮藏精气　　　　　　C. 满而不实
    D. 藏而不泻　　　　　　E. 受盛传化水谷

53. 具有"以通为用，以降为顺"特点的是
    A. 五脏　　　　　　　　B. 六腑　　　　　　　　C. 奇恒之腑
    D. 经络　　　　　　　　E. 血脉

54. 不属于六腑的是
    A. 胆　　　　　　　　　B. 命门　　　　　　　　C. 三焦
    D. 小肠　　　　　　　　E. 大肠

55. 幽门指
    A. 大肠小肠会　　　　　B. 胃　　　　　　　　　C. 太仓下口
    D. 太仓上口　　　　　　E. 太仓

56. 七冲门中，所谓"下极"是
    A. 贲门　　　　　　　　B. 幽门　　　　　　　　C. 太仓下口
    D. 太仓上口　　　　　　E. 魄门

57. 胆汁的分泌与排泄取决于
    A. 肝气的疏泄功能　　　B. 胆贮藏胆汁功能　　　C. 胆排泄胆汁的功能
    D. 脾气的运化功能　　　E. 小肠泌别清浊的功能

58. 不属于"七冲门"的是
    A. 吸门　　　　　　　　B. 飞门　　　　　　　　C. 户门
    D. 气门　　　　　　　　E. 阑门

59. "孤府"所指的腑是
    A. 胃　　　　　　　　　B. 胆　　　　　　　　　C. 膀胱
    D. 小肠　　　　　　　　E. 三焦

60. "中精之府"是指
    A. 胃　　　　　　　　　B. 胆　　　　　　　　　C. 膀胱
    D. 小肠　　　　　　　　E. 三焦

61. 属于胃的生理特性的是
    A. 喜燥　　　　　　　　B. 喜满　　　　　　　　C. 喜润
    D. 喜运　　　　　　　　E. 喜升

62. 胃的生理功能是

A. 受盛化物　　　　　　B. 传化糟粕　　　　　　C. 主持诸气

D. 受纳腐熟　　　　　　E. 通调水道

63. 有"太仓"之称的是

A. 胆　　　　　　　　　B. 胃　　　　　　　　　C. 小肠

D. 大肠　　　　　　　　E. 膀胱

64. "中焦如沤"所概括的是

A. 胃的受纳功能

B. 脾的散精功能

C. 小肠泌别清浊功能

D. 脾胃肝胆等脏腑消化饮食物的生理过程

E. 心肺输布气血的作用

65. "泌别清浊"属于

A. 胃的功能　　　　　　B. 小肠的功能　　　　　C. 三焦的功能

D. 膀胱的功能　　　　　E. 胆的功能

66. "利小便即所以实大便"治法的依据是

A. 小肠泌别清浊　　　　B. 脾运化水液　　　　　C. 肺宣发肃降

D. 肾阳气化　　　　　　E. 肾主水液

67. 大肠功能失常，可直接影响的是

A. 肾失气化　　　　　　B. 肝失疏泄　　　　　　C. 肺失肃降

D. 脾失健运　　　　　　E. 脾不升清

68. 津液在体内流注输布的通道是

A. 经络　　　　　　　　B. 腠理　　　　　　　　C. 三焦

D. 脉道　　　　　　　　E. 玄府

69. 具有"通行元气和运行津液"生理功能的是

A. 胆　　　　　　　　　B. 膀胱　　　　　　　　C. 胃

D. 三焦　　　　　　　　E. 小肠

70. 根据《内经》记载，中焦的生理功能概括为

A. 如雾　　　　　　　　B. 如露　　　　　　　　C. 如沤

D. 如污　　　　　　　　E. 如渎

71. 根据《内经》记载，上焦的生理功能概括为

A. 如雾　　　　　　　　B. 如露　　　　　　　　C. 如沤

D. 如气　　　　　　　　E. 如渎

72. 根据《内经》记载，下焦的生理功能概括为

A. 如雾　　　　　　　　B. 如露　　　　　　　　C. 如沤

D. 如气　　　　　　　　E. 如渎

73. 可概括大肠吸收水液功能的是

A. 主津　　　　　　　　B. 主液　　　　　　　　C. 主汗

D. 主大便   E. 主尿液

74. 可概括小肠吸收水液功能的是

    A. 主津   B. 主液   C. 主水

    D. 主大便   E. 主尿液

75. 对三焦描述错误的是

    A. 决渎之官   B. 原气之别使   C. 水谷之道路

    D. 孤脏   E. 孤府

76. 津液之府指

    A. 胃   B. 大肠   C. 小肠

    D. 三焦   E. 膀胱

77. 根据《素问·灵兰秘典论》，膀胱的官能是

    A. 州都之官   B. 受盛之官   C. 决渎之官

    D. 中正之官   E. 相傅之官

78. "精汁"藏于

    A. 肾   B. 肝   C. 心

    D. 精室   E. 胆

79. 区分五脏、六腑、奇恒之腑的最主要依据是

    A. 解剖形态的差异   B. 经脉阴阳属性不同   C. 临床表现不同

    D. 功能特点不同   E. 分布部位不同

80. 胆汁的分泌与排泄取决于

    A. 胆贮藏胆汁的功能   B. 胆排泄胆汁的功能   C. 脾主运化的功能

    D. 肝主疏泄的功能   E. 胃主通降的功能

81. 奇恒之腑中，有表里配合关系的是

    A. 脑   B. 髓   C. 骨

    D. 脉   E. 胆

82. 奇恒之腑的功能特点是

    A. 藏精气而不泻   B. 传化物而不藏   C. 实体性器官

    D. 管腔状器官   E. 实而不满

83. 称为"髓海"的是

    A. 脑   B. 髓   C. 骨

    D. 命门   E. 肾

84. 根据《素问·五脏生成》"诸髓者，皆属于"的是

    A. 心   B. 筋   C. 骨

    D. 脑   E. 肾

85. "元神之府"指的是

    A. 心   B. 头   C. 脑

    D. 胆   E. 目

86. 奇恒之腑不包括
　　A. 筋　　　　　　　　B. 脉　　　　　　　　C. 骨
　　D. 髓　　　　　　　　E. 女子胞

87. 与女子胞的生理关系最密切的脏腑有
　　A. 肾、心、肝、脾　　B. 心、肺、肝、肾　　C. 脾、胃、心、肝
　　D. 肺、脾、肾、胃　　E. 肺、脾、心、胃

88. 既属"五体"又属"奇恒之腑"的是
　　A. 脑　　　　　　　　B. 骨　　　　　　　　C. 髓
　　D. 胆　　　　　　　　E. 胞宫

89. 既属"六腑"又属"奇恒之腑"的是
　　A. 胆　　　　　　　　B. 胃　　　　　　　　C. 三焦
　　D. 小肠　　　　　　　E. 命门

90. "血府"指的是
　　A. 脉　　　　　　　　B. 心　　　　　　　　C. 肝
　　D. 脾　　　　　　　　E. 肺

91. 与女子胞的功能关系最为密切的是
　　A. 心肝脾、冲脉、督脉
　　B. 心肺肾、阳明脉、带脉
　　C. 心肾、冲脉、任脉、督脉
　　D. 心脾、冲脉、任脉、带脉
　　E. 心肝脾肾、冲脉、任脉

92. 对脑的表述不正确的是
　　A. 脑为元神之府　　　B. 灵机记性在脑　　　C. 脑为中精之府
　　D. 脑为髓之海　　　　E. 脑为奇恒之腑

93. 生成胆汁的物质基础是
　　A. 心之营气　　　　　B. 肺之宗气　　　　　C. 脾之谷气
　　D. 肝之余气　　　　　E. 肾之精气

94. 不属于奇恒之腑的是
　　A. 脑　　　　　　　　B. 髓　　　　　　　　C. 脉
　　D. 胆　　　　　　　　E. 命门

95. 精汁是指
　　A. 精液　　　　　　　B. 髓汁　　　　　　　C. 肾精
　　D. 津液　　　　　　　E. 胆汁

96. 胆的别称表述错误的是
　　A. 中精之府　　　　　B. 中清之府　　　　　C. 精明之府
　　D. 清净之府　　　　　E. 中正之官

97. 既属于奇恒之腑，又属于五体的是

A. 脑   B. 胆   C. 女子胞

D. 髓   E. 骨

98. "水谷气血之海"指的是

A. 心   B. 肝   C. 肺

D. 胃   E. 脾

99. "肝肾同源"的理论依据是

A. 同居下焦   B. 精血同源   C. 同寄相火

D. 水能生木   E. 津血同源

100. 与"气虚"关系密切的两个脏是

A. 心与肺   B. 肺与脾   C. 脾与胃

D. 肝与肺   E. 肺与肾

101. 两脏之间表现为气血关系的是

A. 心与肺   B. 肺与肝   C. 脾与肾

D. 肝与肾   E. 肺与脾

102. "金水相生"说明的两脏关系是

A. 心与肾   B. 肝与肾   C. 脾与肾

D. 肺与肾   E. 肝与肺

103. 联结心肺两脏的主要环节为

A. 肺气   B. 元气   C. 心气

D. 营气   E. 宗气

104. "水火既济"说明的两脏关系是

A. 心与肺   B. 脾与肾   C. 心与肾

D. 肺与肾   E. 肝与脾

105. 统藏失司所致出血反映的两脏病变是

A. 脾与肺   B. 心与肝   C. 脾与肾

D. 脾与肝   E. 心与脾

106. 肺与脾的关系表现在

A. 宗气生成和津液代谢   B. 血的生成运行   C. 气机的调节

D. 呼吸运动与消化吸收   E. 阴液互资互济

107. 心与肝的关系主要表现在

A. 血行和津液代谢   B. 血行和神志活动   C. 气血生成方面

D. 气机调节和气化   E. 血液调节方面

108. 具有调节女子行经及男子排精功能的两脏是

A. 心与肾   B. 肺与肾   C. 脾与肾

D. 肝与肾   E. 肝与脾

109. 脏与脏关系中，主要表现为气机调节的两脏是

A. 心与肺   B. 肺与肾   C. 肺与肝

    D. 肝与肾　　　　　　　　　E. 脾与肾

110. 与"五更泄泻"关系最密切的两脏是
    A. 心与肾　　　　　　　　B. 肺与脾　　　　　　　　C. 脾与肾
    D. 肝与脾　　　　　　　　E. 心与脾

111. 心与脾的关系主要表现在
    A. 津液输布代谢的关系　　B. 主行血和运化的关系　　C. 血液生成运行的关系
    D. 先天和后天的关系　　　E. 气机升降出入关系

112. 肺与肾的关系主要表现于
    A. 津液代谢　　　　　　　B. 气血生成　　　　　　　C. 气机调节
    D. 阴阳平衡　　　　　　　E. 水火既济

113. 常见腹部冷痛、下利清谷，或水肿等病证，主要病机是
    A. 脾肾气虚　　　　　　　B. 肝气犯脾　　　　　　　C. 土不生金
    D. 脾肾阳虚　　　　　　　E. 心脾两虚

114. 水不涵木是指
    A. 肾阳虚不能温煦肝阳　　B. 肝阴虚不能充养肾阴　　C. 肾阴虚不能滋养肝阴
    D. 肝火太旺下劫肾阴　　　E. 肝阴不足导致肾阴亦虚

115. 肝与肺在生理上的协调主要表现于
    A. 气机调节　　　　　　　B. 血液运行　　　　　　　C. 津液代谢
    D. 营卫协调　　　　　　　E. 气的生成

116. 与食物消化密切相关的两脏是
    A. 心与肾　　　　　　　　B. 肺与脾　　　　　　　　C. 脾与肾
    D. 肝与脾　　　　　　　　E. 心与脾

117. 容易出现气血两虚证候的是
    A. 心与脾　　　　　　　　B. 肺与肝　　　　　　　　C. 脾与肾
    D. 肝与肾　　　　　　　　E. 心与肾

118. 与喘息气短、呼吸困难关系最密切的两脏是
    A. 脾与肺　　　　　　　　B. 心与肝　　　　　　　　C. 脾与肾
    D. 脾与肝　　　　　　　　E. 肺与肾

119. 在水液代谢过程中，保证津液正常输布和排泄重要环节的脏是
    A. 脾肝肾　　　　　　　　B. 心肺肾　　　　　　　　C. 肺脾肾
    D. 肺脾肝　　　　　　　　E. 心肺肝

120.《素问·五脏别论》有"胃实而肠虚""肠实而胃虚"的论述，提示六腑的生理特性是
    A. 藏而不泻　　　　　　　B. 泻而不藏　　　　　　　C. 满而不实
    D. 虚实夹杂　　　　　　　E. 以藏为主

121. 与大肠传导密切相关的肺生理功能是
    A. 宣发　　　　　　　　　B. 肃降　　　　　　　　　C. 通调水道

D. 朝百脉　　　　　　　　E. 助心行血

122. 泻南补北法，适用的两脏关系失调是
　　A. 心与脾　　　　　　B. 肺与肝　　　　　　C. 脾与肾
　　D. 肝与肾　　　　　　E. 心与肾

123. 体现精与神关系的两脏是
　　A. 心与肾　　　　　　B. 心与肝　　　　　　C. 脾与肾
　　D. 脾与心　　　　　　E. 肺与肾

124. 与小肠通过经脉相互络属的脏是
　　A. 肺　　　　　　　　B. 脾　　　　　　　　C. 肝
　　D. 肾　　　　　　　　E. 心

125. 与大肠通过经脉相互络属的脏是
　　A. 心　　　　　　　　B. 肝　　　　　　　　C. 脾
　　D. 肺　　　　　　　　E. 肾

126. 与胃通过经脉相互络属的脏是
　　A. 心　　　　　　　　B. 肺　　　　　　　　C. 脾
　　D. 肝　　　　　　　　E. 肾

127. 与胆通过经脉相互络属的脏是
　　A. 肺　　　　　　　　B. 脾　　　　　　　　C. 肝
　　D. 肾　　　　　　　　E. 心

128. 与膀胱通过经脉相互络属的脏是
　　A. 心　　　　　　　　B. 肝　　　　　　　　C. 脾
　　D. 肾　　　　　　　　E. 肺

129. 五脏与奇恒之腑相同的生理功能为
　　A. 藏精气而不泻　　　B. 传化物而不藏　　　C. 泻而不藏
　　D. 实而不满　　　　　E. 传化水谷

130. 五脏阴阳之本为
　　A. 心阴心阳　　　　　B. 肾阴肾阳　　　　　C. 脾阴脾阳
　　D. 肺阴肺阳　　　　　E. 肝阴肝阳

131. 称为"将军之官"的脏是
　　A. 心　　　　　　　　B. 肝　　　　　　　　C. 脾
　　D. 肺　　　　　　　　E. 肾

132. 膀胱的贮尿排尿功能，取决于
　　A. 肾气的盛衰　　　　B. 肝气的疏泄　　　　C. 心阳的盛衰
　　D. 脾气的健旺　　　　E. 肺气的宣降

133. 与髓的化生关系最密切的脏为
　　A. 心　　　　　　　　B. 肝　　　　　　　　C. 脾
　　D. 肺　　　　　　　　E. 肾

134. "肾伤则髓气内枯"的依据是

　　A. 肾主蛰　　　　　　　B. 肾主纳气　　　　　　　C. 肾主水

　　D. 肾主生殖　　　　　　E. 肾藏精

（二）A2 型题

135. 某女，55 岁。近一个月来，时感惊悸，胸闷，气短，精神不振，自汗，劳累后加重，面色淡白，脉细弱。其病位是

　　A. 心　　　　　　　　　B. 肝　　　　　　　　　　C. 脾

　　D. 肺　　　　　　　　　E. 肾

136. 某男，58 岁，管理人员。近日工作比较繁忙，今日突感胸部憋闷疼痛，面色紫暗，舌质发青，脉细涩。辨析其病位是

　　A. 心　　　　　　　　　B. 肝　　　　　　　　　　C. 脾

　　D. 肺　　　　　　　　　E. 肾

137. 某女，25 岁。尿道灼热涩痛，伴心烦失眠，口舌生疮，口渴，小便黄赤。舌红无苔，脉数。其病位是

　　A. 心、脾　　　　　　　B. 心、胃　　　　　　　　C. 心、膀胱

　　D. 心、小肠　　　　　　E. 心、肾

138. 某男，35 岁。前日受凉，自觉恶寒怕冷，浑身肌肉酸痛，鼻塞，喷嚏，咽喉干痒不适。今日又加咳嗽，咯痰，口渴，舌尖稍红，脉浮。其病位是

　　A. 心　　　　　　　　　B. 肝　　　　　　　　　　C. 脾

　　D. 肺　　　　　　　　　E. 肾

139. 某男，40 岁。食少乏力 3 个月。由于过度劳累而致头晕乏力，纳呆食少、胸胁胀满、腹痛泄泻。中医病机是

　　A. 本旺乘土　　　　　　B. 肝气犯胃　　　　　　　C. 脾虚肝乘

　　D. 胃弱肝乘　　　　　　E. 肝火犯肺

140. 某女，38 岁。咳嗽咯血月余，由于经常急躁易怒，情志抑郁，而出现咳嗽、胸痛。中医病机是

　　A. 心脾两虚　　　　　　B. 肝火犯胃　　　　　　　C. 肝火犯肺

　　D. 肝气乘脾　　　　　　E. 心肾不交

141. 某女，42 岁。心悸失眠 2 月余，由于思虑劳神过度，症见眩晕，心悸，失眠多梦，腹胀食少，体倦乏力，精神萎靡，面色无华。中医病机是

　　A. 肝气乘脾　　　　　　B. 心脾两虚　　　　　　　C. 肝火犯肺

　　D. 肝气犯胃　　　　　　E. 心肾不交

142. 某男，35 岁。脘腹胀满疼痛，走窜不定，痛而欲泻，泻而不爽，肠鸣矢气，得嗳气、矢气后痛减。中医病机是

　　A. 胃气虚衰　　　　　　B. 胃肠气滞　　　　　　　C. 脾气下陷

　　D. 脾气虚衰　　　　　　E. 肝胃不和

143. 某男，28 岁。大便燥如羊屎，艰涩难下，数日一行，腹胀作痛，左少腹触及包块，口干口臭。中医病机是

    A. 肾气不固   B. 津亏肠燥   C. 肠热腑实

    D. 脾气虚证   E. 大肠湿热

144. 某女，39 岁。虚烦不寐，心中空虚，触事易惊。其病位是

    A. 心肾   B. 心肝   C. 肝脾

    D. 心胆   E. 肝肾

145. 某男，70 岁。表情呆滞，沉默寡言，记忆减退，肌肉萎缩，食少纳呆，气短懒言，治以益气健脾，其理论依据是

    A. 心脑相通   B. 脑肺相系   C. 脑脾相关

    D. 肝脑相维   E. 肾脑相济

146. 某女，55 岁。长期伏案工作到深夜。最近半年，出现心悸、失眠、多梦、腹胀、食少体倦、面色无华等，中医病机是

    A. 心肺俱虚   B. 心肝血虚   C. 心脾两虚

    D. 心肾不交   E. 肝脾不和

147. 某女，23 岁。心烦，舌赤糜烂，尿少尿赤。中医病机是

    A. 大肠实热，腑气不通   B. 心经实火，移热小肠   C. 肾气虚弱，蒸化无权

    D. 肝气郁滞，郁而化火   E. 脾失健运，腹胀腹泻

148. 某女，34 岁，会计。临近年末，经常加班，工作比较劳累。近来惊悸，失眠多梦，乏力。面色淡黄，舌质淡，脉细无力。辨析其病机主要是

    A. 肝气不调   B. 心神失养   C. 脾不统血

    D. 肺气亏虚   E. 肾精不足

149. 某患儿，3 岁。发育迟缓，颈项萎软，囟门迟闭，3 岁仍不能行走。坐、立及牙齿发育都比同龄小儿迟，舌淡苔薄，脉细弱。辨析其病机是

    A. 肾精亏虚   B. 肾阳不足   C. 肝血不足

    D. 脾气虚弱   E. 肾阴不足

150. 某男，32 岁。婚后多年不育，头昏耳鸣，神倦乏力，畏寒肢冷，性欲减退，小便清长，食少，大便溏薄。舌淡苔薄白，脉沉细无力，以两尺脉尤甚。辨析其病机是

    A. 心血不足   B. 肾精不足   C. 脾阳虚衰

    D. 肾阴不足   E. 肾阳虚衰

151. 某女，52 岁。全身紫癜七个月。平素体质瘦弱，此次因操劳过度，体倦乏力，头昏自汗，全身出现散在出血点，下肢尤多见，有的部位已成片状，色淡紫，辨析其病机是

    A. 气不生血   B. 气不行血   C. 气不摄血

    D. 气不养血   E. 气不调血

152. 某男，40 岁。素有高血压病史，现症见眩晕耳鸣，面红头胀，腰膝酸软，两目干涩，口燥咽干，五心烦热，舌红苔薄，脉沉弦细。与其发病机制相关的脏是

A. 心肾   B. 肺肾   C. 肝肾

D. 脾肾   E. 心肝

153. 某男，45岁。心烦不寐，眩晕耳鸣，健忘，腰酸梦遗，舌红少津，脉细数。其病变所在脏腑是

A. 心脾   B. 肺肾   C. 肺肝

D. 心肾   E. 心肝

154. 某男，60岁。症见形寒便溏，完谷不化，夜尿频多而清长，下肢不温，舌质淡白，脉沉细。与发病机制相关的脏腑是

A. 脾肾   B. 肝肾   C. 肺肾

D. 心肾   E. 脾胃

155. 某男，53岁。症见心悸怔忡，神识朦胧，困倦嗜睡，畏寒肢冷，颜面及下肢水肿，下肢尤甚，舌淡暗苔白滑，脉沉细微。与其病变相关的脏腑是

A. 肺脾   B. 心脾   C. 心肾

D. 脾肾   E. 心肝

（三）B 型题

A. 心   B. 肺   C. 脾

D. 肝   E. 胃

156. 与血液运行关系最密切的脏是

157. 主持呼吸运动的脏是

A. 肾   B. 肺   C. 小肠

D. 大肠   E. 膀胱

158. 与称为"相傅之官"的脏相表里的腑是

159. 与称为"君主之官"的脏相表里的腑是

A. 宣发   B. 肃降   C. 调节

D. 疏通   E. 朝百脉

160. 肺呼出浊气主要依赖的运动形式是

161. 肺吸入清气主要依赖的运动形式是

A. 肺   B. 脾   C. 心

D. 肾   E. 膀胱

162. 与抵御外邪关系最密切的脏腑是

163. 与神志活动关系最密切的脏腑是

A. 君主之官   B. 将军之官   C. 作强之官

D. 仓廪之官 E. 相傅之官

164. 心为

165. 肺为

A. 涎 B. 泪 C. 涕

D. 唾 E. 汗

166. 脾在液为

167. 肾在液为

A. 肾 B. 心 C. 肝

D. 肺 E. 脾

168. 先天之本是指

169. 后天之本是指

A. 心阴 B. 肾气 C. 肾阴

D. 肾阳 E. 心阳

170. 对各脏腑起宁静凉润作用的是

171. 对各脏腑起推动温煦作用的是

A. 疏泄 B. 升清 C. 宣发

D. 降浊 E. 肃降

172. 肝的主要功能是

173. 脾的生理特性是

A. 主疏泄 B. 主运化 C. 主宣发

D. 主水液 E. 主肃降

174. 脾的主要功能是

175. 肾的主要功能是

A. 心 B. 肝 C. 脾

D. 肺 E. 肾

176. "朝百脉"的脏是

177. "主血脉"的脏是

A. 面 B. 皮毛 C. 唇

D. 爪 E. 发

178. 心其华在

179. 肺其华在

A. 舌   B. 口   C. 鼻
D. 耳   E. 目

180. 心开窍于
181. 肺开窍于

A. 肝   B. 心   C. 肺
D. 脾   E. 肾

182. 按五脏系统联系论，与口唇色泽相关的脏是
183. 按五脏系统联系论，与爪甲色泽相关的脏是

A. 脑   B. 髓   C. 筋
D. 骨   E. 血

184. 与头发相关的是
185. 与爪甲相关的是
186. 与牙齿相关的是

A. 虑   B. 志   C. 惊
D. 怒   E. 恐

187. 肾精所舍的是
188. 肾在志为

A. 贲门   B. 幽门   C. 阑门
D. 吸门   E. 户门

189. 大肠与小肠交接处是
190. 小肠与胃交接处是
191. 食管与胃交接处是

A. 心包   B. 命门   C. 肾
D. 三焦   E. 女子胞

192. 属于奇恒之腑的是
193. 属于六腑的是

A. 胆   B. 五脏   C. 小肠
D. 膀胱   E. 大肠

194. 符合"满而不实"特点的是

195. 符合"奇恒之腑"特点的是

    A. 髓海   B. 气海   C. 水谷之海

    D. 血海   E. 经脉之海

196. 根据《灵枢》记载，脑为

197. 根据《灵枢》记载，胃为

    A. 孤府   B. 中精之府   C. 精明之府

    D. 血之府   E. 筋之府

198. 三焦的别称是

199. 胆的别称是

    A. 大肠   B. 小肠   C. 三焦

    D. 膀胱   E. 肾

200. "州都之官"是指

201. "受盛之官"是指

202. "传导之官"是指

    A. 脑   B. 髓   C. 胆

    D. 骨   E. 命门

203. 既是六腑又是奇恒之腑的是

204. 不属于奇恒之腑的是

    A. 胆   B. 心   C. 脑

    D. 肺   E. 肾

205. 称为"中精之府"的是

206. 称为"元神之府"的是

    A. 心肝肾   B. 肺脾肾   C. 心肝脾

    D. 心肝脾肺   E. 心肝脾肾

207. 与津液代谢关系最密切的脏是

208. 与女子胞关系最密切的脏是

    A. 心与肾   B. 肺与脾   C. 脾与胃

    D. 肝与脾   E. 肺与肾

209. 体现"精神互用"关系的脏是

210. 体现"君相安位"关系的脏是

A. 神　　　　　　　　B. 魂　　　　　　　　C. 魄
D. 意　　　　　　　　E. 志

211. 根据"五神脏"理论，肝所藏的神是
212. 根据"五神脏"理论，脾所藏的神是

A. 带脉　　　　　　　B. 任脉　　　　　　　C. 督脉
D. 冲脉　　　　　　　E. 肾

213. 称为"十二经之海"的是
214. 称为"血海"的是

A. 肝与脾　　　　　　B. 心与肾　　　　　　C. 肺与肾
D. 肺与脾　　　　　　E. 肝与肾

215. "水火既济"说明哪两脏的关系
216. "乙癸同源"说明哪两脏的关系
217. "金水相生"说明哪两脏的关系

A. 心与肾　　　　　　B. 肝与肾　　　　　　C. 脾与肾
D. 肝与脾　　　　　　E. 肺与肾

218. 与血液统藏失司有关的两脏是
219. 有精的藏泄互用关系的是
220. 有先、后天关系的两脏是

A. 藏泄互用　　　　　B. 纳运协调　　　　　C. 乙癸同源
D. 水火既济　　　　　E. 先后天相互资生

221. 脾与肾的关系是
222. 心与肾的关系是

A. 心与肺　　　　　　B. 心与肝　　　　　　C. 肺与肾
D. 肝与肺　　　　　　E. 脾与肺

223. 与津液代谢和呼吸运动关系密切的是
224. 与气的生成和津液代谢关系密切的是

A. 心　　　　　　　　B. 肝　　　　　　　　C. 脾
D. 肺　　　　　　　　E. 肾

225. 与大肠互为表里络属关系的脏是
226. 与膀胱互为表里络属关系的脏是

A. 水谷纳运协调

B. 同司疏泄

C. 尿液生成、贮存与排泄

D. 心血濡养与泌别清浊

E. 精神互用

227. 属于心与小肠生理关系的是

228. 属于脾与胃生理关系的是

229. 属于肝与胆生理关系的是

230. 属于肾与膀胱生理关系的是

A. 心　　　　　　　　B. 肝　　　　　　　　C. 肾

D. 脾　　　　　　　　E. 肺

231. "五神脏"中，藏"魄"的脏是

232. "五神脏"中，藏"意"的脏是

（四）X 型题

233. 藏象学说形成相关的影响因素是

A. 古代解剖学的认识　　B. 长期生活实践的观察　　C. 医疗实践经验的积累

D. 古代哲学思想的渗透　　E. 古代科学技术的发展

234. 藏象学说的特点是

A. 整体观念　　　　　　B. 辨证论治　　　　　　C. 五脏功能系统观

D. 五脏阴阳时空观　　　E. 五脏五行系统观

235. 观察心主血脉的功能主要包括

A. 面色　　　　　　　　B. 舌色　　　　　　　　C. 肤色

D. 脉象　　　　　　　　E. 胸部感觉

236. 血液正常运行的前提条件包括

A. 心气充沛　　　　　　B. 血液充盈　　　　　　C. 脉道通利

D. 津液和调　　　　　　E. 神气充盛

237. 与心主血脉功能密切相关的有

A. 面色　　　　　　　　B. 脉象　　　　　　　　C. 意识

D. 舌色　　　　　　　　E. 心胸部感觉

238. 心藏象的系统联系包括

A. 在志为喜　　　　　　B. 在体合脉　　　　　　C. 在窍为舌

D. 在液为汗　　　　　　E. 在季为春

239. 肺气的宣发生理功能有

| A. 呼出浊气 | B. 宣散卫气 | C. 布散津液 |
| D. 精微上输 | E. 生成宗气 | |

240. 中医学对肺的称谓有

| A. 娇脏 | B. 先天之本 | C. 水之上源 |
| D. 脏腑之本 | E. 气之主 | |

241. 肺主治节生理功能的具体表现有

| A. 调节呼吸 | B. 调节气机 | C. 调节津液输布代谢 |
| D. 调节全身阴阳 | E. 助心行血 | |

242. 肺藏象的系统联系包括

| A. 在志为悲 | B. 在体合骨 | C. 在窍为鼻 |
| D. 在液为汗 | E. 在时为秋 | |

243. 肺气失于宣发，可出现的症状有

| A. 胸闷 | B. 无汗 | C. 食少 |
| D. 便秘 | E. 鼻塞 | |

244. 肺主气生理功能的内涵是

| A. 主呼吸之气 | B. 朝百脉 | C. 主气机调节 |
| D. 主气的生成 | E. 宣发津液 | |

245. 肺气肃降的生理功能有

| A. 吸入清气 | B. 呼出浊气 | C. 向下向内布散水谷精微和津液 |
| D. 肃清呼吸道内的异物 | E. 布散卫气 | |

246. 肺失肃降可出现的症状有

| A. 咳嗽 | B. 喘息 | C. 呼吸短促 |
| D. 无汗 | E. 咳痰 | |

247. 肺气虚损，可出现的症状有

| A. 自汗 | B. 痰饮 | C. 少气 |
| D. 呼吸气急 | E. 易患感冒 | |

248. 肾的生理特性有

| A. 喜燥 | B. 恶燥 | C. 宜升 |
| D. 宜降 | E. 主蛰 | |

249. 肾气亏虚，失于固摄的症状有

| A. 滑精 | B. 滑胎 | C. 遗尿 |
| D. 尿频 | E. 久泄 | |

250. 肾精的生理功能包括

| A. 促进生长发育 | B. 促进生殖繁育 | C. 推动血液运行 |
| D. 参与消化吸收 | E. 主抵御外邪 | |

251. 肾精不足导致的症状有

| A. 囟门迟闭 | B. 牙齿松动 | C. 腰膝酸软 |

D. 脑转耳鸣 　　　　　　　E. 反应迟钝

252. 与情志内伤关系最密切的脏有

A. 心 　　　　　　　B. 肝 　　　　　　C. 脾

D. 肺 　　　　　　　E. 肾

253. 肝失疏泄，气机不畅的临床表现有

A. 胸胁胀满 　　　　　B. 头目眩晕 　　　　C. 两乳胀痛

D. 少腹胀满 　　　　　E. 面红目赤

254. 肝藏血的生理意义有

A. 贮藏血液 　　　　　B. 调节血量 　　　　C. 调节水液

D. 防止出血 　　　　　E. 魂有所舍

255. 肝血不足，魂不守舍的临床表现有

A. 无梦 　　　　　　　B. 梦游 　　　　　　C. 梦呓

D. 噩梦 　　　　　　　E. 夜寐不安

256. 脾运化水液的功能失调可产生的病理产物有

A. 痰 　　　　　　　　B. 饮 　　　　　　　C. 湿

D. 水 　　　　　　　　E. 毒

257. 脾的生理功能包括

A. 化生血液 　　　　　B. 贮藏血液 　　　　C. 运行血液

D. 统摄血液 　　　　　E. 调节血量

258. 脾与胃在生理上的关系表现有

A. 阴阳交通 　　　　　B. 精血互生 　　　　C. 燥湿相济

D. 升降相因 　　　　　E. 纳运相助

259. 脾转输津液的途径有

A. 脾气散精，上输于肺 　B. 以灌四傍，濡润全身 　C. 脾运化而下输膀胱

D. 脾升胃降，上腾下达 　E. 形成粪便，排泄体外

260. 下列与脾有关的是

A. 在志为恐 　　　　　B. 在体为肉 　　　　C. 在液为涎

D. 其华在唇 　　　　　E. 开窍于口

261. 脾虚腹胀用健脾益气法治疗可称为

A. 塞因塞用 　　　　　B. 通因通用 　　　　C. 虚则补之

D. 反治从治 　　　　　E. 治病求本

262. 属于"七冲门"范畴的有

A. 吸门 　　　　　　　B. 气门 　　　　　　C. 户门

D. 贲门 　　　　　　　E. 魄门

263. 胆的生理功能有

A. 化生胆汁 　　　　　B. 贮藏胆汁 　　　　C. 排泄胆汁

D. 调节胆汁 　　　　　E. 控制胆汁排泄

264. 胆为六腑的依据有

    A. 形态中空   B. 内藏精汁   C. 助饮食消化

    D. 泌别清浊   E. 与肝相表里

265. 胆为奇恒之腑的依据有

    A. 胆为六腑之首   B. 胆与肝相表里   C. 胆不直接传化水谷

    D. 胆藏精汁   E. 胆囊中空，形态似腑

266. 胃的生理功能包括

    A. 受纳水谷   B. 运化水谷   C. 腐熟水谷

    D. 主通降   E. 受盛化物

267. 胃的生理特性表现包括

    A. 喜燥   B. 恶燥   C. 喜润

    D. 恶湿   E. 喜升

268. 胃主通降，主要促进

    A. 小肠化物，泌别清浊   B. 大肠传导，排出糟粕   C. 肺主气，宣发肃降

    D. 三焦决渎，运行津液   E. 膀胱气化，排泄尿液

269. 小肠生理功能包括

    A. 受纳水谷   B. 受盛化物   C. 传化水谷

    D. 泌别清浊   E. 主液

270. 小肠泌别清浊功能包括

    A. 将饮食分离为精微和残渣

    B. 吸收精微和输送食物残渣

    C. 吸收水谷中的水液

    D. 将精微上输心肺

    E. 将糟粕排出体外

271. 与大肠的传导作用有关的脏腑有

    A. 胃气的通降   B. 肺气的肃降   C. 肝气的疏泄

    D. 肾气的推动和固摄   E. 脾气的运化

272. 膀胱的生理功能包括

    A. 化生尿液   B. 贮存尿液   C. 排泄尿液

    D. 吸收水分   E. 蒸化尿液

273. 三焦的主要生理功能包括

    A. 通行元气   B. 运行气血   C. 运行津液

    D. 布散精微   E. 调节气机

274. 《内经》概括上、中、下三焦的功能特点包括

    A. 上焦如雾   B. 中焦如沤   C. 上焦如羽

    D. 下焦如渎   E. 下焦如权

275. 三焦的别称有

A. 决渎之官   B. 原气之别使   C. 孤府

D. 中精之府   E. 州都之官

276. 奇恒之腑包括

A. 脑   B. 胆   C. 肾

D. 心   E. 骨

277. 奇恒之腑的特点有

A. 以通为用   B. 藏而不泻   C. 以降为和

D. 形态中空   E. 泻而不藏

278. 胆的主要生理功能包括

A. 主腐熟水谷   B. 主受盛化物   C. 主决断

D. 贮藏胆汁   E. 排泄胆汁

279. 脑的主要生理功能包括

A. 主宰生命活动   B. 主司精神活动   C. 主司感觉运动

D. 主神志   E. 主决断

280. 胆腑的别称有

A. 中精之府   B. 清净之府   C. 中清之府

D. 元神之府   E. 精明之府

281. 下列关于脑的描述，正确的有

A. 脑为元神之府   B. 灵机记性在脑   C. 脑为中精之府

D. 脑为髓之海   E. 脑为奇恒之腑

282. 根据《素问·上古天真论》，关于女子生命过程表述正确的有

A. 七岁肾气盛

B. 二七天癸至

C. 三七肾气平均

D. 五七三阳脉衰于上，面皆焦发始白

E. 七七天癸竭地道不通

283. 女子胞主要的生理功能是

A. 化生天癸   B. 主持月经   C. 孕育胎儿

D. 主生长发育   E. 贮藏血液

284. 与女子胞关系最密切的经脉有

A. 冲脉   B. 任脉   C. 督脉

D. 带脉   E. 跷脉

285. 与女子胞的生理功能关系密切的脏腑有

A. 心   B. 肝   C. 脾

D. 肺   E. 肾

286. 与女子月经来潮密切相关的有

A. 天癸的至与竭   B. 肝气疏泄与藏血   C. 肾精肾气充盛

D. 肺气的宣发肃降   E. 脾的运化和统血

287. 心与肝的关系包括

    A. 消化吸收   B. 血液运行   C. 血液贮藏

    D. 气的生成   E. 神志活动

288. 肺与肾的关系包括

    A. 津液代谢   B. 血液运行   C. 呼吸运动

    D. 气机调节   E. 阴液互资

289. 肝与肾的关系包括

    A. 水火既济   B. 先后天互资   C. 藏泄互用

    D. 精血同源   E. 阴阳互滋互用

290. 脾与肾的关系包括

    A. 先后天互资   B. 燥湿相济   C. 水液代谢

    D. 上下相应   E. 精血互生

291. 与津液代谢关系密切的脏有

    A. 心与肝   B. 肺与肾   C. 脾与肾

    D. 心与脾   E. 脾与肺

292. "乙癸同源"是指

    A. 肝肾同源   B. 精血同源   C. 气血同源

    D. 肝胆同源   E. 津血同源

293. 肺与肾的关系包括

    A. 水液代谢   B. 精微输布   C. 呼吸运动

    D. 津液排泄   E. 阴液互滋

294. 肝与脾的关系包括

    A. 气的生成   B. 血的生成   C. 血的贮藏

    D. 血的运行   E. 津液的生成

295. 心与脾的关系包括

    A. 血液运行   B. 津液输布   C. 津液代谢

    D. 气机调畅   E. 血液生成

296. 与血液生成运行密切相关的有

    A. 心与脾   B. 心与肾   C. 心与肝

    D. 肝与脾   E. 肺与肾

297. 脾与胃的生理关系包括

    A. 精神情志活动   B. 水谷纳运协调   C. 气机升降相因

    D. 阴阳燥湿相济   E. 血液运行调畅

298. 肝与胆的生理关系包括

    A. 同司疏泄   B. 共主勇怯   C. 气的生成

    D. 血液贮藏   E. 纳运协调

299."五神脏"包括

    A.心藏神   B.肺藏魄   C.肝藏魂

    D.脾藏意   E.肾藏志

300.与饮食物的消化吸收功能相关的脏腑有

    A.胃   B.脾   C.小肠

    D.大肠   E.肝

301.与髓的生理功能关系最密切的脏腑有

    A.心   B.肝   C.脾

    D.肺   E.肾

302.体现"脏腑相合"的脏腑有

    A.心与小肠   B.脾与胃   C.肺与小肠

    D.肝与胆   E.肾与膀胱

二、判断题

303.中医学藏象理论中的"脏腑"与西医学的"脏器"概念相同。

304.中医学对内脏功能的认识主要来源于古代解剖知识。

305.六腑共同的生理功能是化生和贮藏精气。

306.五脏共同的生理功能是化生和贮藏精气。

307.五脏共同的生理特性是泻而不藏，实而不满。

308.六腑共同的生理特性是泻而不藏，满而不实。

309.中医学认为，脑主持神志活动。

310.肺的主要功能是主呼吸，与水液代谢无关。

311.肺主一身之气的作用，主要取决于肺的呼吸功能。

312.汗为肺之液。

313.脾的运化功能可分为运化谷食和运化水饮两个方面。

314.肾中所藏之精的来源是先天之精气和自然界清气。

315.脾统血和肝藏血是固摄血液的重要因素。

316.肝藏血的生理功能指肝贮藏血液的功能。

317.脾的生理功能包括水液的吸收和转输、水谷的受纳和腐熟、内脏位置的维系及血液的统摄。

318.肾主纳气的主要生理功能是有助于肺气的宣发。

319.肾阳虚损，气化无权，既可致便秘，又可致泄泻。

320.脾为气血生化之源的理论依据是脾能运化水谷精微。

321.肝主疏泄可以促进骨骼的发育。

322.天癸的产生主要取决于肾中精气的充盈。

323.胆既属六腑，又属奇恒之腑。

324.心包络属六腑之一。

325. 七冲门中，会厌为吸门，胃为仓门，太仓下口为贲门。

326. 六腑以通为用，以降为顺。

327. 胆具有分泌和排泄胆汁的生理功能。

328. 胃喜燥恶湿。

329. 小肠主泌别清浊功能与尿液生成有关。

330. 膀胱气化功能失常可出现尿多，也可出现尿少。

331. 大肠的传导功能与肾司二便关系密切。

332. 三焦辨证，为温病发生发展过程中由浅及深的三个不同病理阶段。

333. 三焦者，水谷之道路，气之所终始也。

334. 骨为五体之一，但不属于奇恒之腑之一。

335. 奇恒之腑包括脑、髓、骨、脉、筋、胆、女子胞。

336. 骨髓的化生与肾关系最为密切，也与脾、胃、大肠、小肠有关。

337. 脑为中精之府。

338. 奇恒之腑均无表里配合，也无五行配属，但与奇经八脉有关。

339. 脑为五脏六腑之大主。

340. 奇恒之腑的特点包括：地气之所生、藏于阴而象于地、泻而不藏。

341. 冲脉为阴脉之海。

342. 女子胞，又称胞宫、胞脏、子脏、子处。

343. 胆主决断，是指胆具有判断事物、做出决定的作用。

344. 女子胞与冲、任、督、带脉均有密切联系。

345. 脏与脏之间的关系，不能超越五行的生克乘侮范畴。

346. 心与脾的关系，主要表现在气的生成和津液的输布代谢方面。

347. 心属火，肾属水，心与肾之间的关系主要表现在水火相制方面。

348. 脾与肺的关系，主要表现在气的生成和津液的输布代谢方面。

349. 肺主呼气、肾主纳气，肺的呼吸功能需要肾的纳气作用来协助。

350. 肺与肾都参与津液代谢过程。

351. 心主血，肝藏血，临床上"心肝血虚"常同时并见。

352. 心主血，肾藏精，故"心肾相交"又称"精血同源"。

353. 肺主气，肝藏血，故两者主要表现于气和血的关系。

354. 肝肾同源，又称"乙癸同源"。

355. 机体阳气不足与脾肾的关系最为密切。

356. 小肠有热，可以循经上传于肺。

357. 五脏与奇恒之腑具有相同的生理功能特点，即"传化物而不藏"。

358. 临床上，脑的精神意识失常多从肺论治。

359. 女子胞的主要生理功能是主持月经。

360. 女子以肝为先天。

361. 脾喜润而恶燥，胃喜燥而恶湿。

三、名词解释

362. 藏象

363. 藏象学说

364. 心主血脉

365. 心主神明

366. 神

367. 肺朝百脉

368. 肺主通调水道

369. 肺主治节

370. 肺气宣降

371. 气门

372. 脾主统血

373. 中气下陷

374. 运化水液

375. 罢极之本

376. 肝体阴用阳

377. 肝藏血

378. 肾主蛰

379. 肾主纳气

380. 肾阳

381. 天癸

382. 五脏阴阳之本

383. 六腑

384. 七冲门

385. 中精之府

386. 水谷之海

387. 孤府

388. 小肠主液

389. 大肠主津

390. 三焦气化

391. 上焦如雾

392. 中焦如沤

393. 下焦如渎

394. 脾气主升

395. 奇恒之腑

396. 肝主疏泄

397. 女子胞

398. 十二经之海

399. 髓

400. 血府

401. 元神之府

402. 藏而不泻

403. 胆主决断

404. 肝肾同源

405. 乙癸同源

406. 心肾相交

407. 君相安位

408. 水火未济

409. 精血同源

410. 水不涵木

411. 水火既济

412. 金水相生

413. 心肾不交

414. 藏泄互用

415. 纳运协调

416. 升降相因

417. 燥湿相济

418. 女子以肝为先天

四、填空题

419. 藏象，又称"脏象"，指脏腑（　　）（　　）表现于外的征象。

420. 藏象学说的主要特点是（　　）和（　　），是中医学整体观念的重要内容。

421. 藏象学说依据形态结构与生理功能特点，将内脏分为脏、（　　）和（　　）三类。

422. 五脏内部组织相对充实，共同生理功能是（　　）和（　　）精气。

423. 六腑多呈中空的囊状或管腔形态，共同生理功能是（　　）和（　　）水谷。

424. 血液的正常运行必须以心气充沛、（　　）（　　）为基本条件。

425. 心主血脉的功能是否正常，可从心胸部感觉、（　　）（　　）（　　）反映出来。

426. 肺主气包括主（　　）和主（　　）两个方面。

427. 肺气的基本运动形式是（　　）和（　　）。

428. 奇恒之腑功能上贮藏精气与（　　）相似，形态上中空有腔与（　　）相类，似脏非脏，似腑非腑，故以"奇恒之腑"名之。

429. 藏象学说的脏腑概念，不仅是一个解剖学的形态和部位，更主要是涵盖了人体（　　）系统的概念。

430. 根据五行学说，脾的"我生"者为（　），"生我"者为（　）；"我克"者为（　），"克我"者为（　）。

431. 脾统血，是指脾有（　　）的功能，脾统血的功能失常称为（　　）。

432. 肝在体为（　　），其华在（　　）。

433. 脾开窍于（　　），其华在（　　）。

434. 肝者，（　　）之官，（　　）出焉。

435. 肾者，（　　）之官，（　　）出焉。

436. 脾胃者，（　　）之本，（　　）之居也。

437.《素问·阴阳应象大论》说："清气在下，则生（　　）；浊气在上，则生（　　）。"

438. 人动则血运于（　　），人卧则血归于（　　）。

439. 肝者，（　　）之本，（　　）之居也。

440. 肾所藏的精气，包括（　　）和（　　）。

441. 称为"水脏"的是（　　），称为"胃之关"的是（　　）。

442. 肾开窍于（　　）及（　　）。

443. 脾的运化功能，可分为（　　）和（　　）。

444. 六腑以（　　）为用，以（　　）为顺。

445. 大肠主（　　），小肠主（　　）。

446. 上焦如雾，中焦如（　　），下焦如（　　）。

447. 胆的主要生理功能是（　　）和（　　）。

448. 三焦的主要生理功能是（　　）和（　　）。

449. 称为"津液之府"的是（　　），称为"州都之官"的是（　　）。

450. 胃的生理特性（　　）和（　　）。

451. 六腑的生理特点是"（　　）"和"（　　）"。

452. 胃的主要生理功能是（　　）和（　　）。

453. 称为"传导之官"的是（　　），称为"中正之官"的是（　　）。

454. 元神之府是（　　），（　　）为诸阳之会。

455. 脑的主要生理功能是（　　），（　　），（　　）。

456. 五脏与神志的"所藏""所主"是：脾藏（　　），主（　　）。

457. 髓的生理功能是（　　）（　　）。

458. 脑，又称为（　　）（　　）。

459. 女子胞的主要生理功能是（　　）（　　）。

460. 胆有中精之府、（　　）（　　）之称。

461. 肝与胆的关系主要体现在（　　）（　　）两方面。

462. 五脏与奇恒之腑之间在生理上存在着（　　）（　　）的关系，病理上相互影响。

463. 藏象学说将脑的生理病理统归于（　　　　）而分属于（　　　　）。

464. 与精、神关系最密切的脏是（　　　　）和（　　　　）。

465. 肾的阳虚水泛，上凌于心，而见水肿惊悸，称为"（　　　　）"。

466. 脾与肺之间的关系主要表现在（　　　　）和（　　　　）两个方面。

467. 脾气虚损，日久导致肺气不足，应用五行学说，称为"（　　　　）"。

468. 肺与肝的关系主要表现为（　　　　）的对立制约关系。

469. 肝与脾的关系主要表现为（　　　　）和（　　　　）方面。

470. 肺与肾的关系主要表现在水液代谢、（　　　　）和（　　　　）三个方面。

471. 肝与肾的关系主要表现在（　　　　）（　　　　）及阴阳互滋互用等方面。

472. 六腑中，消化功能主要是（　　　　）（　　　　）的作用。

473. 脾与胃在生理上的关系包括（　　　）（　　　）（　　　）。

474. 脏与腑的关系，称为（　　　　）关系。

475. 肝主藏血，称为（　　　　）。

476. 女子胞与脾的关系，主要表现在（　　　　）和（　　　　）两个方面。

五、简答题

477. 何谓"藏象"及"藏象学说"？

478. 简述藏象学说的形成基础。

479. 简述心主神明的含义。

480. 为什么说"肺为娇脏"？

481. 为什么说"汗为心之液"？

482. 简述心与肺在气与血方面的关系。

483. 怎样理解肺朝百脉？

484. 简述肺外合皮毛的原理。

485. 心主神明与心主血脉之间有何关系？

486. 肺主治节的生理意义是什么？

487. 为什么说"脾为生痰之源"？

488. 为什么说"脾为后天之本"？

489. 为什么某些头目眩晕症要从脾论治？

490. 简述肝主疏泄的生理功能。

491. 为什么称肝为"罢极之本"？

492. 简述肾藏精的生理功能。

493. 六腑共同的生理功能及特性是什么？

494. 胆为什么既属六腑又属奇恒之腑？

495. 胃的主要生理功能是什么？

496. 胃有什么生理特性？

497. 小肠的泌别清浊功能主要体现在哪些方面？

498. 大肠的传导糟粕功能与哪些脏腑有关？

499. 奇恒之腑有何特点？

500. 如何理解"脑主宰精神活动"？

501. 简述五脏与骨、髓的关系。

502. 简述女子胞与经脉的关系。

503. 简述女子胞与天癸的关系。

504. 心主血脉与肺朝百脉的生理关系如何？

505. 脾统血与心主血有何区别？

506. 肺主气与肾纳气的生理功能有何内在联系？

507. 肺与脾在气的生成方面有什么联系？

508. 六腑之间在生理上有何联系？

509. 简述脾与胃的生理关系。

510. 简述肝与胆的生理关系。

511. 简述脏腑相合关系的主要依据。

六、论述题

512. 论脏腑的"满而不实"和"实而不满"。

513. 论心主神明。

514. 肺主宣发与肃降的功能有何不同？。

515. 如何理解"脾气宜升"？

516. 论肝主疏泄与情志活动。

517. 论肝对脾运化功能的影响。

518. 论肾主水。

519. 论肾精、肾气、肾阴、肾阳。

520. 何谓"胃气"？临床上为什么把"保胃气"作为重要治疗原则？

521. 论部位三焦。

522. 论肝与肾的关系。

523. 论元神、识神、欲神。

524. 论腑与腑之间的关系。

525. 论五脏与女子胞。

526. 论五脏与脑。

参考答案

一、选择题

（一）A1 型题

1. 答案：E

解析：藏象，又称"脏象"，指藏于体内的脏腑及其生理功能、疾病变化表现于外的征象。

2. 答案：E

解析：任何外在的表象都有其内在的依据，而人体各种生理及疾病变化与脏腑功能活动也存在着一定的关联性，是脏决定象，而非象变决定脏变。

3. 答案：D

解析：五脏内部组织相对充实，共同生理功能是化生和贮藏精气。《素问·五脏别论》说："所谓五脏者，藏精气而不泻也，故满而不能实。"所谓"满而不实"是强调五脏精气宜充满，而不与水谷相接触。

4. 答案：A

解析：六腑多呈中空的囊状或管腔形态，共同生理功能是受盛和传化水谷。《素问·五脏别论》说："六腑者，传化物而不藏，故实而不能满也。"概括了六腑的生理特点。所谓"实而不满"是指六腑水谷宜充实而虚实更替。

5. 答案：C

解析：藏象学说依据形态结构与生理功能特点，将内脏分为脏、腑和奇恒之腑三类。

6. 答案：C

解析：脏与腑的区别主要是生理功能特点的不同：五脏化生贮藏精气，六腑是受盛传化水谷。

7. 答案：C

解析：五脏共同的生理功能是化生和贮藏精气。

8. 答案：A

解析："满而不实"是强调五脏精气宜充满，而不与水谷相接触。

9. 答案：B

解析：所谓"实而不满"是指六腑水谷宜充实并虚实更替。

10. 答案：D

解析：心主神明，心神通过协调各脏腑之精气以达到调控各脏腑功能的目的。故被称为"五脏六腑之大主"。

11. 答案：C

解析：血液是神志活动的物质基础之一，《灵枢·营卫生会》说："血者，神气也。"心血充足则能化神。心血不足，心神失养，可致心神失常，而见精神恍惚、心悸失眠等症。

12. 答案：B

解析：心主血脉，指心气推动和调控血液运行，输送营养物质于全身各脏腑形体官窍的作用。血液运行与五脏功能密切相关，其中，心的搏动作用尤为重要。心脏的搏动，主要依赖心气的推动和调控。心气充沛，心阴与心阳协调，心脏搏动有力，频率适中，节律均匀，血液正常输布全身，发挥其濡养作用。若心气不足，心脏搏动无力，或心阴不足，或心阳不足，均可导致血液运行失常。

13. 答案：B

解析：心为君主之官，神明之府，是精神活动产生和依附的脏腑，主宰人的整个生命活动。《灵枢·邪客》说："心者，五脏六腑之大主也，精神之所舍也。"

14. 答案：C

解析：心气推动和调控血液运行。心脏的搏动，主要依赖心气的推动和调控，心气充足，心脏搏动有力，频率适中，节律均匀，血液正常输布全身，发挥其濡养作用。若心气不足，心脏搏动无力，或心阴不足，或心阳不足，均可导致血液运行失常。故《素问·五脏生成》说："诸血者，皆属于心。"

15. 答案：C

解析：心主血脉的功能是否正常，可从心胸部感觉、面色、舌色、脉象反映出来。心主血脉功能正常，则心胸部舒畅，面色红润有光泽，舌质淡红，脉和缓有力。若心气不足，推动血液无力，可见心悸怔忡，胸闷气短，面色无华，舌质淡，脉虚无力；甚则气虚血瘀，导致心脉痹阻，可见心胸部憋闷疼痛，面色紫暗，舌质瘀斑或青紫，脉细涩或结代。心血亏虚，则心悸心烦，面色淡白，舌质淡，脉细弱无力等。而爪甲的颜色主要是反映肝的情况。

16. 答案：C

解析：肺为娇脏，指肺清虚娇嫩，易受邪袭的生理特性。肺体清虚，不耐寒热，不容异物；肺主呼吸，外合皮毛，在窍为鼻，与外界相通。外感六淫之邪多从皮毛或口鼻而入，常易犯肺而为病；其他脏腑病变，亦常累及于肺。

17. 答案：E

解析：肺气宣发肃降对体内水液的输布、运行和排泄具有疏通和调节作用。作用机理有二：一是肺气宣发，将脾转输至肺的津液，向上向外布散，上至头面诸窍，外达皮毛肌腠，并化为汗液排出体外。二是肺气肃降，将脾转输至肺的津液，向下向内布散，下输于肾，成为尿液生成之源。可见，肺的宣发肃降的作用是通调水道生理功能的中心环节。

18. 答案：B

解析：肺气肃降，指肺气清肃与下降的运动形式。正是通过肺气向下、向内的气机形式，才实现了吸入自然界清气的功能。若肺失肃降，常出现呼吸短促、喘息、咳痰等症。

19. 答案：A

解析：肺气宣发，指肺气升宣与布散的运动形式。正是通过肺气向上、向外的气机形式，才能呼出体内浊气。若肺失宣发，则可出现呼吸不畅，胸闷喘咳等症状。

20. 答案：C

解析："肺主治节"是指肺对气、血、津液的治理和调节作用。具体表现在四个方面：一是治理调节呼吸运动，使之保持呼吸节律有条不紊；二是治理调节全身气机，随着肺一呼一吸的运动，调节全身气机的升降出入；三是肺朝百脉，治理调节血液的运行；四是肺主通调水道，治理调节津液的代谢。可见，肺主治节，是对肺的主要生理功能的高度概括。

21. 答案：E

解析：肺气宣发，指肺气升宣与布散的运动形式，与肺主清肃相对而言。主要体现在三个方面：一是呼出体内浊气；二是将脾转输至肺的水谷精微和津液上输头面诸窍，外达皮毛肌腠；三是宣发卫气于皮毛肌腠，以温分肉，充皮肤，肥腠理，司开阖，并将津液化为汗液排出体外。若肺失宣发，则可出现呼吸不畅，胸闷喘咳，以及卫气被遏、腠理闭塞的鼻塞、喷嚏、恶寒、无汗等症状。而使全身的血液会聚于肺，是属于肺的另外一个功能"肺朝百脉"。

22. 答案：B

解析：肺为华盖，在五脏六腑中位置最高；又主通调水道，参与调节全身的津液代谢，故名之。

23. 答案：D

解析：脾的生理功能是主运化、主统血。脾具有把饮食水谷转化为水谷精微和津液并将其转输至全身的生理功能，人生命活动的延续和气血津液的化生均赖于脾运化的水谷精微，故脾为气血生化之源。

24. 答案：C

解析：喜燥恶湿是脾的生理特性之一，脾之所以喜燥恶湿，与其运化水液的生理功能密切相关。脾气健旺，运化水液功能得以正常发挥，自然无痰饮水湿的停聚，否则会产生湿、痰、饮等病理产物。

25. 答案：D

解析：脾主运化，主统血。脾主运化，是指脾具有把饮食水谷转化为水谷精微和津液，并将其转输至全身的生理功能。脾主统血，是指脾有统摄、控制血液在脉中运行而不溢出脉外的功能。通调水道，是肺的生理功能之一，又称"肺主行水"，是指肺气的宣发和肃降运动对体内津液的输布和排泄起到疏通和调节作用。

26. 答案：B

解析：脾主运化，具有消化吸收饮食物中水谷精微并将其转输至全身的生理功能，人体依赖于水谷精微化生的气血以维持生命活动，故脾与血液生成关系最密切。

27. 答案：C

解析：脾居中焦，为人体气机升降的枢纽，故在人体水液代谢过程中起枢纽作用。脾运化水湿功能健旺，无痰饮水湿的停聚，否则会产生湿、痰、饮等病理产物，甚至形成水肿，即脾为"生痰之源"。

28. 答案：E

解析：脾主身之肌肉，是指全身肌肉需要脾所运化的水谷精微来营养才能发达丰满。脾气健旺，营养充足，四肢才能轻劲有力；脾失健运，营养不足，则四肢倦怠无力，甚或痿弱不用。

29. 答案：E

解析：脾主运化，脾具有把饮食水谷转化为水谷精微和津液并将其转输至全身的生理功能，人生命活动的延续和气血津液的化生均赖于脾运化的水谷精微，故脾为气血生化之源。

30. 答案：A

解析：涎为口津，由脾气布散脾精上溢于口而化生。

31. 答案：C

解析：饮食物包括谷食和水饮，其代谢的整个过程包括消化、吸收和转输，是多个脏腑配合，以脾为主导，共同完成的，此即脾主运化的功能。

32. 答案：B

解析：肝主疏泄，调畅气机，促进协调脾升胃降，为脾胃正常纳运创造条件。

33. 答案：B

解析：脾主统血是指脾气统摄（固摄）血液运行脉中，不使血逸于脉外的作用，是气的固摄作用的体现。

34. 答案：A

解析：肝主藏血，调节血量，人动时血运于诸经，人静则血归于肝。

35. 答案：E

解析：肝主疏泄，调畅气机，派生诸多功能活动，其中包括促进女子排经与排卵。

36. 答案：C

解析：肝的主要生理功能包括：肝主疏泄和主藏血。肝的疏泄功能主要表现在以下几个方面：调畅全身气机、促进血液与津液的运行和输布、促进脾胃的运化功能和胆汁的分泌排泄、调畅情志、疏泄男子精液与女子月经。肝藏血，是指肝脏具有贮藏血液、调节血量和防止出血的功能。

37. 答案：D

解析：肺为娇脏，心为火脏，脾为土脏，肝为刚脏，肾为水火之脏。肝的生理特性是主升发，喜条达而恶抑郁，故有"刚脏"之称。

38. 答案：B

解析：肝藏血是指肝脏具有贮藏血液、调节血量和防止出血的功能，也具有生血功能。血贮藏于肝内，以供机体活动时所需，使"人动则血运于诸经，人静则血归于肝脏"。脾主统血，不属于肝藏血的生理功能。

39. 答案：B

解析：肝主疏泄的中心环节是肝气具有疏通、畅达全身气机的作用，进而促进精血津液的运行输布、脾胃之气的升降、胆汁的分泌排泄以及情志的舒畅等作用。

40. 答案：B

解析：肝在志为怒，怒是人在愿望受阻时和情绪激动时的一种情志变化。肝主疏泄，调畅气机而调畅情志。

41. 答案：B

解析：肝的生理特性为肝为刚脏和肝主升发。肝主升发，是指肝具有升生阳气以启迪诸脏，调畅气机的作用。

42. 答案：D

解析：肾主藏精，精是构成人体和维持人体生命活动的最基本物质，是生命之源，是脏腑形体官窍功能活动的物质基础。

43. 答案：D

解析：肾主纳气，具有摄纳肺所吸入的自然界清气，保持吸气的深度，防止呼吸表浅的作用。

44. 答案：C

解析：水火之宅，源自张介宾《景岳全书》："命门为元气之根，为水火之宅。五脏之阴气，非此不能滋；五脏之阳气，非此不能发。"水是指肾阴滋润全身之阴的功能，火是指肾阳温养全身的功能。

45. 答案：E

解析：肾在体合骨，生髓，其华在发。髓分骨髓、脊髓和脑髓，皆由肾精化生。

46. 答案：D

解析：唾，是唾液中较稠厚的部分，多出于舌下，有泽润口腔、滋润食物及滋养肾精的功能。唾由肾精化生，经肾气的推动作用，沿足少阴肾经，从肾向上经过肝、膈、肺、气管，直达舌下之金津、玉液二穴，分泌而出。

47. 答案：B

解析：肾藏精，精生髓，《素问·六节藏象论》说：肾"其充在骨。"只有肾精充足，骨髓生化有源，骨骼得到髓的滋养，才能坚固有力；若肾精不足，骨髓生化无源，不能营养骨骼，便会出现小儿囟门迟闭，骨软无力，以及老年人骨质脆弱，易于骨折等。

48. 答案：E

解析：心藏神，具有主宰人体五脏六腑、形体官窍的一切生理活动和人体精神意识思维活动的功能，是人体生命活动的根本。

49. 答案：B

解析："天癸"是肾精充盈到一定程度所化生的精微物质，具有促进生殖器官发育成熟和维持生殖功能的作用。天癸的至与竭取决于肾中精气的盛衰。《素问·上古天真论》说："女子……二七而天癸至，任脉通，太冲脉盛，月事以时下，故有子……七七，任脉虚，太冲脉衰少，天癸竭，地道不通，故形坏而无子也。丈夫……二八，肾气盛，天癸至，精气溢泻，阴阳和，故能有子……七八，肝气衰，筋不能动，天癸竭，精少，肾脏衰，形体皆极。"

50. 答案：A

解析：肾开窍于二阴，即前阴和后阴。前阴是排尿和生殖的器官，后阴肛门是排泄粪便的通道。尿液的排泄虽在膀胱，但须依赖肾的蒸腾气化才能完成。粪便的排泄，本是大肠的传化糟粕功能，但亦与肾气及肾阴、肾阳有关。故说"肾司二便"。

51. 答案：D

解析：津液生成、输布与排泄虽由多个脏腑共同参与配合完成，然肾为脏腑之本，肾的蒸腾气化对各脏腑参与津液代谢功能具有重要调控作用。特别是尿液的生成与排泄，更与肾中精气的蒸腾气化直接相关。而尿液的生成与排泄，在维持体内津液代谢平衡中，又起着极其关键的作用，故肾能主宰整个津液代谢过程。

52. 答案：E

解析：六腑的生理功能是"传化物"，即受盛和传化水谷。

53. 答案：B

解析：六腑要完成受盛和传化水谷的生理功能，必须不断地虚实更替，使其内容物适时地通降下行。故后世医家则将六腑的生理特性概括为六腑"以通为用""以降为顺"。

54. 答案：B

解析：六腑，是胆、胃、小肠、大肠、膀胱、三焦的合称。

55. 答案：C

解析：《难经·四十四难》说："唇为飞（扉）门，齿为户门，会厌为吸门，胃为贲门，太仓下口为幽门，大肠小肠会为阑门，下极为魄门，故曰七冲门也。"

56. 答案：E

解析：《难经·四十四难》说："唇为飞（扉）门，齿为户门，会厌为吸门，胃为贲门，太仓下口为幽门，大肠小肠会为阑门，下极为魄门，故曰七冲门也。"

57. 答案：A

解析：胆汁由肝之余气所化，其排泄受肝气疏泄调控。

58. 答案：D

解析：《难经·四十四难》说："唇为飞（扉）门，齿为户门，会厌为吸门，胃为贲门，太仓下口为幽门，大肠小肠会为阑门，下极为魄门，故曰七冲门也。"

59. 答案：E

解析：六腑中除三焦以外，均与五脏具有表里关系，故称三焦为"孤府"。

60. 答案：B

解析：胆为"中清之府""中精之府"。

61. 答案：C

解析：胃的生理特性有二：其一，胃主通降。其二，胃喜润恶燥。

62. 答案：D

解析：胃的生理功能是主受纳和腐熟水谷。

63. 答案：B

解析：胃具有接受和容纳饮食水谷的功能。饮食入口，由胃接受并容纳于其中，故胃被称为"水谷之海"，有"太仓"之称。

64. 答案：D

解析：部位三焦中"中焦"包括肝胆脾胃及小肠，"中焦如沤"即是对上述脏腑功能状态的概括。

65. 答案：B

解析：小肠的功能：受盛化物，泌别清浊，主液。

66. 答案：A

解析：小肠泌别清浊功能正常，则水液和糟粕各走其道而二便正常。

67. 答案：C

解析：肺与大肠相表里，故大肠传导功能正常有利于肺气之肃降。

68. 答案：C

解析：《素问·灵兰秘典论》说："三焦者，决渎之官，水道出焉。"三焦是全身津液上下输布运行的通道。全身津液的输布和排泄，是在肺、脾、肾等脏腑的协同作用下完成，以三焦为通道。

69. 答案：D

解析：三焦为决渎之官，具有通行元气和运行津液的功能。

70. 答案：C

解析：中焦的生理功能特点是"中焦如沤"。

71. 答案：A

解析：上焦的生理功能特点是"上焦如雾"。

72. 答案：E

解析：下焦的生理功能特点是"下焦如渎"。

73. 答案：A

解析：大肠吸收水液概括为：大肠主津。

74. 答案：B

解析：小肠吸收水液概括为：小肠主液。

75. 答案：D

解析：三焦属六腑之一，不属于五脏，故不能称为"孤脏"。

76. 答案：E

解析：尿液是津液代谢的产物，贮藏于膀胱，故《灵枢》称膀胱为"津液之府"。

77. 答案：A

解析：《素问·灵兰秘典论》说："膀胱者，州都之官，津液藏焉。"膀胱的功能是汇聚津液，排泄尿液。

78. 答案：E

解析：胆汁又称为"精汁"，来源于肝之余气，贮藏于胆囊。（注意区分："精汁"而非"精"）。

79. 答案：D

解析：五脏、六腑、奇恒之腑。中医学以生理功能特点的不同作为区分五脏、六腑、奇恒之腑的主要依据，故选 D。

80. 答案：D

解析：胆汁又称为"精汁"，来源于肝之余气，是在肝气的疏泄作用下排泄而住入肠中，以促进饮食水谷的消化和吸收。故选 D。

81. 答案：E

解析：胆既属六腑又为奇恒之腑，与肝相表里，故选 E，ABCD 均无表里脏腑。

82. 答案：A

解析：奇恒之腑的功能似脏，主藏精气而不泻；形态似腑，多为中空的管腔或囊性器官。故选 A。

83. 答案：A

解析：脑为脑髓汇集而成，又名"髓海"，《灵枢·海论》称"脑为髓之海"。

84. 答案：D

解析：《素问·五脏生成》说："诸髓者，皆属于脑。"

85. 答案：C

解析：脑又名髓海，是精髓和神明汇集出发之处，故又称为"元神之府"。

86. 答案：A

解析：奇恒之腑主要包括：脑、髓、骨、脉、胆、女子胞。故 A 选项错误。

87. 答案：A

解析：女子胞与五脏的关系：心藏神，主司机体一切生理活动和心理活动。肝主疏泄而藏血，为全身气血情志调节之枢。脾主运化，主生血统血，为气血生化之源。肾藏精，为先天之本。

88. 答案：B

解析：五体与奇恒之腑。五体包括：筋、脉、肉、皮、骨。奇恒之腑包括：脑、髓、骨、脉、胆、女子胞。故选 B。

89. 答案：A

解析：六腑与奇恒之腑。六腑包括：胆、胃、大肠、小肠、膀胱、三焦。奇恒之腑包括：脑、髓、骨、脉、胆、女子胞。故选 A。

90. 答案：A

解析：脉。脉为血之府，是容纳和运输血液的通道。

91. 答案：E

解析：女子胞与五脏、经脉的关系。五脏之中，女子胞与心肝脾肾的关系尤为密切。女子胞与冲、任、督、带及十二经脉均有密切关系。

92. 答案：C

解析：胆为中精之府。

93. 答案：D

解析：胆汁来源于肝，由肝血化生，或由肝之余气凝聚而成。

94. 答案：E

解析：奇恒之腑包括：脑、髓、骨、脉、胆、女子胞。

95. 答案：E

解析：胆是中空的囊状器官，胆内贮藏的胆汁，是一种精纯、清净、味苦而呈黄绿色的精汁。

96. 答案：C

解析：胆有"中精之府""清净之府""中清之府""中正之官"之称。

97. 答案：E

解析：骨为奇恒之腑之一，又为五体之一。

98. 答案：D

解析：胃为"水谷气血之海"。

99. 答案：B

解析：肝藏血，肾藏精，精血同源于水谷精微，且能相互转化资生，故曰"精血同源"。《张氏医通·诸血门》说："气不耗，归精于肾而为精；精不泄，归精于肝而化清血。"肾精肝血，荣则俱荣，损则俱损。

100. 答案：B

解析：肺主气，吸入自然界清气。脾主运化，化生水谷精微之气。清气和水谷精微之气是生成人体之气的主要来源。所以，二脏功能异常，常常是引起气虚的主要原因。

101. 答案：A

解析：心肺同居上焦，心主血，肺主气，心与肺的关系主要体现为气与血关系。心主一身之血，肺主一身之气，两者相互协调，保证气血的正常运行，维持机体各脏腑组织的新陈代谢。

102. 答案：D

解析：肺与肾母子相生，阴液互资，称为"金水相生"。金能生水，肺金为肾水之母，肺阴充足，下输于肾，使肾阴充盈；水能润金，肾阴为一身阴液的根本，肺阴依赖肾阴滋养而充盛。

103. 答案：E

解析：由于宗气具有贯心脉行血气、走息道行呼吸的生理功能，因此，积于胸中的宗气是连接心搏动和肺呼吸的中心环节。

104. 答案：C

解析：心位于上，五行属火，升已而降；肾居于下，五行属水，降已而升。心火下降，以资肾阳，温煦肾水，使肾水不寒；肾水上济，以滋心阴，制约心阳，使心火不亢；心与肾阴阳水火升降互济，维持了两脏之间生理功能的协调平衡，称为"心肾相交"，即"水火既济"。

105. 答案：D

解析：肝主疏泄，调畅气机，促进血行；肝藏血，调节血量，防止出血，有助于脾；脾气健运，为气血生化之源，脾统血，防止血液逸出脉外，则肝有所藏。肝脾相互协作，共同维持血液的正常运行。病理上，脾气虚弱，则血液生化无源而血虚；或统摄无权而出血，均可导致肝血不足。此外，肝不藏血也与脾不统血同时并见，临床称为"藏统失司"，可见各种虚性出血。

106. 答案：A

解析：肺主呼吸，吸入自然界清气；脾主运化水谷，化生谷气。清气与谷气合为宗气，宗气与元气合为一身之气。后天之气的盛衰，主要取决于宗气的生成。肺气宣降主行水，使津液正常输布与排泄；脾主运化水饮，上输于肺，或脾气散精，使津液正常生成与输布。

107. 答案：B

解析：心主血脉，推动血行，则肝有所藏。肝藏血，调节血量，防止出血；肝疏泄，调畅气机，促进血行，使心主血脉功能正常。两者共同维持血液的正常运行。心藏神，主精神活动；肝主疏泄，调畅情志。两者协调，维持正常的精神情志活动。心血充足，心神清明，有助于肝主疏泄；肝气条达，肝血充盈，有助于心神内守，两者相互为用，则精神饱满，情志舒畅。

108. 答案：D

解析：肝主疏泄，肾主封藏，二者之间存在着相互制约、相互为用的关系。疏泄与封藏相反相成，从而调节女子的月经来潮、排卵和男子的排精功能。

109. 答案：C

解析："肝生于左，肺藏于右"（《素问·刺禁论》）是对肝肺气机升降特点的概括。肝主疏泄，调畅气机，肝气以升发为宜；肺主气，调节气机，肺气以肃降为顺。肝升肺降，一升一降，升降协调，对全身气机调畅、气血调和，起着重要的调节作用。

110. 答案：C

解析：肾阳为脏腑阳气的根本，脾阳根于肾阳，行温煦四末、运化水谷之职。肾阳虚，不能温助脾阳；或脾阳虚，累及肾阳，均可致脾肾阳虚，见肢冷畏寒、腹部冷痛、面色苍白，或下利清谷、五更泄泻等。

111. 答案：C

解析：脾主运化而为气血生化之源，水谷精微经脾转输至心肺，贯注于心脉而化赤为血。心主血脉，心血养脾以维持其运化功能。血液在脉中正常运行，既有赖于心气的推动，又依靠脾气的统摄，心主行血与脾主统血相反相成、协调平衡，维持着血液的正常运行。

112. 答案：A

解析：肺与肾的关系，主要表现在呼吸运动、津液代谢及阴阳互资三个方面。

113. 答案：D

解析：肾阳为脏腑阳气的根本，脾阳根于肾阳，行温煦四末、运化水谷之职。肾阳虚，不能温助脾阳；或脾阳虚，累及肾阳，均可致脾肾阳虚，见肢冷畏寒、腹部冷痛、面色苍白，或下利清谷、五更泄泻等。肾主水，主持调节全身津液代谢，肾之气化促进脾气运化水液；脾主运化，输布津液，使肾升清降浊得以实现，防止水湿停聚。脾阳虚，脾失健运；肾阳虚，气化不利，水湿内生，均可导致尿少浮肿、腹胀便溏、畏寒肢冷。

114. 答案：C

解析：肾阴是一身之阴的根本，肾阴充盛滋养肝阴；肝阴充足能补充肾阴。肝肾之阴充盈，可防止肝阳过亢，保持肝肾阴阳协调平衡。如肾阴不足可累及肝阴，肝肾阴虚，阴不制阳，水不涵木。

115. 答案：A

解析："肝生于左，肺藏于右"（《素问·刺禁论》）是对肝肺气机升降特点的概括。肝主疏泄，调畅气机，肝气以升发为宜；肺主气，调节气机，肺气以肃降为顺。肝升肺降，一升一降，升降协调，对全身气机调畅、气血调和，起着重要的调节作用。

116. 答案：D

解析：肝主疏泄，调畅气机，协调脾胃升降，并泌泄胆汁，促进脾胃运化功能；脾气健运，水谷精微充足，气血生化有源，肝得以濡养而使肝气冲和条达，有利于疏泄功能的发挥。若肝失疏泄，气机郁滞，易致脾失健运，形成精神抑郁，胸闷太息，纳呆腹胀，肠鸣泄泻等肝脾不调之证。

117. 答案：A

解析：脾主运化而为气血生化之源，水谷精微经脾转输至心肺，贯注于心脉而化赤为血。心主血脉，心血养脾以维持其运化功能。病理上，若脾失健运，化源不足，可导致血虚而心失所养。劳神思虑过度，不仅暗耗心血，又可损伤脾气，形成心脾气血两虚证。

118. 答案：E

解析：肺司呼吸，肾主纳气。肺气肃降，吸入清气，下纳于肾；肾纳清气，以维持呼吸深度。故称"肺为气之主，肾为气之根"。病理上，肺气久虚、肃降失司与肾气不足、摄纳无权，常互为影响，以致出现气短喘促，呼吸表浅，呼多吸少等肾不纳气的病理变化。

119. 答案：C

解析：脾主运化水饮，将水饮上输于肺；肺为水之上源，通调水道，宣发津液外出腠理为汗；肾为主水之脏，主宰水液代谢、尿液生成与排泄。

120. 答案：B

解析：六腑之间的关系主要体现在对饮食物的消化、吸收和排泄过程中的相互联系与密切配合，传化水谷过程呈现出虚实更替的状态，即水谷或食物残渣进入六腑某一腑，则该腑因有水谷或食物残渣充填则为"实"，水谷或食物残渣离开六腑某一腑，则该腑因其内容物减少则为"虚"，整个过程宜通而不宜滞，故《素问·五脏别论》有

"胃实而肠虚""肠实而胃虚"的论述，说明饮食物在胃肠中必须更替运化、向下传导而不能久留，故有"泻而不藏"的生理特性。

121. 答案：B

解析：肺与大肠通过经脉相互属络构成表里关系。生理情况下肺气的清肃下降能促进大肠传导，有利于排泄糟粕，而大肠传导正常、糟粕下行又有利于肺气的肃降。

122. 答案：E

解析：心属火，方位南；肾属水，方位北。心火下降，以资肾阳，温煦肾水，使肾水不寒；肾水上济，以滋心阴，制约心阳，使心火不亢；心与肾阴阳水火升降互济，维持了两脏之间生理功能的协调平衡，称为"心肾相交"，即"水火既济"。临床上，心与肾阴阳水火升降互济失常，多见肾阴虚于下而心火亢于上的阴虚火旺，称"水火未济"，即"心肾不交"，可见心烦失眠，眩晕耳鸣，腰膝酸软，梦遗梦交，五心烦热等症状。此时，需要上清心火，下补肾阴，即泻南补北。

123. 答案：A

解析：心藏神，肾藏精。精能化气生神，为气、神之基；神能统精驭气，为精、气之主。故积精可以全神，神全可以统驭精气。

124. 答案：E

解析：心与小肠通过经脉相互属络构成表里关系。

125. 答案：D

解析：肺与大肠通过经脉的相互属络构成表里关系。

126. 答案：C

解析：脾与胃同居中焦，通过经脉的相互属络构成表里关系

127. 答案：C

解析：肝与胆通过经脉的相互属络构成表里关系。

128. 答案：D

解析：肾与膀胱通过经脉的相互属络构成表里关系。

129. 答案：A

解析：五脏与奇恒之腑具有相同的生理功能特点，即"藏精气而不泻"。

130. 答案：B

解析：肾阴肾阳是五脏阴阳之本。五脏之阳气非肾阳不能发，五脏之阴气非肾阴不能滋。

131. 答案：B

解析：《素问·灵兰秘典论》说："肝者，将军之官，谋虑出焉。"

132. 答案：A

解析：膀胱的贮尿排尿功能，取决于肾气的盛衰。肾气充足，蒸化及固摄作用正常发挥，则尿液正常生成，贮于膀胱并有度地排泄。

133. 答案：E

解析：髓的生成与肾的关系尤为密切。《素问·阴阳应象大论》说："北方生寒，寒

生水，水生咸，咸生肾，肾生骨髓。"肾精是化髓的基础物质，肾精充盛，化髓充足，则脑脊得养，骨骼得滋，脑脊功能正常，骨骼坚固强韧。

134. 答案：E

解析：肾藏精，肾精可以化生为髓。肾精充盛则化髓充足，脑脊得养，骨骼得滋，脑脊功能正常，骨骼坚固强韧。髓之为病以不足居多，无论是生成不足还是消耗太过，总与肾精关系密切。故《重广补注黄帝内经素问·生气通天论》说："然强力入房则精耗，精耗则肾伤，肾伤则髓气内枯。"

（二）A2 型题

135. 答案：A

解析：心位于胸中，功能主血脉、主神明、开窍于舌，在液为汗。从患者的症状和体征来看，结合年龄因素分析，病位在心，病机是心气不足。

136. 答案：A

解析：从病史来看，患者由于劳神太过，心气耗损，气虚血瘀，导致心脉痹阻而发病。病位在心。

137. 答案：D

解析：心与小肠通过经脉相联系，在疾病上常相互影响传变。心火炽盛，可以循经下移至小肠，引起小肠泌别清浊的功能失常，出现小便短赤，灼热疼痛，甚或尿血等；而口舌生疮，心烦失眠，为心经热盛的表现。

138. 答案：D

解析：患者前日受凉，风寒束表，营卫不利，故恶寒怕冷，浑身肌肉酸痛。肺外合皮毛，肺气不宣，故鼻塞，喷嚏，咽喉干痒不适。今日邪气内舍于其合，侵犯到肺，故咳嗽，咯痰。目前病位在肺卫。

139. 答案：C

解析：身倦乏力、过度劳累皆为气虚之证；而头晕乏力，纳呆食少，胸胁胀满，腹痛泄泻，则为肝脾不和之证，先有脾虚后见胸胁胀满，故证属脾虚肝乘。

140. 答案：C

解析：情志抑郁、肝郁化火、肝火上炎，可耗伤肺阴，使肺气不得肃降，而出现咳嗽、胸痛、咯血等肝火犯肺证。

141. 答案：B

解析：思虑劳神过度，既耗心血，又损脾气，可形成心脾两虚证，出现心悸、失眠、多梦、食少、腹胀、乏力等症状。

142. 答案：B

解析：患者胃脘、腹部疼痛，病位在胃肠；胀满疼痛，走窜不定，痛而欲泻，泻而不爽，嗳气，肠鸣，矢气，得嗳气、矢气后痛减为气滞疼痛的表现。病机属胃肠气滞。

143. 答案：B

解析：患者大便燥涩难下、腹胀作痛、左少腹包块，病位在大肠，症见干涩少津之象，无寒热、气虚等症状。病机属津亏肠燥。

144.答案：D

解析：心藏神，胆主决断。心胆虚怯，而见虚烦不寐，心中空虚，触事易惊等症。

145.答案：C

解析：脾胃虚衰则九窍不通，清阳之气不能上行达脑而脑失所养。所以，从脾胃入手益气升阳是治疗脑病的主要方法之一。李东垣倡"脾胃虚则九窍不通论"，开升发脾胃清阳之气以治脑病的先河。

146.答案：C

解析：该病由于长期思虑过多导致。思发于脾而成于心，劳神思虑过度，不仅暗耗心血，又可损伤脾气，形成心脾两虚证。心血不足，心神失养，出现心悸，失眠多梦。脾气虚，无力运化，而见腹胀食少，体倦乏力，精神萎靡，面色无华等症。

147.答案：B

解析：心经实火，可见心烦，舌赤糜烂；移热于小肠，引起尿少、尿赤涩刺痛、尿血等小肠实热的症状，故患者症状反映的病机为心经实火，移热小肠。

148.答案：B

解析：从病史分析看，患者因劳神太过，暗耗心血，心神失养，而致失眠多梦等症。

149.答案：A

解析：肾中精气具有促进人体生长发育的作用。人出生之后，机体随着肾中精气的逐渐充盛，表现出齿更、发长及骨骼生长而身体增高。肾精不足则影响小儿生长发育，严重者导致五迟、五软等症。

150.答案：E

解析：肾藏精，主命火，命火为"生气之源"，是生命的原始动力，本例属肾阳不足，命门火衰，虚寒内生，影响生殖功能，二便失于固摄，故见上症。

151.答案：C

解析：脾主统血，脾气能统摄血液循脉循行而不溢出脉外。脾气虚，统摄无力则可发生各种出血，其特点是出血色淡质稀，时间较长，以下部和皮下出血多见。体倦乏力，头昏自汗为气虚的临床表现，故出血为气虚不摄血所致。

152.答案：C

解析：肝为体阴用阳，赖肾水以滋养。肾阴亏损，水不涵木，或肝郁化火，暗耗肝阴等，导致肝肾阴虚，则腰膝酸软，两目干涩，口燥咽干，五心烦热，舌红苔薄，脉沉弦细；阴不制阳，肝阳上亢，则眩晕耳鸣，面红头胀等。

153.答案：D

解析：此为心与肾的阴阳水火升降互济失常所致，肾阴虚于下而心火亢于上，称"水火未济"，即"心肾不交"。心烦不寐，舌红少津，脉细数为心阴虚的表现；眩晕耳鸣，健忘，腰酸梦遗为肾阴虚的表现。

154.答案：A

解析：肾阳为脏腑阳气的根本，脾阳根于肾阳。肾阳不足，不能温煦脾阳，使脾阳不振，或脾阳久虚，进而损及肾阳，可引起肾阳亏虚，最终均可导致脾肾阳虚，可见肢冷畏寒，腹部冷痛，面色苍白，或下利清谷，五更泄泻等症状。

155. 答案：C

解析：此为心肾阳虚的病证，是肾阳虚衰、温煦失职、气化失权，故表现出面色㿠白，畏寒肢冷，水肿尿少，腰膝冷痛，神疲乏力，舌淡胖嫩，苔白滑，脉沉无力。心阳虚衰，血行不畅，故可见心悸怔忡，唇甲青紫，舌淡青紫而暗，脉沉细微。

（三）B 型题

答案：156.A　　157.B

解析：心主血脉，心气推动血液运行于脉中，流注全身，循环不休，发挥营养和濡润作用。与血液运行关系最密切的脏是心；肺主气，司呼吸，肺能够吸入自然界清气，呼出体内浊气，是气体交换的场所，故主持呼吸运动的脏是肺。

答案：158.D　　159.C

解析："相傅之官"是肺，肺与大肠相表里，故选大肠；"君主之官"是指心，心与小肠相表里，故选小肠。

答案：160.A　　161.B

解析：肺主呼吸的功能，由肺气的宣发与肃降运动来维系：肺气宣发，浊气得以呼出；肺气肃降，清气得以吸入。

答案：162.A　　163.C

解析：肺气宣发，可将卫气布散于皮毛肌腠，而卫气具有保卫机体，防御外邪入侵的作用。所以，与人体抵御外邪关系最密切的脏腑是肺；心主神明，能够主持意识、思维等精神活动的功能。故与神志活动关系最密切的脏腑是心。

答案：164.A　　165.E

解析：心具有主宰五脏六腑、形体官窍等生命活动和意识、思维等精神活动的功能。故被称为君主之官也；肺具有治理调节全身气、血、津液的作用，概括为"肺主治节"，故被称为相傅之官。

答案：166.A　　167.D

解析：涎为脾之液，涎为口津，唾液中较清稀的称作涎：涎具有保护和清洁口腔的作用。在进食时涎分泌较多，还可湿润和溶解食物，使之易于吞咽和消化。在正常情况下，涎液上行于口但不溢于口外。若脾胃不和，则往往导致涎液分泌急剧增加，而发生口涎自出等现象，故说脾在液为涎。

唾为肾之液，唾与涎同为口津，即唾液。较稠者为唾，较稀薄者为涎。脾之液为涎而肾之液为唾：唾液除了具有湿润与溶解食物，使之易于吞咽，以及清洁和保护口腔的作用外，还有滋养肾精之功：因唾为肾精所化，多唾或久唾。则易耗肾精，所以气功家常吞咽津唾以养肾精。

答案：168.A　　169.E

解析：肾主藏精，先天之精是构成胚胎的基本物质；为人体脏腑阴阳之本，生命之源，故称为先天之本。脾主运化、统血，输布水谷精微，为气血生化之源，人体脏腑百骸皆赖脾以濡养，故有后天之本之称。

答案：170.C　　171.D

解析：肾阴，又称元阴、真阴、真水，为人体阴液的根本，对机体各脏腑组织起着凉润、宁静作用。肾阳，又称元阳、真阳、真水，为人体阳气的根本，对机体各脏腑组织起着推动、温煦作用。

答案：172.A　　173.B

解析：肝主疏泄：肝主疏泄，是指肝具有疏通、舒畅、条达以保持全身气机疏通畅达，通而不滞，散而不郁的作用。肝主疏泄是保证机体多种生理功能正常发挥的重要条件。脾主升清：升，指上升和输布；清，指精微物质。脾主升清是指脾具有将水谷精微等营养物质，吸收并上输于心、肺、头目，再通过心肺的作用化生气血，以营养全身，并维持人体内脏位置相对恒定的作用。这种运化功能的特点是以上升为主，故说"脾气主升"。

答案：174.B　　175.D

解析：脾主运化：运，即转运输送，化，即消化吸收。脾主运化，指脾具有将水谷化为精微，并将精微物质转输至全身各脏腑组织的功能。实际上，脾就是对营养物质的消化、吸收和运输的功能。肾主水液：水液是体内正常液体的总称。肾主水液，从广义来讲，是指肾为水脏，泛指肾具有藏精和调节水液的作用。从狭义而言，是指肾主持和调节人体水液代谢的功能。

答案：176.D　　177.A

解析：全身的血液，都要通过经脉汇聚于肺，经肺的呼吸进行气体交换，而后输布于全身。故称"肺朝百脉"；心气推动血液运行于脉中，流注全身，循环不休，发挥营养和濡润作用，故"心主血脉"。

答案：178.A　　179.B

解析：在心气的推动下，全身血气皆上注于面。面部色泽，可以反映心血、心气的盛衰及其功能的强弱，故说"心其华在面"；肺主宣发，将脾转输至肺的水谷精微和津液输布于皮毛肌腠；肺还宣发卫气于皮毛肌腠，以温分肉，充皮肤，肥腠理，司开阖，并将津液化为汗液排出体外。皮毛又可以宣散肺气，以调节呼吸。肺与皮毛之间相互为用，故说"肺在体合皮，其华在毛"。

答案：180.A　　181.C

解析：心的经脉上循于舌，舌为心之外候，故称"心开窍于舌"；肺主呼吸，而鼻是呼吸的通道，为呼吸道的最上端，肺通过鼻与外界相贯通；肺之经脉与鼻相连。肺的生理和病理状况，可由鼻反映出来，故称"肺开窍于鼻"。

答案：182.D　　183.A

解析：脾其华在唇，唇的色泽可反映脾的气血盈亏、运化强弱；肝其华在爪，爪的色泽可反映肝的气血盈亏、疏泄和藏血作用的强弱。

答案：184.E 185.C 186.D

解析：头发的生长依赖精血以荣养，故说"发为血之余"；爪甲包括指甲和趾甲，是筋之延续，筋和爪甲均依赖肝血荣养，故说"爪为筋之余"；肾精生髓而充养骨骼，牙齿为骨之延续，亦由肾精充养，故称"齿为骨之余"。

答案：187.B 188.E

解析：五脏藏五神，即神魂魄意志分藏五脏。《灵枢·本神》说："肾藏精，精舍志。"五脏主五志，即喜怒忧思悲恐惊分属五脏，《素问·阴阳应象大论》说："在脏为肾……在志为恐。"

答案：189.C 190.B 191.A

解析：《难经·四十四难》说："唇为飞（扉）门，齿为户门，会厌为吸门，胃为贲门，太仓下口为幽门，大肠小肠会为阑门，下极为魄门，故曰七冲门也。"

答案：192.E 193.D

解析：奇恒之腑包括脑、髓、骨、脉、胆、女子胞；腑有六，即胆、胃、小肠、大肠、膀胱、三焦。

答案：194.B 195.A

解析："满而不实"强调五脏精气宜充满，指五脏的生理功能特点；五脏内部组织相对充实，共同生理功能是化生和贮藏精气。胆为奇恒之腑，形态空腔，排泄胆汁，消化食物，属于六腑；但内藏精（胆）汁，主决断，功能类似五脏，故名。

答案：196.A 197.C

解析：脑为髓海，藏于颅腔之中，为脑髓汇聚而成，故而称为"髓海"。胃为水谷之海，饮食入口，由胃接受并容纳于其中，故称"水谷之海"。

答案：198.A 199.B

解析：三焦与五脏没有表里关系，故称"孤府"。胆内盛胆汁，胆汁是精纯、清净的精微物质，称为"精汁""清汁"，故胆又称为"中精之府"。

答案：200.D 201.B 202.A

解析："膀胱者，州都之官，津液藏焉"（《素问·灵兰秘典论》）；小肠主受盛化物，故称"受盛之官"；大肠主传导糟粕，故称"传导之官"。

答案：203.C 204.E

解析：胆既是六腑又是奇恒之腑。奇恒之腑包括脑、髓、骨、脉、胆、女子胞。

答案：205.A 206.C

解析：胆为"中精之府"。脑为"元神之府"。

答案：207.B 208.E

解析：与津液代谢关系最密切的脏是肺、脾、肾。女子胞与五脏均有关联，但其中肾藏精主生殖，与天癸产生有关，心主血、肝藏血、脾统血，女子以血为用，故与心、肝、脾、肾四脏关系最为密切。

答案：209.A 210.A

解析：心藏神，肾藏精。精能化气生神，为气、神之基；神能统精驭气，为精、气之主。积精可以全神，神全可以统驭精气。故体现"精神互用"关系的脏是心与肾；心为君火，肾为相火（命火）。君火在上，相火在下，各安其位，则心肾上下交济。故体现"君相安位"关系的脏是心与肾。

答案：211.B　　212.D

解析：《素问·宣明五气》说："心藏神，肺藏魄，肝藏魂，脾藏意，肾藏志。"

答案：213.D　　214.D

解析：冲脉为十二经之海，五脏六腑之海，血海。

答案：215.B　216.E　217.C

解析：心五行属火，肾五行属水，水火既济即心肾相交。甲乙属木，胆为甲木，肝为乙木。壬癸属水，膀胱为壬水，肾为癸水。乙癸同源即肝肾同源。肺五行属金，肾五行属水。金水相生即指肺肾之阴相互滋生。

答案：218.D　　219.B　　220.C

解析：脾主统血，肝主藏血，二者共同保证血液在脉内循行，不溢出脉外。肝主疏泄，肾主封藏，二者共同调节着男子排精、女子月经和排卵等，称之为"藏泄互用"。脾为后天之本，肾为先天之本，先后天的关系是指脾肾二脏的关系。

答案：221.E　　222.D

解析：脾为后天之本，肾为先天之本。肾精充养脾精，肾阳温煦脾阳。脾提供水谷精微充养肾精。故而先后天相互滋生。

心属火，肾属水。心阳温暖肾水，使肾水不寒。肾阴上济心阴，使心火不亢。称为心肾相交，又称为水火既济。

答案：223.C　　224.E

解析：肺为水之上源，行水之脏，肾为主水之脏，共主水液代谢；肺主呼气，肾主纳气，共同完成呼吸运动。肺吸入自然之清气，脾运化水谷之精气，清气、水谷精气是气生成的主要物质；肺通调水道，脾运化水液，相互协调维持津液的生成、输布和排泄。

答案：225.D　　226.E

解析：手太阴肺经属肺络大肠，手阳明大肠经属大肠络肺，故肺与大肠互为表里络属关系。足少阴肾经属肾络膀胱，足太阳膀胱经属膀胱络肾，故肾与膀胱互为表里络属关系。

答案：227.D　　228.A　　229.B　　230.C

解析：心与小肠生理关系表现在：心主血脉，心阳温煦，心血濡养，有助于小肠化物等功能；小肠化物，泌别清浊，清者经脾上输心肺，化赤为血，以养心脉。脾与胃同居中焦，通过经脉的相互属络构成表里关系，主要包括水谷纳运协调、气机升降相因、阴阳燥湿相济等。肝与胆的关系，主要表现在同司疏泄、共主勇怯等方面。肾与膀胱生理关系表现在相互协作，共同完成尿液的生成、贮存与排泄。

答案：231.E　　232.D

解析：精神活动由心与脑主司，又与五脏密切相关，故有"五神脏"之说。如《素问·宣明五气》说："心藏神，肺藏魄，肝藏魂，脾藏意，肾藏志。"

（四）X 型题

233. 答案：ABCD

解析：藏象学说的形成主要包括古代解剖学的认识、长期生活实践的观察、医疗实践经验的积累、古代哲学思想的渗透。

234. 答案：CD

解析：藏象学说的特点包括五脏功能系统观、五脏阴阳时空观。

235. 答案：ABDE

解析：心其外应于虚里，其华在面，在体合脉，开窍于舌，主血脉。故心主血脉的功能正常与否，可从心胸部的感觉、面色、舌色、脉象上反映出来。而肤色与先天禀赋、生活及工作场景等因素相关。

236. 答案：ABC

解析：血液的正常运行及其作用的正常发挥，除心气充沛外，还有赖于血液充盈和脉道通利。换言之，血液的正常运行必须以心气充沛、血液充盈、脉道通利为基本条件。

237. 答案：ABDE

解析：心主血脉的功能是否正常，可从心胸部感觉、面色、舌色、脉象反映出来。心主血脉功能正常，则心胸部舒畅，面色红润有光泽，舌质淡红，脉和缓有力。若心气不足，推动血液无力，可见心悸怔忡，胸闷气短，面色无华，舌质淡，脉虚无力；甚则气虚血瘀，导致心脉痹阻，可见心胸部憋闷疼痛，面色紫暗，舌质瘀斑或青紫，脉细涩或结代。心血亏虚，则心悸心烦，面色淡白，舌质淡，脉细弱无力等。而意识是心的另外一个功能"心主神明"的反映。

238. 答案：ABCD

解析：心在志为喜、在体合脉、开窍于舌、汗为心之液。而春为肝主之季节。

239. 答案：ABCD

解析：指肺气升宣与布散的运动形式。主要体现在三个方面：一是呼出体内浊气；二是将脾转输至肺的水谷精微和津液上输头面诸窍，外达皮毛肌腠；三是宣发卫气于皮毛肌腠。而生成宗气与肺气宣发的生理作用无直接关系。

240. 答案：ACE

解析：因肺具有清虚娇嫩、易受邪袭的生理特性，故被称为"娇脏"；肺居高位，又主行水，故称之为"水之上源"；肺主呼吸之气，还主司一身之气的生成和运行，故被称为"气之主"。而"先天之本""脏腑之本"是指肾。

241. 答案：ABCE

解析："肺主治节"，具体表现在四个方面：一是治理调节呼吸运动，使之保持呼吸节律、有条不紊；二是治理调节全身气机，随着肺一呼一吸的运动，调节全身气机的升降出入；三是肺朝百脉，治理调节血液的运行；四是肺主通调水道，治理调节津液的代谢。而调节全身阴阳的脏腑是肾。

242.答案：ACE

解析：肺藏象的系统联系包括：在志为悲，在体合皮，其华在毛，在窍为鼻，在液为涕，在时为秋。而汗为心之液，肾在体合骨。

243.答案：ABE

解析：肺失宣发，则可出现呼吸不畅，胸闷喘咳，以及卫气被遏、腠理闭塞的鼻塞、喷嚏、恶寒、无汗等症状。而食少与脾胃功能失常有关，便秘与肺失肃降及大肠功能失常关系密切。

244.答案：ACD

解析：肺主气主要包括主呼吸之气和主一身之气两个方面。而肺主一身之气，又指肺主一身之气的生成和调节的功能。

245.答案：ACD

解析：肺气肃降，指肺气清肃与下降的运动形式。主要体现在三个方面：一是吸入自然界清气，下纳于肾，以资元气；二是将脾转输至肺的水谷精微和津液向下向内布散，并将多余的津液下输于肾，成为尿液生成之源；三是肃清呼吸道内的异物，保持呼吸道的洁净。

246.答案：ABCE

解析：肺失肃降，肺气上逆，可出现咳嗽、喘息、呼吸短促、咳痰等症。而无汗多因外感风寒，肺气不宣所致。

247.答案：ABCDE

解析：肺气虚损不足，肺气的宣发、肃降失常，卫气不能输布于体表，可致卫表不固而自汗、防御能力下降而易感外邪；宣、降不利，呼吸失常，而致呼纳失司，动辄气急；肺气亏虚，呼吸减弱，清气不足，影响到宗气生成减少，故少气不足以息；肺气不足，宣降失常，津液不布，停聚于肺，则可聚痰成饮。

248.答案：BCE

解析：《素问·宣明五气》说："五脏所恶……肾恶燥。"明·马莳注曰："肾主水，其性润，肾燥则精涸，故恶燥。"肾水宜升，肾位于人体之下部，其气当升。肾应冬，冬日"蛰虫周密"，故说"肾者主蛰"。人体一切"藏"的生理活动皆由肾主。

249.答案：ABCDE

解析：肾气亏虚，失于封藏、固摄，以腰膝酸软，小便、精液、经闭、胎气不固等为主要表现的虚弱证候。

250.答案：ABE

解析：肾精的生理功能促进生长发育、促进生殖繁育、主抵御外邪。

251.答案：ABCDE

解析：肾精不足，可出现小儿囟门迟闭、牙齿松动脱落、腰膝酸软无力、脑转而耳鸣、反应迟钝等症状。

252.答案：ABC

解析：心主神志，影响人的精神意识和思维活动；肝主疏泄，包括肝气可以舒畅情志；脾主思藏意，在志为思，思即思考、思虑，是人体精神意识思维活动的一种状态。可见心、肝、脾均与情志内伤最为密切相关。

253. 答案：ACD

解析：肝失疏泄，气机不畅，临床多出现胸胁胀满、两乳胀痛、少腹胀满。

254. 答案：ABDE

解析：肝藏血的生理意义是贮藏血液、调节血量、防止出血。肝藏血，血舍魂。

255. 答案：BCDE

解析：肝藏血，血舍魂，肝血充足，魂能安舍，夜能安寐；肝血不足，魂不守舍则可致噩梦纷纷，卧寐不安，梦游或梦呓等。

256. 答案：ABCD

解析：脾运化水液的功能失调，脾失健运可导致痰、饮、湿、水肿等病理产物的产生。

257. 答案：AD

解析：脾主运化、统血，生理功能包括脾生化血液，为气血生化之源；脾统摄血液，防止血液逸出脉外。

258. 答案：CDE

解析：脾与胃在生理上燥湿相济、升降相因、纳运相助。

259. 答案：ABCD

解析：脾运化水液，其转输津液的途径有四：一是脾气散精，上输于肺，通过肺输布全身；二是以灌四傍，向四周布散；三是脏腑气化后多余的水液，经脾气运化，下输膀胱，成为尿液之源；四是通过脾胃升降枢纽作用，随脾升胃降，而上腾下达。

260. 答案：BCDE

解析：脾在志为思，在体为肉，在液为涎，其华在唇，开窍于口。

261. 答案：ACDE

解析：塞因塞用，是以具有补益作用的药物，来治疗"闭塞不通"症状的病症。脾虚证患者出现腹胀表现，是由于脾气虚弱导致运化失司，腹气不通进而出现腹部胀满，故治疗应从脾虚入手，治病求本，采用健脾益气法进行治疗。塞因塞用属于反治，又称从治。

262. 答案：ACDE

解析：会厌为吸门，齿为户门，胃上口为贲门，下极为魄门。四者皆属七冲门，而"气门"即汗孔，不属于七冲门范畴。

263. 答案：BC

解析：胆的主要功能是贮藏和排泄胆汁。

264. 答案：ABCE

解析：六腑形态中空，胆是囊状脏器；六腑生理功能受盛传化水谷，胆汁参与饮食物消化；六腑与五脏相表里，胆与肝相表里。因此胆属六腑之一。

265. 答案：CDE

解析：胆藏精汁，不直接传化水谷，功能似脏；胆囊中空，形态似腑；因其不同于其他脏腑，故为奇恒之腑。

266. 答案：AC

解析：胃的生理功能是受纳水谷和腐熟水谷。

267. 答案：BC

解析：胃的生理特性是喜润恶燥，脾的生理特性是喜燥恶湿。

268. 答案：AB

解析：胃主通降，具体体现于饮食物的消化和糟粕的排泄过程中：胃容纳水谷；经胃气消化腐熟作用而形成的食糜，下传小肠；进而食物残渣下传大肠，燥化后形成粪便，有节律地排出体外。

269. 答案：BDE

解析：小肠的主要生理功能是主受盛化物，泌别清浊，主液。

270. 答案：ABC

解析：小肠主泌别清浊，指小肠对食糜作进一步消化，并将其分为清浊两部分的生理功能。清者即精微部分，包括谷精和津液，由小肠吸收，经脾气转输至全身，灌溉四傍；浊者即食物残渣和水液，食物残渣经阑门传送到大肠而形成粪便，水液经三焦下渗膀胱而形成尿液。小肠泌别清浊的功能正常，则精微与糟粕各走其道而二便正常。

271. 答案：ABCDE

解析：大肠的传导糟粕，实为对小肠泌别清浊功能的承接。除此之外，尚与胃气的通降、肺气的肃降、脾气的运化、肾气的推动和固摄作用有关。胃气通降，包括大肠对糟粕的排泄作用；肺与大肠为表里，肺气肃降有助于糟粕的排泄；脾气运化，有助于大肠对食物残渣中津液的吸收；肾气的推动和固摄作用，主司二便的排泄。肝主疏泄促进脾胃升降，胃降则大肠降，"魄门亦为五脏使"。

272. 答案：BC

解析：膀胱的生理功能是贮存、排泄尿液。

273. 答案：AC

解析：三焦的生理功能是通行元气和运行水液。

274. 答案：ABD

解析：上、中、下三焦的功能特点是：上焦如雾，中焦如沤，下焦如渎。

275. 答案：ABC

解析：《素问·灵兰秘典论》说："三焦者，决渎之官，水道出焉。"《难经·六十六难》说："三焦者，原气之别使也。"在脏腑之中惟三焦最大，无与匹配，故有"孤府"之称。《素问·五脏别论》说："夫胃、大肠、小肠、三焦、膀胱，此五者，天气之所生也，其气象天，故泻而不藏也，此受五脏之浊气，名曰传化之腑，此不能久留输泻者也。"

276. 答案：ABE

解析：奇恒之腑包括脑、髓、骨、脉、胆、女子胞。

277. 答案：BD

解析：奇恒之腑，是脑、髓、骨、脉、胆、女子胞的合称，其形态空腔为腑，但功能藏精气似脏，且藏而不泻，故称奇恒之腑。奇者，异也；恒者，常也。奇恒之腑即是与六腑不同的腑。以通为用、泻而不藏、以降为和是六腑的特点。

278. 答案：CDE

解析：胆的生理功能包括贮藏和排泄胆汁，主决断。胃主腐熟水谷。小肠主受盛化物。

279. 答案：ABC

解析：心主神志，胆主决断。

280. 答案：ABC

解析：脑为元神之府。头为精明之府。

281. 答案：ABDE

解析：脑为中精之府是错误表述，正确的是胆为中精之府。

282. 答案：ABCDE

解析：《素问·上古天真论》说："女子七岁，肾气盛，齿更发长。二七而天癸至，任脉通，太冲脉盛，月事以时下，故有子。三七，肾气平均，故真牙生而长极……六七，三阳脉衰于上，面皆焦，发始白。七七，任脉虚太冲脉衰少，天癸竭，地道不通，故形坏而无子也。"

283. 答案：BC

解析：女子胞的主要生理功能是主持月经和孕育胎儿。

284. 答案：AB

解析：女子胞与冲任二脉最相关，"冲为血海，任主胞胎"。

285. 答案：ABCE

解析：女子以血为本，经水为血液所化，而血液来源于脏腑。脏腑之中，心主血，肝藏血，脾统血，肾藏精而化血。

286. 答案：ABCE

解析：五脏之中，女子胞与肝、脾、肾关系尤为密切。女子胞的发育成熟、月经按时来潮及其后定时排卵与天癸的来至和其对胞宫的作用有及其密切的关系。

287. 答案：BE

解析：心与肝的关系主要表现为血液运行与神志活动方面的相互依存、协同关系。

288. 答案：ACE

解析：肺与肾的关系主要表现在水液代谢、呼吸运动和阴液互资三个方面。

289. 答案：CDE

解析：肝与肾的关系主要表现在精血同源、藏泄互用、阴阳互滋互制三个方面。

290. 答案：AC

解析：脾与肾的关系主要表现在先后天相互资生和水液代谢方面。

291. 答案：BCE

解析：肺通调水道，为水之上源。肾主水，蒸腾气化水液。脾主运化水液。三脏是影响体内水液生成、疏布、排泄的主要内脏。

292. 答案：AB

解析："乙癸同源"是指肝肾同源、精血同源。

293. 答案：ACE

解析：肺通调水道，肾主水。肺主呼吸，肾主纳气。肺阴资助肾阴，肾阴充养肺阴。故而二者的关系体现在水液代谢、呼吸运动以及阴液相互滋生等多方面。

294. 答案：BCD

解析：肝与脾的关系，主要表现在疏泄与运化的相互为用、藏血与统血的相互协调关系。

295. 答案：AE

解析：心与脾的关系，主要表现在血液生成与运行上的相互为用、相互协同。

296. 答案：ACD

解析：心与脾的关系，主要表现在血液生成与运行上的相互为用、相互协同。心与肝的关系，主要表现在血液运行和精神情志方面。肝与脾的关系，主要表现在疏泄与运化的相互为用、藏血与统血的相互协调关系。

297. 答案：BCD

解析：脾与胃在生理上的关系，主要包括水谷纳运协调、气机升降相因、阴阳燥湿相济等。

298. 答案：AB

解析：肝与胆的关系，主要表现在同司疏泄、共主勇怯等方面。

299. 答案：ABCDE

解析：精神活动由心与脑主司，又与五脏密切相关，故有"五神脏"之说。如《素问·宣明五气》说："心藏神，肺藏魄，肝藏魂，脾藏意，肾藏志。"

300. 答案：ABCDE

解析：与饮食物的消化吸收功能相关的脏腑有胃主受纳腐熟、脾主运化、肝协调脾升胃降、小肠受盛化物而泌别清浊、大肠吸收水分。

301. 答案：CE

解析：髓的生成与肾的关系尤为密切。肾精是化髓的基础物质，肾精充盛，化髓充足，则脑脊得养，骨骼得滋，脑脊功能正常，骨骼坚固强韧。髓的化生又与脾胃等脏腑密切相关。

302. 答案：ABDE

解析：脏与腑的关系，是脏腑阴阳表里配合关系。脏属阴主里而腑属阳主表，一脏一腑，一阴一阳，一表一里，相互配合，组成心与小肠、肺与大肠、脾与胃、肝与胆、肾与膀胱等脏腑表里关系，脏行气于腑，腑输精于脏，体现了阴阳表里相输相应的"脏腑相合"关系。

二、判断题

303. 答案：×

解析：在藏象学说的构建过程中，除了以大体解剖知识为基础，还采用了整体观察以及"以象测藏"等特殊的认识方法，决定了"藏"的概念是在形态结构基础上又赋予了功能系统所形成的认识。西医的脏器概念主要基于解剖学的器官，其结构以实体性脏器为基础，对功能的认识也是从分析其器官而获得。因此，中医的脏腑与西医脏器在称谓上虽大致相同，但其内涵所指却有很大差异。

304. 答案：×

解析：藏象学说是古代医家在长期生活医疗实践中，以解剖学知识为基础，运用以表知里、司外揣内、取象比类等整体观察方法，通过对内在脏腑反映于外的各种征象的观察，结合气、阴阳、五行学说的认识论，经过概括、抽象、推理而逐步归纳出的医学理论。中医学对内脏功能的认识并非仅仅来源于古代解剖知识。

305. 答案：×

解析：六腑多呈中空的囊状或管腔形态，共同生理功能是受盛和传化水谷。

306. 答案：√

解析：五脏内部组织相对充实，共同生理功能是化生和贮藏精气。

307. 答案：×

解析：如《素问·五脏别论》说："所谓五脏者，藏精气而不泻也，故满而不能实。"所谓"满而不实"是强调五脏精气宜充满。正如王冰注云："精气为满，水谷为实。五脏但藏精气，故满而不实。"

308. 答案：×

解析：如《素问·五脏别论》说："六腑者，传化物而不藏，故实而不能满也。"简明概括了五脏、六腑各自的生理特点与主要区别。所谓"实而不满"是指六腑水谷宜充实而虚实更替。正如王冰注云："精气为满，水谷为实……六腑不藏精气，但受水谷，故实而不满也。"

309. 答案：×

解析：中医学认为心主神明，心具有接受外界客观事物和各种刺激并做出反应，进行意识、思维、情志等活动的功能。《灵枢·本神》说："所以任物者谓之心。"复杂的精神活动实际上是在"心神"的主导下，由五脏协作共同完成的。故情志所伤，首伤心神，次及相应脏腑，导致脏腑气机紊乱。故主持神志活动的脏是心，而不是脑。

310. 答案：×

解析：肺的功能除了主持呼吸之外，肺还有主通调水道的功能。通过肺气宣发肃降，对体内水液的输布、运行和排泄具有疏通和调节作用。

311. 答案：√

解析：肺主一身之气指肺主司一身之气的生成和运行的功能。肺司呼吸，吸入自然界的清气，而清气是人体之气的重要来源之一。尤其体现于宗气的生成。故肺主一身之气的生成；一身之气如凡元气、宗气、营气、卫气等，皆需通过肺的呼吸得以输布。而人体各脏腑活动之气及经络、营卫之气，也都赖肺的调节而实现其升降出入，发挥其各自特有的功能。可见，肺为气之主宰。对全身气机具有调节作用。可见，肺主一身之气的生成和运行，实际上都基于肺的呼吸功能。呼吸调匀是气的生成和气机调畅的根本条件。

312. 答案：×

解析：汗液虽然与肺有一定的关系，但汗为心之液。鼻涕由肺津所化，并有赖于肺气的宣发，故肺之液为涕。

313. 答案：√

解析：脾主运化，包括运化谷食和水饮两个方面。

314. 答案：×

解析：肾中所藏之精秉受于先天并受后天精气滋养。

315. 答案：√

解析：脾主统血，指脾具有统摄血液在血脉中正常运行而不溢出脉外的功能。肝藏血，指肝具有贮藏血液、调节血量和防止出血的功能，二者是固摄血液的重要因素。

316. 答案：×

解析：肝藏血包括贮藏血液、调节血量和防止出血。

317. 答案：×

解析：脾的生理功能是对精微物质的转输作用，并无水谷的受纳和腐熟的功能，这是胃的生理功能。

318. 答案：×

解析：肾主纳气的主要生理功能是使肺之呼吸保持一定的深度。

319. 答案：√

解析：肾阳虚鼓动无力则便秘，火不暖土则泄泻。

320. 答案：√

解析：人出生后，人体生命活动的维持源于气血津液，气血津液源于饮食水谷，而水谷精微的化生则依赖于脾的运化功能。故而称脾为"气血生化之源"。

321. 答案：×

解析：肝主疏泄的生理功能可以调畅全身气机、促进血液和津液的运行和输布、促进脾胃的运化功能和胆汁的分泌排泄、调畅情志、疏泄男子精液和女子月经，与促进骨骼发育的作用不大。

322. 答案：√

解析：天癸是肾精及肾气充盈到一定程度而产生的一种精微物质，具有促进人体生殖器官发育成熟和维持人体生殖功能的作用。

323. 答案：√

解析：胆的形态中空、排泄胆汁参与消化类似六腑，但其内盛"精汁"则又与五脏"藏精"的生理特点相似，可见，胆具备似脏非脏、似腑非腑的特征，故又为奇恒之腑。

324. 答案：×

解析：六腑，是胆、胃、小肠、大肠、膀胱、三焦的合称。在经络学说中，手厥阴心包经与手少阳三焦经为表里，心包络属脏。

325. 答案：×

解析：《难经·四十四难》说："唇为飞（扉）门，齿为户门，会厌为吸门，胃为贲门，太仓下口为幽门，大肠小肠会为阑门，下极为魄门，故曰七冲门也。"

326. 答案：√

解析：六腑具有通降下行的特性，《素问·五脏别论》说："水谷入口，则胃实而肠虚。食下，则肠实而胃虚。"即每一腑都必须适时排空其内容物，以保持六腑通畅，功能协调，故有"六腑以通为用，以降为顺"之说。

327. 答案：×

解析：胆具有贮藏和排泄胆汁的生理功能。胆汁由肝之精气汇聚而成，贮存于胆囊，而胆没有分泌胆汁的功能。

328. 答案：×

解析：与脾喜燥而恶湿相对而言，胃有喜润而恶燥的生理特性。

329. 答案：√

解析：小肠主泌别清浊，指小肠对食糜作进一步消化，并将其分为清浊两部分的生理功能。清者即精微部分，包括谷精和津液，由小肠吸收，经脾气转输至全身，灌溉四傍；浊者即食物残渣和水液，食物残渣经阑门传送到大肠而形成粪便，水液经三焦下渗膀胱而形成尿液。小肠泌别清浊的功能正常，则精微与糟粕各走其道而二便正常。

330. 答案：√

解析：膀胱中尿液的排泄，由肾气及膀胱的气化与固摄作用调节。尿贮藏与排泄取决于肾与膀胱的气化与固摄协调。若肾气失于固摄，膀胱合少开多，可见夜尿多，尿后余沥，尿频，遗尿，小便不禁等症状；肾的气化作用失常，膀胱开少合多，可出现小便不利或癃闭。故《素问·宣明五气》说："膀胱不利为癃，不约为遗尿。"

331. 答案：√

解析：大肠的传导与胃气通降、肺气肃降、脾气运化密切相关，肾气的推动和固摄作用也有利于大肠的传导，有利于大小便的排泄，故有"肾司二便"之说。

332. 答案：√

解析：辨证三焦，指三焦作为温病的辨证纲领。三焦辨证，为温病发生发展过程中由浅及深的三个不同病理阶段。

333. 答案：√

解析：三焦运行津液和通行诸气的功能相互关联，实际上是一个功能的两个方面：津液的运行赖于气的推动（气能行津），而气又依附于津液而存在（津能载气）。故《难经·三十一难》所谓"三焦者，水谷之道路，气之所终始也"。

334. 答案：×

解析：骨为五体（脉、筋、肌、骨、皮）之一，又属于奇恒之腑（脑、髓、骨、脉、胆、女子胞）之一。

335. 答案：×

解析：筋不是奇恒之腑。

336. 答案：√

解析：肾藏精，精可以化生髓。《灵枢·五癃津液别》说："水谷入于口，输于肠胃，其液别为五（汗、溺、泣、唾、髓）。"故髓的化生与脾胃、大小肠等脏腑也有关系。

337. 答案：×

解析：脑为元神之府，胆为中精之府。

338. 答案：×

解析：肝与胆是表里关系。

339. 答案：×

解析：心为君主之官，五脏六腑之大主。

340. 答案：×

解析：奇恒之腑藏而不泻。

341. 答案：×

解析：任脉为阴脉之海。

342. 答案：√

解析：女子胞，又称胞宫、胞脏、子脏、子处等。

343. 答案：√

解析：胆为中正之官，决断出焉。

344. 答案：√

解析：女子胞与冲、任二脉关系密切，与督、带脉也有关系。

345. 答案：×

解析：心、肺、脾、肝、肾五脏，既各司其职，又存在着密不可分的联系。对五脏之间关系的理解，应注重五脏生理功能之间的相互制约、相互资生与相互协调，以及五脏在调节精神、气血、津液等方面的相互关系。

346. 答案；×

解析：心与脾的关系，主要表现在血液生成与运行上的相互为用、相互协同。

347. 答案：×

解析：心位于上，五行属火，升已而降；肾居于下，五行属水，降已而升。心火下降，以资肾阳，温煦肾水，使肾水不寒；肾水上济，以滋心阴，制约心阳，使心火不亢；心与肾阴阳水火升降互济，维持了两脏之间生理功能的协调平衡，称为"心肾相交"，即"水火既济"。

348. 答案：√

解析：肺与脾的关系，主要表现在气的生成与津液代谢两个方面。

349. 答案：√

解析：肺司呼吸，肾主纳气。肺气肃降，吸入清气，下纳于肾；肾纳清气，以维持呼吸深度。故称"肺为气之主，肾为气之根"。

350. 答案：√

解析：肺为水之上源，通调水道，宣发津液外出腠理为汗，肃降水液下行至肾。肾为主水之脏，升清降浊，清者上达于肺，浊者下输膀胱。肺肾两脏，相辅相成，共同完成津液的输布与排泄。

351. 答案：√

解析：心主血脉，推动血行，则肝有所藏。肝藏血，调节血量，防止出血；肝疏泄，调畅气机，促进血行，使心主血脉功能正常。两者共同维持血液的正常运行。心血不足与肝血亏虚相互影响，导致心肝血虚，可见头晕目眩，心悸失眠，爪甲色淡，面色无华等症状。

352. 答案：×

解析：心肾相交为心肾水火既济。而精血同源是指肝肾同源。

353. 答案：×

解析：表现为气与血关系的是心与肺。

354. 答案：√

解析：古人根据五行说把脏腑与天干相配，则肝属"乙木"，肾属"癸木"，故肝肾同源又称为乙癸同源。

355. 答案：√

解析：脾为后天之本，肾为先天之本，在病理上相互影响。脾主运化，以阳气用事。而肾阳为脏腑阳气之根本，脾阳根于肾阳。肾阳不足，不能温煦脾阳，使脾阳不振，或脾阳久虚，进而损及肾阳，引起肾阳亦虚，二者最终均可导致脾肾阳虚。

356. 答案：×

解析：小肠有热，亦可循经上熏于心，可见心烦、舌赤糜烂等症状。

357. 答案：×

解析：五脏与奇恒之腑具有相同的生理功能特点，即"藏精气而不泻"。

358. 答案：×

解析：心主神明，故脑的精神意识失常多从心论治。

359. 答案：×

解析：女子胞的主要生理功能是主持月经和孕育胎儿。

360. 答案：√

解析：女子以血为本，以气为用，经、带、胎、产无不与气血情志相关，无不依赖于肝之藏血和疏泄功能，故有"女子以肝为先天"。

361. 答案：×

解析：脾为阴脏，主运化水液，喜燥而恶湿；胃为阳腑，主通降下行，喜润而恶燥。

三、名词解释

362. 答案：藏象，又称"脏象"，指脏腑生理功能、疾病变化表现于外的征象。

363. 答案：藏象学说，是研究人体脏腑生理功能、疾病变化规律及相互关系的学说，是中医学理论体系的核心内容。

364. 答案：心主血脉，指心气推动血液运行于脉中，流注全身，循环不休，发挥营养和濡润作用。心主血脉包括主血和主脉两个方面。

365. 答案：心主神明，指心具有主宰五脏六腑、形体官窍等生命活动和意识、思维等精神活动的功能。

366. 答案：人身之神，有广义与狭义之分。广义之神，指整个人体生命活动的主宰及其外在表现；狭义之神，指人的意识、思维、情志等精神活动。

367. 答案：肺朝百脉，指全身的血液，都要通过经脉而会聚于肺，经肺的呼吸进行气体交换，而后输布于全身，即肺气助心行血的生理功能。

368. 答案：肺主通调水道，出自《素问·经脉别论》，指通过肺气宣发肃降对体内水液的输布、运行和排泄具有疏通和调节作用。

369. 答案：肺对气、血、津液的治理和调节作用。

370. 答案：肺气宣降，指肺气向上向外宣发与向下向内肃降的相反相成的运动。宣发与肃降运动协调，维持着肺司呼吸、主行水等功能。

371. 答案："气门"出自《内经》。实指汗孔，又称"玄府"。汗孔不仅是排泄汗液之门户，而且可随着肺气宣发肃降辅助呼吸。

372. 答案：脾主统血是指脾气能够统摄血液，使之在经脉中运行而不致溢于脉外的功能。

373. 答案：脾气又称中气，脾气下陷又称中气下陷。脾气主升，若脾的升举功能失常，则脾气不升反而下陷，导致内脏下垂等，又称为"脾气下陷"。

374. 答案：运化水液：指脾对水液的吸收、传输和布散功能。

375. 答案：指肝脏。"罢"，音义同"疲"，和全身筋的活动有关。"罢极之本"，说明肝主管筋的活动，能够耐受疲劳，是运动功能的根本。

376. 答案：肝为阴脏，内藏阴血，故称"体阴"；其性刚强，其气主动主升主散，故称"用阳"。

377. 答案：指肝具有贮藏血液、调节血量和防止出血的功能。

378. 答案：蛰，指某些动物在冬天伏藏起来，不食不动。肾主蛰，以越冬虫类伏藏喻指肾有潜藏、封闭、固摄、贮存之生理特性，是对其藏精功能的高度概括。

379. 答案：肾具有摄纳肺吸入的清气，维持正常呼吸，防止呼吸表浅的功能。

380. 答案：肾阳，又称元阳、真阳，是肾气中具有推动、振奋、温煦作用的部分，为一身阳气的根本。

381. 答案：天癸是肾中精气充盛到一定程度而产生的精微物质，具有促进生殖功能成熟并维持正常性功能的作用。

382. 答案：肾为五脏阴阳之本。肾阳为脏腑阳气之本，"五脏之阳气，非此不能发"，推动和激发脏腑的各种功能，温煦全身脏腑形体官窍。肾阴为脏腑阴液之本，"五脏之阴气，非此不能滋"，宁静和抑制脏腑的各种功能，滋润全身脏腑形体官窍。

383. 答案：胆、胃、大肠、小肠、三焦、膀胱合称为六腑。

384. 答案：饮食物的消化吸收和排泄，需通过消化道的七道门户，《难经》称为"七冲门"。

385. 答案：指胆。由于胆内藏精汁，即胆汁，故胆有"中精之府""清净之府"或"中清之府"之称。

386. 答案：饮食入口，由胃接受并容纳于其中，故胃有"太仓""水谷之海"之称。

387. 答案：指三焦。六腑之三焦，是分布于胸腹腔的一个大腑，脏腑之中惟三焦最大，无与匹配，故有"孤府"之称。

388. 答案：小肠主液，指小肠在吸收谷精的同时，吸收大量津液的生理功能。由于小肠参与体内的津液代谢，故说"小肠主液"。

389. 答案：大肠接受食物残渣，吸收水分而调节水液代谢的功能。由于大肠参与体内的津液代谢，故说"大肠主津"。

390. 答案：三焦具有疏通水道、运行津液的作用，以调节津液代谢平衡，称作"三焦气化"。三焦气化失常，水道不利，可导致津液代谢失调。

391. 答案："上焦如雾"（《灵枢·营卫生会》），是对心肺输布营养至全身的作用和形式的形象描写与概括，喻指上焦宣发卫气，输布水谷精微、血和津液的作用，如雾露之灌溉。

392. 答案："中焦如沤"（《灵枢·营卫生会》），是对脾胃、肝胆等脏腑的消化饮食物的作用和形式的形象描写与概括，喻指中焦消化饮食物的作用，如发酵酿造之过程。

393. 答案："下焦如渎"（《灵枢·营卫生会》），是对小肠、大肠、肾和膀胱的排泄糟粕的作用和形式的描写与概括，喻指肾、膀胱、大肠等脏腑排泄二便的功能，如沟渠之通导。

394. 答案：脾气主升是指脾气的运动特点以上升为主，表现在升清和升举内脏两个方面。

395. 答案：奇恒之腑，是脑、髓、骨、脉、胆、女子胞的总称。它们都是贮藏精气的器官，似脏非脏，似腑非腑，故称。奇恒之腑的形态似腑，多为中空的管腔或囊性器官，而功能似脏，主藏精气而不泻。

396. 答案：肝主疏泄指肝具有保持全身气机疏通畅达，通而不滞，散而不郁的作用。

397. 答案：女子胞，又称胞宫、子宫、胞脏、子处、血脏，是女性的内生殖器官，有主持月经和孕育胎儿的作用。

398. 答案：冲脉上渗诸阳，下灌三阴，与十二经脉相通，为十二经之海。

399. 答案：髓是骨腔中膏脂状的精微物质。髓因所居骨腔的部位不同，而分为脑髓、脊髓和骨髓。

400. 答案：血府即血脉，简称为脉，是血液运行的通道。

401. 答案：指脑，脑又名髓海，深藏于头部，居颅腔之中，其外为头面，内为脑髓，是精髓和元神汇集发出之处，又称为元神之府。

402. 答案：五脏的共同生理特点，五脏属实体性器官，功能化生和贮藏精气，精微物质宜藏而不宜泻。

403. 答案：指胆具有对事物进行判断、做出决定的功能。

404. 答案：肝与肾之间的关系非常密切，故称"肝肾同源"，包括精血同源、藏泄互用以及阴阳互滋互制等内容。

405. 答案：即肝肾同源，古人根据五行说把脏腑与天干相配，则肝属"乙木"，肾属"癸木"，故称乙癸同源。

406. 答案：心火下降，以资肾阳，温煦肾水，使肾水不寒；肾水上济，以滋心阴，制约心阳，使心火不亢；心与肾阴阳水火升降互济，维持了两脏之间生理功能的协调平衡，称为"心肾相交"，即"水火既济"。

407. 答案：心为君火，肾为相火（命火）。君火在上，相火在下，各安其位，则心肾上下交济。

408. 答案：心与肾阴阳水火升降互济失常，多见肾阴虚于下而心火亢于上的阴虚火旺，称"水火未济"，即"心肾不交"，可见心烦失眠，眩晕耳鸣，腰膝酸软，梦遗梦交，五心烦热等症状。

409. 答案：肝藏血，肾藏精，精血同源于水谷精微，且能相互转化资生，故曰"精血同源"。

410. 答案：肾属水，肝属木，水能生木。若肾阴不足，不能涵养肝阴，可致肝肾阴虚，进而阴不制阳，又易致肝阳上亢，可见眩晕、中风等。

411. 答案：心位于上，五行属火，升已而降；肾居于下，五行属水，降已而升。心火下降，以资肾阳，温煦肾水，使肾水不寒；肾水上济，以滋心阴，制约心阳，使心火不亢；心与肾阴阳水火升降互济，维持了两脏之间生理功能的协调平衡，称为"心肾相交"，即"水火既济"。

412. 答案：肺与肾母子相生，阴液互资，称为"金水相生"。金能生水，肺金为肾水之母，肺阴充足，下输于肾，使肾阴充盈；水能润金，肾阴为一身阴液的根本，肺阴依赖肾阴滋养而充盛。

413. 答案：心与肾阴阳水火升降互济失常，多见肾阴虚于下而心火亢于上的阴虚火旺，称"水火未济"，即"心肾不交"，可见心烦失眠，眩晕耳鸣，腰膝酸软，梦遗梦交，五心烦热等症状。

414. 答案：肝主疏泄，肾主封藏，二者之间存在着相互制约、相互为用的关系。疏泄与封藏相反相成，从而调节女子的月经来潮、排卵和男子的排精功能。

415. 答案：胃主受纳腐熟水谷，是脾主运化的前提；脾主运化精微并转输，有利于胃的受纳。两者密切合作，纳运协调，维持着饮食物的不断受纳、消化以及精微的不断吸收与转输过程。

416. 答案：脾胃居于中焦，脾气主升而胃气主降，相反而相成。脾气升则肾气、肝气皆升，胃气降则心气、肺气皆降，故为脏腑气机上下升降的枢纽。

417. 答案：脾为阴脏，主运化水液，喜燥而恶湿；胃为阳腑，主通降下行，喜润而恶燥。

418. 答案：女子以血为本，以气为用，经、带、胎、产，无不与气血相关，无不依赖于肝之藏血和疏泄功能，故称"女子以肝为先天"。

四、填空题

419. 答案：生理功能　　疾病变化

420. 答案：五脏功能系统观　　五脏阴阳时空观

421. 答案：腑　　奇恒之腑

422. 答案：化生　　贮藏

423. 答案：受盛　　传化

424. 答案：血液充盈　　脉道通利

425. 答案：面色　　舌色　　脉象

426. 答案：呼吸之气　　一身之气

427. 答案：宣发　　肃降

428. 答案：五脏　　六腑

429. 答案：生理功能

430. 答案：肺　　心　　肾　　肝

431. 答案：统摄血液在经脉之中流行，防止逸出脉外　　脾不统血

432. 答案：筋　　爪

433. 答案：口　　唇

434. 答案：将军　　谋虑

435. 答案：作强　　技巧

436. 答案：仓廪　　营

437. 答案：飧泄　　䐜胀

438. 答案：诸经　　肝

439. 答案：罢极　　魂

440. 答案：先天之精　　后天之精

441. 答案：肾　　肾

442. 答案：耳　　二阴

443. 答案：运化谷食　　运化水饮

444. 答案：通　　降

445. 答案：津　　液

446. 答案：沤　　渎

447. 答案：贮藏、排泄胆汁　　主决断

448. 答案：运行津液　　通行元气

449. 答案：膀胱　　膀胱

450. 答案：主通降　　喜润恶燥

451. 答案：泻而不藏　　实而不能满

452. 答案：主受纳　　腐熟水谷

453. 答案：大肠　　胆

454. 答案：脑　　头

455. 答案：主宰生命活动　　主宰精神活动　　主感觉运动

456. 答案：意　　思

457. 答案：充养脑髓　　滋养骨骼　　化生血液

458. 答案：髓海　　元神之府

459. 答案：主持月经　　孕育胎儿

460. 答案：清净之府　　中清之府

461. 答案：同司疏泄　　共主勇怯

462. 答案：相互资助　　相互为用

463. 答案：心　　五脏

464. 答案：心　　肾

465. 答案：水气凌心

466. 答案：气的生成　　津液输布代谢

467. 答案：土不生金

468. 答案：气机升降调节

469. 答案：血液的生成　　运行消化功能

470. 答案：呼吸运动　　阴液互资

471. 答案：精血同源　　藏泄互用

472. 答案：胃　　小肠

473. 答案：水谷纳运协调　　气机升降相因　　阴阳燥湿相济

474. 答案：脏腑阴阳表里配合

475. 答案：血海

476. 答案：经血的化生　　固摄

五、简答题

477. 答案：藏象，又称"脏象"，指脏腑生理功能、疾病变化表现于外的征象。"藏"，指藏于体内的脏腑与脏腑之气及其运动，包括五脏、六腑和奇恒之腑。由于五脏是人体生命活动的中心，六腑和奇恒之腑可分别统归于五脏的功能范畴，故"藏"实际上是以五脏为中心的五个生理功能系统。"象"，指外在的现象和比象。其涵义有二：一指表现于外的生理病变现象。二指以五脏为中心的五个生理功能系统与外界事物或现象相比类所获得的比象，"藏象"把"藏"与"象"统一起来，集中反映了中医学对生命活动的独特认识方法，即通过"以象测藏"来认识和把握内在脏腑的功能状态。

藏象学说，是研究人体脏腑生理功能、疾病变化规律及相互关系的学说。藏象学说旨在通过人体外部的征象来探索内脏活动规律，进而有效地指导养生防病、疾病诊治与康复，是中医学理论体系的核心内容。

478.答案：古代解剖知识为藏象学说的产生奠定形态学基础。长期生活实践的观察是藏象学说形成的主要依据。长期医疗实践经验的积累使藏象学说不断接受检验和校正。以气、阴阳、五行学说为代表的古代哲学思想渗透到中医学中，对藏象学说的理论形成及其系统化起到世界观、方法论的指导作用。

479.答案：心主神明，指心具有主宰五脏六腑、形体官窍等生命活动和意识、思维等精神活动的功能。

人身之神，有广义与狭义之分。广义之神，指整个人体生命活动的主宰和总体现；狭义之神，指人的意识、思维、情志等精神活动。心主神明，既包括广义之神，又包括狭义之神。

480.答案：肺为娇脏，指肺清虚娇嫩，易受邪袭的生理特性。肺体清虚，不耐寒热，不容异物；肺主呼吸，外合皮毛，在窍为鼻，与外界相通，外感六淫之邪从皮毛或口鼻而入，常易犯肺而为病；其他脏腑病变，亦常累及于肺。

481.答案：心气、心血为汗液化生之源，故称心在液为汗。此外，汗液的生成与排泄又受心神的主宰与调节，故情绪激动时可见汗出现象。由此可见，心以主血脉和主神明为基础，主司汗液的生成与排泄，从而维持了体温的相对恒定及对外在环境的适应能力。汗由津液所化，津液是气的载体，大汗可大量耗散津液，致心气或心阳无所依附而亡失，出现心气脱失或心阳暴脱的危候。

482.答案：全身血脉统属于心，心气是行血的基本动力。肺吸入自然界之清气与脾胃运化生成的水谷精气在胸中结合，生成宗气，而宗气具有"贯心脉"以推动血液运行的作用。肺朝百脉，肺气有助心行血的作用。肺气充沛，宗气旺盛，气机调畅，则血行正常。若肺气虚弱或壅塞，不能助心行血，则可导致心血运行不畅，甚至血脉瘀滞，出现心悸胸闷，唇青舌紫等症；反之，心气虚衰或心阳不振，心血运行不畅，也能影响肺气的宣降，出现呼吸困难、气喘等症。

483.答案：朝，朝会、朝向。肺朝百脉，指全身的血液，都要通过经脉而会聚于肺，经肺的呼吸进行气体交换，而后输布于全身，即肺气助心行血的生理功能。

484.答案：皮毛为一身之表，具有防御外邪，调节津液代谢与体温，以及辅助呼吸的作用。毛附于皮，故常"皮毛"合称。肺与皮毛之间存在着相互为用关系，故称"肺合皮毛"。

肺对皮毛的作用主要有二：一是肺气宣发，将卫气外输于皮毛，以发挥其温分肉，充皮肤，肥腠理，司开阖及防御外邪的作用；二是肺气宣发，将水谷精微和津液外输于皮毛，以发挥其濡养、滋润的作用。

皮毛对肺的作用也主要有二：一是皮毛宣散肺气，以调节呼吸；二是皮毛受邪，可内合于肺。

485. 答案：心主血脉与主神明密切相关。血是神志活动的物质基础之一，《灵枢·营卫生会》说："血者，神气也。"而心主神明，又能驭气以调控心血的运行。病理状态下，两者也常相互影响。如心血不足，心神失养，可致心神失常，而见精神恍惚、心悸失眠等症；心神异常，亦可影响心主血脉功能。

486. 答案：肺对气、血、津液的治理和调节作用，称为"肺主治节"。具体表现在四个方面：一是治理调节呼吸运动，使之保持呼吸节律、有条不紊；二是治理调节全身气机，随着肺一呼一吸的运动，调节全身气机的升降出入；三是肺朝百脉，治理调节血液的运行；四是肺主通调水道，治理调节津液的代谢。可以说，肺主治节，是对肺的主要生理功能的高度概括。

487. 答案：脾有运化水液的功能，脾对饮食物中的水液一方面可吸收输布至全身发挥其滋润作用，另一方面将利用后的水液上腾于肺、下达于肾，经肺、肾的气化，从汗、尿排出，从而对水液的生成、输布起着调节作用。脾失健运，则水液的吸收、输布障碍，而生湿生痰，故有"脾为生痰之源"之说。

488. 答案：人在出生以后为后天。因为人在出生后，主要依赖脾胃从饮食物中消化吸收水谷精微输送到脏腑和人体各部分以保证生长、发育的需要，所以说脾胃为"后天之本"。

489. 答案：脾主运化，将饮食物化为水谷精微，在脾气升清的气机运动下，将其上输心、肺、头面，或化生气血以营养全身，即脾主升清。若脾气虚弱，不能升清，头面不得精微滋养可见头目眩晕、精神疲惫，此类病证治当从脾入手，健脾升清。

490. 答案：肝主疏泄的中心环节是调畅全身气机，其派生的生理功能包括：①调节精神情志；②协调脾升胃降；③促进胆汁泌泄；④维持血液循行；⑤维持津液输布；⑥调节排精行经。

491. 答案："罢"有免除之意，"极"者，"劳困"也。肝在体合筋，筋约束骨节，主持肢体运动。肝之阴血充足，筋脉得养，则肢体关节运动灵活，强健有力而不易疲劳；肝之阴血不足，筋脉失养，则肢体关节运动失灵，易于疲劳。故《素问·六节藏象论》说："肝者，罢极之本。"

492. 答案：肾藏精的生理功能包括：①主生长发育与生殖；②为脏腑之本；③主生髓化血；④主抵御外邪。

493. 答案：六腑的生理功能是"传化物"，即受盛和传化水谷。六腑的共同生理特点是"泻而不藏""实而不满"。六腑要完成受盛和传化水谷的生理功能，必须不断地虚实更替，使其内容物适时地通降下行。故后世医家则将六腑的生理特性概括为六腑"以通为用""以降为和"。

494. 答案：由于胆在解剖形态上属于空腔性器官，在生理功能上有助于传化水谷，其经脉与肝之经脉相互络属，构成表里关系，所以说胆为六腑之一。但因胆贮藏的胆汁，为清净之精汁，类似于五脏之藏精；胆又不盛纳水谷，无直接传化饮食物的生理功能，与一般的六腑有所不同，可见，胆具备似脏非脏、似腑非腑的特征，故又属奇恒之腑。

495. 答案：胃的主要生理功能是主受纳和腐熟水谷。①受纳，是接受和容纳之意，胃主受纳水谷，指胃气具有接受和容纳饮食水谷的功能。②腐熟，是饮食物经过胃的初步消化，形成食糜的过程。

496. 答案：胃的生理特性有二：①胃主通降。胃气具有向下运动以维持胃肠道通畅的生理特性。由于饮食必先受纳于胃，经胃气的初步消化后，又必须在胃气的通降作用下逐级向小肠和大肠传递，形成粪便经魄门排出体外，故说胃主通降，以降为和。②胃喜润恶燥。由于胃为腑，属阳土，必赖充足津液的滋养，才能正常发挥其受纳和腐熟水谷的生理功能，因而说胃喜润恶燥。

497. 答案：小肠主泌别清浊，指小肠对食糜做进一步消化，并将其分为清浊两部分的生理功能。清者即精微部分，包括谷精和津液，由小肠吸收，经脾气转输至全身，灌溉四傍；浊者即食物残渣和水液，食物残渣经阑门传送到大肠而形成粪便，水液经三焦下渗膀胱而形成尿液。小肠泌别清浊的功能正常，则精微与糟粕各走其道而二便正常。若小肠泌别清浊的功能失常，清浊不分，就会出现尿少而便溏泄泻等症。

498. 答案：大肠主传导糟粕的生理功能，尚与胃气的通降、肺气的肃降、脾气的运化、肾气的推动和固摄作用有关。胃气通降，包括大肠对糟粕的排泄作用；肺与大肠为表里，肺气肃降有助于糟粕的排泄；脾气运化，有助于大肠对食物残渣中津液的吸收；肾气的推动和固摄作用，主司二便的排泄。

499. 答案：奇恒之腑，虽名为腑，但不与水谷直接接触，有异于六腑；其功能"以藏为主"，类似于五脏贮藏精气；似脏非脏，似腑非腑，不同于一般的五脏六腑。奇恒之腑包括：脑、髓、骨、胆、脉、女子胞。

500. 答案：脑为髓海，主精神活动，包括意识、思维和情志。脑主精神活动的功能正常，则精神饱满，意识清楚，思维灵敏，记忆力强，语言清晰，情志正常，否则，便出现意识思维及情志方面的异常。

501. 答案：骨、髓的生成与肾的关系尤为密切。肾精是充养骨骼、化生精髓的基础物质，肾精充盛，化髓充足，则脑脊得养，骨骼得滋，脑脊功能正常，骨骼坚固强韧。髓的化生又与脾胃、大小肠等脏腑密切相关。肾"受五脏六腑之精而藏之"，故骨与髓的发育与五脏精气也有密切的关系。

502. 答案：女子胞与冲、任、督、带及十二经脉均有密切关系。冲、任二脉同起于胞中。冲脉与肾经并行且与阳明脉相通，能调节十二经气血，与女子月经排泄关系密切，有"冲为血海"之称；任脉与足三阴经相会，能调节全身阴经，为"阴脉之海"。任脉又与胎儿孕育密切相关，故有"任主胞胎"之称。

503. 答案：天癸，是肾中精气充盈到一定程度时体内出现的一种精微物质，有促进生殖器官发育成熟、女子月经来潮及排卵、男子精气溢泄，因而具备生殖能力的作用。女子胞的发育成熟、月经按时来潮及其后定期排卵，与天癸的来至和对胞宫的作用有及其密切的关系。

504. 答案：心主血脉：心为血脉运行枢纽，血液经过心回流于肺，进行气体交换，促进肺的呼吸运动。肺朝百脉：肺为气体交换场所，血液通过肺气贯通百脉，故能协助心脏主持血液循环。

505.答案：脾统血：是指脾气能统摄血液，使之在血脉中运行而不逸出脉外的功能。心主血：是指心具有主持血液循环，而营运于全身各脏腑组织，使脾能正常发挥统摄血液和化生血液的功能。

506.答案：肺主气：肺位在上，主气司呼吸能吸入自然清气而使气根归于肾，故有"肺为气之主"之说。肾纳气，肾位在下，能摄纳肺吸入之气而调节呼吸，故有"肾为气之根"之说。

507.答案：人体之气来源于父母的先天之气、饮食物化生的水谷精气和自然界的清气。肺主呼吸，吸入自然界清气；脾主运化水谷，化生水谷精气。所以，肺、脾都参与了人身之气的生成，特别是清气与水谷精气相结合，生成宗气。宗气积于胸中，走息道以司呼吸，贯心脉以行气血，并下蓄丹田以资元气。若肺、脾功能失常，宗气生成不足，会导致一身之气衰少。若肺气虚累及脾（子病犯母），脾气虚影响肺（母病及子），终致肺脾两虚之证，可见咳嗽气短、食少倦怠、腹胀便溏等症状。

508.答案：六腑在结构上通过七冲门相连通，共同的生理功能是受盛和传化水谷，其传化水谷的特点是虚实更替，接纳排空，以通为用，以降为和，从而密切配合，共同完成了对饮食物的受纳、消化、吸收和排泄。其中消化功能主要靠胃、小肠等的作用；吸收功能是小肠、大肠的作用，排泄功能主要是大肠和膀胱的作用。

509.答案：脾与胃同居中焦，通过经脉的相互属络构成表里关系，同为气血生化之源，后天之本。脾与胃在生理上的关系，主要包括水谷纳运协调、气机升降相因、阴阳燥湿相济等。胃主受纳腐熟水谷，是脾主运化的前提；脾主运化精微并转输，有利于胃的受纳。两者密切合作，纳运协调，维持着饮食物的不断受纳、消化以及精微的不断吸收与转输过程。脾胃居于中焦，脾气主升而胃气主降，相反而相成。脾气升则肾气、肝气皆升，胃气降则心气、肺气皆降，故为脏腑气机上下升降的枢纽。脾为阴脏，主运化水饮，喜燥而恶湿；胃为阳腑，主通降下行，喜润而恶燥。脾胃阴阳燥湿相济，是保证两者纳运、升降协调的必要条件。

510.答案：肝与胆通过经脉的相互属络构成表里关系。肝与胆的关系，主要表现在同司疏泄、共主勇怯等方面。肝主疏泄，分泌胆汁；胆附于肝，藏泄胆汁。两者协调合作，疏利胆汁于小肠，帮助脾胃消化饮食物。肝气疏泄正常，促进胆汁的分泌和排泄；而胆汁排泄无阻，又有利于肝气疏泄的正常发挥。胆主决断与人的勇怯有关，而决断又基于肝之谋虑，肝胆相互配合，情志活动正常，处事果断。

511.答案："脏腑相合"关系的主要依据有：①经脉属络，属脏的经脉络于所合之腑，属腑的经脉络于所合之脏。②生理配合，六腑功能受五脏之气的调节，五脏功能也有赖于六腑的配合。③病机相关，脏病可影响到其相合的腑，腑病也可影响其相合的脏。④脏腑兼治，根据脏腑相合关系，临床上有脏病治腑、腑病治脏、脏腑同治等治法。

六、论述题

512. 答案：《素问·五脏别论》说："所谓五脏者，藏精气而不泻也，故满而不能实；六腑者，传化物而不藏，故实而不能满也。"简明概括了五脏、六腑各自的生理特点与主要区别。所谓"满而不实"是强调五脏精气宜充满；所谓"实而不满"是指六腑水谷宜充实而虚实更替。正如王冰注云："精气为满，水谷为实。五脏但藏精气，故满而不实；六腑则不藏精气，但受水谷，故实而不满也。"

五脏六腑的生理特点，对临床辨证论治有重要指导意义。一般来说，病理上"脏病多虚""腑病多实"；治疗上"五脏宜补""六腑宜泻"，还可根据脏腑表里关系进行调整，"脏实者泻其腑，腑虚者补其脏"。

513. 答案：心主神明，指心具有主宰五脏六腑、形体官窍等生命活动和意识、思维等精神活动的功能。见于《素问·灵兰秘典论》说："心者，君主之官也，神明出焉。"

人体的脏腑、经络、形体、官窍，各有不同的生理功能，但都必须在心神的主宰和调节下分工合作，共同完成整体生命活动。心神正常，各脏腑功能协调有序，则身心康泰。神能驭气控精，并调节血液和津液的运行输布。心神通过驾驭协调各脏腑之精气以达到调控各脏腑功能之目的，故被称为"五脏六腑之大主"（《灵枢·邪客》）。

心还具有接受外界客观事物和各种刺激并作出反应，进行意识、思维、情志等活动的功能。《灵枢·本神》说："所以任物者谓之心。"这一复杂的精神活动实际上是在"心神"的主导下，由五脏协作共同完成的。故情志所伤，首伤心神，次及相应脏腑，导致脏腑气机紊乱。

514. 答案：肺气宣降，指肺气向上向外宣发与向下向内肃降的相反相成的运动。肺气宣发，指肺气升宣与布散的运动形式，与肺主清肃相对而言。主要体现在三个方面：一是呼出体内浊气；二是将脾转输至肺的水谷精微和津液上输头面诸窍，外达皮毛肌腠；三是宣发卫气于皮毛肌腠，以温分肉，充皮肤，肥腠理，司开阖，并将津液化为汗液排出体外。若肺失宣发，则可出现呼吸不畅，胸闷喘咳，以及卫气被遏、腠理闭塞的鼻塞、喷嚏、恶寒、无汗等症状。

肺气肃降，指肺气清肃与下降的运动形式，与肺主宣发相对而言。主要体现在三个方面：一是吸入自然界清气，下纳于肾，以资元气；二是将脾转输至肺的水谷精微和津液向内向下布散，下输于肾，成为尿液生成之源；三是肃清肺和呼吸道内的异物，保持呼吸道的洁净。若肺失肃降，常出现呼吸短促、喘息、咳痰等症。

515. 答案：脾气宜升是指脾气以上升为主，以升为健的气机运动特点。包括升清和升举两方面。

（1）脾主升清：指脾能将消化吸收的水谷精微等营养物质上输于心肺，通过心肺的作用化生气血而营养周身。

（2）升举内脏：指脾气上升能维持内脏位置的相对恒定，是防止内脏下垂的重要保证。

若脾气虚弱，一是主升清的功能失常，气血生化无源，可产生神疲乏力、头目眩晕、腹胀、泄泻等症状；二是升举无力，可以出现久泄脱肛或胃下垂、肾下垂等内脏下垂的脾气下陷的症状。

516. 答案：情志活动是脏腑精气对外界刺激的应答，适度的情志活动以气机调畅、气血调和为重要条件。肝主疏泄，畅达气机，和调气血，对情志活动发挥调节作用。肝气疏泄，气机调畅，气血调和，则心情开朗，心境平和，情志活动适度。

若肝气郁结或亢逆，疏泄不及或太过，则可导致情志活动的异常。前者常见情志抑郁、闷闷不乐；后者多见性情急躁、亢奋易怒等。另一方面，情志异常也可影响肝气疏泄，造成肝气郁结或亢逆。鉴于肝与情志的密切关系，故临床治疗情志病证多注重调肝。

517. 答案：饮食物的消化吸收，主要依赖于脾胃的运化功能，但脾胃之间的纳运升降运动的协调平衡，则依赖于肝的疏泄功能。一般来说，肝对脾胃运化功能的影响，有如下两方面。一是促进脾胃的升降，肝气疏泄、畅达气机，促进和协调脾胃之气的升降运动，使脾气升、胃气降的运动稳定有序，为脾胃的正常纳运创造条件，促进饮食物的消化、水谷精微的吸收及糟粕的排泄。若肝疏泄机能失常，既可影响脾气升清，致脾失健运、清气下陷，可见腹胀、腹泄等，又可影响胃气的降浊，致胃失通降、胃气上逆，可见纳呆、脘胀、嗳气、呕吐、便秘等。二是肝能分泌与促进排泄胆汁，以助消化。食物的消化吸收还要借助于胆汁的分泌和排泄，因为胆汁是参与饮食物消化和吸收的"精汁"。胆汁乃肝之余气所化，其分泌和排泄受肝气疏泄功能的影响。正因为肝的疏泄作用，脾胃的运化功能和胆汁的分泌排泄有着密切的关系，所以肝病常影响脾胃及胆等脏腑的机能，常出现肝木乘土（脾胃）及胆汁郁滞不畅的病变。若肝病以影响脾土为主的，多称之为"肝脾不调"或"肝脾不和"。

518. 答案：肾主水，肾具有主持和调节人体水液代谢的功能。

（1）调节参与津液代谢相关脏腑功能 津液的生成、输布与排泄，是在肺、脾、肾、肝、胃、大肠、小肠、三焦、膀胱等脏腑的共同参与下完成的。肾为脏腑之本，肾气的蒸腾气化、肾阴的滋润宁静、肾阳的温煦推动，对各脏腑参与津液代谢功能的正常发挥具有重要的调控作用。通过对各脏腑之气及其阴阳的调控，肾主司和调节着机体津液代谢的各个环节。肾的调控作用失常，或为津液生成不足，或为津液输布和排泄障碍。

（2）调节尿液的生成和排泄 尿液的生成和排泄是津液代谢的一个重要环节。津液代谢过程中，输布于全身的津液，通过三焦水道下输于膀胱，在肾气的蒸腾气化作用下，津液之清者，上输于肺，重新参与津液代谢；津液之浊者，生成尿液。尿液排泄，主要是膀胱的生理功能，但依赖于肾中阴阳的平衡、肾气蒸化与固摄作用的协调。膀胱开合有度，从而维持水液代谢平衡。肾阳虚衰，激发和推动作用减弱，津液不化，可致而为尿少水肿；肾阴不足，相火偏亢，虚热与水湿蕴结，可见尿频而数。肾气虚衰而失其固摄，则见尿失禁。

519. 答案：肾中精气分为肾精、肾气：肾精，即肾藏之精，来源于先天，充养于后天，是肾脏生理活动的物质基础；肾气，即肾精所化之气，是肾脏生理活动的物质基础及其动力来源。两者相互化生、相互促进，共同完成肾的生理功能。

肾气由肾精所化，又分为肾阴、肾阳二部分：肾阴，又称为元阴、真阴，具有宁静、滋润和濡养作用；肾阳，又称为元阳、真阳，具有温煦、推动、振奋作用。肾阴与肾阳对立统一，相反相成，平衡协调，则肾气冲和。

肾阴、肾阳又称为"五脏阴阳之本"。肾阳为脏腑阳气之本，"五脏之阳气，非此不能发"，推动和激发脏腑的各种功能，温煦全身脏腑形体官窍。肾阳充盛，脏腑形体官窍得以温煦，各种功能旺盛，精神振奋。肾阴为脏腑阴液之本，"五脏之阴气，非此不能滋"，宁静和抑制脏腑的各种功能，滋润全身脏腑形体官窍。肾阴充足，脏腑形体官窍得以滋润，其功能健旺而又不至于过亢，精神内守。

520.答案：胃气的基本含义是脾的运化功能和胃的受纳腐熟功能的综合。胃气充足则脾胃运化功能正常，才能化生精、气、血、津液等营养物质，以供给脏腑、经络等组织作为功能活动的物质基础，使之维持正常的生理活动。特别是元气的盛衰，与胃气的盛衰更是密切相关，故有"人以胃气为本"之说。若胃气损伤，则元气虚弱，脏腑功能失常，而百病丛生。胃气之盛衰有无，直接关系到人体的生命活动及其存亡，所以临床上常把"保胃气"作为重要的治疗原则。

521.答案：上焦是指横膈以上的部位，包括心肺两脏，以及头面部，上肢。其生理特点是"上焦如雾"，是对心肺输布营养至全身的作用和形式的形象描写与概括，喻指上焦宣发卫气，输布水谷精微、血和津液的作用，如雾露之灌溉。

中焦是指横膈以下，脐以上的部位，包括脾胃、小肠、肝胆等脏腑。其生理特点为"中焦如沤"，是对脾胃、肝胆等脏腑的消化饮食物的作用和形式的形象描写与概括，喻指中焦消化饮食物的作用，如发酵酿造之过程。

下焦是指脐以下的部位，包括大肠、肾、膀胱、女子胞、精室等脏腑，归属下焦。其生理特点为"下焦如渎"，是对小肠、大肠、肾和膀胱的排泄糟粕的作用和形式的描写与概括，喻指肾、膀胱、大肠等脏腑排泄二便的功能，如沟渠之通导。

522.答案：肝与肾的关系，概括为肝肾同源，又称"乙癸同源"。

（1）精血同源：肝藏血，肾藏精，精血互生，肝血肾精都是以水谷精微为物质基础，同源于水谷精微；而肝血的化生有赖于肾中精气的气化；肾精的充盛，亦有赖于血液的滋养，精血二者，盛者同盛，衰则同衰，故称"精血同源"。

（2）藏泄互用：肝主疏泄，肾主闭藏，两者"藏"与"泄"相反相成，保持两脏功能的相互制约和相互为用的关系，则肝之疏泄可使肾精藏而不闭，开合有度；肾精封藏则能制约肝气，使疏泄而不太过，主要表现在女子月经生理和男子排精功能。两者失调，可致月经失调，男子泄精的异常。

（3）肝肾之阴相互滋生：肾藏阴精为水脏，肾阴滋补肝阴使肝阳不致上亢，肾水与肝木的这种关系谓之"水能涵木"。若肾阴不足，不能涵养肝木，即"水不涵木"，可导致肾阴不足，形成肝肾阴虚的病变。

523.答案：意识、思维、情志是精神活动的高级形式，是外界客观事物作用于脑的结果，又有元神、识神、欲神的区别。

其一，元神。元神来自先天，属先天之神。两精相搏，随形具而生之神，即为元神。脑为元神之府。人每忆往事，必凝神于脑，脑具有主司记忆的功能。故"灵机记性在脑"。

其二，识神，属后天之神，在"元神之府"脑的调控下，通过心的"任物"作用，承担接受和处理外界事物。"识神者，发于心，有思有虑，灵而不虚也"。

其三，欲神，为先天"元神"所调控情志活动，是人对外界刺激的反应，与人的情绪、情感、欲望等心身需求有关。

524. 答案：胆、胃、小肠、大肠、膀胱、三焦的六腑之间的关系，主要体现于对饮食物的消化、吸收和排泄过程中的相互联系与密切配合。

饮食入胃，经胃腐熟而成食糜，下传小肠。小肠受盛，并在胆汁的参与下，泌别清浊，清者（水谷精微）由脾转输以养全身；其浊者，水液经三焦渗入膀胱，膀胱贮藏尿液，及时排泄，食物残渣下传大肠，经燥化吸收水液，形成粪便，由胃气下降和大肠传导通过肛门排泄。三焦不仅是水谷传化的通道，更重要的是三焦气化，推动和支持着六腑传化功能的正常运行。六腑传化水谷，虚实更替，完成受纳、消化、吸收、传导和排泄过程，宜通而不宜滞。故后世医家有"六腑以通为用""腑病以通为补"之说。

六腑在病理上相互影响，如胃有实热，津液被灼，可致大肠传导不利而见大便燥结。而大肠传导失常，肠燥便秘也可引起胃失和降，胃气上逆，出现嗳气、呕恶等症。

525. 答案：女子胞的主要生理功能是主持月经和孕育胎儿，其与心、肝、脾、肾的关系最为密切。

心藏神，女子胞主持月经和孕育胎儿的功能受心神调节。心神内守，心理活动稳定，心情舒畅，是女子月经按时来潮和适时排卵以成胎孕的重要条件。心主血脉，化赤为血，心血充盛，血脉充盈，心气充沛，血脉通畅，对女子胞的功能具有重要的资助和促进作用。

脾主运化，为气血生化之源，主统血。血和调于五脏，洒陈于六腑，在女子则上为乳汁，下为月经。女子胞与脾的关系，主要表现在经血的化生与固摄两个方面。脾气健运，化源充足，统摄有权，则经血藏泄正常。

肝主藏血，称为"血海"，为女子经血之源。肝血充足，下注冲脉血海，则冲脉盛满，血海充盈；肝主疏泄，调畅气机，肝气冲和条达，气行则血行，故使任脉通，冲脉盛；肝气疏泄，气机畅达，则情志舒畅。故肝的疏泄和藏血功能正常，可使气血和调，心情舒畅，应时排经、排卵。女子以血为本，以气为用，经、带、胎、产无不与气血情志相关，无不依赖于肝之藏血和疏泄功能，故有"女子以肝为先天"之说。

肾藏精，为先天之本，先天之精是构成胚胎的原始物质；关乎天癸，主生长发育与生殖，女子排卵行经，与女子胞功能密切相关。因此。临床治疗月经失调、不孕等妇科病证，多从肝、肾论治。

526. 答案：五脏藏神，脑为"元神之府"，其生理功能密切相关。

心主神明，脑主元神；心主血，上供于脑，血足则脑髓充盈，故心与脑相通。临床上，脑病可从心论治。

肺主气，朝百脉，辅心行血。肺之功能正常，则气血充盈、畅行，魄生而感觉成，故脑与肺有着密切关系。

脾为后天之本，气血生化之源，藏意，在志为思。脾胃健运，气血化源充足，五脏安和，思维敏捷，九窍通利，则清阳出上窍而上达于脑。思虑太过，脾胃虚衰则九窍不通，脑失所养。因此，临床上可从脾胃入手，益气升阳治疗脑病。

肝主疏泄，调畅气机，又主藏血。气机调畅，血气和调，则脑清神聪，魂生而知觉成。若疏泄失常，肝气抑郁或亢逆，则见精神失常，情志失调，或清窍闭塞，或为中风昏厥；若肝失藏血，神失所养，魂不得涵养而飞荡，则见运动障碍或梦呓夜游等。

肾藏精，精生髓，髓聚而成脑，故脑与肾的关系密切。五脏六腑之精充，则肾精盈；肾精充盈，则脑髓满；脑髓满，则脑之功能正常。故补肾填精益髓为治疗脑病的重要方法。

对于意识、思维、情志等精神活动异常的病证，不可简单地归结为心与脑的病变，由于心、脑皆与五脏密切相关，故可从五脏论治。

第四章　精气血津液神 ▷▷▷▷

习　题

一、选择题

（一）A1 型题

1. 人体之精分藏于五脏，但主要贮藏于
    A. 肝　　　　　　　　　　B. 心　　　　　　　　　　C. 脾
    D. 肺　　　　　　　　　　E. 肾

2. 广义之精包括
    A. 气　　　　　　　　　　B. 血　　　　　　　　　　C. 津液
    D. 气、血、津液等　　　　E. 精

3. 构成胚胎的原始物质是
    A. 水谷精气　　　　　　　B. 后天之精　　　　　　　C. 先天之精
    D. 自然清气　　　　　　　E. 脏腑之精

4. 狭义之精专指
    A. 气　　　　　　　　　　B. 血　　　　　　　　　　C. 津液
    D. 气、血、津液等　　　　E. 生殖之精

5. 《素问·金匮真言论》所谓"身之本"指的是
    A. 精　　　　　　　　　　B. 血　　　　　　　　　　C. 津液
    D. 气、血、津液等　　　　E. 气

6. 构成和维持人体生命活动的精微物质和生命繁衍的根源是
    A. 人体之精　　　　　　　B. 津液　　　　　　　　　C. 血
    D. 气、血、津液等　　　　E. 气

7. 人体之精生成的物质基础是
    A. 先天之精与水谷精微
    B. 吸入清气与水谷精微
    C. 水谷精微与五脏六腑之精
    D. 先天之精与吸入清气和水谷精微

E. 先天之精与五脏六腑之精

8. 后天之精是

    A. 吸入清气与五脏六腑之精

    B. 吸入清气与水谷精微

    C. 水谷精微与肾精

    D. 水谷精微与生殖之精

    E. 生殖之精与五脏六腑之精

9. 由肾所藏先天之精化生的是

    A. 营气   B. 元气   C. 宗气

    D. 中气   E. 卫气

10. 生殖之精的主体是

    A. 先天之精   B. 后天之精   C. 水谷之精

    D. 脏腑之精   E. 营养之精

11. 具有遗传功能的是

    A. 后天之精   B. 先天之精   C. 水谷之精

    D. 脏腑之精   E. 营养之精

12. 生命的原始物质是

    A. 血   B. 津液   C. 精

    D. 气、血、津液等   E. 气

13. 先天之精源于

    A. 后天之精   B. 营养之精   C. 水谷之精

    D. 脏腑之精   E. 生殖之精

14. 后天之精源于

    A. 先天之精   B. 营养之精   C. 水谷之精和清气

    D. 脏腑之精   E. 生殖之精

15. 人体之精按其部位分，可分为

    A. 先天之精   B. 后天之精   C. 生殖之精

    D. 脏腑之精   E. 营养之精

16. 生殖之精施泄主要依赖的是

    A. 天癸作用   B. 肾阳推动   C. 脾胃纳运

    D. 肝血充盈   E. 肺气宣肃

17.《素问·金匮真言论》的"故藏于精者，春不病温"，体现了精的

    A. 繁衍生命   B. 化神作用   C. 化血作用

    D. 滋润作用   E. 抗邪作用

18. 人体内活力很强、运动不息的极细微物质是

    A. 精   B. 气   C. 血

    D. 津   E. 液

19. 被称为"生气之源"的脏腑是

    A. 肺肾   B. 肝肾   C. 肺脾

    D. 心脾   E. 脾胃

20. 气的运动称为

    A. 气机   B. 气交   C. 气化

    D. 气变   E. 气和

21. 被称为脏腑气机升降枢纽的是

    A. 心肾   B. 肝肾   C. 脾胃

    D. 肺肝   E. 心脾

22. 人体的生长发育迟缓，或出现早衰，由于气的功能减退的是

    A. 推动作用   B. 温煦作用   C. 防御作用

    D. 固摄作用   E. 中介作用

23. 维持人体相对恒定的体温，主要体现气的功能是

    A. 推动作用   B. 温煦作用   C. 防御作用

    D. 固摄作用   E. 中介作用

24. 防止体内液态物质无故丢失，主要体现气的功能是

    A. 推动作用   B. 温煦作用   C. 防御作用

    D. 固摄作用   E. 中介作用

25. "气不足便是寒"体现了气的某一项功能失常，此项功能是

    A. 中介作用   B. 推动作用   C. 防御作用

    D. 固摄作用   E. 温煦作用

26. 人体最根本、最重要的气是

    A. 元气   B. 中气   C. 宗气

    D. 营气   E. 卫气

27. 元气运行的主要通路是

    A. 正经   B. 奇经   C. 络脉

    D. 三焦   E. 血脉

28. 具有推动人体生长发育及脏腑功能活动作用的气是

    A. 元气   B. 宗气   C. 营气

    D. 卫气   E. 肺气

29. 具有"贯心脉""行呼吸"作用的气是

    A. 心气   B. 中气   C. 宗气

    D. 营气   E. 卫气

30. 诊察"虚里"主候气之盛衰的是

    A. 心气   B. 中气   C. 宗气

    D. 肺气   E. 卫气

31. 《素问·痹论》所谓"水谷之悍气"是

A. 谷气   B. 清气   C. 宗气

D. 营气   E. 卫气

32.《素问·痹论》所谓"水谷之精气"是

A. 谷气   B. 清气   C. 宗气

D. 营气   E. 卫气

33. 由水谷精微中精专柔和部分所化生的气是

A. 宗气   B. 元气   C. 卫气

D. 营气   E. 谷气

34. 具有慓疾滑利之性的气是

A. 宗气   B. 元气   C. 卫气

D. 营气   E. 真气

35. "昼行于阳,夜行于阴",与人的睡眠有密切关系的气是

A. 宗气   B. 元气   C. 卫气

D. 营气   E. 真气

36. 具有温养人体、维持体温相对恒定作用的气是

A. 谷气   B. 元气   C. 宗气

D. 营气   E. 卫气

37. 具有调节腠理、司汗孔开合作用的气是

A. 肺气   B. 元气   C. 宗气

D. 营气   E. 卫气

38. 营气和卫气的共同特点是

A. 来源相同   B. 性质相同   C. 特点相同

D. 分布相同   E. 功能相同

39. 与呼吸、语言、声音以及肢体运动、筋力强弱密切相关的气是

A. 肺气   B. 元气   C. 宗气

D. 营气   E. 卫气

40. 生命活动的原动力是

A. 元气   B. 中气   C. 宗气

D. 营气   E. 卫气

41. 以先天精气为基础,根源于肾的气是

A. 元气   B. 中气   C. 宗气

D. 营气   E. 卫气

42. 经络的感应传导现象体现气的功能是

A. 推动作用   B. 中介作用   C. 温煦作用

D. 防御作用   E. 固摄作用

43. 易感外邪,感邪后难以速愈,由于气的功能减退的是

A. 推动作用   B. 中介作用   C. 温煦作用

D. 防御作用　　　　　　　　E. 固摄作用

44. 具有防御作用的是

　　A. 元气　　　　　　　　B. 中气　　　　　　　　C. 宗气

　　D. 营气　　　　　　　　E. 卫气

45. 具有固摄血液作用的是

　　A. 元气　　　　　　　　B. 脾气　　　　　　　　C. 宗气

　　D. 营气　　　　　　　　E. 卫气

46. 聚于胸中的气是

　　A. 元气　　　　　　　　B. 心气　　　　　　　　C. 宗气

　　D. 营气　　　　　　　　E. 卫气

47. 在脉中运行迟缓涩滞、停积不行的血是

　　A. 血府　　　　　　　　B. 瘀血　　　　　　　　C. 离经之血

　　D. 鲜血　　　　　　　　E. 浊血

48. 逸出脉外的血称为

　　A. 血府　　　　　　　　B. 瘀血　　　　　　　　C. 离经之血

　　D. 坏血　　　　　　　　E. 浊血

49. "中焦受气取汁，变化而赤，是谓血"，强调血液生成的物质基础是

　　A. 水谷之精　　　　　　B. 卫气　　　　　　　　C. 元气

　　D. 肾精　　　　　　　　E. 自然界清气

50. 通过骨髓和肝脏作用而化生血液的物质基础是

　　A. 水谷之精　　　　　　B. 津液　　　　　　　　C. 营气

　　D. 肾精　　　　　　　　E. 自然界清气

51. 与血液生成关系最为密切的脏是

　　A. 心　　　　　　　　　B. 肺　　　　　　　　　C. 脾

　　D. 肾　　　　　　　　　E. 胆

52. 推动血液运行的最主要动力是

　　A. 心气　　　　　　　　B. 肺气　　　　　　　　C. 脾气

　　D. 肝气　　　　　　　　E. 肾气

53. 与血的运行关系最不密切的脏是

　　A. 心　　　　　　　　　B. 肺　　　　　　　　　C. 脾

　　D. 肝　　　　　　　　　E. 肾

54. 属于血的功能是

　　A. 濡养化神　　　　　　B. 繁衍生命　　　　　　C. 固摄津液

　　D. 防御外邪　　　　　　E. 维持体温

55. 在血的运行中，与气的固摄作用有关的是

　　A. 心气　　　　　　　　B. 宗气　　　　　　　　C. 肺气

　　D. 脾气　　　　　　　　E. 肾气

56. 人的精神活动最主要的物质基础是

    A. 气　　　　　　　　　B. 血　　　　　　　　　C. 津

    D. 液　　　　　　　　　E. 精

57. "肝受血而能视，足受血而能步，掌受血而能握，指受血而能摄"，说明血具有的功能是

    A. 濡养作用　　　　　　B. 化神作用　　　　　　C. 温煦作用

    D. 推动作用　　　　　　E. 固摄作用

58. 失眠健忘、多梦惊悸，由于血的功能失常的是

    A. 濡养作用　　　　　　B. 化神作用　　　　　　C. 温煦作用

    D. 推动作用　　　　　　E. 固摄作用

59. 不属于津液的是

    A. 唾　　　　　　　　　B. 涎　　　　　　　　　C. 汗

    D. 尿　　　　　　　　　E. 血

60. 布散体表、渗入血脉，发挥滋润作用的是

    A. 气　　　　　　　　　B. 水　　　　　　　　　C. 精

    D. 津　　　　　　　　　E. 液

61. 灌注于骨节、脏腑、脑髓，发挥濡养作用的是

    A. 精　　　　　　　　　B. 气　　　　　　　　　C. 血

    D. 津　　　　　　　　　E. 液

62. 与津液生成最为密切相关的脏腑是

    A. 脾肺　　　　　　　　B. 脾胃　　　　　　　　C. 脾肾

    D. 肠胃　　　　　　　　E. 肺肾

63. 散精以输布津液的是

    A. 心气　　　　　　　　B. 肺气　　　　　　　　C. 脾气

    D. 肝气　　　　　　　　E. 肾气

64. 对津液输布影响最为重要的是

    A. 胃　　　　　　　　　B. 小肠　　　　　　　　C. 膀胱

    D. 大肠　　　　　　　　E. 三焦

65. 与津液代谢关系最为密切的脏腑是

    A. 心肝肾　　　　　　　B. 心脾肾　　　　　　　C. 脾肝肾

    D. 脾肺肾　　　　　　　E. 脾胃肾

66. "汗血同源"最强调的物质是

    A. 精　　　　　　　　　B. 气　　　　　　　　　C. 血

    D. 津液　　　　　　　　E. 脉

67. 津分布部位表述错误的是

    A. 肌肉　　　　　　　　B. 皮肤　　　　　　　　C. 脑髓

    D. 血脉　　　　　　　　E. 孔窍

68. 液分布部位表述错误的是
    A. 肌肤　　　　　　　　B. 骨节　　　　　　　　C. 脏腑
    D. 脑　　　　　　　　　E. 髓

69. "元神之府"指的是
    A. 脑　　　　　　　　　B. 心　　　　　　　　　C. 肾
    D. 肝　　　　　　　　　E. 胆

70. 人体生理活动和心理活动的主宰是
    A. 精　　　　　　　　　B. 气　　　　　　　　　C. 血
    D. 津液　　　　　　　　E. 神

71. 在五神脏中，肝所藏的神是
    A. 神　　　　　　　　　B. 魂　　　　　　　　　C. 魄
    D. 意　　　　　　　　　E. 志

72. 在五神脏中，肺所藏的神是
    A. 神　　　　　　　　　B. 魂　　　　　　　　　C. 魄
    D. 意　　　　　　　　　E. 志

73. 在五神脏中，脾所藏的神是
    A. 神　　　　　　　　　B. 魂　　　　　　　　　C. 魄
    D. 意　　　　　　　　　E. 志

74. 在五神脏中，肾所藏的神是
    A. 神　　　　　　　　　B. 魂　　　　　　　　　C. 魄
    D. 意　　　　　　　　　E. 志

75. 气与血的关系主要表现是
    A. 来源与分布　　　　　B. 先天与后天　　　　　C. 功能与结构
    D. 生成与运行　　　　　E. 阳与阴

76. 治疗血虚证时，常用补血药配合补气药的原因是
    A. 气能生血　　　　　　B. 气能行血　　　　　　C. 气能摄血
    D. 血能养气　　　　　　E. 血能载气

77. 治疗血瘀证时，常用活血化瘀药配合补气或行气药的原因是
    A. 气能生血　　　　　　B. 气能行血　　　　　　C. 气能摄血
    D. 血能养气　　　　　　E. 血能载气

78. 治疗某些出血性疾病时，常用止血药配合补气药的原理是
    A. 气能生血　　　　　　B. 气能行血　　　　　　C. 气能摄血
    D. 血能养气　　　　　　E. 血能载气

79. 血虚引起气虚病变的理论根据是
    A. 气能生血　　　　　　B. 气能行血　　　　　　C. 气能摄血
    D. 血能养气　　　　　　E. 血能载气

80. 外伤大出血后，患者出现气少息微、全身乏力的理论根据是

  A. 气能生血   B. 气能行血   C. 气能摄血

  D. 血能养气   E. 血能载气

81. 治疗大出血时，运用益气固脱之法的理论基础是

  A. 气能生血   B. 气能行血   C. 气能摄血

  D. 血能养气   E. 血能载气

82. 气虚引起血虚病变的理论根据是

  A. 气能生血   B. 气能行血   C. 气能摄血

  D. 血能养气   E. 血能载气

83. 气随血脱的生理基础是

  A. 气能生血   B. 气能行血   C. 气能摄血

  D. 血能养气   E. 血能载气

84. 气随津脱的理论依据是

  A. 气能化津   B. 气能摄津   C. 气能生津

  D. 津能载气   E. 气能行津

85. 气虚患者有时可见口鼻、唇舌、咽喉干燥等症状，其机制是

  A. 津不养气   B. 津不载气   C. 气不生津

  D. 气不行津   E. 气不摄津

86. 治疗水湿痰饮病症，配合补气、行气药的理论依据是

  A. 气能生津   B. 气能行津   C. 气能摄津

  D. 津能养气   E. 津能载气

87. 治疗自汗时，常配合补气药的理论依据是

  A. 气能生津   B. 气能行津   C. 气能摄津

  D. 津能载气   E. 津能养气

88. "吐下之余，定无完气"说明的病机变化是

  A. 气血两虚   B. 气随血脱   C. 气不化水

  D. 气不摄血   E. 气随津脱

89. "夺汗者无血，夺血者无汗"说明两者之间有着密切关系的是

  A. 气与津液   B. 气与血液   C. 精与血液

  D. 血与津液   E. 精与津液

90. "亡血家不可发汗"的告诫，其原理是

  A. 精血同源   B. 气血同源   C. 肝肾同源

  D. 乙癸同源   E. 津血同源

91. "见痰休治痰而治气"的理论基础是

  A. 气能生津   B. 气能行津   C. 气能摄津

  D. 津能载气   E. 津能养气

92. "治气即是治水"，体现气与津液关系是

  A. 气能生津   B. 气能行津   C. 气能摄津

D. 津能载气　　　　　　　E. 津液养气

93. "肝肾同源"的主要依据是
A. 肝肾同属阴经　　　　B. 相火寄于肝肾　　　　C. 肝肾同属下焦
D. 精血互生互化　　　　E. 气血互根互用

94. 血与津液的关系可概括为
A. 津能行血　　　　　　B. 津能载血　　　　　　C. 津血同源
D. 津能摄血　　　　　　E. 血能行津

95. 血虚者出现少气懒言、体倦乏力、头晕自汗等症状的原因是
A. 血不养气　　　　　　B. 血不化神　　　　　　C. 血不濡筋
D. 血不荣面　　　　　　E. 血不化津

96. 精亏者出现失眠多梦、健忘等症状的原因是
A. 气不摄精　　　　　　B. 血不生神　　　　　　C. 精不化神
D. 津不载气　　　　　　E. 气不化神

97. 脑力劳动过度后出现失眠多梦、健忘等症状的原因是
A. 血不养气　　　　　　B. 血不养神　　　　　　C. 津不养神
D. 气不化神　　　　　　E. 气虚神少

（二）A2 型题

98. 某男，40 岁。体弱，婚后 10 年不育，考虑最关键的病机是
A. 精虚　　　　　　　　B. 津液不足　　　　　　C. 血虚
D. 元气不足　　　　　　E. 气虚

99. 某男，10 岁。身高 1.20m，考虑最可能的原因是
A. 宗气不足　　　　　　B. 卫气不足　　　　　　C. 血液亏虚
D. 营气不足　　　　　　E. 元气不足

100. 某女，45 岁。反复感冒，动则汗出，神疲，健忘，其病机是
A. 卫气虚弱　　　　　　B. 营气虚弱　　　　　　C. 宗气虚弱
D. 营卫不和　　　　　　E. 元气不足

101. 某男，65 岁。年老体弱，少气乏力，自汗，小便清长，尿频，夜间明显，其病机是
A. 气失推动　　　　　　B. 气失防御　　　　　　C. 气失固摄
D. 气失温煦　　　　　　E. 气失营养

102. 某女，45 岁。素体虚弱，神疲乏力，头昏自汗，畏寒肢冷，口淡喜热饮，小便清长，大便稀薄，其病机是
A. 气失推动　　　　　　B. 气失防御　　　　　　C. 气失固摄
D. 气失温煦　　　　　　E. 气失营养

103. 某男，37 岁。素体虚弱，半年前开始出现头晕眼花，面色萎黄，眼睑、口唇、指甲淡白，肌肉瘦削，皮肤干涩，肢体麻木，运动无力，其病机是

A. 气虚   B. 血瘀   C. 血虚

D. 津亏   E. 精虚

104. 某女，40岁。半月前生产一男婴，大出血，经救治血止，但精神疲惫，失眠多梦，健忘，其病机是

A. 血不养气   B. 血不养神   C. 血不濡筋

D. 血不载气   E. 血行涩滞

105. 某女，46岁。鼻咽、皮肤干燥，口渴欲饮，尿少，大便干结，舌苔干燥，其病机是

A. 精亏   B. 气虚   C. 血虚

D. 津液亏虚   E. 气血两虚

106. 某男，38岁。外伤大出血，而后出现口唇干燥、口渴多饮，尿少，其病机是

A. 失血伤津   B. 津液亏虚   C. 血失濡养

D. 气随血脱   E. 气血两虚

107. 某男，5岁。全身散在出血点，色淡，食少纳呆，神疲乏力，其病机是

A. 气不生血   B. 气不行血   C. 气不摄血

D. 血不载气   E. 血不养气

108. 某男，52岁。因交通事故大出血，呼吸微弱，汗出不止，神识朦胧，面色苍白，脉微欲绝，其病机是

A. 气血两虚   B. 气虚血瘀   C. 血不养神

D. 气随血脱   E. 血不载气

109. 某女，53岁。长期情志抑郁不畅，近半年来，常感胸部憋闷疼痛，面色紫暗，舌质有瘀斑，其病机主要是

A. 气虚   B. 气滞   C. 精亏

D. 血虚   E. 血瘀

110. 某女，32岁。产后1周，感冒，恶寒发热，身痛，舌苔薄白，脉浮缓。医嘱不宜使用发汗药，切勿大量出汗，其依据是

A. 汗为心液   B. 津血同源   C. 津能载气

D. 精血同源   E. 乙癸同源

（三）B 型题

A. 气、血   B. 血、津液   C. 津液

D. 气、血、津液等   E. 生殖之精

111. 广义之精包括

112. 狭义之精专指

A. 生殖之精   B. 血   C. 气

D. 津液   E. 神

113. 具有繁衍生命作用的是
114. 主宰人体生命活动的是

  A. 先天之精   B. 后天之精   C. 脏腑之精

  D. 人体之精   E. 水谷之精

115. 构成胚胎的原始物质是
116. 除肾精外，化生血液的物质基础是

  A. 元气   B. 营养之精   C. 水谷之精

  D. 脏腑之精   E. 生殖之精

117. 先天之精源于
118. 后天之精源于

  A. 肝   B. 心   C. 脾

  D. 肺   E. 肾

119. 称为生气之根的是
120. 称为生气之源的是

  A. 升   B. 降   C. 出

  D. 入   E. 聚

121. 五脏中，肝的气机运动形式是
122. 五脏中，脾的气机运动形式是

  A. 推动作用   B. 温煦作用   C. 防御作用

  D. 固摄作用   E. 中介作用

123. 激发和促进人体生长发育依赖于气的功能是
124. 人体内脏各种信息的相互传递依赖于气的功能是

  A. 推动作用   B. 防御作用   C. 固摄作用

  D. 温煦作用   E. 中介作用

125. 维持人体相对恒定的体温依赖于气的功能是
126. 防止体内液态物质无故丢失依赖于气的功能是

  A. 元气   B. 宗气   C. 营气

  D. 卫气   E. 脏腑之气

127. 以先天之精为主所生成者是
128. 以水谷之精气所生成者是

A. 气滞　　　　　　　　B. 气逆　　　　　　　　C. 气陷
D. 气脱　　　　　　　　E. 气闭

129. 气的上升不及或下降太过，称作
130. 气的外出太过而不能内守，称作

A. 心肺　　　　　　　　B. 肝肾　　　　　　　　C. 脾胃
D. 脾肺　　　　　　　　E. 肺肾

131. 在血液化生中起着最重要作用的是
132. 在津液化生中起着最重要作用的是

A. 气　　　　　　　　　B. 血　　　　　　　　　C. 津
D. 液　　　　　　　　　E. 精

133. 布散于皮肤、肌肉及孔窍的是
134. 灌注于骨节、脏腑、脑髓的是

A. 心肺肝脾　　　　　　B. 肺脾肾肝　　　　　　C. 肝脾肺
D. 脾胃肺　　　　　　　E. 肺肝肾

135. 与血液运行相关的是
136. 与津液输布相关的是

A. 脾胃　　　　　　　　B. 肝肾　　　　　　　　C. 心肾
D. 心肺　　　　　　　　E. 肺肾

137. 与血的生成关系密切的是
138. 与津液排泄关系密切的是

A. 肺脾肾　　　　　　　B. 心肺肾　　　　　　　C. 肝脾肾
D. 脾胃肾　　　　　　　E. 心脾肾

139. 与气的生成密切相关的是
140. 与元气生成密切相关的是

A. 神　　　　　　　　　B. 魂　　　　　　　　　C. 魄
D. 意　　　　　　　　　E. 志

141. 在五脏藏神中，肝所藏的神是
142. 在五脏藏神中，肺所藏的神是

A. 神　　　　　　　　　B. 魂　　　　　　　　　C. 魄

D. 意　　　　　　　　　　E. 志

143. 在五脏藏神中，脾所藏的神是

144. 在五脏藏神中，肾所藏的神是

A. 神　　　　　　　　B. 魂　　　　　　　C. 志

D. 魄　　　　　　　　E. 精

145. 根据《灵枢·本神》，"两精相搏"所指的是

146. 根据《灵枢·本神》，"并精而出入"所指的是

A. 意　　　　　　　　B. 志　　　　　　　C. 思

D. 虑　　　　　　　　E. 智

147. 根据《灵枢·本神》，"意之所存"所指的是

148. 根据《灵枢·本神》，"因虑而处物"所指的是

A. 气能生血　　　　　　B. 气能行血　　　　　C. 气能摄血

D. 血能养气　　　　　　E. 血能载气

149. 治疗血虚病证常以补血药配合补气药，其理论依据是

150. 治疗血瘀病证常以活血化瘀药配合补气或行气药，其理论依据是

A. 气能生津　　　　　　B. 气能行津　　　　　C. 气能摄津

D. 津能化气　　　　　　E. 津能载气

151. 治疗水肿常配用补气、行气药的理论依据是

152. 治疗遗尿常配用补气药的理论依据是

A. 气能生津　　　　　　B. 气能行津　　　　　C. 气能摄津

D. 津能化气　　　　　　E. 津能载气

153. 津液不足时，可出现少气懒言等症状，其理论依据是

154. 剧烈吐泻之后，出现精神萎靡、肌肤湿冷、四肢厥逆、脉微欲绝等症状，其理论依据是

（四）X 型题

155. 人体之精生成的物质来源有

A. 先天之精　　　　　　B. 吸入清气　　　　　C. 水谷精微

D. 脏腑之精　　　　　　E. 生殖之精

156. 精的施泄主要形式有

A. 分藏于脏腑以濡养　　B. 生殖之精施泄以繁衍　　C. 化气以推动功能活动

D. 养神以主宰生命活动　　E. 生成津液以滋润机体

157. 人体之精的功能有
    A. 化湿作用   B. 化气作用   C. 化神作用
    D. 化血作用   E. 抗邪作用

158. 属于脏腑之精的有
    A. 肾精   B. 肺精   C. 肝精
    D. 心精   E. 脾精

159. 与后天之精关系密切的是
    A. 肝   B. 心   C. 脾
    D. 肺   E. 胃

160. 人体之精按其功能可分为
    A. 先天之精   B. 后天之精   C. 生殖之精
    D. 脏腑之精   E. 水谷之精

161. 后天之精的来源有
    A. 生殖之精   B. 水谷之精   C. 吸入清气
    D. 脏腑之精   E. 血能化精

162. 人体之精按来源可分为
    A. 先天之精   B. 后天之精   C. 生殖之精
    D. 脏腑之精   E. 营养之精

163. 人体之气来源于
    A. 先天之气   B. 水谷精气   C. 脏腑之气
    D. 自然清气   E. 经络之气

164. 与气的生成密切相关的脏腑有
    A. 心   B. 脾   C. 肺
    D. 肾   E. 胃

165. 气化的具体表现包括
    A. 精气互化   B. 精血同源互化   C. 血汗同源互化
    D. 清气与水谷精气结合   E. 肾精生髓

166. 人体之气的生理功能有
    A. 推动作用   B. 温煦作用   C. 固摄作用
    D. 防御作用   E. 中介作用

167. 属于后天之气的有
    A. 元气   B. 中气   C. 宗气
    D. 营气   E. 卫气

168. 生命最基本的特征有
    A. 气交   B. 精聚   C. 神机
    D. 气机   E. 气化

169. 营气的生理功能有

　　A. 化生血液　　　　　　B. 温养全身　　　　　　C. 营养全身

　　D. 防御外邪　　　　　　E. 调节腠理

170. 共同维持人体正常血液循行和津液代谢的重要环节是

　　A. 推动作用　　　　　　B. 营养作用　　　　　　C. 防御作用

　　D. 固摄作用　　　　　　E. 中介作用

171. 卫气的生理功能有

　　A. 化生血液　　　　　　B. 温养全身　　　　　　C. 营养全身

　　D. 防御外邪　　　　　　E. 调节腠理

172. 宗气在胸中的积聚之处，称为

　　A. 虚里　　　　　　　　B. 气门　　　　　　　　C. 气海

　　D. 膻中　　　　　　　　E. 孤府

173. 与宗气生成密切相关的脏腑有

　　A. 心　　　　　　　　　B. 脾　　　　　　　　　C. 胃

　　D. 肺　　　　　　　　　E. 肾

174. 与血液生成密切相关的脏有

　　A. 肝　　　　　　　　　B. 心　　　　　　　　　C. 脾

　　D. 肺　　　　　　　　　E. 肾

175. 与血液正常运行密切相关的脏有

　　A. 肝　　　　　　　　　B. 心　　　　　　　　　C. 脾

　　D. 肺　　　　　　　　　E. 肾

176. 推动血液运行涉及的脏腑功能有

　　A. 心主血脉　　　　　　B. 肺朝百脉　　　　　　C. 脾主统血

　　D. 肝主疏泄　　　　　　E. 肾藏精

177. 对血液运行起固摄作用的脏腑功能有

　　A. 心主血脉　　　　　　B. 肺朝百脉　　　　　　C. 脾主统血

　　D. 肝主疏泄　　　　　　E. 肝主藏血

178. 血的运行与气的推动作用有关的有

　　A. 心气　　　　　　　　B. 肺气　　　　　　　　C. 肝气

　　D. 脾气　　　　　　　　E. 肾气

179. 影响血液运行的因素有

　　A. 寒邪入侵　　　　　　B. 脉道通畅　　　　　　C. 气的推动

　　D. 气的温煦　　　　　　E. 气的固摄

180. 血的主要生理功能有

　　A. 濡养　　　　　　　　B. 化神　　　　　　　　C. 繁衍

　　D. 温煦　　　　　　　　E. 固摄

181. 津能够滋润的部位主要有

　　A. 皮毛　　　　　　　　B. 肌肉　　　　　　　　C. 汗孔

    D. 血脉   E. 脏腑

182. 液能够濡养的部位主要有
    A. 脏腑   B. 骨髓   C. 脊髓
    D. 脑髓   E. 皮毛

183. 与津液生成有关的脏腑有
    A. 肝   B. 脾   C. 胃
    D. 小肠   E. 大肠

184. 与津液的输布密切相关的脏有
    A. 肝   B. 心   C. 脾
    D. 肺   E. 肾

185. 与津液的排泄密切相关的脏有
    A. 肝   B. 心   C. 脾
    D. 肺   E. 肾

186. 津液的主要生理功能有
    A. 滋润   B. 濡养   C. 化精
    D. 化神   E. 充养血脉

187. 与神产生的相关物质基础有
    A. 精   B. 气   C. 血
    D. 津液   E. 脏腑

188. 神的具体表现有
    A. 思维   B. 言谈   C. 应答
    D. 举止   E. 表情

189. "气为血之帅"的内涵包括
    A. 气能生血   B. 气能行血   C. 气能摄血
    D. 血能养气   E. 血能载气

190. "血为气之母"的内涵包括
    A. 气能生血   B. 气能行血   C. 气能摄血
    D. 血能养气   E. 血能载气

191. 精与血的关系表现为
    A. 精能化血   B. 血能养精   C. 精能摄血
    D. 精能行血   E. 精能载血

192. 血与津液的关系表现为
    A. 血能化津   B. 津能生血   C. 津能摄血
    D. 津能行血   E. 津能载血

193. 精与气的关系表现为
    A. 精能化气   B. 气能生精   C. 气能摄精
    D. 精能行气   E. 精能载气

194. 气对津液的作用表现为

    A. 气能生津　　　　　　B. 气能行津　　　　　　C. 气能摄津

    D. 津能生气　　　　　　E. 津能载气

195. 津液对气的作用表现为

    A. 气能生津　　　　　　B. 气能行津　　　　　　C. 气能摄津

    D. 津能化气　　　　　　E. 津能载气

196. 人身"三宝"指的是

    A. 精　　　　　　　　　B. 气　　　　　　　　　C. 神

    D. 血　　　　　　　　　E. 津液

二、判断题

197. 人体之精由禀受于父母的先天之精及吸入的清气融合而生成。

198. 人体之精，以先天之精为本，赖后天之精的不断充养。

199. 人体之精贮藏于脏腑身形中。

200. 后天之精经由脾肺等转输到各脏腑成为生殖之精。

201. 后天之精是生命的本原物质。

202. 人体之精以后天之精为本，赖先天之精的不断充养。

203. 单纯肾精亏虚不会影响全身脏腑的生理功能。

204. 人体之精具有抗邪作用。

205. 广义之精包括气、血、津液等人体一切精微物质。

206. 中医学关于气的理论，在研究对象和范围上与古代哲学气一元论完全一致。

207. 在中医学术语中，气在不同语境下表达相同的意义。

208. 肾为生气之根，脾胃为生气之源，肺为生气之主。

209. 气机调畅是指升降出入运动平衡协调的状态。

210. 气机失调是指升降出入运动之间平衡失调。

211. 气化强调气的运动，气机强调气的运动所产生的变化。

212. 气的固摄作用与推动作用是相反相成的两个方面。

213. 人体之气的分类依据有生成来源、分布部位及功能特点三个方面。

214. 五脏六腑、肌肤腠理，全身无处不有元气的分布。

215. 某一脏腑的生理功能即某一脏腑之气的运动的具体体现。

216. 血是构成人体和维持人体生命活动的最基本物质。

217. 水谷之精化生的营气和津液是生成血液的主要组成成分。

218. 临床治疗血虚，首先要采用补肾益精方法，才能促进血液化生。

219. 血虚可能出现面色萎黄、肌肉瘦削、肌肤干涩、毛发不荣、肢体麻木无力等表现。

220. 血虚可出现精神疲惫、健忘、失眠、多梦等表现。

221. 血的运行与血液的清浊状态无关。

222. 津液的生成主要与肺脾肾的功能有关。

223. 津液的输布主要与心脾肾的功能有关。

224. 津液的排泄主要与肺脾肾的功能有关。

225. 津渗入体内濡养脏腑，渗注骨、脊、脑，充养骨髓、脊髓、脑髓。

226. 津液渗入血脉之中，可充养血脉。

227. 人体之神，仅指精神、意识和思维活动。

228. 神依附于形体而存在，又主宰生命活动。

229. 形神统一是生命存在的根本保证。

230. 气虚可引起血虚或血瘀。

231. 气虚患者并见崩漏，当采用补气行血的方法来治疗。

232. "气随血脱"反映出气是血液的载体。

233. "气不化水""气不行水"可由气虚或气滞引起。

234. 气虚日久出现津液不足之证，可采用补气生精的治疗方法。

235. 剧烈吐泻者出现血瘀症状，宜用破血逐瘀之峻剂治疗。

236. 老年白发或脱发，多通过补益精血的方法来治疗。

三、名词解释

237. 精

238. 先天之精

239. 后天之精

240. 水谷之精

241. 脏腑之精

242. 生殖之精

243. 广义之精

244. 狭义之精

245. 人体之气

246. 气机

247. 气化

248. 气机调畅

249. 气机失调

250. 固摄作用

251. 元气

252. 宗气

253. 营气

254. 卫气

255. 脏腑之气

256. 血

257. 血府

258. 瘀血

259. 离经之血

260. 血主濡之

261. 津液

262. 津

263. 液

264. 心生血

265. 津血同源

266. 神

267. 五神

268. 气为血之帅

269. 血为气之母

270. 气随血脱

271. 气随津脱

272. 精血同源

273. 津血同源

274. 夺汗者无血

275. 夺血者无汗

四、填空题

276. 精是人体生命的（　　　　）。

277. 广义之精包括（　　　）（　　　）（　　　）等人体内的一切精微物质。

278. 人体之精按其来源可分为（　　　）（　　　）。

279. 人体之精分藏于五脏，但主要贮藏于（　　　）。

280. 精是神化生的（　　　）基础。

281. 人体之精由禀受于父母的（　　　）及来源于吸入清气与水谷精微的（　　　）相融合而生成。

282. 肾所藏先天之精化生为（　　　）气。

283. 后天之精经由脾肺等转输到各脏腑成为脏腑之（　　　）。

284. 先天之精源于父母的（　　　），是构成胚胎的原始物质，是生命产生的本原。

285. 气是人体内（　　　）（　　　）的极细微物质，是构成和维持人体生命活动的基本物质。

286. 人体之气来源于父母的（　　　）、饮食物的水谷精气和（　　　）。

287. 生气之根为（　　　），生气之主为（　　　）。

288. 气的运行受阻而不畅通称作（　　　）；受阻较甚，局部阻滞不通，称作（　　　）。

289. 气化与气机既相区别又密切相关。（　　）以（　　）为前提和依据，气化过程由气的升降出入运动所产生和维持。

290. 气的防御作用，指气的（　　）（　　）作用。

291. 元气又称（　　），是人体最根本、最重要的气，是生命活动的（　　）。

292. 气之不足，在先天主要责之（　　），在后天主要责之（　　）。

293. 宗气上走（　　），推动肺的呼吸；宗气贯注于（　　），促进心脏推动血液运行。

294. 营气性质（　　），富于营养；卫气性质（　　），易于流行。

295. 水谷精微化生的（　　）和（　　）是化生血液的主要构成成分。

296. 血液以水谷之精化生的营气、津液，以及（　　）（　　）为物质基础。

297. 血的生成主要依赖于脾胃的运化功能，以及（　　）（　　）（　　）（　　）等脏腑配合完成。

298. 血的正常运行，与心、肺、（　　）（　　）等脏腑的生理功能密切相关。

299. 血主要具有（　　）（　　）两个方面的功能。

300. 津液是（　　）和（　　）的总称。

301. 津液的生成主要与脾、胃、（　　）（　　）等脏腑的生理活动有关。

302. 津液的输布主要依靠脾、肺、肾、（　　）和（　　）的协调配合完成。

303. 与津液排泄相关的脏腑，主要有（　　）（　　）（　　）。

304. 津液的生理功能主要有（　　）和（　　）两个方面。

305. 神依附于形体而存在，其中形为神之（　　），神为形之（　　），故形存则神（　　），形亡则神（　　）。

306. 先天之神称为"元神"，元神藏于脑，故脑可称为（　　）。

307. 《灵枢·本神》说："两精相搏谓之（　　），随神往来者谓之（　　），并精而出入者谓之（　　）。"

308. 《灵枢·本神》说："所以任物者谓之心，心有所忆谓之（　　），意之所存谓之（　　），因志而存变谓之（　　），因思而远慕谓之（　　），因虑而处物谓之（　　）。"

309. 气与血的关系可以概括为（　　）和（　　）。

310. 气为血之帅具体表现为（　　）（　　）（　　）。

311. 血为气之母具体表现为（　　）（　　）。

312. 精能化血，血能养精，精与血之间具有相互滋生和相互转化的关系，称为（　　）。

313. 血和津液皆为液态物质，均由水谷精微所化生，两者之间可以相互滋生、相互转化，称为（　　）。

314. 人身"三宝"包括（　　）（　　）和（　　）。

五、简答题

315. 简述人体之精的生成。

316. 简述人体之精的贮藏。

317. 简述人体之精的施泄。

318. 简述人体之精的功能。

319. 简述中医学关于气的理论与古代哲学气一元论的关系。

320. 简述气机与气化的关系。

321. 气的生理功能有哪些?

322. 简述气的推动作用。

323. 简述气的温煦作用。

324. 简述气的固摄作用。

325. 简述化生血液的物质基础有哪些？

326. 简述影响血液运行的因素有哪些？

327. 简述血的生理功能。

328. 简述津和液的区别。

329. 简述津液的生成。

330. 简述津液的主要生理功能。

331. 简述神的生理功能。

332. 简述气与血的关系。

333. 简述精与血的关系。

334. 简述津液与血液的关系。

335. 简述精与气的关系。

六、论述题

336. 论述精的生理功能。

337. 论述人体之精的分类。

338. 论述人体之气的生成。

339. 论述脏腑之气的运动规律。

340. 论述宗气的概念、生成、分布与功能。

341. 论述营气和卫气的关系。

342. 论述血液化生中相关脏腑的作用。

343. 论述津液在体内的输布过程。

344. 论述精、血、津液三者之间的关系。

345. 为什么称精气神为人身之"三宝"？

参考答案

一、选择题

（一）A1 型题

1. 答案：E
解析：肾主封藏，先天之精和后天之精都藏于肾。

2. 答案：D
解析：广义之精包括气、血、津液等人体一切精微物质。

3. 答案：C
解析：先天之精，来源于父母生殖之精，是构成胚胎的原始物质。

4. 答案：E
解析：狭义之精专指生殖之精。

5. 答案：A
解析：《素问·金匮真言论》说："夫精者，身之本也。"

6. 答案：A
解析：精气学说以精或精气为构成宇宙万物的本原，而人体之精是构成和维持人体生命活动的精微物质和生命繁衍的根源。

7. 答案：D
解析：人体之精由禀受于父母的先天之精及吸入的清气与水谷精微的后天之精相融合而生成。

8. 答案：B
解析：后天之精与先天之精相对而言，是人出生之后从自然界的清气及饮食物中摄取的营养精华以及脏腑气化所生成的精微物质。

9. 答案：B
解析：肾所藏先天之精化生元气，元气以三焦为通道，布散到全身各脏腑，推动和激发其功能活动，为生命活动的原动力。

10. 答案：A
解析：生殖之精，以先天之精为主体，在后天之精的资助下化生。

11. 答案：B
解析：先天之精具有遗传功能，其在后天之精资助下所生成的生殖之精，具有繁衍生命的作用。

12. 答案：C
解析：父母将生命物质通过生殖之精遗传给子代，生殖之精承载着生命遗传物质，是新生命的"先天之精"。因此，精是生命的本原。

13. 答案：E

解析：先天之精源于父母的生殖之精，是构成胚胎的原始物质，是生命产生的本原。《灵枢·本神》说："生之来，谓之精。"

14. 答案：C

解析：后天之精源于吸入的清气、水谷精微，与肺主气、脾胃纳运等脏腑功能密切相关，是维持后天生命活动的重要物质。

15. 答案：D

解析：人体之精按其部位可分为各脏腑之精。

16. 答案：A

解析：肾精的一部分在天癸的作用下化为生殖之精以施泄。

17. 答案：E

解析：《素问·金匮真言论》说："故藏于精者，春不病温。"体现了精具有保卫机体、抵御外邪入侵的功能。

18. 答案：B

解析：气是构成和维持人体生命活动的基本物质，肉眼不见其形质，故极其细微。

19. 答案：E

解析：脾胃运化的水谷精微之气布散全身脏腑，成为人体之气的主要来源，故称脾胃为"生气之源"。

20. 答案：A

解析：气的运动称为气机。气化指气的运动所产生的各种变化。气的正常运动，称为"气机调畅"；升降出入则为气的运动形式。

21. 答案：C

解析：脾胃属土，居中央，脾气升而胃气降，斡旋四脏之气的升降运动，脾气升则肝肾之气升，胃气降则心肺之气降，故脾胃为脏腑气机升降之枢纽。

22. 答案：A

解析：气的推动作用是指气的激发、兴奋和促进等作用。主要体现于激发和促进人体的生长发育与生殖功能等方面。

23. 答案：B

解析：气的温煦作用是指阳气温煦人体的作用。主要体现于温煦机体，维持相对恒定的体温等方面。

24. 答案：D

解析：气的固摄作用是指气对体内液态物质的固护、统摄和控制，不使其无故丢失的作用。固摄功能减弱，可导致体内液态物质丢失。

25. 答案：E

解析：气的温煦作用失常，可出现体温低下、畏寒、脏腑功能减弱、血和津液运行迟滞等寒象，故有"气不足便是寒"之说。

26. 答案：A

解析：元气是指以先天精气为基础，赖后天精气充养，而根源于肾的气，又称"原气"，是人体最根本、最重要的气，是生命活动的原动力。

27. 答案：D

解析：元气由肾中先天之精化生，通过三焦流行于全身。

28. 答案：A

解析：元气的生理功能主要有两个方面：一是推动和激发人体的生长发育和生殖功能；二是推动和调节各脏腑、经络、形体、官窍的生理活动。

29. 答案：C

解析：宗气积于胸中，走息道，司呼吸；贯注心脉，以行气血；从而成为连接心肺的中心环节。

30. 答案：C

解析："虚里"发于左乳下，相当于心尖搏动处，主候宗气盛衰。

31. 答案：E

解析：卫气来源于脾胃纳运之水谷精微，由水谷精微中的剽悍部分即最具活力部分所化生，故称"水谷之悍气"。

32. 答案：D

解析：营气来源于脾胃纳运之水谷精微，由水谷精微中的精华部分即最富有营养的部分所化生，故称"水谷之精气"。

33. 答案：D

解析：营气来源于脾胃运化的水谷精微，由水谷精微中的精华部分，即最富营养的部分所化生。

34. 答案：C

解析：卫气来源于脾胃运化的水谷精微，"其气慓疾滑利"，由水谷精微中的慓悍部分，即最具活力部分所化生，行于脉外，不受脉道约束，运行速度较快，故卫气具有慓疾滑利之性。

35. 答案：C

解析：卫气循行与睡眠有密切关系，"夜行于阴"卫气由阳入阴，行于五脏，人便入睡；"昼行于阳"卫气自睛明循行阳经，人便醒寤。

36. 答案：E

解析：卫气布散全身，发挥其温养作用，还能调节腠理，司汗孔开合，调节汗液排泄，维持人体体温相对恒定。

37. 答案：E

解析：卫气调节腠理，司汗孔开合，调节汗液排泄，能维持体温的相对恒定，调和气血，从而维持机体内外环境的阴阳平衡。

38. 答案：A

解析：营气与卫气均来源于脾胃运化之水谷精微，故来源相同。但营属阴，卫属阳；营气性质精柔，富于营养，卫气性质慓疾滑利，易于流行；营气行于脉中，卫气行于脉外；营气具化生血液和营养全身之功，卫气具防御、温养和调节腠理之用。二者性质、特点、分布、功能均不同。

39. 答案：C

解析：《读医随笔·气血精神论》说："宗气者，动气也。凡呼吸、语言、声音，以及肢体运动，筋力强弱者，宗气之功用也。"

40. 答案：A

解析：元气是以先天精气为基础，赖后天精气充养，而根源于肾的气，是人体最根本、最重要的气，是生命活动的原动力。

41. 答案：A

解析：元气是以先天精气为基础，赖后天精气充养，而根源于肾的气，属先天之气。

42. 答案：B

解析：气的中介作用是指气感应传导信息的作用，经络的感应传导现象体现了气的中介作用。

43. 答案：D

解析：防御功能减弱，机体抵御邪气能力下降。如易染疾病，患病后难以速愈。

44. 答案：E

解析：卫气具有护卫肌表、抗御外邪的功能。因其有卫护人体、避免外邪入侵的作用，故称为卫气。

45. 答案：B

解析：脾气健旺，气生有源，气足而固摄血液作用强健，防止血液逸出脉外。

46. 答案：C

解析：宗气是由呼吸清气与水谷精气所化生而聚于胸中之气。

47. 答案：B

解析：如因某种原因导致血液在脉中运行迟缓涩滞、停积不行则成瘀血。

48. 答案：C

解析：因外伤等原因使血液逸出脉外，则称为"离经之血"。

49. 答案：A

解析：中焦脾胃受纳、运化饮食水谷，吸收精微物质，即所谓"汁"，包含营气和津液，两者进入脉中，变化而成红色的血液。

50. 答案：D

解析：肾藏精，精生髓，髓化血。精能生血，血能化精，精血同源，肝肾同源。肾精通过骨髓和肝脏作用而化生血液。

51. 答案：C

解析：中焦脾胃纳运的水谷精微所产生的营气和津液，是血液的主要组成成分。

52. 答案：A

解析：心主血脉，心气是推动血液运行的动力。

53. 答案：E

解析：血液的正常运行与心、肺、肝、脾等脏密切相关。

54. 答案：A

解析：血液的两个主要功能是濡养作用和化神作用。

55. 答案：D

解析：脾统血，脾气是固摄血液运行的主要因素之一。

56. 答案：B

解析：血液是精神活动最主要的物质基础。

57. 答案：A

解析：全身各个部分的生理功能无一不是在血液的濡养作用下得以正常发挥。

58. 答案：B

解析：血是机体精神活动的主要物质基础，人体的精神活动有赖于血液的营养。由于血的濡养功能失常，可见失眠健忘、多梦惊悸等症状。

59. 答案：E

解析：津液是机体正常水液的总称，如唾、涎、涕、泪、汗、尿等，但不包括血液。

60. 答案：D

解析：津的性状较清稀，布散于体表皮毛肌肉，输注于孔窍，并能渗入血脉，发挥滋润作用。

61. 答案：E

解析：液的性状较为稠厚，以濡养作用为主，灌注濡养脏腑，充养骨髓、脊髓、脑髓，流注骨节，使关节滑利，屈伸自如。

62. 答案：B

解析：与津液的生成关系最密切的是脾胃。

63. 答案：C

解析：脾气散精以输布津液。

64. 答案：E

解析："三焦者，决渎之官，水道出焉"，三焦水道通利，则津液得以正常输布。

65. 答案：D

解析：津液的生成、输布和排泄过程以脾、肺、肾三脏的综合调节为首要。

66. 答案：D

解析：汗为津液，津液渗入血脉化生血液，为血液的主要组成部分，并起着濡养和滑利血脉的作用。

67. 答案：C

解析：津的性状较清稀，以滋润作用为主，布散于体表能滋润皮毛肌肉，输注于孔窍能滋润鼻、目、口、耳等官窍。

68. 答案：A

解析：液的性状较为稠厚，以濡养作用为主，灌注濡养脏腑，充养骨髓、脊髓、脑髓，流注骨节，使关节滑利，屈伸自如。

69. 答案：A

解析：先天之神称为"元神"，而元神藏于脑，故脑称为"元神之府"。

70. 答案：E

解析：人体的呼吸运动、血液循行、消化吸收、津液输布排泄、生长发育、生殖功能以及心理活动等各种生命现象，都是在神的统帅和调节下才能发挥其正常作用。

71. 答案：B

解析：《灵枢·本神》说："随神往来者谓之魂""肝藏血，血舍魂"。可见，魂是随心神活动所做出的意识、思维活动，睡眠时也可表现为梦境及梦幻现象，寄居于血，而肝又藏血，故肝藏魂。

72. 答案：C

解析：《灵枢·本神》说："并精而出入者谓之魄。""肺藏气，气舍魄。"可见，魄是与生俱来的、本能的感知觉和运动能力，寄居于气，而肺又主气、藏气，故肺藏魄。

73. 答案：D

解析：《灵枢·本神》说："心有所忆谓之意。""脾藏营，营舍意。"可见，意是人体获得感性印象后形成的意念、记忆，是向往和准备去实施的思维活动，寄居于营，而脾又藏营，故脾藏意。

74. 答案：E

解析：《灵枢·本神》说："意之所存谓之志。""肾藏精，精舍志。"可见，志是在意的基础上形成的意志、志向，是主意已定、决心已下，为达到目的而去实施的思维活动，寄居于精，而肾又藏精，故肾藏志。

75. 答案：D

解析：气与血的关系，主要表现在生成与运行方面：①气为血帅：气能行血，气行则血行，气滞则血瘀；气能摄血，气统摄血在脉中运行，气虚可致出血；气能生血，营气可化血，气虚可致血虚。②血为气母：血能养气，气的充盛及其功能的发挥离不开血液的濡养，血虚则气不足；血能载气，血至气亦至，血脱可致气脱。

76. 答案：A

解析：气不仅是血液生成的动力，其中营气还直接参与并促进了血液的生成，是血液的主要构成成分。故补气可使化生血液的功能增强，血液才会充足，从而达到补气生血的目的。

77. 答案：B

解析：气行则血行，血液必须依赖于气的推动作用才能运行不息，流布至全身。气充足旺盛，气机调畅，则血液才能正常运行。故补气、行气有利于推动血行，从而达到治疗血瘀证的目的。

78. 答案：C

解析：气具有统摄血液在脉中正常循行而不逸出脉外的作用，某些出血性疾病如果因气虚失于固摄而引起，在治疗时配合补气药，增强气的固摄作用，从而达到止血的目的。

79. 答案：D

解析：气的生成离不开血液的化生和濡养，从而维持其充足旺盛的状态，因此血足则气旺，血虚则气虚。

80. 答案：E

解析：血液是气的载体之一，气存于血中，依附于血液而不致散失，并赖血之运载而布于全身。而外伤大出血时，气无所依附，导致涣散不收、漂浮无根而出现了气少息微、全身乏力等"气随血脱"的表现。

81. 答案：C

解析：气能摄血即气对血的统摄作用。气的固摄作用使血液正常循行于脉管之中而不逸于脉外。气摄血，实际上是脾统血的作用。若脾虚不能统血，则血无所主，因而脱陷妄行。气不摄血则可见出血之候，故治疗时必须用补气摄血之法，方能达到止血的目的。

82. 答案：A

解析：气能生血，气参与并促进血液生成。若气虚则血无以化生而致血虚。

83. 答案：E

解析：血能载气是指气存于血中，依附于血而不致散失，赖血之运载而运行全身。大出血时，随着血液的大量丢失，气亦随之发生大量丧失，导致的气涣散不收、漂浮无根的气脱病变，称为气随血脱。气随血脱的生理基础是血能载气。

84. 答案：D

解析：津液是气运行的载体之一。在血脉之外，气的运行必须依附于津液，否则也会使气漂浮失散而无所归，故说津能载气。因此津液的丢失必定导致气的损耗，当大汗、剧烈吐泻等津液大量丢失时，气亦随之大量外脱，称之为"气随津脱"。

85. 答案：C

解析：气能生津，气虚时气化作用减退，促进和激发津液的生成能力下降，故可见口鼻、唇舌、咽喉干燥等津液生成不足、缺乏滋养的症状。

86. 答案：B

解析：气具有推动津液输布和排泄的作用，若气虚推动作用减弱，气化无力，或气机郁滞不畅，气化受阻，皆可导致津液输布排泄障碍，形成水湿痰饮等病变，故临床常将补气、行气药与利湿、化痰药配合使用治疗水湿痰饮等，即是气能行津理论的具体运用。

87. 答案：C

解析：气具有固摄津液防止其无故流失的作用，可以固护、控制和调节津液的分泌和排泄。气虚时其固摄作用减弱，可出现自汗等津液不固的症状。当采用补气药以增强气的固摄作用，从而达到固摄止汗的目的。

88. 答案：E

解析：津液是气的载体之一，剧烈吐泻可致津液大量丢失，气也随之大量外脱而气虚，从而出现精神萎靡、肌肤湿冷、四肢厥逆、脉微欲绝等"气随液脱"的症状，故有"吐下之余，定无完气"的说法。

89. 答案：D

解析：汗是津液经阳气蒸化后由汗孔排出于体表的液体。由于血和津液均由水谷精微所化生，两者可以相互滋生、相互转化，有"津血同源"之说。而血中之津液可渗出脉外而为脉外之津液，使化汗有源；脉外之津液也可进入脉中化而为血，使血液充足。若汗出过多，脉外之津液大伤，则血中之津液渗出于脉外以补充脉外津液，必然耗及血液而引起血液不足的病理变化，故又有"汗血同源"之说。若失血过多，导致脉中血少，脉外津液则进入脉中以维持血量，从而引起脉外津液不足，使化汗乏源。故可从"津血同源""汗血同源"等理论解释"夺血者无汗""夺汗者无血"的深刻内涵。

90. 答案：E

解析：血行脉中，血中之津液可渗出脉外而为脉外之津液。若失血过多，脉中血少，脉外津液进入脉中以维持血量，从而引起脉外津液不足，故失血患者除表现出面白、舌淡等血虚症状外，还多见口渴、尿少等津液亏虚的症状，若失血者再用发汗法，则会进一步耗伤津液，继而加重血量的不足。基于"津血同源"理论，仲景提出"亡血家不可发汗"的告诫。

91. 答案：B

解析：气能行津是指气能推动和调控津液的正常输布运行。气的功能正常则津液代谢正常；气虚则津液代谢障碍，生成痰、饮、水、湿等病理产物。要消除这些病理产物及其产生的病理影响，常常将利水湿、化痰饮的方法与补气、行气法结合，"治痰先治气"即是气能行津的具体应用。

92. 答案：B

解析：津液的输布和排泄，依赖于气的推动和升降出入运动，病理上，气虚而推动乏力或气化不足，以及气滞而流通不畅，均可引起津液输布排泄障碍，故治疗当以调气为先，故清代唐宗海有"治气即是治水"之说。

93. 答案：D

解析：肾藏精，肝藏血，精能生血，血可化精，故有"精血同源"之说，而这种精血之间相互资生、相互转化的关系，又称为"肝肾同源"。

94. 答案：C

解析：血与津液都由饮食水谷精微所化生，都具有滋润濡养作用，二者之间可以相互资生，相互转化，这种关系称为"津血同源"。

95. 答案：A

解析：气的生成离不开血液的化生和濡养，血足则气旺，血少则气衰，故血虚者往往兼有少气懒言、体倦乏力、头晕自汗等气虚表现。

96. 答案：C

解析：精是神得以化生的物质基础，即精能化神，故精盈则神明；精亏者，精不化神，则见失眠多梦、健忘等神失所养的症状。

97. 答案：B

解析：脑力劳动过度，导致暗耗心血，功能减退。血又是神志活动的物质基础之一，故血不养神可导致失眠多梦、健忘等症状。

（二）A2 型题

98. 答案：A

解析：人体之精以先天之精为本，赖后天之精的不断充养。先、后天之精彼此促进，人体之精则充盛盈满。若先天之精或后天之精亏虚，则可导致发育迟缓、早衰、生殖功能低下及营养不良等病证。

99. 答案：E

解析：元气充沛，机体生长发育正常，脏腑、经络、形体、官窍生理功能旺盛，体魄强健而少病；若先天禀赋不足，或后天失养，或久病损伤元气，则可因元气虚衰而出现生长发育迟缓、生殖功能低下及未老先衰的病理表现。

100. 答案：D

解析：营卫之间必须协调，不失其常，才能发挥其正常的生理功能。若营卫失和，则可出现恶寒发热，无汗或汗多，"昼不精，夜不瞑"，以及抗邪能力低下而易于感冒等。

101. 答案：C

解析：固摄功能减弱可导致体内液态物质丢失。气不摄津则可导致自汗、多尿、小便失禁等症。

102. 答案：D

解析：气具温煦作用，温煦作用失常可出现体温低下、畏寒、脏腑功能减弱等症。

103. 答案：C

解析：血的濡养作用反映在面色、肌肉、皮肤、毛发、感觉和运动等方面。血虚，可见头晕眼花，面色萎黄，眼睑、口唇、指甲淡白，肌肉瘦削，皮肤干涩，肢体麻木，运动无力等症状。

104. 答案：B

解析：患者因外伤、手术致血液丧失过多，致使神志活动的物质基础缺乏，血不养神，故出现精神疲惫、失眠多梦、健忘等临床表现。

105. 答案：D

解析：津液亏虚不能布散体表以滋润皮毛肌肉，不能滋润口鼻等孔窍，不润肠腑，小便化源不足，故患者出现鼻咽、皮肤干燥，口渴欲饮，无汗，小便短黄，大便干结，舌苔干燥症状。

106. 答案：A

解析：患者外伤大出血致体内血液亏少，津液渗入脉内补充血液，从而导致机体津液不足，不能滋润皮肤口鼻，饮水自救，小便化源不足，故出现口唇干燥、大渴多饮，无尿等表现。

107. 答案：C

解析：气具有统摄血液在脉中正常循行而不逸出脉外的作用。患者食少纳呆，神疲乏力为气虚之象，气虚统血无力致血逸出脉外，因而出现了紫癜等症状，出血点色淡这是气虚不能摄血的特点。

108. 答案：D

解析：血液是气的载体之一，气存于血中，依附于血液而不致散失，赖血之运载而布于全身。大出血时，气无所依附，导致涣散不收、漂浮无根的气脱病变，因而出现了呼吸微弱等"气随血脱"的表现。

109. 答案：E

解析：血的运行有赖于气的推动，情志抑郁，气机不畅，可导致血液运行不畅，从而出现胸部憋闷疼痛、面色紫暗、舌有瘀斑等血液瘀滞的表现。

110. 答案：B

解析：产妇由于分娩时大量失血，本就血虚，故在治疗时不可再大量出汗，以防止津液与血液进一步耗伤。其依据是津血同源，即津液和血都由饮食水谷精微化生，二者可相互资生、相互转化，津液可化为汗液排泄于外，故亦有"汗血同源"之说。产后感冒者，本就血虚，若进一步发汗，津液大伤，则必然耗及血液，从而导致津液、血液耗竭的恶性后果。

（三）B 型题

答案：111.D　　112.E

解析：广义之精包括气、血、津液等人体内的一切精微物质；狭义之精专指生殖之精。

答案：113.A　　114.E

解析：生殖之精促进生殖功能而繁衍生命，神主宰整个人体的生命活动。

答案：115.A　　116.E

解析：先天之精源于父母的生殖之精，是构成胚胎的原始物质，是生命产生的本原。精能化血，是血液生成的来源之一，除肾精外，主要来源于水谷精气。

答案：117.E　　118.C

解析：先天之精源于父母的生殖之精，是构成胚胎的原始物质，是生命产生的本原。《灵枢·本神》说："生之来，谓之精。"后天之精源于呼吸清气、水谷精微，与肺主气、脾胃纳运等脏腑功能密切相关，是维持后天生命活动的重要物质。

答案：119.E　　120.C

解析：肾藏精，先天之精是肾精的主体，先天之精所化生的先天之气是人体之气的根本。脾主运化，完成对饮食水谷的消化和吸收，水谷之精化生水谷之气，水谷之气布散全身脏腑，成为人体之气的主要来源，故称脾（胃）为"生气之源"。

答案：121.A　　122.A

解析：脏腑之气的运动规律体现了脏腑生理活动的特性，也表现了脏腑之气运动的不同趋势。心肺在上，其气宜降；肝肾在下，其气宜升；脾胃属土，居中央，脾气升而胃气降，斡旋四脏之气的升降运动。

答案：123.A　　124.E

解析：气的推动作用，指气的激发、兴奋和促进等作用，可激发和促进人体的生长发育。气弥漫于全身，是传递信息的载体，彼此相互联系的中介。

答案：125.D　　126.C

解析：气的温煦作用是指阳气温煦人体的作用，主要体现于温煦机体、维持相对恒定的体温等方面。气的固摄作用是指气对体内液态物质的固护、统摄和控制，使其不无故丢失的作用。

答案：127.A　　128.C

解析：先天之气来源于父母，先天之精化生先天之气，即元气。饮食水谷化生水谷精气，简称谷气，包括营气与卫气，前者称"水谷之精气"，后者称"水谷之悍气"。

答案：129.C　　130.D

解析："气陷"与"气逆"相对待，气的上升太过或下降不及称作"气逆"；气的上升不及或下降太过，称作"气陷"。"气脱"与"气闭"相对待，气不能外达而郁结闭塞于内称作"气闭"；气的外出太过而不能内守称作"气脱"。

答案：131.C　　132.C

解析：血液的化生以水谷之精以及肾精为物质基础，主要依赖于脾胃纳运的功能，并在肾肝、心肺等脏的配合作用下完成。津液的生成主要与脾、胃、小肠、大肠等脏腑有关。

答案：133.C　　134.D

解析：津质地清稀，流动性较大，外布体表皮肤、肌肉和孔窍，内渗于血脉，起滋润作用；液质地较浓稠，流动性较小，灌注于骨节、脏腑、脑髓等部位，主要起濡养作用。

答案：135.A　　136.B

解析：血液的正常运行，与心、肺、肝、脾等脏密切相关。津液的输布主要依靠脾、肺、肾、肝和三焦等脏腑生理功能的协调配合来完成。

答案：137.A　　138.E

解析：血液的化生主要依赖于脾胃运化的功能，并在肾肝、心肺等脏的配合作用下完成。与津液排泄相关的脏腑主要与肺、肾的综合调节有关。

答案：139.A　　140.D

解析：人体之气，来源于父母的先天之气、饮食物的水谷精气和自然界清气，通过肾、脾胃和肺等脏腑生理功能的综合作用而生成。元气由肾中先天之精化生，又赖后天之气的培育，与脾胃运化功能、饮食营养及化生的后天之精是否充盛有关。

答案：141.B　　142.C

解析：《灵枢·本神》说："随神往来者谓之魂。""肝藏血，血舍魂。"可见魂是随心神活动所做出的意识、思维活动，睡眠时也可表现为梦境及梦幻现象，寄居于血，而肝又藏血，故肝藏魂。《灵枢·本神》说："并精而出入者谓之魄。""肺藏气，气舍魄。"可见魄是与生俱来的、本能的感知觉和运动能力，寄居于气，而肺又主气、藏气，故肺藏魄。

答案：143.D　　144.E

解析：《灵枢·本神》说："心有所忆谓之意。""脾藏营，营舍意。"可见意是人体获得感性印象后形成的意念、记忆，是向往和准备去实施的思维活动，寄居于营，而脾又藏营，故脾藏意。《灵枢·本神》说："意之所存谓之志。""肾藏精，精舍志。"可见志是在意的基础上形成的意志、志向，是主意已定、决心已下，为达到目的而去实施的思维活动，寄居于精，而肾又藏精，故肾藏志。

答案：145.A　　146.D

解析：《灵枢·本神》曰："故生之来谓之精，两精相搏谓之神，随神往来者谓之魂，并精而出入者谓之魄。"

答案：147.B　　148.E

解析：《灵枢·本神》曰："所以任物者谓之心，心有所忆谓之意，意之所存谓之志，因志而存变谓之思，因思而远慕谓之虑，因虑而处物谓之智。"

答案：149.A　　150.B

解析：气不仅是血液生成的动力，营气还直接参与并促进了血液的生成，是血液的主要构成成分。补气可使化生血液的功能增强，血液才会充足，故治疗血虚病证常以补血药配合补气药。气行则血行，血液必须依赖于气的推动作用才能运行不息，流布至全身，运用补气或行气药，可使气充足旺盛，或气机调畅，则血液才能正常运行，故治疗血瘀病证常以活血化瘀药配合补气或行气药。

答案：151.B　　152.C

解析：气具有推动津液输布和排泄的作用，若气虚推动作用减弱，气化无力，或气机郁滞不畅，气化受阻，皆可导致津液输布排泄障碍，水湿痰饮停聚体内，泛溢肌肤而形成水肿等病变，故治疗水肿常将补气、行气药与利尿药配合使用，即是气能行津理论的具体运用。气具有固摄津液，防止津液无故流失的作用，可以固护、控制和调节津液的分泌和排泄，若气虚固摄作用减弱，可致体内津液流失，出现遗尿等津液不固的症状，补气就是为了增强气的固摄作用，从而达到缩尿止遗的治疗目的。

答案：153.D　　154.E

解析：津液在输布过程中受到各脏腑阳气的蒸腾温化则可化生为气，故津液亏虚可导致气的衰少，出现少气懒言等气虚症状。津液是气的载体之一，剧烈吐泻可致津液大量丢失，气也随之大量外脱，从而出现精神萎靡、肌肤湿冷、四肢厥逆、脉微欲绝等"气随液脱"的症状。

（四）X 型题

155. 答案：ABC

解析：人体之精由禀受于父母的先天之精以及来源于吸入清气与水谷精微的后天之精相融合而生成。

156. 答案：ABC

解析：精的施泄主要有两种形式：一是分藏于各脏腑以濡养脏腑，并化气以推动和调节其功能活动；二是生殖之精的施泄以繁衍生命。

157. 答案：BCDE

解析：人体之精的功能包括：繁衍生命、濡养作用、化血作用、化气作用、化神作用、抗邪作用。

158. 答案：ABCDE

解析：脏腑之精是指脏腑所藏的具有濡养、滋润作用的精华物质。各脏腑之精都由先天之精与后天之精相融合而成，各脏腑之精不仅濡养脏腑，而且化生各脏腑之气，以推动和调节各脏腑的生理功能。

159. 答案：CDE

解析：后天之精源于呼吸清气、水谷精微，与肺主气、脾胃纳运等脏腑功能密切相关，是维持后天生命活动的重要物质。

160. 答案：CE

解析：人体之精按其功能分，可分为生殖之精和营养之精。

161. 答案：BC

解析：后天之精的来源于吸入清气、水谷之精。生殖之精源于肾精，由肾所藏的先天之精在后天之精的充养和天癸的促发下形成。脏腑之精是由先天之精与后天之精相融合而成。

162. 答案：AB

解析：人体之精按来源分可分为先天之精和后天之精。

163. 答案：ABD

解析：人体之气，来源于父母的先天之气、饮食物的水谷精气和自然界清气，通过肾、脾胃和肺等脏腑生理功能的综合作用而生成。

164. 答案：BCDE

解析：人体之气的生成有赖于全身各脏腑的综合作用，与肾、脾胃和肺的关系尤为密切。肾与先天之气的生成关系密切，脾胃和肺与后天之气的生成关系密切。

165. 答案：ABCDE

解析：气化是指气的运动所产生的各种变化，具体表现为精、气、血、津液等生命物质的生成及其相互转化过程。

166. 答案：ABCDE

解析：人体之气的功能主要有推动作用、温煦作用、固摄作用、防御作用、中介作用，此外，还有营养作用。

167. 答案：BCDE

解析：元气以先天之精为基础，属先天之气。中气则为脾胃之气，营气、卫气、宗气，则来源于脾胃运化的水谷精气，或来源于水谷精气与肺吸入自然界清气的结合，故属后天之气。

168. 答案：DE

解析：气化与气机既相区别又密切相关。气化强调气的变化；气机强调气的运动。气化以气机为前提和依据，气化过程由气的升降出入运动所产生和维持；气机和气化是生命最基本的特征。

169. 答案：AC

解析：营气的生理功能有化生血液和营养全身两个方面；卫气有防御外邪、温养全身和调节腠理的生理功能。

170. 答案：AD

解析：固摄作用和推动作用是相反相成的两个方面。一方面，气推动血液的运行和津液的输布、排泄；另一方面，气又固摄体内液态物质，防止其无故流失。两者相互协调，控制和调节着体内液态物质的正常运行、输布和排泄，这是维持人体正常的血液循行和津液代谢的重要环节。

171. 答案：BDE

解析：营气的生理功能有化生血液和营养全身两个方面。卫气有防御外邪、温养全身和调节腠理的生理功能。

172. 答案：CD

解析：宗气在胸中积聚之处，《灵枢·五味》称为"气海"，又名"膻中"。"虚里"为心尖搏动处，气门即汗孔，孤府为三焦。

173. 答案：BCD

解析：宗气的生成有两个来源：一是脾胃从饮食水谷中所化生的水谷精气，二是肺从自然界中吸入的清气。两者结合生成宗气，故宗气的生成与脾、胃和肺密切相关。

174. 答案：ABCDE

解析：血液的化生主要依赖于脾胃的运化功能，并在心、肺、肾、肝的配合下完成。

175. 答案：ABCD

解析：心、肝、脾、肺的相互协调与密切配合，共同保证了血液的正常运行。

176. 答案：ABD

解析：心主血脉，心气是推动血液运行的主要动力。肺朝百脉，肺气宣发肃降，调节一身气机，能助心行血。肝主疏泄，调畅气机，是保证血行的重要环节之一。

177. 答案：CE

解析：脾主统血，脾气能固摄血液在脉中运行。肝主藏血，也可防止血液逸出脉外。

178. 答案：ABC

解析：心主血脉，心气是推动血液运行的直接动力。肺朝百脉，肺气宣发肃降，调节一身气机，能助心行血。肝气疏泄，调畅气机，推动血行，也是保证血行的重要环节之一。

179. 答案：ABCDE

解析：血的运行与气的推动、温煦和固摄作用，脉道完好无损和通畅无阻，血液的清浊状态，以及寒热等病邪的影响有关。

180. 答案：AB

解析：血的主要功能包括濡养、化神两个方面。

181. 答案：ABCD

解析：津的性状较清稀，布散于体表皮毛肌肉，输注于孔窍，并渗入血脉，发挥滋润作用。

182. 答案：ABCD

解析：液的性状较为稠厚，以濡养作用为主，灌注濡养脏腑，充养骨髓、脊髓、脑髓，流注骨节，使关节滑利，屈伸自如。

183. 答案：BCDE

解析：津液的生成，主要与脾胃、小肠、大肠的功能活动有关。

184. 答案：ACDE

解析：津液的输布，主要依靠脾、肺、肾、肝、三焦的协调配合来完成。

185. 答案：CDE

解析：津液排泄相关的脏主要有肺、脾、肾。

186. 答案：ABE

解析：津液的主要生理功能有滋润濡养、充养血脉。

187. 答案：ABCD

解析：精、气、血、津液不仅是构成人体和维持人体生命活动的基本物质，同时也是神赖以产生的物质基础。

188. 答案：ABCDE

解析：神有广义、狭义之分，广义之神是指人体生命活动的主宰及其所有生命活动外在表现的统称，包括形色、眼神、言谈、表情、应答、举止、精神、情志、声息、脉象等方面；而狭义之神则指意识、思维、情志等精神活动。

189. 答案：ABC

解析："气为血之帅"说明了气对于血的统帅、驾驭作用。血液的化生离不开气作为动力，营气、津液和精化生血液的每个环节都要依靠气的推动和激发，再者血液的运行离不开气的推动作用和固摄作用，二者之间的协调配合更是血液在脉中正常运行的保证，所以气对血的关系可概括为气能生血、气能行血和气能摄血三方面，统称为"气为血之帅"。

190. 答案：DE

解析："血为气之母"说明血对气有濡养和承载作用。气的生成离不开血液的化生和濡养，血液循环流布全身可不断地为一身之气提供营养，维持其充足旺盛状态，可见血是气的物质基础，血能化气。而气存于血中，依附于血液而不致散失，赖血之运载而布于全身，可见血也是气运行的载体。因此，血对气的关系可概括为血能养气、血能载气，统称为"血为气之母"。

191. 答案：AB

解析：精与血皆由水谷精微充养或化生，化源相同，彼此之间又相互滋生、相互转化，即藏于脏腑中的精可融入血脉中而为血，血脉中的血液输送到脏腑中也可充养脏腑之精。故精与血之间的关系包括精能化血、血能养精。

192. 答案：AB

解析：血与津液皆由水谷精微化生，来源相同，彼此之间又相互滋生、相互转化，即脉外之津液渗入脉中而为血液的组成部分，脉内血液中的水液渗出脉外又为津液。故血与津液的关系包括血能化津、津能生血。

193. 答案：ABC

解析：精与气之间存在着相互滋生、相互为用的关系，气的充盛和运行不息可以促进精的化生，同时气还能固摄精，使精聚藏于体内而不至于无故外泄。精也是气化生的本源，精足则气旺，精亏则气衰。故精与气的关系包括精能化气、气能生精、气能摄精。

194. 答案：ABC

解析：津液来源于饮食水谷，依赖脾胃运化、小肠主液、大肠主津等脏腑生理功能而化生，即需要通过气化作用才能促进和激发津液的生成。而津液的输布、排泄离不开气的推动作用，以及脏腑之气有序的升降出入运动；而为了防止津液无故流失，则需要气的固摄作用，才不至于溢出体外。故气对津液的作用可概括为气能生津、气能行津、气能摄津。

195. 答案：DE

解析：津液在输布过程中受到各脏腑阳气的蒸腾温化可以化生为气。而在血脉之外，气的运行还需依附于津液而到达全身。故津液对气的作用可概括为津能化气、津能载气。

196. 答案：ABC

解析：精是生命的本原，是构成人体和维持人体生命活动的最基本物质；气是生命的维系，气的运行不息维持着人体的生命活动；神是人体生命活动的主宰。三者合一，是生命活动的根本保证，并在生命活动中相互依存、相互为用：精能生气养神，气能生精化神，神能统精驭气。三者缺一不可，是养生防病、延年益寿以及诊治疾病、推测预后的重要理论依据，故称为人身"三宝"。

二、判断题

197. 答案：×

解析：人体之精由禀受于父母的先天之精及来源于吸入的清气与水谷精微的后天之精相融合而生成。

198. 答案：√

解析：人体之精以先天之精为本，赖后天之精的不断充养。先、后天之精彼此促进，人体之精则充盛盈满。若先天之精或后天之精亏虚，则可导致发育迟缓、早衰、生殖功能低下及营养不良等病证。

199. 答案：√

解析：人体之精贮藏于脏腑身形中。肾所藏先天之精作为生命本原，在胎儿时期便贮藏于各脏腑之中。后天之精则经由脾肺等输送到各脏腑，化为各脏腑之精，并将其剩余部分输送于肾中，以充养肾所藏的先天之精。

200. 答案：×

解析：后天之精经由脾肺等转输到各脏腑成为脏腑之精。

201. 答案：×

解析：先天之精是生命的本原物质，受之父母，先身而生，是构成人体胚胎和繁衍后代的基本物质。

202. 答案：×

解析：人体之精以先天之精为本，赖后天之精的不断充养。

203. 答案：×

解析：肾所藏先天之精化生元气，元气以三焦为通道，布散到全身各脏腑，推动和激发其功能活动，为生命活动的原动力。因此肾精亏虚可影响全身脏腑的生理功能。

204. 答案：√

解析：精具有保卫机体、抵御外邪入侵的功能。精足则正气盛，抗邪力强，不易受外邪侵袭。若精虚则正气不足，抗邪力弱，易受外邪侵袭；或无力驱邪，邪气潜伏，在一定条件下发病。

205. 答案：√

解析：人体之精有广义、狭义之分。广义之精包括气、血、津液等人体一切精微物质，狭义之精专指生殖之精。

206. 答案：×

解析：中医学关于气的理论，受到古代哲学气一元论的深刻影响，但其所论主要是人体之气，以及与自然界相关联的气，在研究对象和范围上与古代哲学气一元论有着显著的区别。

207. 答案：×

解析：在中医术语中，气在不同语境下表达不同的意义。如六气指风、寒、暑、湿、燥、火六种正常的气候变化，邪气指各种致病因素的统称，药物之气指药性等。

208. 答案：√

解析：人体之气来源于父母的先天之气、饮食物的水谷精气和自然界的清气，通过肾、脾胃和肺等脏腑生理功能的综合作用而生成。习惯上表述为肾为生气之根、脾胃为生气之源，肺为生气之主。

209. 答案：×

解析：气的正常运动，称为"气机调畅"，包括升降出入运动的平衡协调和畅通无阻的状态。

210. 答案：×

解析：气的运动阻滞，升降出入运动之间平衡失调，称为"气机失调"。

211. 答案：×

解析：气机强调气的运动，基本形式是脏腑之气的升降出入。气化强调气的变化，基本形式是生命物质的新陈代谢。

212. 答案：√

解析：气的推动作用是指气的激发、兴奋和促进等作用；气的固摄作用，指气对体内液态物质的固护、统摄和控制，不使其无故流失的作用；是相反相成的两个方面。

213. 答案：√

解析：人体之气，因其生成来源、分布部位及功能特点不同而有不同分类及各自不同的名称。

214. 答案：√

解析：元气以三焦为通路循行全身，内而五脏六腑，外而肌肤腠理，无处不到。

215. 答案：√

解析：一身之气分布到某一脏腑，即成为某一脏腑之气。脏腑之气推动和激发各脏腑的生理活动，某一脏腑的生理功能即某一脏腑之气运动的具体体现。

216. 答案：×

解析：精是构成和维持人体生命活动的最基本物质。

217. 答案：√

解析：由水谷之精化生的营气和津液是血液的主要组成成分。

218. 答案：×

解析：脾胃运化的水谷精微所产生的营气和津液是血液的主要构成成分，故临床治疗血虚，首先应调理脾胃。

219. 答案：√

解析：血具有营养和滋润全身的生理功能，血的濡养作用反映在面色、肌肉、皮肤、毛发、感觉和运动等方面。

220. 答案：√

解析：血可化神，血是机体精神活动的主要物质基础，血液亏耗，血行异常，则可出现不同程度的精神情志方面的病证。

221. 答案：×

解析：血的运行与血液的清浊状态有关。例如，血液中痰浊较甚，或血液稠浊，可导致血行不畅而瘀滞。

222. 答案：×

解析：津液的生成主要与脾、胃、小肠、大肠等脏腑有关。

223. 答案：×

解析：津液的输布主要依靠脾、肺、肾、肝和三焦等脏腑生理功能的协调配合来完成。

224. 答案：√

解析：与津液排泄相关的脏主要有肾、肺、脾。

225. 答案：×

解析：津的性状较清稀，以滋润作用为主，布散于体表能滋润皮毛肌肉，输注于孔窍能滋润鼻、目、口、耳等官窍

226. 答案：√

解析：津液渗入血脉化生血液，并起着濡养和滑利血脉的作用。

227. 答案：×

解析：人体之神有广义和狭义之分。狭义之神指精神、意识、思维活动；广义之神是指人体生命活动的主宰及其所有外在生命活动表现的统称。

228. 答案：√

解析：神依附于形体而存在，神是人体生理活动和心理活动的主宰，其盛衰是生命力盛衰的综合体现，人体生理活动和心理活动只有在神的统帅和调节下，才能发挥正常作用。

229. 答案：√

解析：形与神相互依存、不可分割，无形则神无以附，无神则形不可活。故形神统一是生命存在的根本保证。

230. 答案：√

解析：气能生血，气虚则化生血液功能减弱，从而引起血虚；气能行血，气行则血行，气虚则行血无力，血行迟缓而出现血瘀病变。

231. 答案：×

解析：气具有统摄血液在脉中正常循行而不逸出脉外的作用，气虚时其固摄无力，失于固摄则引起崩漏，故应采用补气摄血而不是补气行血的方法来治疗。

232. 答案：×

解析：气存于血中，依附于血液而不致散失，赖血之运载而布于全身。而大出血时，气无所依附，导致涣散不收、漂浮无根，出现了气少息微、全身乏力等"气随血脱"的表现。可见，血液才是气的载体之一。

233. 答案：√

解析：津液的输布排泄离不开气的推动作用，若气虚而推动作用减弱，气化无力，或气机郁滞不畅，气化受阻，皆可导致津液输布、排泄障碍，津液停聚，形成水湿痰饮、水肿等病变，称为"气不化水"或"气不行水"。

234. 答案：×

解析：气能生津，气虚日久出现津液不足之证可采用补气生津而不是补气生精的治疗方法。本题混淆了津与精的含义。

235. 答案：×

解析：津液是血液的重要组成部分，脉外之津液进入脉中则化而为血。剧烈吐泻

时，脉外津液不足，则血中之津液渗出于脉外以补充脉外津液，从而导致血脉空虚、津枯血燥等病变。因此，剧烈吐泻者应忌用破血逐瘀之峻剂以防进一步耗伤血液。

236. 答案：√

解析：发为肾之外华，肾精化血可以荣养头发，故"发为血之余"。老年白发或脱发，多由精血不足引起，因此应通过补益精血的方法来治疗。

三、名词解释

237. 答案：人体之精是构成和维持人体生命活动的最基本物质，对于人体生命活动具有重要意义，由禀受于父母的先天之精及来源于吸入的清气与水谷精微的后天之精相融合而生成。

238. 答案：先天之精源于父母的生殖之精是构成胚胎的原始物质，是生命产生的本原。

239. 答案：后天之精源于呼吸的清气、水谷精微，与肺主气、脾胃纳运等脏腑功能密切相关，是维持后天生命活动的重要物质。

240. 答案：由饮食水谷所化生的精微物质，又称"水谷之精"。

241. 答案：指脏腑所藏的具有濡养、滋润作用的精华物质。各脏腑之精都由先天之精与后天之精相融合而成。

242. 答案：生殖之精源于肾精，由肾所藏的先天之精在后天之精的充养和天癸的促发下形成，具有繁衍后代的功能。

243. 答案：广义之精包括气、血、津液等人体内的一切精微物质，由禀受于父母的先天之精及来源于吸入的清气与水谷精微的后天之精相融合而生成。

244. 答案：狭义之精专指生殖之精，由肾所藏的先天之精在后天之精的充养和天癸的促发下形成，具有繁衍后代的功能。

245. 答案：气是人体内活力很强、运动不息的极细微物质，是构成和维持人体生命活动的基本物质。

246. 答案：气的运动称为气机。人体之气的运动形式，一般归纳为升、降、出、入四种。

247. 答案：气化是指气的运动所产生的各种变化。在人体，具体表现为精、气、血、津液等生命物质的生成及其相互转化过程。

248. 答案：气的正常运动称为"气机调畅"，包括升降出入运动的平衡协调和畅通无阻的状态。

249. 答案：气的运动阻滞，升降出入运动之间平衡失调，称为"气机失调"。

250. 答案：气的固摄作用是指气对体内液态物质的固护、统摄和控制，不使其无故流失的作用。

251. 答案：元气是指以先天精气为基础，赖后天精气充养，而根源于肾的气。

252. 答案：宗气是指由吸入的清气与水谷精气所化生而聚于胸中之气。

253. 答案：营气是指由饮食水谷所化生的精气，行于脉内，具有化生血液、营养周身的功能。

254. 答案：卫气是指由饮食水谷所化生的悍气，行于脉外，具有温煦皮肤、腠理、肌肉，司汗孔开阖与护卫肌表、抗御外邪的功能。

255. 答案：脏腑之气是全身之气的组成部分。一身之气分布到某一脏腑，即成为某一脏腑之气。

256. 答案：血，即血液，是行于脉中，循环流注于全身并具有营养和滋润作用的红色液态物质。

257. 答案：脉是血液运行的管道，故称为"血府"。

258. 答案：某种原因导致血液在脉中运行迟缓涩滞、停积不行则成瘀血。

259. 答案：若因外伤等原因，血液逸出脉外，则称为"离经之血"。

260. 答案：血具有营养和滋润全身的生理功能。

261. 答案：津液，是津和液的合称，人体的正常水液，包括脏腑、形体、官窍的内在液体及其正常的分泌物。

262. 答案：津液中质地较清稀，流动性较大，布散于体表皮肤、肌肉和孔窍，并能渗入血脉，起滋润作用的，称为津。

263. 答案：津液中质地较浓稠，流动性较小，灌注骨节、脏腑、脑、髓等起濡养作用的，称为液。

264. 答案：脾胃运化的水谷精微，由脾气上输于心脉，在心的作用下变化成红色血液，称心生血。

265. 答案：津液和血液都来源于水谷精气，同出一源，两者相互滋生、相互转化、相互影响，故有"津血同源"之说。

266. 答案：神有广义、狭义之分，广义之神指人体生命活动的主宰及其所有生命活动外在表现的统称；狭义之神则指意识、思维、情志等精神活动。

267. 答案：五神即神、魂、魄、意、志，是对感觉、意识、思维等精神活动的概括。

268. 答案：气有生血、行血和摄血的作用，对血有统率作用，故称气为血之帅。

269. 答案：血有养气、载气的作用，是气的化生基础和载体，故称血为气之母。

270. 答案：大出血时气随之大量丧失，导致气涣散不收的气血并脱病变，称为气随血脱。

271. 答案：当大汗、剧烈吐泻等津液大量丢失时，气也随之大量外脱，称为气随津脱。

272. 答案：精与血之间的化源相同而又相互滋生的关系，称为"精血同源"。

273. 答案：血与津液之间的来源相同而又相互滋生的关系，称为"津血同源"。

274. 答案：当大量出汗而津液丧失，脉内津液渗出脉外以图补充津液不足，从而导致血脉空虚、津枯血燥等病变，此时不能再施以放血或破血疗法，称之为"夺汗者无血"。

275. 答案：当大量失血时，脉中血少，脉外津液渗入脉中导致脉外津液亏少，汗液生成无源，此时不可再妄用发汗疗法，称之为"夺血者无汗"。

四、填空题

276. 答案：本原

277. 答案：气　　　血　　　津液

278. 答案：先天之精　　　后天之精

279. 答案：肾

280. 答案：物质

281. 答案：先天之精　　后天之精

282. 答案：元

283. 答案：精

284. 答案：生殖之精

285. 答案：活力很强　　　运动不息

286. 答案：先天之气　　　自然界的清气

287. 答案：肾　　　肺

288. 答案：气机不畅　　　气滞

289. 答案：气化　　　气机

290. 答案：护卫肌肤　　　抗御邪气

291. 答案：原气　　　　原动力

292. 答案：肾　　　脾肺

293. 答案：息道　　　心脉

294. 答案：精柔　　　慓疾滑利

295. 答案：营气　　　津液

296. 答案：肾精　　　髓

297. 答案：心　　肺　　肝　　肾

298. 答案：肝　　　脾

299. 答案：濡养　　　化神

300. 答案：津　　　液

301. 答案：小肠　　　大肠

302. 答案：肝　　　三焦

303. 答案：肺　　脾　　肾

304. 答案：滋润濡养　　　充养血脉

305. 答案：质　　用　　存　　灭

306. 答案：元神之府

307. 答案：神　　魂　　魄

308. 答案：意　　志　　思　　虑　　智

309. 答案：气为血之帅　　　血为气之母

310. 答案：气能生血　　气能行血　　气能摄血
311. 答案：血能养气　　血能载气
312. 答案：精血同源
313. 答案：津血同源
314. 答案：精　　　气　　　神

五、简答题

315. 答案：①人体之精由禀受于父母的先天之精及来源于吸入的清气与水谷精微的后天之精相融合而生成。②先天之精是生命的本原物质，受之父母，先身而生，是构成人体胚胎和繁衍后代的基本物质。父母生殖之精相合，既孕育了生命，又转化为子代的先天之精。③后天之精与先天之精相对而言，是人出生之后，从吸入的自然界清气及饮食物中摄取的营养精华以及脏腑气化所生成的精微物质。

人体之精，以先天之精为本，赖后天之精的不断充养。先、后天之精彼此促进，人体之精则充盛盈满。

316. 答案：人体之精贮藏于脏腑身形中。肾所藏先天之精，作为生命本原，在胎儿时期便贮藏于各脏腑之中；后天之精则经由脾肺等输送到各脏腑，化为各脏腑之精，并将其剩余部分输送于肾中，以充养肾所藏的先天之精。

317. 答案：精的施泄主要有两种形式：一是分藏于各脏腑，濡养脏腑，并化气以推动和调节其功能活动；二是生殖之精的施泄以繁衍生命。

318. 答案：人体之精的功能有繁衍生命、濡养作用、化血作用、化气作用、化神作用、抗邪作用。

319. 答案：中医学关于气的理论，受到古代哲学气一元论的深刻影响，但其所论主要是人体之气，以及与自然界相关联的气，在研究对象和范围上与古代哲学气一元论有着显著的区别。

320. 答案：气化与气机既相区别又密切相关。在人体，气化强调气的变化，基本形式是生命物质的新陈代谢；气机强调气的运动，基本形式是脏腑之气的升降出入。气化以气机为前提和依据，气化过程由气的升降出入运动所产生和维持。气机和气化是生命最基本的特征。

321. 答案：气具有推动作用、温煦作用、防御作用、固摄作用、中介作用等功能。此外，气还具有营养作用。

322. 答案：气的推动作用是指气的激发、兴奋和促进等作用，主要体现于：①激发和促进人体的生长发育与生殖功能。②激发和促进各脏腑经络的生理功能；③激发和促进精、血、津液的生成与运行。④激发和兴奋精神活动。

323. 答案：气的温煦作用是指阳气温煦人体的作用，主要体现于：①温煦机体，维持相对恒定的体温。②温煦脏腑、经络、形体、官窍，维持其正常生理活动。③温煦精、血、津液，维持其正常运行、输布与排泄。

324. 答案：气的固摄作用是指气对体内液态物质的固护、统摄和控制，不使其无故流失的作用，主要体现于：①固摄血液，防止其逸出脉外，维持其正常循行。②固摄汗液、尿液、胃液、肠液等，防止其丢失。③固摄精液，防止妄泄。

325. 答案：血液的化生以水谷之精、肾精、髓为物质基础。中焦脾胃受纳、运化饮食水谷，吸收的精微物质包含营气和津液，两者进入脉中，变化而成红色的血液。肾所藏的精是生成血液的原始物质，肾精化生血液主要通过骨髓和肝脏的作用而实现。

326. 答案：血的运行有赖于气的推动、温煦和固摄作用；血行脉中，脉为血府，脉道完好无损和通畅无阻，是保证血液正常运行的重要因素；血的运行与血液的清浊状态、邪气等影响有关。

327. 答案：血液具有濡养和化神两大功能。血具有营养和滋润全身的生理功能，全身各个部分的生理功能无一不是在血液的濡养作用下得以正常发挥的；血是机体精神活动的主要物质基础，人体的精神活动有赖于血液的营养。

328. 答案：津和液在性状、分布和功能上有所不同。质地较清稀，流动性较大，布散于体表皮肤、肌肉和孔窍，并能渗入血脉，起滋润作用的，称为津；质地较浓稠，流动性较小，灌注于骨节、脏腑、脑髓等，起濡养作用的，称为液。

329. 答案：津液来源于饮食水谷，在脾、胃、小肠、大肠等有关脏腑的共同参与下生成。

脾主运化，在脾气的帮助下，胃受纳腐熟，"游溢精气"而吸收饮食水谷中含精微物质的液体物质；小肠主液，泌别清浊，可吸收肠中较多的津液；大肠主津，可吸收食物残渣中的部分津液。胃、小肠、大肠所吸收的津液依靠脾的运化功能，可通过脾气布散全身。可见，津液生成主要与脾、胃、小肠、大肠等脏腑有关。

330. 答案：津液的生理功能主要有滋润濡养和充养血脉两个方面。津的性状较清稀，以滋润作用为主，布散于体表能滋润皮毛肌肉，输注于孔窍能滋润鼻、目、口、耳等官窍；液的性状较为稠厚，以濡养作用为主，灌注濡养脏腑，充养骨髓、脊髓、脑髓，流注骨节，使关节滑利，屈伸自如。津液渗入血脉化生血液，并起着濡养和滑利血脉的作用。

331. 答案：神的生理功能包括：主宰生命活动，主宰精神活动，调节精气血津液，调节脏腑功能。

332. 答案：气与血的关系可以概括为"气为血之帅""血为气之母"两个方面。气为血之帅具体表现为气能生血、气能行血、气能摄血；血为气之母具体表现为血能养气、血能载气。

333. 答案：精与血之间存在着密切关系：精与血皆由水谷精微充养或化生，化源相同，彼此之间又相互滋生、相互转化，即藏于脏腑中的精可融入血脉中而为血，血脉中的血液输送到脏腑中也可充养脏腑之精。精与血之间的化源相同而又相互滋生的关系，称为"精血同源"。

334. 答案：血和津液之间存在着密切关系：血与津液皆由水谷精微化生，来源相同，彼此之间又相互滋生、相互转化，即脉外之津液渗入脉中而为血液的组成部分，脉内血液中的水液渗出脉外又为津液。血与津液来源相同而又相互滋生的关系，称为"津血同源"。

335.答案：精与气之间存在着相互滋生、相互为用的关系。气的充盛和运行不息可以促进精的化生，同时气还能固摄精，使精聚藏于内而不致无故外泄。精为气化生的本源，精足则气旺，精亏则气衰。

六、论述题

336.答案：精的具有繁衍生命、濡养作用、化血作用、化气作用、化神作用、抗邪作用。

（1）繁衍生命。因先天之精具有遗传功能，其在后天之精资助下所生成的生殖之精，具有繁衍生命的作用，故精是生命的本原。

（2）濡养作用。精能濡养、滋润脏腑、形体、官窍。先天之精与后天之精充盛，脏腑之精充盈，各种生理功能得以正常发挥。

（3）化血作用。精能化血，是血液生成的来源之一。肾藏精，精生髓，髓化血。故精足则血旺，精亏则血虚。

（4）化气作用。精可化气。先天之精化生元气，水谷之精化生水谷之气，而肺则吸入自然界的清气，三者合而成一身之气。因此，精是气化生的本原。

（5）化神作用。精与神的关系，即物质与精神的关系。精是神的物质基础。而神对精的生成、施泄又具有促进和调控作用。

（6）抗邪作用。精具有保卫机体、抵御外邪入侵的功能。精足则正气盛，抗邪力强，不易受外邪侵袭。若精虚则正气不足，抗邪力弱，易受外邪侵袭；或无力驱邪，邪气潜伏，在一定条件下发病。

337.答案：精，按其来源可分为先天之精和后天之精；按其部位可分为各脏腑之精；按其功能可分为生殖之精和营养之精。

（1）先天之精源于父母的生殖之精，是构成胚胎的原始物质，是生命产生的本原。

（2）后天之精源于呼吸清气、水谷精微，与肺主气、脾胃受纳运化等脏腑功能密切相关，是维持后天生命活动的重要物质。先天之精为基础，后天之精为补充，两者相辅相成，使一身之精生成有源，逐渐充盛。

（3）生殖之精源于肾精，由肾所藏的先天之精在后天之精的充养和天癸的促发下形成，具有繁衍后代的功能。人类通过生殖之精的交合将生命物质遗传给下一代。男女生殖之精结合成为胚胎，产生新的生命体。

（4）脏腑之精是指脏腑所藏的具有濡养、滋润作用的精华物质。各脏腑之精都由先天之精与后天之精相融合而成。

338.答案：人体之气来源于父母的先天之气、饮食物的水谷精气和自然界的清气，通过肾、脾胃和肺等脏腑生理功能的综合作用而生成。

（1）肾为生气之根，先天之精所化生的先天之气，是人体之气的根本。肾精充则元气足，肾精亏则元气衰。

（2）脾胃为生气之源。饮食水谷在脾胃运化、受纳、腐熟作用下化生水谷之精，水谷之精化生水谷之气，水谷之气布散全身脏腑，成为人体之气的主要来源。

（3）肺为生气之主。一方面，肺主呼吸之气，通过吸清呼浊，将自然界清气不断地吸入体内，同时不断地呼出浊气，保证了体内之气的生成与排泄。另一方面，肺将吸入的清气与脾气上输的水谷之气相结合，生成宗气。宗气积于胸中，走息道以行呼吸，贯心脉以行气血，并下蓄丹田以资元气。

339. 答案：脏腑之气的运动规律体现了脏腑生理活动的特性，也表现了脏腑之气运动的不同趋势。心肺在上，其气宜降；肝肾在下，其气宜升；脾胃属土，居中央，脾气升而胃气降，斡旋四脏之气的升降运动。脾气升则肝肾之气升，胃气降则心肺之气降，故为脏腑气机升降之枢纽。

340. 答案：宗气的概念：由吸入清气与水谷精气所化生而聚于胸中之气。

（1）生成：宗气的生成有两个来源：一是脾胃运化的水谷之精所化生的水谷之气，一是肺从自然界中吸入的清气，两者结合生成宗气。

（2）分布：宗气积于胸中，其分布途径有三：一是上出于肺，循喉咙而走息道，推动呼吸；二是贯注心脉，推动血行；三是沿三焦向下运行于脐下丹田（下气海），注入腹股沟部位足阳明胃经的气街，再下行于足。

（3）生理功能：宗气的生理功能主要有行呼吸、行气血和资先天三个方面。

341. 答案：营气与卫气既有联系，又有区别。营属阴，卫属阳。一阴一阳，互为其根。二者均来源于水谷精微，由脾胃所化生。营气性质精柔，富于营养；卫气性质慓疾滑利，易于流行。营气行于脉中，卫气行于脉外，营卫相偕而行；营气具化生血液和营养全身之功，卫气具防御、温养和调节腠理之用。营卫之间必须协调，不失其常，才能发挥其正常的生理功能。

342. 答案：血液的化生是在多个脏腑的共同作用下完成的，其中脾胃的生理功能尤为重要。

（1）脾胃：脾胃为血液生化之源。脾胃运化的水谷精微所产生的营气和津液，是血液的主要构成成分。

（2）肾肝：肾藏精，精生髓，髓化血。肾精充足则血液化生有源。此外，肝藏血，精血同源，与血液的化生密切相关。

（3）心肺：脾胃运化的水谷精微，由脾气上输于心脉，在心的作用下变化成红色血液。肺对于血液的生成也有着重要作用，水谷精微上注于肺脉，与肺吸入的清气相融合，化生血液。

总之，血液的化生主要依赖于脾胃运化的功能，并在肾肝、心肺等脏的配合作用下完成。

343. 答案：津液的输布主要依靠脾、肺、肾、肝和三焦等脏腑生理功能的协调配合来完成。

（1）脾：脾气散精以输布津液。主要有两条途径：一是将津液上输于肺，通过肺气的宣发肃降，使津液输布于全身而灌溉脏腑、形体和官窍。二是直接将津液向四周布散至全身，即脾有"灌溉四傍"的功能。若脾失健运，脾气输布津液障碍，则易致津液停聚，或为痰饮，或为水肿，胀满，痞塞等。

（2）肺：肺通调水道而行水。肺为水之上源，肺气宣发，将津液输布至人体上部和体表；肺气肃降，将津液输布至肾和膀胱以及人体下部。若肺气宣发肃降失常，津液输布障碍而停聚，则可发为痰饮，甚则水泛为肿。

（3）肾：肾主水。肾气及肾阴肾阳对胃的"游溢精气"、脾气散精、肺气行水、三焦决渎以及小肠的分清别浊等作用具有推动和调节作用，维持其稳定发挥输布津液的功能。同时，肾自身也是津液输布的一个重要环节。津液通过肺气肃降向下输送到膀胱，经过肾气的气化，化为尿液排出体外。若肾气虚亏，或肾阴肾阳失调，则可致津液输布失常。

（4）肝：肝调畅气机以行水。肝主疏泄，调畅气机，气行则津布。若肝失疏泄，气机郁结，可影响津液的输布，津液停滞，产生痰饮、水肿以及痰气互结的梅核气、瘿瘤、鼓胀等病证。

（5）三焦：三焦决渎为水道。三焦水道通利，津液得以正常输布。若三焦水道不利，也会导致津液停聚，发为多种病证。

津液的正常输布是多个脏腑密切协调、相互配合的结果，是人体生理活动的综合体现。

344.答案：精、血、津液三者在生理上互相化生、互相补充，如精与血之间互相滋生、互相转化，称为精血同源；津液与血液之间互相渗透、互相转化，称为津血同源。精、血、津液三者病理上也常相互影响，一方不足导致另一方亏少，产生精血不足和津枯血燥的病理变化，所以三者之间关系非常密切，一荣俱荣，一衰俱衰。

345.答案：精是生命的本原，是构成人体和维持人体生命活动的最基本物质；气是生命的维系，气的运行不息维持着人体的生命活动；神是人体生命活动的主宰。三者合一，是生命活动的根本保证，并在生命活动中相互依存、相互为用：精能生气养神，气能生精化神，神能统精驭气。三者缺一不可，是养生防病、延年益寿以及诊治疾病、推测预后的重要理论依据，故称为人身"三宝"。

第五章　经　络 ▷▷▷▷

习　题

一、选择题

（一）A1 型题

1.《灵枢·经脉》提出，经脉十二者，伏行的部位是
　　A. 全身　　　　　　　　　B. 分肉之间　　　　　　　C. 四肢
　　D. 躯干　　　　　　　　　E. 头面

2. 具有"溢奇邪""通荣卫"作用的是
　　A. 浮络　　　　　　　　　B. 孙络　　　　　　　　　C. 别络
　　D. 经筋　　　　　　　　　E. 奇经

3. 足三阴经的走向规律是
　　A. 从足走头　　　　　　　B. 从头走足　　　　　　　C. 从胸走手
　　D. 从手走头　　　　　　　E. 从足走腹

4. 手三阴经的走向规律是
　　A. 从足走头　　　　　　　B. 从头走足　　　　　　　C. 从胸走手
　　D. 从手走头　　　　　　　E. 从足走腹

5. 足三阳经的走向规律是
　　A. 从足走头　　　　　　　B. 从头走足　　　　　　　C. 从胸走手
　　D. 从手走头　　　　　　　E. 从足走腹

6. 手足三阳经交接的部位是
　　A. 手　　　　　　　　　　B. 足　　　　　　　　　　C. 头
　　D. 腹　　　　　　　　　　E. 胸

7. 手三阳经与足三阳经循行均可到达的腧穴是
　　A. 印堂穴　　　　　　　　B. 神庭穴　　　　　　　　C. 大椎穴
　　D. 百会穴　　　　　　　　E. 关元穴

8. 手足三阴经交接的部位是
　　A. 手部　　　　　　　　　B. 足部　　　　　　　　　C. 头部

D. 四肢末端　　　　　　　　E. 胸部内脏

9. 手太阳经的分布部位是
   A. 上肢内侧前缘　　　　　B. 上肢外侧前缘　　　　　C. 上肢内侧后缘
   D. 上肢外侧中线　　　　　E. 上肢外侧后缘

10. 手厥阴经的分布部位是
    A. 上肢内侧前缘　　　　　B. 上肢外侧前缘　　　　　C. 上肢内侧后缘
    D. 上肢内侧中线　　　　　E. 上肢外侧后缘

11. 手太阴经的分布部位是
    A. 上肢内侧前缘　　　　　B. 上肢外侧前缘　　　　　C. 上肢内侧后缘
    D. 上肢外侧中线　　　　　E. 上肢外侧后缘

12. 足少阳胆经的分布部位是
    A. 下肢内侧前缘　　　　　B. 下肢外侧前缘　　　　　C. 下肢内侧后缘
    D. 下肢外侧中线　　　　　E. 下肢外侧后缘

13. 足阳明胃经的分布部位是
    A. 下肢内侧前缘　　　　　B. 下肢外侧前缘　　　　　C. 下肢内侧后缘
    D. 下肢外侧中线　　　　　E. 下肢外侧后缘

14. 足厥阴肝经分布于内踝尖八寸以上的部位是
    A. 下肢内侧前缘　　　　　B. 下肢外侧前缘　　　　　C. 下肢内侧后缘
    D. 下肢外侧中线　　　　　E. 下肢内侧中线

15. 循行于上肢内侧中线的经脉是
    A. 手少阴心经　　　　　　B. 手厥阴心包经　　　　　C. 手太阳小肠经
    D. 手少阳三焦经　　　　　E. 手太阴肺经

16. 循行于上肢外侧中线的经脉是
    A. 手少阴心经　　　　　　B. 手厥阴心包经　　　　　C. 手太阳小肠经
    D. 手少阳三焦经　　　　　E. 手太阴肺经

17. 循行于上肢内侧后缘的经脉是
    A. 手少阴心经　　　　　　B. 手厥阴心包经　　　　　C. 手太阳小肠经
    D. 手少阳三焦经　　　　　E. 手太阴肺经

18. 循行于下肢内侧后缘的经脉是
    A. 足少阳胆经　　　　　　B. 足少阴肾经　　　　　　C. 足厥阴肝经
    D. 足太阴脾经　　　　　　E. 足阳明胃经

19. 循行于下肢内踝尖八寸以上内侧前缘的经脉是
    A. 足少阳胆经　　　　　　B. 足少阴肾经　　　　　　C. 足厥阴肝经
    D. 足太阴脾经　　　　　　E. 足阳明胃经

20. 循行于下肢外侧中线的经脉是
    A. 足少阳胆经　　　　　　B. 足少阴肾经　　　　　　C. 足厥阴肝经
    D. 足太阳膀胱经　　　　　E. 足阳明胃经

21. 循行于内踝尖上八寸以下胫骨内侧前缘的经脉是
    A. 足少阳胆经　　　　　B. 足少阴肾经　　　　　C. 足厥阴肝经
    D. 足太阴脾经　　　　　E. 足阳明胃经

22. 分布于头侧的经脉是
    A. 太阳经　　　　　　　B. 阳明经　　　　　　　C. 少阳经
    D. 厥阴经　　　　　　　E. 太阴经

23. 分布于面额部的经脉是
    A. 太阳经　　　　　　　B. 阳明经　　　　　　　C. 少阳经
    D. 厥阴经　　　　　　　E. 太阴经

24. 分布于头后部的经脉是
    A. 太阳经　　　　　　　B. 阳明经　　　　　　　C. 少阳经
    D. 厥阴经　　　　　　　E. 太阴经

25. 手三阳经在躯干部的分布是
    A. 胸部　　　　　　　　B. 腹部　　　　　　　　C. 背部
    D. 肩胛部　　　　　　　E. 体侧

26. 分布在胸腹部的经脉是
    A. 足少阳胆经　　　　　B. 手少阴心经　　　　　C. 手太阴肺经
    D. 足太阴脾经　　　　　E. 足太阳膀胱经

27. 十二经脉中循行于腹部的经脉，自内向外的顺序是
    A. 足少阴、足阳明、足太阴、足厥阴
    B. 足少阴、足阳明、足厥阴、足太阴
    C. 足太阴、足阳明、足少阴、足厥阴
    D. 足阳明、足少阴、足太阴、足厥阴
    E. 足阳明、足太阴、足厥阴、足少阴

28. 与手厥阴经相表里的经脉是
    A. 足厥阴　　　　　　　B. 足少阳　　　　　　　C. 手阳明
    D. 手太阳　　　　　　　E. 手少阳

29. 与足太阴相表里的经脉是
    A. 足厥阴　　　　　　　B. 足少阳　　　　　　　C. 足阳明
    D. 手太阳　　　　　　　E. 手少阳

30. 足阳明经所属的腑是
    A. 胆　　　　　　　　　B. 胃　　　　　　　　　C. 小肠
    D. 大肠　　　　　　　　E. 三焦

31. 手阳明经直接联络的脏是
    A. 肝　　　　　　　　　B. 心　　　　　　　　　C. 脾
    D. 肺　　　　　　　　　E. 肾

32. 与手太阴肺经交接部位叙述正确的是

A. 在足大趾交于足厥阴肝经

B. 在足大趾端交于足太阴脾经

C. 在食指端交于手阳明大肠经

D. 在无名指端交于手少阳三焦经

E. 在小指端交于手太阳小肠经

33. 手太阳小肠经与足太阳膀胱经的交接部位是

    A. 目外眦   B. 鼻翼旁   C. 小指端

    D. 目内眦   E. 胸中

34. 根据十二经脉流注次序，心包经下交的经脉是

    A. 手少阳三焦经   B. 手少阴心经   C. 足厥阴肝经

    D. 足少阳胆经   E. 足少阴肾经

35. 根据十二经脉流注次序，肾经上交的经脉是

    A. 足厥阴肝经   B. 足少阳胆经   C. 足阳明胃经

    D. 手太阳小肠经   E. 足太阳膀胱经

36. 根据十二经脉流注次序，大肠经下交的经脉是

    A. 足厥阴肝经   B. 足少阳胆经   C. 足阳明胃经

    D. 手太阳小肠经   E. 足太阳膀胱经

37. 既至目外眦，又至目内眦的经脉是

    A. 手少阳三焦经   B. 足少阳胆经   C. 手太阳小肠经

    D. 手阳明大肠经   E. 足太阳膀胱经

38. 经过气街的经脉是

    A. 足少阴与足太阳   B. 手少阳与足少阳   C. 手阳明与足阳明

    D. 足厥阴与足太阳   E. 足阳明与足少阳

39. 循行环绕口唇的经脉是

    A. 胆经、胃经、肝经、任脉

    B. 肾经、任脉、胆经、冲脉

    C. 脾经、肝经、任脉、冲脉

    D. 心经、脾经、肝经、胃经

    E. 胃经、肝经、冲脉、任脉

40. 十二正经中，"络脑"的经脉是

    A. 心经   B. 肾经   C. 肝经

    D. 膀胱经   E. 胆经

41. 首创"奇经八脉"一词的古医籍是

    A.《难经》   B.《黄帝内经》   C.《针灸甲乙经》

    D.《伤寒杂病论》   E.《脉经》

42. 十二经脉气血充盛有余时，流注的部位是

    A. 经别   B. 别络   C. 奇经

D. 皮部   E. 浮络

43. 具有统帅、联络和调节十二经脉气血作用的是
A. 十二经别   B. 十二皮部   C. 奇经八脉
D. 十五别络   E. 络脉

44. 起于胞中，循行于背部正中的经脉是
A. 督脉   B. 足太阳膀胱经   C. 阳跷脉
D. 任脉   E. 足厥阴肝经

45. 奇经八脉中与脑、髓、肾关系密切的是
A. 带脉   B. 冲脉   C. 任脉
D. 督脉   E. 阴跷脉

46. 总督一身阳经的奇经是
A. 带脉   B. 阳维脉   C. 任脉
D. 督脉   E. 阳跷脉

47. 起于胞中，循行于腹部正中的奇经是
A. 督脉   B. 冲脉   C. 阴维脉
D. 任脉   E. 足少阴肾经

48. 称为"阴脉之海"的是
A. 督脉   B. 冲脉   C. 阴跷脉
D. 任脉   E. 足厥阴肝经

49. 奇经八脉大多由下而上纵行，而能环腰一周横行的经脉是
A. 冲脉   B. 带脉   C. 任脉
D. 督脉   E. 跷脉

50. 奇经八脉中，与任脉在咽喉部相会的经脉是
A. 督脉   B. 冲脉   C. 阴跷脉
D. 阳维脉   E. 阴维脉

51. 起于胞中的奇经是
A. 冲脉、督脉、任脉   B. 任脉、带脉、冲脉   C. 阴维脉、阳维脉
D. 冲脉、督脉、带脉   E. 阳跷脉、阴跷脉

52. "一源而三歧"的经脉是指
A. 督脉、足少阴肾经、冲脉
B. 任脉、督脉、足少阴肾经
C. 任脉、督脉、带脉
D. 冲脉、督脉、带脉
E. 冲脉、督脉、任脉

53. 与月经关系最密切的奇经是
A. 冲脉、督脉   B. 任脉、带脉   C. 阴维脉、阳维脉
D. 冲脉、任脉   E. 阳跷脉、阴跷脉

54. 下列说法错误的是
    A. 头为诸阳之会　　　　　　B. 冲为血海　　　　　　C. 督脉为阳脉之海
    D. 任主胞胎　　　　　　　　E. 带脉为十二经之海

55. 具有调节十二经脉气血作用的奇经是
    A. 督脉　　　　　　　　　　B. 冲脉　　　　　　　　C. 足厥阴肝经
    D. 任脉　　　　　　　　　　E. 阴维脉

56. 奇经八脉中有"维系一身之阴阳"作用的是
    A. 阴维脉、阳维脉　　　　　B. 冲脉　　　　　　　　C. 督脉
    D. 任脉　　　　　　　　　　E. 阳跷脉、阴跷脉

57. 主司妇女带下的经脉是
    A. 督脉　　　　　　　　　　B. 冲脉　　　　　　　　C. 带脉
    D. 任脉　　　　　　　　　　E. 跷脉

58. 具有约束纵行诸脉作用的奇经是
    A. 任脉　　　　　　　　　　B. 带脉　　　　　　　　C. 阴维脉
    D. 督脉　　　　　　　　　　E. 冲脉

59. 奇经八脉中，与足少阴经相并，挟脐上行的经脉是
    A. 任脉　　　　　　　　　　B. 冲脉　　　　　　　　C. 阴维脉
    D. 阴跷脉　　　　　　　　　E. 督脉

60. 具有濡养眼目、司眼睑之开合和下肢运动功能的经脉是
    A. 跷脉　　　　　　　　　　B. 肾经　　　　　　　　C. 肝经
    D. 脾经　　　　　　　　　　E. 胃经

61. 按分经诊断，下牙痛的病位是
    A. 足阳明胃经　　　　　　　B. 手阳明大肠经　　　　C. 手太阳小肠经
    D. 足少阴肾经　　　　　　　E. 手少阴心经

62. 按循经诊断，在胸前"虚里"处疼痛，痛连左手臂及小指，应注意的是
    A. 心系疾患　　　　　　　　B. 肺系疾患　　　　　　C. 脾胃疾患
    D. 肝胆疾患　　　　　　　　E. 肾系疾患

63. 头痛在前额者，病变所在是
    A. 少阳经　　　　　　　　　B. 阳明经　　　　　　　C. 太阳经
    D. 厥阴经　　　　　　　　　E. 督脉

64. 创立引经报使理论的医家是
    A. 李杲　　　　　　　　　　B. 朱震亨　　　　　　　C. 刘完素
    D. 孙思邈　　　　　　　　　E. 张元素

65. 循行分布特点可用"离、合、出、入"加以概括的是
    A. 十二经脉　　　　　　　　B. 十二经别　　　　　　C. 十二经筋
    D. 十二皮部　　　　　　　　E. 奇经八脉

66. 循行特点可用"结、聚、散、络"加以概括的是

A. 十二经脉　　　　　　B. 十二经别　　　　　　C. 十二经筋

D. 十二皮部　　　　　　E. 奇经八脉

67. 加强十二经脉表里两经在体内联系的是

A. 阴维脉　　　　　　　B. 十二经别　　　　　　C. 十五别络

D. 阴跷脉　　　　　　　E. 奇经八脉

（二）A2 型题

68. 某男，50 岁。症见心前区疼痛，痛连左上肢内侧，胸闷气短，其病变相关经脉是

A. 手太阴经　　　　　　B. 手阳明经　　　　　　C. 手太阳经

D. 手少阴经　　　　　　E. 手厥阴经

69. 某女，48 岁。经前期头痛，以颠顶为甚，易恼怒，其病变相关经脉是

A. 足厥阴肝经　　　　　B. 足少阳胆经　　　　　C. 足太阳膀胱经

D. 足阳明胃经　　　　　E. 手少阴心经

70. 某女，45 岁。前额连接眉棱骨处疼痛，头痛如裂，眼睛红赤，日晡潮热，舌红，舌苔黄燥，脉大有力。根据经络理论，此头痛病变所在的经脉是

A. 太阳　　　　　　　　B. 少阳　　　　　　　　C. 阳明

D. 厥阴　　　　　　　　E. 少阴

71. 某男，50 岁。头两侧连耳根、发际作痛，伴有忽冷忽热，寒热往来，胸胁苦满，口苦目眩；舌质偏红，苔薄黄，脉弦细。根据经络理论，此病变所在的经脉是

A. 太阳　　　　　　　　B. 少阳　　　　　　　　C. 阳明

D. 厥阴　　　　　　　　E. 少阴

72. 某男，36 岁。背脊畏寒，疼痛剧烈，腰骶部明显，夜间休息时尤甚。根据经络理论，其病变经脉是

A. 督脉　　　　　　　　B. 任脉　　　　　　　　C. 带脉

D. 冲脉　　　　　　　　E. 阴维脉

73. 某女，40 岁。腹满，腰溶溶若坐水中，赤白带下，左右绕脐腰脊引痛。根据经络理论，其病变经脉是

A. 督脉　　　　　　　　B. 任脉　　　　　　　　C. 带脉

D. 冲脉　　　　　　　　E. 阴跷脉

（三）B1 型题

A. 从脏走手　　　　　　B. 从手走头　　　　　　C. 从头走足

D. 从头走手　　　　　　E. 从足走腹

74. 足三阳经的走向是

75. 手三阳经的走向是

A. 手指端　　　　　　　B. 足趾端　　　　　　　C. 头面部

D. 胸部内脏　　　　　　E. 四肢末端

76. 手三阴经与足三阴经交接的部位是

77. 足三阳经与足三阴经交接的部位是

A. 手少阴心经　　　　　B. 手太阴肺经　　　　　C. 手少阳三焦经

D. 足厥阴肝经　　　　　E. 足少阴肾经

78. 循行于上肢内侧后缘的经脉是

79. 循行于上肢内侧前缘的经脉是

A. 上肢内侧前缘　　　　B. 上肢外侧前缘　　　　C. 上肢内侧后缘

D. 上肢外侧中线　　　　E. 上肢外侧后缘

80. 手阳明大肠经的分布部位是

81. 手少阳三焦经的分布部位是

A. 足少阴肾经　　　　　B. 足厥阴肝经　　　　　C. 足阳明胃经

D. 足太阳膀胱经　　　　E. 足太阴脾经

82. 分布于下肢内侧后缘的是

83. 分布于下肢外侧后缘的是

A. 下肢外侧前缘　　　　B. 下肢内侧前缘　　　　C. 下肢内侧后缘

D. 下肢外侧中线　　　　E. 下肢外侧后缘

84. 足阳明胃经的分布部位是

85. 足少阴肾经的分布部位是

A. 足厥阴肝经　　　　　B. 足阳明胃经　　　　　C. 足太阳膀胱经

D. 手太阴肺经　　　　　E. 足少阳胆经

86. 起于中焦的经脉是

87. 起于目内眦的经脉是

A. 全头痛　　　　　　　B. 巅顶痛　　　　　　　C. 面额痛

D. 头项痛　　　　　　　E. 偏头痛

88. 太阳经病证可见症状是

89. 厥阴经病证可见症状是

A. 带脉　　　　　　　　B. 冲脉　　　　　　　　C. 任脉

D. 督脉　　　　　　　　E. 膀胱经

90.沿脊柱里面上行的是

91.其分支从胞中出，向后与督脉相通，上行于脊柱内的是

　　A.督脉　　　　　　　B.任脉　　　　　　　C.冲脉
　　D.带脉　　　　　　　E.跷脉

92.称为"血海"的奇经是

93.称为"十二经之海"的奇经是

　　A.冲脉　　　　　　　B.督脉　　　　　　　C.任脉
　　D.带脉　　　　　　　E.跷脉

94.具有主胞胎作用的是

95.具有主下肢运动作用的是

　　A.奇经八脉　　　　　B.督脉　　　　　　　C.任脉
　　D.带脉　　　　　　　E.跷脉

96.具有蓄溢调节十二经气血功能的是

97.具有司眼睑开合作用的是

　　A.肾阴与肾阳　　　　B.阴维脉与阳维脉　　C.阴跷脉与阳跷脉
　　D.带脉　　　　　　　E.冲脉

98.约束纵行诸经的是

99."分主一身左右之阴阳"的是

　　A.冲脉　　　　　　　B.足厥阴肝经　　　　C.带脉
　　D.足少阴肾经　　　　E.跷脉

100.患者产后子宫脱垂，腰脊绕腹而痛，病变相关经脉是

101.患者腰膝酸软，足跟绵绵作痛，不能任地，病变相关经脉是

　　A.经筋　　　　　　　B.经别　　　　　　　C.别络
　　D.正经　　　　　　　E.奇经

102.在人体上肢无分布的经络是

103.十二正经从四肢肘、膝以下分出，别走邻经的经络是

（四）X型题

104.区别于络脉，经脉循行规律有
　　A.深而不见　　　　　B.网络全身　　　　　C.纵行为主
　　D.行分肉间　　　　　E.较粗大

105. 十二经脉中，每一经脉的名称，包括
    A. 阴或阳   B. 内或外   C. 手或足
    D. 脏或腑   E. 里或表

106. 循行于下肢内侧面的经脉有
    A. 脾经   B. 胃经   C. 肝经
    D. 肾经   E. 胆经

107. 十二经脉中，以"少阳经"命名的经脉有
    A. 大肠经   B. 小肠经   C. 三焦经
    D. 胆经   E. 胃经

108. 有表里关系的经脉是
    A. 阴维、阳维   B. 阴跷、阳跷   C. 太阴、阳明
    D. 厥阴、少阳   E. 少阴、太阳

109. 循行于腹面的经脉有
    A. 足阳明   B. 足厥阴   C. 足太阳
    D. 足太阴   E. 足少阴

110. 到达上、下齿的经脉有
    A. 肾经   B. 心经   C. 胃经
    D. 肝经   E. 大肠经

111. 到达舌的经脉有
    A. 心经   B. 肝经   C. 脾经
    D. 胃经   E. 肾经

112. "入耳中"的经脉有
    A. 小肠经   B. 膀胱经   C. 三焦经
    D. 胆经   E. 肾经

113. 循行于目外眦的经脉有
    A. 三焦经   B. 小肠经   C. 胆经
    D. 肝经   E. 阴跷脉

114. 十二经脉中循行于目内眦的有
    A. 胃经   B. 小肠经   C. 胆经
    D. 肝经   E. 膀胱经

115. 足太阳膀胱经在头面部循行包括
    A. 额部   B. 侧头部   C. 头顶
    D. 后头部   E. 面颊部

116. 分布于躯干部背腰面的经脉有
    A. 足太阳经   B. 足少阳经   C. 足阳明经
    D. 督脉   E. 任脉

117. 属于足厥阴肝经循行的部位有

A. 阴器   B. 少腹   C. 两胁

D. 两乳   E. 颠顶

118. 奇经八脉总的功能包括

     A. 加强十二经脉的联系

     B. 调节十二经脉气血

     C. 与肝、肾等脏关系密切

     D. 与女子胞、脑等功能有关

     E. 将十二经脉之气反映于体表

119. 与奇经八脉相关的脏腑有

     A. 肝   B. 肾   C. 脑

     D. 心   E. 女子胞

120. 到达目内眦的经脉有

     A. 督脉   B. 足太阳膀胱经   C. 手太阳小肠经

     D. 足厥阴肝经   E. 阳跷脉和阴跷脉

121. 起于胞中的经脉有

     A. 冲脉   B. 带脉   C. 任脉

     D. 督脉   E. 阴维脉

122. 督脉的主要功能是

     A. 调节阳经气血   B. 反映脑、肾的功能   C. 主生殖功能

     D. 调节阴经气血   E. 调节气机

123. 与冲脉相关的称谓有

     A. 血海   B. 气海   C. 十二经之海

     D. 阴脉之海   E. 五脏六腑之海

124. 任脉的主要功能有

     A. 调节阴经气血，为阴脉之海

     B. 主一身左右之阴阳

     C. 约束诸脉

     D. 主胞胎

     E. 濡养眼目，司眼睑之开合

125. 与任脉交会的经脉有

     A. 足三阴经   B. 手三阴经   C. 冲脉

     D. 阴跷脉   E. 阴维脉

126. 与女子月经有密切关系的经脉有

     A. 跷脉   B. 任脉   C. 督脉

     D. 维脉   E. 冲脉

127. 经络的基本生理功能包括

     A. 运行全身气血   B. 沟通联系作用   C. 感应传导信息

D. 调节功能平衡   E. 主司水液运行

128. 分布在颠顶的经脉有

    A. 足太阳经   B. 足少阳经   C. 足阳明经

    D. 督脉   E. 足厥阴经

129. 诊断疾病可通过经络阳性改变的表现包括

    A. 压痛   B. 结节状反应物   C. 条索状反应物

    D. 局部皮肤的形态改变   E. 局部皮肤的色泽改变

130. 奇经八脉中, 具有本经专属腧穴的经脉有

    A. 冲脉   B. 带脉   C. 任脉

    D. 督脉   E. 跷脉

131. 带脉的生理功能包括

    A. 约束纵行诸经   B. 主司下肢运动   C. 主司妇女带下

    D. 调节十二经气血   E. 主司眼睑开合

132. 属于冲脉称谓的有

    A. 阳脉之海   B. 阴脉之海   C. 血海

    D. 十二经之海   E. 气海

133. 下列有别络分出的经脉有

    A. 任脉   B. 督脉   C. 带脉

    D. 冲脉   E. 脾经

134. 络脉主要包括

    A. 别络   B. 皮部   C. 浮络

    D. 经筋   E. 孙络

二、判断题

135. 经络系统由十二经脉、奇经八脉和络脉组成。

136. 十二经脉对称地分布于人体的两侧。

137. 手三阴经从手走头, 交足三阳经。

138. 手三阴经在上肢外侧的分布是: 太阴经在前, 厥阴经在中, 少阴经在后。

139. 在头面部没有阴经分布, 故有"头为诸阳之会"之说。

140. 手足三阴、三阳经, 通过奇经和经别互相沟通, 组成六对"表里相合"关系。

141. 手太阴肺经起于中焦, 络大肠属肺, 止于食指的桡侧端。

142. 足少阳胆经前接手少阳三焦经, 后交足厥阴肝经。

143. 足三阴经从腹到胸, 交手三阳经。

144. 经络有运行气血、感应传导作用, 但不能传递病邪。

145. 头痛一症, 痛在头顶, 多与太阳经有关。

146. 奇经络属于脏腑, 但分布没有十二经脉那样规则。

147. 奇经与奇恒之腑的关系密切。

148. 奇经八脉中，只有任脉、督脉才有专穴。

149. 任脉起于胞中，与妇女妊娠有关，故称"任主胞胎"。

150. 经络是传递病邪和反映病变的途径。

151. 头痛一症，痛在前额，多与少阳经有关。

152. 冲脉、任脉均与女子生殖功能有关。

153. 十二经脉中的手三阴与足三阴均会于任脉。

154. 十二经脉中的手足三阳经均会于任脉的大椎穴。

155. 阴维脉与督脉相合，阳维脉与任脉相合。

156. 跷脉左右成对，均起于足踝下。

157. 带脉起于胞中，主司女子带下。

158. 冲脉为"血海"，又为"阴脉之海"。

三、名词解释

159. 经络

160. 经脉

161. 络脉

162. 浮络

163. 孙络

164. 十二经脉

165. 别络

166. 奇经八脉

167. 十五别络

168. 阳脉之海

169. 阴脉之海

170. 十二经之海

171. 冲为血海

172. 任主胞胎

173. 经筋

174. 十二皮部

175. 经别

176. 一源三歧

177. 带脉

四、填空题

178. 经络，为人体运行气血、（　　　）（　　　）（　　　）的径路。

179. 经络系统由（　　　）（　　　）组成。

180. 经脉包括十二经脉、奇经八脉，以及附属于十二经脉的（　　　）（　　　）

（　　　）。

181. 络脉包括（　　　）（　　　）（　　　）。

182. 十二经脉中每一经脉的名称，包括手或足、（　　　）（　　　）三个部分。

183. 《灵枢·逆顺肥瘦》记载经脉的走行方向："（　　　），从脏走手；（　　　），从手走头；足之三阳，（　　　）；足之三阴，（　　　）。"

184. 十二经脉在四肢部的分布规律为：内侧分三阴，外侧分三阳，大体上，（　　　）在前缘，（　　　）在后缘，厥阴、少阳在中线。

185. 十二经脉在头面部的分布规律为：阳明经行于（　　　）；太阳经行于（　　　）；少阳经行于头侧部。

186. 足太阳经与（　　　）经相为表里；足太阴与（　　　）相为表里。

187. 在下肢内踝上八寸以下部位，（　　　）经在前缘，（　　　）经在中线。

188. 根据经脉与脏腑的络属关系，手厥阴经属（　　　）络（　　　）。

189. 依据十二经脉流注次序，手太阴肺经上接（　　　）经，下传（　　　）经。

190. 手阳明大肠经在（　　　）处与足阳明胃经交接；手太阳小肠经在（　　　）处与足太阳膀胱经交接。

191. 十二经脉中，循行于目外眦的经脉有（　　　）（　　　）和手太阳小肠经。

192. 十二经脉中，入上齿的经脉是（　　　）；入下齿的经脉是（　　　）。

193. 十二经脉中，到达舌的经脉有（　　　）（　　　）。

194. 十二经脉的循环流注，始于（　　　），依次最终传至（　　　），复交于（　　　）。

195. 任脉、督脉、冲脉皆起于（　　　），下出（　　　）。

196. 奇经八脉是任脉、督脉、冲脉、带脉、（　　　）（　　　）、阴维脉、阳维脉的总称。

197. "阳脉之海"是指（　　　）；"阴脉之海"是指（　　　）。

198. 冲脉的主要生理功能是（　　　）（　　　）。

199. 带脉的生理功能是（　　　）和（　　　）。

200. 阴阳维脉的主要生理功能是（　　　）。

201. 对经穴刺激引起的感应及传导，通常称为（　　　）。

202. 头痛一症，痛在后头及项者，多于（　　　）经有关，痛在两侧者多与（　　　）经有关。

203. 在经络辨证中，两胁疼痛，多是（　　　）疾病；缺盆中痛，多是（　　　）疾病。

五、简答题

204. 按气血循环流注次序写出十二经脉的名称。

205. 十二经脉的命名原则如何？

206. 十二经脉的走向、交接规律如何？

207. 十二经脉在头面部的分布规律如何？

208. 简述十二正经在四肢部的分布规律。

209. 为什么说"头为诸阳之会"？

210. 经脉与络脉有何区别？

211. 经别和别络在加强十二经脉之间联系方面有何异同？

212. 十二经脉与脏腑是如何络属的？

213. 简述正经与奇经的区别。

214. 简述奇经八脉的循行规律。

215. 简述经络的生理功能。

216. 冲脉与女子月经及孕育功能有何联系？

217. 简述十二经别的生理功能。

六、论述题

218. 论十二经脉的特点。

219. 论十二正经与奇经的区别与联系。

220. 论络脉的组成和作用。

221. 论奇经八脉的概念、特点及生理功能。

222. 论冲脉、任脉、督脉、带脉。

参考答案

一、选择题

（一）A1 型题

1. 答案：B

解析：《灵枢·经脉》说："经脉十二者，伏行分肉之间，深而不见；其常见者，足太阴过于外踝之上，无所隐故也。诸脉之浮而常见者，皆络脉也。"

2. 答案：B

解析：《素问·气穴论》称，孙络能"通荣卫"而"溢奇邪"。"溢奇邪"是指邪气客于孙络，溢注于络脉而不入经脉，可产生奇病的发病过程。"通荣卫"是指营气和卫气均能通过孙络而达于全身各部。

3. 答案：E

解析：十二经脉走行方向的规律，《灵枢·逆顺肥瘦》说："手之三阴，从脏走手；手之三阳，从手走头；足之三阳，从头走足；足之三阴，从足走腹。"足三阴经起于足趾端，经下肢内侧走向腹部、胸部。

4. 答案：C

解析：十二经脉走行方向的规律，《灵枢·逆顺肥瘦》曰："手之三阴，从脏走手；

手之三阳，从手走头；足之三阳，从头走足；足之三阴，从足走腹。"手三阴经起于胸中，循上肢内侧走向手指端。

5. 答案：B

解析：十二经脉走行方向的规律，《灵枢·逆顺肥瘦》曰："手之三阴，从脏走手；手之三阳，从手走头；足之三阳，从头走足；足之三阴，从足走腹。"足三阳经起于头面部，下行经躯干循下肢外侧，走向足趾端。

6. 答案：C

解析：十二经脉走行方向的规律，《灵枢·逆顺肥瘦》曰："手之三阴，从脏走手；手之三阳，从手走头；足之三阳，从头走足；足之三阴，从足走腹。"手三阳经起于手指端，循上肢外侧，走向头面部；足三阳经起于头面部，手足三阳经在头面部交接。

7. 答案：C

解析：手三阳经皆上肩胛，过大椎穴，与督脉相通。足三阳经皆从颈部下行，亦过大椎与督脉相通。

8. 答案：E

解析：十二经脉走行方向的规律，《灵枢·逆顺肥瘦》曰："手之三阴，从脏走手；手之三阳，从手走头；足之三阳，从头走足；足之三阴，从足走腹。"足三阴经起于足趾端，经下肢内侧走向腹部、胸部；手三阴经起于胸中，手足三阴经在胸部内脏交接。

9. 答案：E

解析：按正立姿势，两臂自然下垂、拇指向前的体位描述，四肢部的分布规律为：手三阴经为太阴在前缘、厥阴在中线、少阴在后缘；手足阳经为阳明在前缘、少阳在中线、太阳在后缘。

10. 答案：D

解析：按正立姿势，两臂自然下垂、拇指向前的体位描述，四肢部的分布规律为：手三阴经为太阴在前缘、厥阴在中线、少阴在后缘；手足阳经为阳明在前缘、少阳在中线、太阳在后缘。

11. 答案：A

解析：按正立姿势，两臂自然下垂、拇指向前的体位描述，四肢部的分布规律为：手三阴经为太阴在前缘、厥阴在中线、少阴在后缘；手足阳经为阳明在前缘、少阳在中线、太阳在后缘。

12. 答案：D

解析：按正立姿势，两臂自然下垂、拇指向前的体位描述，四肢部的分布规律为：手三阴经为太阴在前缘、厥阴在中线、少阴在后缘；手足阳经为阳明在前缘、少阳在中线、太阳在后缘。

13. 答案：B

解析：按正立姿势，两臂自然下垂、拇指向前的体位描述，四肢部的分布规律为：手三阴经为太阴在前缘、厥阴在中线、少阴在后缘；手足阳经为阳明在前缘、少阳在中线、太阳在后缘。

14. 答案：E

解析：按正立姿势，两臂自然下垂、拇指向前的体位描述，四肢部的分布规律为：手足阴经为太阴在前缘、厥阴在中线、少阴在后缘；但足厥阴肝经有例外，即内踝尖上八寸以下为厥阴行于前，太阴行于中，少阴仍在后。手足阳经为阳明在前缘、少阳在中线、太阳在后缘。

15. 答案：B

解析：按正立姿势，两臂自然下垂、拇指向前的体位描述，四肢部的分布规律为：手足阴经为太阴在前缘、厥阴在中线、少阴在后缘；但足厥阴肝经有例外，即内踝尖上八寸以下为厥阴行于前，太阴行于中，少阴仍在后。手足阳经为阳明在前缘、少阳在中线、太阳在后缘。

16. 答案：D

解析：按正立姿势，两臂自然下垂、拇指向前的体位描述，四肢部的分布规律为：手足阴经为太阴在前缘、厥阴在中线、少阴在后缘；但足厥阴肝经有例外，即内踝尖上八寸以下为厥阴行于前，太阴行于中，少阴仍在后。手足阳经为阳明在前缘、少阳在中线、太阳在后缘。

17. 答案：A

解析：按正立姿势，两臂自然下垂、拇指向前的体位描述，四肢部的分布规律为：手足阴经为太阴在前缘、厥阴在中线、少阴在后缘；但足厥阴肝经有例外，即内踝尖上八寸以下为厥阴行于前，太阴行于中，少阴仍在后。手足阳经为阳明在前缘、少阳在中线、太阳在后缘。

18. 答案：B

解析：按正立姿势，两臂自然下垂、拇指向前的体位描述，四肢部的分布规律为：手足阴经为太阴在前缘、厥阴在中线、少阴在后缘；但足厥阴肝经有例外，即内踝尖上八寸以下为厥阴行于前，太阴行于中，少阴仍在后。手足阳经为阳明在前缘、少阳在中线、太阳在后缘。

19. 答案：D

解析：按正立姿势，两臂自然下垂、拇指向前的体位描述，四肢部的分布规律为：手足阴经为太阴在前缘、厥阴在中线、少阴在后缘；但足厥阴肝经有例外，即内踝尖上八寸以下为厥阴行于前，太阴行于中，少阴仍在后。手足阳经为阳明在前缘、少阳在中线、太阳在后缘。

20. 答案：A

解析：按正立姿势，两臂自然下垂、拇指向前的体位描述，四肢部的分布规律为：手足阴经为太阴在前缘、厥阴在中线、少阴在后缘；但足厥阴肝经有例外，即内踝尖上八寸以下为厥阴行于前，太阴行于中，少阴仍在后。手足阳经为阳明在前缘、少阳在中线、太阳在后缘。

21. 答案：C

解析：按正立姿势，两臂自然下垂、拇指向前的体位描述，四肢部的分布规律为：

手足阴经为太阴在前缘、厥阴在中线、少阴在后缘；但足厥阴肝经有例外，即内踝尖上八寸以下为厥阴行于前，太阴行于中，少阴仍在后。手足阳经为阳明在前缘、少阳在中线、太阳在后缘。

22. 答案：C

解析：手三阳经止于头，足三阳经起于头。手足六条阳经交会于头面部，故称"头为诸阳之会"（《类经·藏象类》）。诸阳经分布特点可概括为：阳明在前，少阳在侧，太阳在后。阳明经行于面部、额部；少阳经行于头两侧部；太阳经行于面颊、头顶和头后部。

23. 答案：B

解析：手三阳经止于头，足三阳经起于头。手足六条阳经交会于头面部，故称"头为诸阳之会"（《类经·藏象类》）。诸阳经分布特点可概括为：阳明在前，少阳在侧，太阳在后。阳明经行于面部、额部；少阳经行于头两侧部；太阳经行于面颊、头顶和头后部。

24. 答案：A

解析：手三阳经止于头，足三阳经起于头。手足六条阳经交会于头面部，故称"头为诸阳之会"（《类经·藏象类》）。诸阳经分布特点可概括为：阳明在前，少阳在侧，太阳在后。阳明经行于面部、额部；少阳经行于头两侧部；太阳经行于面颊、头顶和头后部。

25. 答案：D

解析：躯干部的分布：手三阴经均从胸部行至腋下；手三阳经行于肩和肩胛部。

26. 答案：D

解析：十二经脉在腹胸部的分布规律，自内向外依次为足少阴肾经、足阳明胃经、足太阴脾经和足厥阴肝经。

27. 答案：A

解析：十二经脉在腹胸部的分布规律，自内向外依次为足少阴肾经、足阳明胃经、足太阴脾经和足厥阴肝经。

28. 答案：E

解析：《素问·血气形志》说："手太阳与少阴为表里，少阳与厥阴为表里，阳明与太阴为表里，是为手之阴阳也。""足太阳与少阴为表里，少阳与厥阴为表里，阳明与太阴为表里，是为足阴阳也。"

29. 答案：C

解析：《素问·血气形志》说："手太阳与少阴为表里，少阳与厥阴为表里，阳明与太阴为表里，是为手之阴阳也。""足太阳与少阴为表里，少阳与厥阴为表里，阳明与太阴为表里，是为足阴阳也。"

30. 答案：B

解析：足阳明胃经。

31. 答案：D

解析：手阳明大肠经与手太阴肺经互为表里。手阳明大肠经络属的是与其相为表里的脏，大肠与肺相为表里，故手阳明大肠经络于肺。

32. 答案：C

解析：相表里的阴经与阳经在四肢末端交接：手太阴肺经和手阳明大肠经在食指端交接，手少阴心经和手太阳小肠经在小指端交接，手厥阴心包经和手少阳三焦经在无名指端交接；足阳明胃经和足太阴脾经在足大趾交接，足太阳膀胱经和足少阴肾经在足小趾交接，足少阳胆经和足厥阴肝经在足大趾爪甲后交接。

33. 答案：D

解析：同名的手足阳经在头面部交接：手阳明大肠经与足阳明胃经在鼻翼旁交接，手太阳小肠经与足太阳膀胱经在目内眦交接，手少阳三焦经与足少阳胆经在目外眦交接。

34. 答案：A

解析：相表里的阴经与阳经在四肢末端交接：手太阴肺经和手阳明大肠经在食指端交接，手少阴心经和手太阳小肠经在小指端交接，手厥阴心包经和手少阳三焦经在无名指端交接；足阳明胃经和足太阴脾经在足大趾交接，足太阳膀胱经和足少阴肾经在足小趾交接，足少阳胆经和足厥阴肝经在足大趾爪甲后交接。

35. 答案：E

解析：相表里的阴经与阳经在四肢末端交接：手太阴肺经和手阳明大肠经在食指端交接，手少阴心经和手太阳小肠经在小指端交接，手厥阴心包经和手少阳三焦经在无名指端交接；足阳明胃经和足太阴脾经在足大趾交接，足太阳膀胱经和足少阴肾经在足小趾交接，足少阳胆经和足厥阴肝经在足大趾爪甲后交接。

36. 答案：C

解析：同名的手足阳经在头面部交接：手阳明大肠经与足阳明胃经在鼻翼旁交接，手太阳小肠经与足太阳膀胱经在目内眦交接，手少阳三焦经与足少阳胆经在目外眦交接。

37. 答案：C

解析：手太阳小肠经起于小指尺侧端（少泽穴）……分支：从缺盆分出向上，沿颈侧经下颌角上到面颊，至目外眦后，折行入耳中（听宫穴）。分支：从面颊部分出，向上行于目眶下，至目内眦，交于足太阳膀胱经。

38. 答案：E

解析：足阳明胃经起于鼻翼旁（迎香穴）……分支：从胃下口幽门处分出，沿腹腔内下行至气街，与直行之脉汇合。而后沿大腿外侧前缘下行，至膝膑，经髌骨外侧向下，再沿胫骨外侧前缘行至足背，入足第二趾外侧端（厉兑穴）。足少阳胆经起于目外眦（瞳子髎穴）……分支：从目外眦分出，下行至下颌部的大迎穴处，与手少阳经三焦经的支脉相合，上行至目眶下。下行者经下颌角（颊车穴），下行至颈部，经颈前人迎穴旁，与前脉会合于缺盆。然后下行进入胸腔，穿过膈肌，络肝，属胆，沿胁里浅出气街，绕毛际，横向至髋关节（环跳穴）处。

39. 答案：E

解析：足阳明胃经起于鼻翼旁（迎香穴）……环绕口唇，在颏唇沟承浆穴处左右相交，再向后沿下颌骨后下缘到大迎穴处，沿下颌角上行过耳前，经过上关穴（客主人），沿发际（头维穴），到额颅中部（会神庭）。足厥阴肝经起于足大趾爪甲后丛毛处……分支：从目系分出，下行颊里，环绕口唇的里边。分支：从肝分出，穿过膈肌，向上注入肺，交于手太阴肺经。冲脉起于胞中，下经会阴，出于气街，从气街部起与足少阴经相并，挟脐上行，散布于胸中，再向上行，经喉，环绕口唇，到目眶下。任脉起于胞中，下出会阴，向前经阴阜（曲骨），上行至关元穴，继续沿前正中线上行达咽喉，至下颌部（承浆穴），环绕口唇，沿面颊，分行至目眶下。

40. 答案：D

解析：足太阳膀胱经起于目内眦（睛明穴），向上到达额部，左右交会于头顶部（百会穴）。分支：从头顶部分出，到耳上角处的头侧部。直行者：从头顶部分出（百会穴），向后行至枕骨处，进入颅腔，络脑，再浅出后下行到项部（天柱穴），下行交会于大椎穴，再分左右沿脊柱两旁、距后正中线 1.5 寸直线下行，达腰部（肾俞穴），进入脊柱两旁肌肉（膂），深入体腔，络肾，属膀胱。

41. 答案：A

解析：《难经·二十七难》说："凡此八脉者，皆不拘于经，故曰奇经八脉也。"首次提出奇经八脉的名称。

42. 答案：C

解析：奇经八脉具有蓄溢和调节十二经脉气血的作用。当十二经脉气血有余时，则流入奇经，蓄以备用；当十二经脉气血不足时，奇经中的气血及时溢出给予补充，以维持十二经脉中的气血相对恒定。

43. 答案：C

解析：奇经八脉别道奇行，具有统帅、联络和调节十二经脉气血作用。

44. 答案：A

解析：督脉起于胞中，循行于背部正中，调节阳经气血。足太阳膀胱经亦行于背部，但其沿脊柱两旁下行。

45. 答案：D

解析：督脉起于胞中，贯脊属肾，入络于脑，与脑、髓、肾的密切联系，反映脑、髓、肾的功能。

46. 答案：D

解析：督脉行于背部正中，诸阳经和阳维脉均会合于督脉。故督脉总督一身之阳经，调节阳经气血，为"阳脉之海"。

47. 答案：D

解析：任脉起于胞中，循行于腹部正中线。

48. 答案：D

解析：任脉循行于腹面正中线，诸阴经均直接或间接交会于任脉。任脉具有总任一身阴经，调节全身阴经气血的作用，故称任脉为"阴脉之海"。

49. 答案：B

解析：带脉起于季胁，环腰一周横行。

50. 答案：E

解析：阴维脉在胁部与足厥阴肝经相合后，上行至咽喉，与任脉相会。

51. 答案：A

解析：冲、任、督三脉同起于胞中。

52. 答案：E

解析：冲、任、督三脉同起于胞中，同出于会阴，别道而行，故"一源而三歧"。

53. 答案：D

解析：任主胞胎，冲为血海，《素问·上古天真论》说："任脉通，太冲脉盛，月事以时下。"

54. 答案：E

解析：带脉非十二经之海。冲脉循行广泛，上行脊内渗灌阳，行于下肢渗诸阴，调节十二经气血，故有"十二经之海"之称。

55. 答案：B

解析：冲脉为十二经气血通行之要冲，故称"十二经之海"。病理上，冲脉之气易逆，《素问·骨空论》说："冲脉为病，逆气里急。"

56. 答案：A

解析：阴维脉维络诸阴经，联络所有阴经与任脉相会，阳维脉维络诸阳经，联络所有阳经与督脉相合，故阴维脉、阳维脉具有"维系一身之阴阳"的作用。

57. 答案：C

解析：冲脉、任脉、督脉、带脉均与女性的生理有密切的联系，但唯有带脉主司女子带下。

58. 答案：B

解析：带脉环腰一周，状如束带，约束纵行诸脉，调节脉气。

59. 答案：B

解析：冲脉起于胞中，下经会阴，出于气街，从气街部起与足少阴经相并，挟脐上行，散布于胸中。

60. 答案：A

解析：阴阳跷脉交汇于目内眦，阴阳气相并，共同濡养眼目、司眼睑之开合。跷脉起于足，其脉气多发在足内、外踝等处，二跷阴阳之气交通和谐，使下肢运动灵活。

61. 答案：B

解析：手阳明大肠经的分支从缺盆上行，经颈部至面颊，入下齿中。故下牙痛病在手阳明大肠经。

62. 答案：A

解析：手少阴心经起于心中，出属心系，经上肢内侧后缘，到达小指桡侧端。本证虚里疼痛，痛连左手臂及小指，为手少阴心经所过之处，当考虑真心痛等心系疾患。

63. 答案：B

解析：三阳经在头面的分部遵循"阳明在前，太阳在后"。据循经诊断，头痛在前额者，病属阳明。

64. 答案：E

解析：金元时期张元素根据经络学说，在药物归经基础上倡导分经用药，并创立引经报使理论。

65. 答案：B

解析：十二经别的循行分布特点可用"离、合、出、入"加以概括。

66. 答案：C

解析：十二经筋的循行特点可用"结、聚、散、络"加以概括。

67. 答案：B

解析：十二经脉中阳经为表，阴经为里，十二经别进入体腔后，表里两经的经别是相并而行的，大多数经别都循行于该经脉所"属络"的脏腑，阳经经别全部联系到与本经有关的脏与腑，阴经经别又都合入阳经经别，加强了十二经脉表里两经在体内的联系。

（二）A2 型题

68. 答案：D

解析：手少阴心经，起于心中，经腋下，沿上肢内侧后缘，过肘中，入掌中，止于小指。故心前区疼痛，痛连左上肢内侧，胸闷气短，其病变相关经脉是手少阴心经。

69. 答案：A

解析：足厥阴肝经上行连接目系，出于额，上行于督脉会与颠顶部。女子以肝为先天，经前肝气上逆，则颠顶作痛。肝在志为怒，肝气上逆，失于疏泄，故易怒。

70. 答案：C

解析：本患者为前额头痛，前额主要为阳明经所分布的部位，故本病为阳明头痛。

71. 答案：B

解析：少阳经在头面部的循行分布特点，主要在头两侧，故本病为少阳头痛。

72. 答案：A

解析：督脉循行，起于胞中，下出会阴，向后经长强穴上行，沿脊柱里面上行至项后风府穴，进入颅内，络脑。患者病变为背脊、腰骶部疼痛、静息痛，根据经络理论，其病变经脉所属是督脉。

73. 答案：C

解析：带脉起于季胁，斜向下行到带脉穴，绕身一周，"束带而前垂"，环行于腰腹部，并于带脉穴处再向前下方沿髂骨上缘斜行到少腹。带脉有约束纵行诸经，并主司妇女带下之功能。《杂病源流犀烛·带脉病源流》说："中分不运，必病腹满。阴阳两虚，中分弱而不能镇定，必病腰溶溶如坐水中。心脾上郁，肝肾下虚，邪热留连而为滞淫，必病赤白带。阳不能胜，不能固守于天枢，阴气得以袭之，必病左右绕脐腰脊，痛冲心腹……此皆带脉所生病也。"

（三）B1 型题

答案：74.C 75.B

解析：十二经脉走行方向的规律，《灵枢·逆顺肥瘦》曰："手之三阴，从脏走手；手之三阳，从手走头；足之三阳，从头走足；足之三阴，从足走腹。"手三阴经起于胸中，循上肢内侧走向手指端；手三阳经起于手指端，循上肢外侧，走向头面部；足三阳经起于头面部，下行经躯干循下肢外侧，走向足趾端；足三阴经起于足趾端，经下肢内侧走向腹部、胸部。

答案：76.D 77.B

解析：足、手阴经在胸中交接：足太阴脾经与手少阴心经在心中交接，足少阴肾经与手厥阴心包经在胸中交接，足厥阴肝经与手太阴肺经在肺中交接。相表里的阴经与阳经在四肢末端交接：足阳明胃经和足太阴脾经在足大趾交接，足太阳膀胱经和足少阴肾经在足小趾交接，足少阳胆经和足厥阴肝经在足大趾爪甲后交接。

答案：78.A 79.B

解析：手经行于上肢，足经行于下肢；阴经行于内侧面，阳经行于外侧面。按正立姿势，两臂自然下垂、拇指向前的体位描述，四肢部的分布规律为：手足阴经为太阴在前缘、厥阴在中线、少阴在后缘；手足阳经为阳明在前缘、少阳在中线、太阳在后缘。

答案：80.B 81.D

解析：手经行于上肢，足经行于下肢；阴经行于内侧面，阳经行于外侧面。按正立姿势，两臂自然下垂、拇指向前的体位描述，四肢部的分布规律为：手足阴经为太阴在前缘、厥阴在中线、少阴在后缘；手足阳经为阳明在前缘、少阳在中线、太阳在后缘。

答案：82.A 83.D

解析：手经行于上肢，足经行于下肢；阴经行于内侧面，阳经行于外侧面。按正立姿势，两臂自然下垂、拇指向前的体位描述，四肢部的分布规律为：手足阴经为太阴在前缘、厥阴在中线、少阴在后缘；手足阳经为阳明在前缘、少阳在中线、太阳在后缘。

答案：84.A 85.C

解析：手经行于上肢，足经行于下肢；阴经行于内侧面，阳经行于外侧面。按正立姿势，两臂自然下垂、拇指向前的体位描述，四肢部的分布规律为：手足阴经为太阴在前缘、厥阴在中线、少阴在后缘；手足阳经为阳明在前缘、少阳在中线、太阳在后缘。

答案：86.D 87.C

解析：手太阴肺经起于中焦（胃），下络大肠，还循胃口（下口幽门，上口贲门），向上通过膈肌，入属肺，从肺系（支气管、气管及喉咙等）横行至胸部外上方（中府穴），出腋下，沿上肢内侧前缘下行，过肘窝，入寸口，上鱼际，直出拇指桡侧端（少商穴）。足太阳膀胱经起于目内眦（睛明穴），向上到达额部，左右交会于头顶部（百会穴）。

答案：88.D　　89.B

解析：诸阳经分布特点可概括为：阳明在前，少阳在侧，太阳在后。阳明经行于面部、额部；少阳经行于头两侧部；太阳经行于面颊、头顶和头后部；足厥阴肝经与督脉会于头顶部。

答案：90.D　　91.B

解析：督脉起于胞中，下出会阴，向后沿脊柱里面上行。冲脉一分支从胞中分出，向后与督脉相通，上行于脊柱内。

答案：92.C　　93.C

解析：冲脉起于胞中，与女子月经来潮及生殖功能有关，《灵枢·海论》称"冲为血海"。且冲脉循行广泛，能容纳和调节十二经脉之气血，故称"十二经之海"。

答案：94.C　　95.E

解析：任主胞胎，与女子月经来潮及妊养、生殖功能有关。阴阳跷脉具有主司下肢运动的作用。

答案：96.A　　97.E

解析：奇经八脉具有蓄溢调节十二经气血的功能，当十二经脉气血有余时，则流入奇经八脉，蓄以备用；当十二经脉气血不足时，奇经中的气血及时溢出给予补充，以维持十二经脉中的气血相对恒定。阴阳跷脉交于目内眦，主司眼睑之开合。《灵枢·寒热病》说："阳气盛则瞋目，阴气盛则瞑目。"

答案：98.D　　99.C

解析：带脉环腰一周，状如束带，约束纵行诸脉，调节脉气。阴阳跷脉左右成对，阳跷脉主一身左右之阳，阴跷脉主一身左右之阴，故有"分主一身左右之阴阳"之说。

答案：100.C　　101.D

解析：患者产后气血不足，带脉亏虚，不能约束纵行经脉，可见子宫脱垂，带下增多；不荣则痛，故带脉所过之处腰脊绕腹而痛。腰为肾之府，足少阴肾经别入跟中，故肾精亏虚可见腰膝酸软，足跟绵绵作痛。

答案：102.E　　103. C

解析：十二正经之手三阴与手三阳经循行于上肢，而奇经八脉在上肢无循行。十二经脉之别络，从四肢肘、膝以下分出，别走邻经，联络表里两经。

（四）X型题

104. 答案：ACDE

解析：经脉是经络系统的主干；络脉是经脉的分支。如《医学入门·经穴起止》说："经者，径也，径直者为经；经之支脉旁出者为络。"经脉多以纵行为主，循行于较深的部位，大多循行于分肉之间，有一定的循行路径，较粗大；络脉纵横交错，网络全身，深浅部位皆有分布，较细小，浮络循行于较浅的部位。

105. 答案：ACD

解析：十二经脉的名称由手足、阴阳、脏腑三部分而组成。

106. 答案：ACD

解析：循行于下肢内侧面的经脉是属于脏的阴经。

107. 答案：CD

解析：以"少阳经"命名的经脉有手少阳三焦经和足少阳胆经。

108. 答案：CDE

解析：十二经脉的阳经与阴经之间组成六对"表里相合"关系。如《素问·血气形志》说："手太阳与少阴为表里，少阳与厥阴为表里，阳明与太阴为表里，是为手之阴阳也。""足太阳与少阴为表里，少阳与厥阴为表里，阳明与太阴为表里，是为足阴阳也。"

109. 答案：ABDE

解析：十二经脉在腹胸部的分布规律，自内向外依次为足少阴肾经、足阳明胃经、足太阴脾经和足厥阴肝经。

110. 答案：CE

解析：足阳明胃经起于鼻翼旁（迎香穴），挟鼻上行，左右交会于鼻根部，旁行入目内眦（精明穴），与足太阳经相交，折向下沿鼻柱外侧下行（承泣、四白），入上齿中。手阳明大肠经起于食指桡侧端（商阳穴）……分支：从缺盆上行，经颈部至面颊，入下齿中。

111. 答案：CE

解析：足太阴脾经起于足大趾内侧端（隐白穴）……再穿过膈肌上行（络大包），上夹咽两旁，连舌本，散舌下。足少阴肾经起于足小趾下，斜走足心（涌泉穴）……直行者：从肾上行，穿过肝和膈肌，进入肺，沿喉咙，夹舌根两旁。

112. 答案：ACD

解析：手太阳小肠经起于小指尺侧端（少泽穴）……分支：从缺盆分出向上，沿颈侧经下颌角上到面颊，至目外眦后，折行入耳中（听宫穴）。手少阳三焦经起于无名指尺侧端（关冲穴）……从耳后分出，进入耳中，出走耳前，经上关穴前，在面颊部与前一支相交，至目外眦，交于足少阳胆经（瞳子髎穴）。足少阳胆经起于目外眦（瞳子髎穴）……分支：从耳后完骨穴分出，经翳风穴（手少阳穴）进入耳中，出走于耳前（听会、上关），过听宫穴（手太阳穴）至目外眦后方。

113. 答案：ABC

解析：手少阳三焦经起于无名指尺侧端（关冲穴）……分支：从耳后分出，进入耳中，出走耳前，经上关穴前，在面颊部与前一支相交，至目外眦，交于足少阳胆经（瞳子髎穴）。足少阳胆经起于目外眦（瞳子髎穴）……分支：从耳后完骨穴分出，经翳风穴（手少阳穴）进入耳中，出走于耳前（听会、上关），过听宫穴（手太阳穴）至目外眦后方。手太阳小肠经起于小指尺侧端（少泽穴）……分支：从缺盆分出向上，沿颈侧经下颌角上到面颊，至目外眦后，折行入耳中（听宫穴）。

114. 答案：ABE

解析：足阳明胃经起于鼻翼旁（迎香穴），挟鼻上行，左右交会于鼻根部，旁行入目内眦（精明穴），与足太阳经相交，折向下沿鼻柱外侧下行（承泣、四白），入上齿中，还出，挟口两旁，环绕口唇，在颏唇沟承浆穴处左右相交，再向后沿下颌骨后下缘到大迎穴处，沿下颌角上行过耳前，经过上关穴（客主人），沿发际（头维穴），到额颅中部（会神庭）。手太阳小肠经起于小指尺侧端（少泽穴）……分支：从面颊部分出，向上行于目眶下，至目内眦，交于足太阳膀胱经（睛明穴）。足太阳膀胱经起于目内眦（睛明穴），向上到达额部，左右交会于头顶部（百会穴）。

115. 答案：ACD

解析：足太阳膀胱经起于目内眦（睛明穴），向上到达额部，左右交会于头顶部（百会穴）。分支：从头顶部分出，到耳上角处的头侧部。直行者：从头顶部分出（百会穴），向后行至枕骨处，进入颅腔，络脑，再浅出后下行到项部（天柱穴），下行交会于大椎穴，再分左右沿脊柱两旁、距后正中线 1.5 寸直线下行，达腰部（肾俞穴），进入脊柱两旁肌肉（膂），深入体腔，络肾，属膀胱。

116. 答案：AD

解析：足三阳经循行，则阳明经行于前（胸腹面），太阳经行于后（背腰面），少阳经行于躯体两侧。督脉行于后正中线，上至头面；任脉行于前正中线，上抵颏部。

117. 答案：ABCDE

解析：足厥阴肝经绕阴器，至小腹，进入腹腔，挟胃两旁，属肝，络胆，向上穿过膈肌，分布于胁肋部，沿喉咙的后边，向上进入鼻咽部，上行连接目系，出于额，上行与督脉会于头顶部。

118. 答案：ABCD

解析：奇经八脉别道奇行，有联络、统率、调节十二经脉的作用。具体而言，包括加强十二经脉的联系，调节十二经脉气血，与肝、肾、女子胞、髓、脑等脏腑关系密切。

119. 答案：ABCDE

解析：肝藏血，女子以肝为先天，冲任二脉气血的旺盛与肝密切相关。督脉起于胞中，在循行过程中络脑和肾，上贯心，与肾、脑、女子胞和心发生联系。

120. 答案：BCE

解析：到达目内眦的经脉有阳跷脉和阴跷脉、手太阳小肠经、足太阳膀胱经。足厥阴肝经虽上行连接目系，但未到达目内眦。

121. 答案：ACD

解析：冲、任、督三脉同起于胞中，同出于会阴，别道而行，一源三歧，分别循行于人体前后正中线等部位。

122. 答案：ABC

解析：督脉的主要功能有二：一是调节阳经气血，为阳脉之海，二是反映脑、髓、肾的功能，与生殖功能有关，尤其是男性生殖功能。调节阴经气血是任脉的功能，调节气机为冲脉之作用。

123. 答案：ACE

解析：冲脉起于胞中，与女子月经来潮及生殖功能有关，《灵枢·海论》称"冲为血海"。且冲脉循行广泛，能容纳和调节十二经脉及五脏六腑之气血，故称"十二经之海""五脏六腑之海"。而膻中为"气海"，任脉为"阴脉之海"。

124. 答案：AD

解析：任脉的主要功能有二：一是调节阴经气血，为阴脉之海；二是任主胞胎，与女子月经来潮及妊养、生殖功能有关。任脉虽分行至目眶下，但濡养眼目，司眼睑之开合是跷脉的功能，而主一身左右之阴维脉和阳维脉的功能。

125. 答案：ACE

解析：足三阴经、阴维脉与冲脉均会于任脉。

126. 答案：BE

解析：任主胞胎，冲为血海，《素问·上古天真论》说："任脉通，太冲脉盛，月事以时下。"

127. 答案：ABCD

解析：经络的基本生理功能是运行全身气血，沟通联系作用，感应传导信息，调节功能平衡。而三焦是水液运行的通道，水液在体内的输布与肺脾肾三脏相关，其中肾主水。

128. 答案：ADE

解析：督脉沿头正中线上行至颠顶（百会穴），足太阳膀胱经左右交会于百会穴，足厥阴肝经上行与督脉会于百会穴。故头痛在颠顶者，当与足太阳经、督脉和足厥阴经相关。

129. 答案：ABCDE

解析：在病理情况下，经络在其循行通路上，或经气聚结的某些穴位处，有明显的压痛，或有条状、结节状反应物，或局部皮肤的色泽、形态、温度等发生变化。根据这些临床表现，可辅助病证的诊断。

130. 答案：CD

解析：奇经八脉中，督脉与任脉有本经专属腧穴，与十二经脉合称为十四正经。

131. 答案：AC

解析：带脉绕身一周，如腰带，能够束缚、总管纵行诸经，并主司妇女带下。如带脉约束无力，可见腹满，带下量多等症。

132. 答案：CD

解析：冲脉起于胞中，与女性月经及生殖功能有关，故称血海；其又贯穿全身，渗灌三阴三阳，故称十二经之海。

133. 答案：ABCE

解析：十五别络，即十二经脉和任脉、督脉各自别出一络与脾之大络的总称。如加上胃之大络，称为十六络。

134. 答案：ACE

解析：十五别络是络脉的主体，从别络分出的细小络脉称为孙络，分布于皮肤表面的络脉称为浮络。

二、判断题

135. 答案：×

解析：经络系统由经脉、络脉组成。

136. 答案：√

解析：十二经脉左右对称地分布于人体的两侧。

137. 答案：×

解析：手三阴经从胸走手交手三阳经。手三阳经从手走头交足三阳经。

138. 答案：×

解析：阴经是在肢体内侧分布的。应改为：手三阴经在上肢内侧的分布是：太阴经在前，厥阴经在中，少阴经在后。

139. 答案：×

解析：手三阳与足三阳经在头面部交接，故有"头为诸阳之会"之说，足厥阴经上至颠顶。

140. 答案：×

解析：手足三阴、三阳经，通过经别和别络互相沟通，组成六对"表里相合"关系。

141. 答案：√

解析：参照手太阴肺经循行。

142. 答案：√

解析：参照十二经脉气血流注次序。

143. 答案：×

解析：足三阴经从腹到胸，交手三阴经。

144. 答案：×

解析：在正常情况下，经络有运行气血、感应传导作用，但在人体发生病变时，经络就成为传递病邪和反映病变信息的通路。

145. 答案：×

解析：头痛一症，痛在前额者，多与阳明经有关；痛在两侧者，则与少阳经有关；痛在后头及项部，多为太阳经病变；痛在头顶，主要与厥阴经有关。

146. 答案：×

解析：奇经分布循行不像十二经脉那样规则，与脏腑没有直接的相互属络，彼此之间亦无表里配合的关系。

147. 答案：√

解析：奇经八脉与脑、髓、女子胞等奇恒之腑有较为密切的联系。

148. 答案：√

解析：奇经八脉别道奇行，不参与十二经脉的气血周流，除任督二脉外，均无本经专属腧穴。

149. 答案：√

解析：任脉起于胞中，与女子月经来潮及生殖功能有关，为妇人生养之本，故称"任主胞胎"。

150. 答案：√

解析：生理上，经络通过其循行分布，气血流通灌注，从而发挥其沟通联系作用。病理上，经络是病邪传递的途径，反映疾病的病变部位。

151. 答案：×

解析：三阳经在头面的分部遵循"阳明在前，太阳在后"。据循经诊断，头痛在前额者，病属阳明。

152. 答案：√

解析：冲任二脉均起于胞中，冲为血海，任主胞胎，故冲任二脉均与女子月经来潮及生殖功能有关。

153. 答案：√

解析：任脉循行于腹面正中线，足三阴经交会于任脉，手三阴经通过足三阴经与任脉发生联系。

154. 答案：×

解析：手足三阳经在督脉交会于大椎穴，任脉与足三阴经交会于关元穴。

155. 答案：×

解析：阴维脉维络诸阴经，最后合于任脉；阳维脉维络诸阳经，与督脉相合。

156. 答案：√

解析：阴跷脉起于内踝下足少阴肾经的照海穴，阳跷脉起于外踝下足太阳膀胱经的申脉穴，左右成对，分主一身左右之阴阳。

157. 答案：×

解析：冲脉、任脉、督脉起于胞中，而带脉起于季胁，环腰一周，约束纵行诸经，主司妇女带下。

158. 答案：×

解析：冲脉为"血海"，又为"十二经之海"。

三、名词解释

159. 答案：经络，是经脉和络脉的总称，为人体运行气血、联络脏腑、沟通内外、贯穿上下的径路。

160. 答案：经，有路径、途径之意。经脉是经络系统中的主干，即主要通路。经脉较粗大，多以纵行为主，循行于较深的部位，有一定的循行路径。

161. 答案：络，有联络、网络之意。络脉是经脉的分支，较细小，纵横交错，网络全身，深浅部位皆有分布，浮络循行于较浅的部位。

162. 答案：是循行于人体浅表部位且常浮现的络脉，其分布广泛，没有定位，起着沟通经脉，输达肌表的作用。

163.答案：是最细小的络脉，属络脉的再分支，分布全身，难以计数，具有"溢奇邪、通荣卫"的作用。

164.答案：又称"十二正经"，包括手三阳经、手三阴经、足三阳经、足三阴经。十二正经是经络系统的核心，有一定的起止，有一定的循行路径和分布规律，有一定的走向及交接规律，与脏腑有直接的属络关系，相互之间有表里关系，各有专属的穴位。

165.答案：别络有本经别走邻经之特点，是络脉中的较大者，起加强十二经脉中表里两经在体表的联系和统领一身阴阳诸络的作用。

166.答案：是督脉、任脉、冲脉、带脉、阴跷脉、阳跷脉、阴维脉、阳维脉的总称。由于它们分布不像十二经脉那样规则，同脏腑没有直接的相互络属，相互之间也无表里关系，与十二正经不同，故称"奇经"。

167.答案：十二经脉和任、督二脉各自别出之络与脾之大络的总称，又称"十五络脉"。

168.答案：指督脉，督脉行于腰背部正中，能总督一身之阳经，故称"阳脉之海"。

169.答案：指任脉，任脉行于胸腹正中线，能总任一身之阴经，故称"阴脉之海"。

170.答案：即冲脉。冲脉上至于头，下至于足，贯穿全身，成为气血的要冲，能调节十二经气血，故称"十二经之海"。

171.答案：冲，指冲脉。其脉起于胞中，与妇女月经有密切关系，故有"血海"之称。

172.答案：任脉起于胞中，与女子月经来潮及妊养、生殖功能有关，为妇人生养之本，故有"任主胞胎"之说。

173.答案：又称十二经筋，是十二经脉之气濡养筋肉骨节的体系，附属于十二经的筋膜系统，具有约束骨骼、主司关节运动的功能。

174.答案：又称皮部，是十二经脉功能活动反映于体表的部位。

175.答案：又称十二经别，是十二经脉别出的正经，有加强十二经脉中互为表里两经之间联系的作用。

176.答案：冲、任、督三脉同起于胞中，同出于会阴，别道而行，分别循行于人体前后正中线等部位。

177.答案：带脉环腰一周，状如束带，故名之。具有约束纵行诸脉，主司妇女带下的作用。

四、填空题

178.答案：联络脏腑　　沟通内外　　贯穿上下

179.答案：经脉　　络脉

180.答案：十二经别　　十二经筋　　十二皮部

181.答案：十五络脉　　浮络　　孙络

182.答案：阴或阳　　脏或腑

183. 答案：手之三阴　　手之三阳　　从头走足　　从足走腹

184. 答案：太阴、阳明　　少阴、太阳

185. 答案：面部、额部　　面颊、头顶及头后部

186. 答案：足少阴　　足阳明

187. 答案：足厥阴肝　　足太阴脾

188. 答案：心包　　三焦

189. 答案：足厥阴肝　　手阳明大肠

190. 答案：鼻翼旁　　目内眦

191. 答案：手少阳三焦经　　足少阳胆经

192. 答案：足阳明胃经　　手阳明大肠经

193. 答案：足太阴脾经　　足少阴肾经

194. 答案：手太阴肺经　　足厥阴肝经　　手太阴肺经

195. 答案：胞中　　会阴

196. 答案：阴跷脉　　阳跷脉

197. 答案：督脉　　任脉

198. 答案：调节十二经脉气血　　女子月经及生殖功能。

199. 答案：约束纵行诸经　　主司妇女带下

200. 答案：维系阴阳诸脉

201. 答案：得气（气至、针感、经络感传）

202. 答案：太阳　　少阳

203. 答案：肝胆　　肺系

五、简答题

204. 答案：按照十二经脉的气血循环流注次序，十二经脉的名称依次为：手太阴肺经、手阳明大肠经、足阳明胃经、足太阴脾经、手少阴心经、手太阳小肠经、足太阳膀胱经、足少阴肾经、手厥阴心包经、手少阳三焦经、足少阳胆经、足厥阴肝经。

205. 答案：十二经脉的名称是根据各经所属内脏的阴阳属性及其所在肢体的循行位置，分别以手足阴阳而命名的。行于上肢，起于或止于手的经脉，称"手经"；行于下肢，起于或止于足的经脉，称"足经"。分布于四肢内侧面的经脉，属"阴经"；分布于四肢外侧面的经脉，属"阳经"。阴经隶属于脏；阳经隶属于腑。

206. 答案：手三阴经从胸腔走向手指末端，交手三阳经；手三阳经从手指末端走向头面部，交足三阳经；足三阳经从头面部走向足趾末端，交足三阴经；足三阴经从足趾走向腹腔、胸腔，交手三阴经。如此构成一个"阴阳相贯、如环无端"的循环径路。

207. 答案：十二经脉在头面部的分布规律为：阳明经行于面部、额部；太阳经行于面颊、头顶及头后部；少阳经行于头侧部；足厥阴经行于颠顶。

208. 答案：十二经脉在四肢部分布规律是：手足阴经行内侧面，一般太阴在前缘，厥阴在中，少阴在后缘，但足厥阴肝经和足太阴脾经在内踝尖上八寸以下交换位置，变

成厥阴经在前，太阴经在中，少阴经仍在后。手足阳经行外侧面，阳明经在前，少阳经在中，太阳经在后。

209. 答案：十二经脉之中，手三阳经从手走头，止于头部，足三阳经起于头部，手三阳经与足三阳经在头面部交接。所以说"头为诸阳之会"。

210. 答案：经脉与络脉是经络系统的重要组成部分，两者既有联系，又有区别。经脉是主干，络脉是分支。经，有路径的意思，经脉大多循行于深部，有一定的循行径路；络，有网络之意，络脉循行于较浅的部位，有的络脉还显现于体表，没有一定的循行径路，而是纵横交错，网络全身。

211. 答案：两者相同之处：加强十二经脉中相为表里两经的联系。两者不同之处：经别加强相为表里两经在体内深部的联系；别络加强相为表里两经在体表的联系。

212. 答案：手太阴经属肺络大肠，手厥阴经属心包络三焦，手少阴经属心络小肠；手阳明经属大肠络肺，手少阳经属三焦络心包，手太阳经属小肠络心。足太阴经属脾络胃，足厥阴经属肝络胆，足少阴经属肾络膀胱，足阳明经属胃络脾，足少阳经属胆络肝，足太阳经属膀胱络肾。

213. 答案：十二经脉遍布全身，都有一定的循行规律，其循行有上下之异，每经均有专穴与主病，相互之间有表里配合关系，与内在脏腑直接属络；奇经八脉的循行无相互御接及上下规律，上肢无奇经分布，除任、督二脉外其余六经均无专穴，相互之间无表里配合关系，与五脏六腑无直接属络关系。

214. 答案：任、督、冲三脉均起自胞中，下出会阴，而后督脉行于后正中线，上至头面；任脉行于前正中线，上抵颏部；冲脉行于胸腹部，脊柱前和下肢内侧；带脉起于季胁，环腰一周；阴维脉，阴跷脉行于下肢内侧，胸腹部及头项部；阳维脉、阳跷脉行于下肢外侧，躯干侧后部及头项部。

215. 答案：经络具有沟通联系、运行气血、感应传导及调节功能平衡的作用。通过经络加强脏腑、形体、官窍之间的联系，运行渗灌气血至全身，感应传导体内外的各种信息，并对各脏腑形体官窍的功能活动进行调节，使其保持动态平衡。

216. 答案：女子月经来潮及孕育功能，皆以血为基础。冲脉起于胞中，分布广泛，为十二经之海，又为血海，因此，女子月经来潮及妊娠与冲脉盛衰密切相关。只有当冲脉气血旺盛时，其血才能下注胞中，或排出为月经，或聚以养胎。

217. 答案：十二经别的主要生理功能有四：加强十二经脉表里两经在体内的联系，加强足三阴、足三阳经脉与心脏的联系，加强十二经脉和头面部的联系，扩大十二经脉的主治范围。

六、论述题

218. 答案：十二经脉的特点主要有：

（1）十二经脉与内在脏腑之间有直接的内在联系。凡诸阳经皆属腑而络脏，诸阴经属脏而络腑，且在经脉的命名上都冠以脏腑、手足的名称。

（2）十二经脉的运行，是内外、上下循环贯注的，从手太阴肺经开始，依次传至足厥阴肝经，由此复传至于太阴肺经。如此首尾相贯，如环无端，构成一个传注气血的循环通路。

（3）阴经与阳经的配合，形成了表里之间的关系，即每一条阳经，必须配合一条阴经，阳经主表，阴经主里。

（4）十二经脉的循行分布有一定的区域。阴经循行于肢体的内侧及胸腹部，阳经循行于肢体的外侧及背部。

（5）十二经脉的循行，有一定的走向和交接规律。

219. 答案：

（1）正经与奇经的区别：十二经脉都有一定循行规律、腧穴和主病，相互之间有表里配合关系，与五脏六腑有直接络属关系；奇经八脉的循行没有共同规律，除任督二脉外，其余六脉均无专穴，相互之间无表里配合，与内在脏腑也无直接络属关系。

（2）正经与奇经的联系：奇经八脉穿插循行于十二经脉之间，补充协调十二经脉的功能活动。当十二经脉所运行的气血满溢时，则流注于奇经八脉，蓄以备用；十二经脉气血不足时，则由奇经溢出，给予补充，从而保持十二经脉气血的相对恒定状态，维持机体生理活动的需要。

220. 答案：络脉，是经脉别出的分支，纵横交错，网络全身。主要包括别络、浮络和孙络。

别络较大，十二经脉及任脉、督脉各有一分支，再加脾之大络，合称"十五别络"，若再加胃之大络，则为"十六别络"。别络，有本经别走邻经之意。

络脉之浮行于浅表部位者称为"浮络"。络脉中最细小者，称为"孙络"，络脉遍布全身，无处不到，组成一个网络系统，弥补了循环的不足。

作用：别络的功能是加强表里阴阳两经的联系与调节作用；浮络和孙络而能将经络中运行的气血，输布到人体各组织中，对人体起营养作用。

221. 答案：奇经八脉是督脉、任脉、冲脉、带脉、阴跷脉、阳跷脉、阴维脉、阳维脉的总称，它们纵横交叉于十二经脉之间，是经络系统的重要组成部分。

奇经八脉走向和分布特点，主要有四个方面：其一，除带脉外，均自下向上走行。其二，奇经八脉纵横交错地循行分布于十二经脉之间，但上肢没有奇经的分布。其三，冲（除小部分外）、任、督、带四脉都是单行一条。督、任、冲三脉皆起于胞中，称为"一源而三歧"：督脉行于后正中线，上至头面；任脉行于前正中线，上抵颏部；冲脉行于腹胸部、脊柱前及下肢内侧。带脉横行腰腹。其四，阴阳跷脉和阴阳维脉分布左右对称：阳跷脉行于下肢外侧、腹胸侧后及肩、头部；阴跷脉行于下肢内侧、腹胸及头目。阳维脉行于下肢外侧、肩和头项；阴维脉行于下肢内侧、腹部和颈部。

奇经八脉的主要功能：

（1）密切十二经脉的联系。阳维脉维络诸阳，阴维脉维络诸阴；阴阳跷脉分主一身左右之阴阳；冲脉通行上下，渗灌三阴三阳，调节十二经之气血；督脉总督一身之阳经；任脉总任一身之阴经；带脉约束诸经，沟通腰腹部经脉。

（2）调节十二经脉气血。十二经脉气血有余时，流注奇经八脉，蓄以备用；十二经脉气血不足时，可由奇经溢出，给予补充。

（3）与某些脏腑关系密切，如肾、脑、髓、女子胞等。

222. 答案：

（1）任脉，行于腹面正中线，其脉多次直接或间接与手足三阴及阴维脉交会，能总任一身之阴经，故称"阴脉之海"。任脉起于胞中，与女子妊娠有关，故有"任主胞胎"之说。

（2）督脉，行于背部正中，其脉多次与手足三阳经及阳维脉交会，能总督一身之阳经，故称为"阳脉之海"。督脉行于脊里，上行入脑，并从脊里分出属肾，与脑、脊髓、肾又有密切联系，主司生殖功能，尤其是男子生殖功能。

（3）冲脉，上至于头，下至于足，贯穿全身，成为气血的要冲，能调节十二经气血故称"十二经之海"，又称"血海"。同妇女的月经及生殖功能有关。

（4）带脉，起于季胁，斜向下行到带脉穴，绕身一周，如腰带，能约束纵行的诸脉，主司妇女带下。

第六章 **体 质** ▷▷▷▷

习 题

一、选择题

（一）A1 型题

1. 奠定中医体质理论基础的著作是
　　A.《类经》　　　　　　　B.《伤寒论》　　　　　　C.《黄帝内经》
　　D.《景岳全书》　　　　　E.《临证指南医案》

2. 较早运用体质一词的著作是
　　A.《金匮要略》　　　　　B.《景岳全书》　　　　　C.《备急千金要方》
　　D.《养老奉亲书》　　　　E.《临证指南医案》

3. 后天各种因素使体质具有
　　A. 可变性　　　　　　　B. 同一性　　　　　　　C. 复杂性
　　D. 普遍性　　　　　　　E. 相对性

4. 体质概念所包含的基本内容是
　　A. 生理功能与心理特征　　B. 形态结构与心理特征　　C. 形与神
　　D. 先天与后天　　　　　　E. 脏腑经络与气血津液

5. 先天禀赋决定着体质的
　　A. 趋同性　　　　　　　B. 相对性　　　　　　　C. 复杂性
　　D. 普遍性　　　　　　　E. 稳定性

6. 反映人体生长发育程度、营养状况和锻炼程度的状态的是
　　A. 体型　　　　　　　　B. 体重　　　　　　　　C. 体格
　　D. 体态　　　　　　　　E. 体能

7. 嗜食肥甘厚味，易形成的体质类型是
　　A. 特禀质　　　　　　　B. 痰湿质　　　　　　　C. 气虚质
　　D. 瘀血质　　　　　　　E. 气郁质

8. 导致个体体质差异的根本因素是
　　A. 气的盛衰　　　　　　B. 精的盈亏　　　　　　C. 津液盈亏

D. 脏腑功能　　　　　　　E. 气血多少

9. 不属于评价心理发育水平的是
   A. 智力　　　　　　　　B. 情感　　　　　　　　C. 个性
   D. 意志　　　　　　　　E. 耐力

10. 阴虚质要慎用的药是
    A. 温热　　　　　　　　B. 补气　　　　　　　　C. 固涩
    D. 活血　　　　　　　　E. 养血

11. 对增强体质有积极作用的是
    A. 劳作不休　　　　　　B. 养尊处优　　　　　　C. 房劳过度
    D. 劳逸结合　　　　　　E. 思虑劳神

12. "因地制宜" 所体现的是
    A. 性别因素对体质的影响　　B. 遗传因素对体质的影响
    C. 人文环境对体质的影响　　D. 年龄因素对体质的影响
    E. 地理环境对体质的影响

13. 小儿生机旺盛，故称之为
    A. 纯阳之体　　　　　　B. 阴阳偏盛　　　　　　C. 偏阳质
    D. 气血旺盛　　　　　　E. 形气未充

14. 北方人易形成阳虚体质的原因是
    A. 情志因素　　　　　　B. 饮食习惯　　　　　　C. 气候类型
    D. 地理因素　　　　　　E. 生活条件

15. 痰湿质应慎用的是
    A. 肥甘厚味　　　　　　B. 清淡饮食　　　　　　C. 生冷之品
    D. 甘润生津之味　　　　E. 辛辣燥烈之味

16. 嗜食寒凉易形成的体质是
    A. 湿热质　　　　　　　B. 阳虚质　　　　　　　C. 气虚质
    D. 阴虚质　　　　　　　E. 平和质

17. 健康之人的体质类型是
    A. 平和质　　　　　　　B. 偏阳质　　　　　　　C. 偏阴质
    D. 特禀质　　　　　　　E. 气郁质

18. 平素情志压抑寡欢之人，易形成的体质是
    A. 气郁质　　　　　　　B. 痰湿质　　　　　　　C. 气虚质
    D. 阴虚质　　　　　　　E. 瘀血质

19. 具有亢奋、偏热、多动等特征的体质是
    A. 平和质　　　　　　　B. 偏阳质　　　　　　　C. 偏阴质
    D. 湿热质　　　　　　　E. 阴虚质

20. 具有抑制、偏寒、多静等特征的体质是
    A. 平和质　　　　　　　B. 偏阳质　　　　　　　C. 偏阴质

D. 痰湿质　　　　　　　E. 气虚质

21. 素体津亏血虚，感邪之后易于从化的特点是

　　A. 寒化　　　　　　　B. 热化　　　　　　　C. 燥化

　　D. 实化　　　　　　　E. 虚化

22. 气虚脾虚之人，感邪之后易于从化的特点是

　　A. 湿化　　　　　　　B. 寒化　　　　　　　C. 热化

　　D. 火化　　　　　　　E. 燥化

23. 恶风易汗出之人，其体质类型是

　　A. 平和质　　　　　　B. 偏阳质　　　　　　C. 偏阴质

　　D. 痰湿质　　　　　　E. 气虚质

24. 偏阳质者，易感受的邪气是

　　A. 阳邪　　　　　　　B. 阴邪　　　　　　　C. 湿邪

　　D. 寒邪　　　　　　　E. 燥邪

25. 体质偏寒者，饮食应注意的是

　　A. 宜凉忌热　　　　　B. 甘润生津　　　　　C. 宜温忌寒

　　D. 辛辣之品　　　　　E. 滋腻之品

26. 小儿体质的特点是

　　A. 稚阴稚阳　　　　　B. 阴阳两虚　　　　　C. 阳虚

　　D. 阴虚　　　　　　　E. 气虚

27. 老年人体质的特点是

　　A. 脏腑气虚　　　　　B. 稚阴　　　　　　　C. 稚阳

　　D. 气郁　　　　　　　E. 阴虚

28. 素体气虚者，辨体施药应忌用的是

　　A. 固涩收敛　　　　　B. 疏利气血　　　　　C. 耗散克伐

　　D. 补血益气　　　　　E. 补气培元

29. 瘀血质者，辨体施药应忌用的是

　　A. 辛热温散　　　　　B. 阴柔滋补　　　　　C. 甘寒清润

　　D. 疏利气血　　　　　E. 固涩收敛

30. 痰湿质者，用药应注意的是

　　A. 宜辛热温散　　　　B. 忌阴柔滋补　　　　C. 忌耗散克伐

　　D. 宜疏利气血　　　　E. 宜大攻大补

31. 偏阴质者，多易发的是

　　A. 实热证　　　　　　B. 虚热证　　　　　　C. 气虚证

　　D. 实寒证　　　　　　E. 阴阳两虚证

32. 偏阳质者，多易发的是

　　A. 气虚证　　　　　　B. 阳虚证　　　　　　C. 实热证

　　D. 虚寒证　　　　　　E. 实寒证

33. 属于偏阳质的表现是

　　A. 面白体胖　　　　　　　B. 胆小易惊　　　　　　C. 性格内向

　　D. 性欲偏弱　　　　　　　E. 畏热喜冷

34. 最早以阴阳划分体质的著作是

　　A.《黄帝内经》　　　　　B.《景岳全书》　　　　　C.《临证指南医案》

　　D.《伤寒杂病论》　　　　E.《温病条辨》

35. 偏阳质者疾病初愈，不宜食用的是

　　A. 熟地　　　　　　　　　B. 龟甲　　　　　　　　C. 羊肉

　　D. 乌梅　　　　　　　　　E. 枸杞

36. 偏阴质者，病后康复调理应注意的是

　　A. 忌用滋腻之品　　　　　B. 宜用滋阴养气　　　　C. 宜用酸涩收敛

　　D. 宜用大补气血　　　　　E. 宜用辛辣厚味

（二）A2 型题

37. 某女，55 岁。体质肥胖，腹部肥满松软，喜食甜品，中医辨析为痰湿质，易患的疾病是

　　A. 肺痨　　　　　　　　　B. 消渴　　　　　　　　C. 眩晕

　　D. 中风　　　　　　　　　E. 食积

38. 针灸能够调整脏腑精气阴阳之盛衰及经络气血之偏颇，用之得当，将会收到补偏救弊的功效，使病理体质恢复正常，用之不当则会加重身体的损害。不宜针刺的体质是

　　A. 小儿　　　　　　　　　B. 体形肥胖之人　　　　C. 精神过度紧张之人

　　D. 身体瘦弱之人　　　　　E. 气虚血亏之人

39. 某男，35 岁。身体强壮，胖瘦适中，面色红润，性格开朗，精力充沛，睡眠良好，其体质类型是

　　A. 偏阳质　　　　　　　　B. 偏阴质　　　　　　　C. 痰湿质

　　D. 平和质　　　　　　　　E. 特禀质

40. 某女，40 岁。形体偏胖，面色白而欠华，食量较小，喜饮热水，性格内向，动作迟缓，容易疲劳，其体质类型是

　　A. 偏阳质　　　　　　　　B. 偏阴质　　　　　　　C. 痰湿质

　　D. 气郁质　　　　　　　　E. 阴虚质

41. 某男，25 岁。形体偏瘦，较结实，面色偏红，油性皮肤，平素易急躁，食量较大，性格外向，动作敏捷，其体质类型是

　　A. 偏阳质　　　　　　　　B. 偏阴质　　　　　　　C. 痰湿质

　　D. 气郁质　　　　　　　　E. 阴虚质

42. 某女，45 岁。面红形瘦，平素容易急躁，喜动好强，易出汗，其体质类型是

　　A. 阴阳平和质　　　　　　B. 偏阳质　　　　　　　C. 偏阴质

D. 阳虚质   E. 痰湿质

43. 某女，45 岁。面红形瘦，平素容易急躁，喜动好强，易出汗，面部多油。此种体质之人，感受寒邪后易

A. 湿化   B. 燥化   C. 寒化

D. 热化   E. 阴化

（三）B 型题

A. 藏象阴阳分类法   B. 心理特征分类法   C. 阴阳五行分类法

D. 阴阳虚实分类法   E. 着眼整体的阴阳分类法

44. 《内经》以刚柔、勇怯、形志苦乐为主的体质分类法是

45. 体质分类的最基本方法是

A. 宜温热之品   B. 宜凉润之品   C. 宜滋腻之品

D. 宜肥甘之品   E. 宜耗散之品

46. 体质偏寒盛者，饮食养生宜用的是

47. 体质偏阳盛者，饮食养生宜用的是

A. 个体差异性   B. 形神一体性   C. 后天可调性

D. 动态可变性   E. 连续可测性

48. 进行体质状态干预的基础是

49. 体质学说研究的核心问题是

A. 气常不足   B. 阴盛阳衰   C. 血多亏虚

D. 阳多阴少   E. 气血充盈

50. 男子的体质特点是

51. 女子的体质特点是

A. 饮食无度   B. 嗜酒过度   C. 过食寒凉

D. 嗜食辛辣   E. 嗜食肥甘

52. 易伤肝脾的饮食习惯是

53. 易化火灼津的饮食习惯是

A. 先天不足   B. 稚阴稚阳   C. 体质强健

D. 气血充盈   E. 阴阳失调

54. 小儿的体质特点是

55. 老年人体质特点是

A. 偏阳质　　　　　　　B. 偏阴质　　　　　　　C. 平和质

D. 气虚质　　　　　　　E. 痰湿质

56. 具有兴奋、好动、偏热特征的体质是

57. 具有抑制、喜静、偏寒特征的体质是

A. 甘寒清润　　　　　　B. 补气培元　　　　　　C. 健脾益气

D. 清热利湿　　　　　　E. 温阳祛寒

58. 偏阴质者，宜采用的治法是

59. 偏阳质者，宜采用的治法是

A. 质势　　　　　　　　B. 病势　　　　　　　　C. 从化

D. 传变　　　　　　　　E. 易感性

60. 病情随体质而发生的变化，称为

61. 不同体质类型所具有的潜在的、相对稳定的倾向性，称为

A. 温补益火　　　　　　B. 清热利湿　　　　　　C. 健脾化湿

D. 理气活血　　　　　　E. 补气培元

62. 湿热体质，宜采用的治法是

63. 气虚体质，宜采用的治法是

A. 寒化　　　　　　　　B. 热化　　　　　　　　C. 湿化

D. 燥化　　　　　　　　E. 气化

64. 素体阴虚阳亢者，受邪从化的特点是

65. 素体阳虚阴盛者，受邪从化的特点是

（四）X 型题

66. 体格反映人体的状态有

A. 生长发育　　　　　　B. 营养状态　　　　　　C. 锻炼程度

D. 体能　　　　　　　　E. 性征

67. 体质的构成要素有

A. 先天禀赋　　　　　　B. 形态结构　　　　　　C. 生理功能

D. 后天获得　　　　　　E. 心理特征

68. 人体内部形态结构包括

A. 脏腑　　　　　　　　B. 经络　　　　　　　　C. 精气

D. 气血　　　　　　　　E. 津液

69. 中医观察体型主要包括

A. 形体之肥瘦长短　　　B. 脏腑之虚实盛衰　　　C. 皮肉之厚薄坚松

D. 经络之气血盛衰 　　　　E. 肤色之黑白苍嫩

70. 体质的评价指标包括

　　A. 身体形态结构 　　　　B. 身体功能水平 　　　　C. 身体适应能力

　　D. 心理发育水平 　　　　E. 身体素质及运动能力

71. 影响体质形成的后天因素有

　　A. 性别年龄 　　　　B. 饮食因素 　　　　C. 疾病因素

　　D. 情志因素 　　　　E. 地理因素

72. 小儿的体质特点是

　　A. 脏腑娇嫩 　　　　B. 代谢缓慢 　　　　C. 形气未充

　　D. 易虚易实 　　　　E. 易寒易热

73. 影响体质的先天因素包括

　　A. 父母生殖之精的质量 　　　　B. 父母生育年龄 　　　　C. 父母血缘关系远近

　　D. 母亲妊娠期养胎情况 　　　　E. 养胎及妊娠期疾病

74. 以阴阳划分法分类的常见体质类型包括

　　A. 偏阳质 　　　　B. 阳虚质 　　　　C. 阴虚质

　　D. 偏阴质 　　　　E. 平和质

75. 偏阳质的体质特征包括

　　A. 兴奋 　　　　B. 抑制 　　　　C. 好动

　　D. 偏热 　　　　E. 喜静

76. 偏阴质的体质特征包括

　　A. 兴奋 　　　　B. 抑制 　　　　C. 偏寒

　　D. 偏热 　　　　E. 喜静

77. 偏阳质者受邪发病后多表现为

　　A. 寒证 　　　　B. 实证 　　　　C. 虚证

　　D. 热证 　　　　E. 郁证

78. 偏阴质者受邪发病多表现为

　　A. 虚证 　　　　B. 寒证 　　　　C. 热证

　　D. 实证 　　　　E. 燥证

79. 偏阳质者临床用药应注意

　　A. 宜甘寒 　　　　B. 宜酸寒 　　　　C. 宜咸寒

　　D. 宜清润 　　　　E. 忌辛热温散

80. 偏阴质者临床用药应注意

　　A. 宜温补 　　　　B. 宜益火 　　　　C. 宜苦寒

　　D. 宜清热 　　　　E. 忌温燥

81. 属于阴阳平和质的有

　　A. 喜动好强 　　　　B. 精力充沛 　　　　C. 身体强壮

　　D. 胖瘦适度 　　　　E. 工作潜力大

82. 临床表现中属于偏阳质的有
    A. 喜动好强　　　　　　B. 形体适中或偏瘦　　　　C. 油性皮肤
    D. 性格外向　　　　　　E. 自制力较差

83. 临床表现中属于偏阴质的有
    A. 面色偏白或欠华　　　B. 精力偏弱　　　　　　　C. 胆小易惊
    D. 性格内向　　　　　　E. 工作潜力大

84. 形成体质的因素有
    A. 先天禀赋　　　　　　B. 性别差异　　　　　　　C. 饮食因素
    D. 劳逸所伤　　　　　　E. 年龄因素

85. 决定体质强弱的主要因素有
    A. 先天禀赋　　　　　　B. 精神状态　　　　　　　C. 体育锻炼
    D. 生活习惯　　　　　　E. 地理因素

86. 体质影响发病的情况有
    A. 小儿易患食积　　　　B. 老人易患咳喘　　　　　C. 肥人易患痰湿
    D. 瘦人易患肺痨　　　　E. 女人易患气虚

87. 体质因素对病机的影响有
    A. 发病倾向　　　　　　B. 抗病能力　　　　　　　C. 证候虚实
    D. 疾病传变　　　　　　E. 病机从化

88. 阴虚体质者，饮食养生应慎用的有
    A. 肥甘之品　　　　　　B. 辛辣之品　　　　　　　C. 清润之品
    D. 燥热之品　　　　　　E. 苦寒之品

89. 体型肥胖者，进行针刺治病时，适宜手法有
    A. 进针深　　　　　　　B. 进针浅　　　　　　　　C. 刺激量宜大
    D. 刺激量宜小　　　　　E. 多用温针艾灸

90. 体型瘦长者，进行针刺治病时，适宜手法有
    A. 进针深　　　　　　　B. 进针浅　　　　　　　　C. 刺激量宜大
    D. 刺激量宜小　　　　　E. 少用温针艾灸

91. 体质与发病之间的关系有
    A. 体质强弱决定发病与否　　　　B. 体质因素决定某些病邪的易感性
    C. 体质因素决定疾病的倾向性　　D. 体质因素决定某些疾病的证候类型
    E. 体质因素决定某些病邪的性质

二、判断题

92. 体质，是在先天禀赋和后天获得的基础上所形成的形态结构、生理功能、心理状态方面相对稳定的个体化特性。

93. 体质具有个体差异性、形神一体性、群体不同性、不稳定性、静态不变性、连续可测性、后天可调性等特点。

94. 体质具有形态结构、生理功能两个构成要素。

95. 体质的评价指标除了包括身体的形态结构状况、身体的功能水平、身体的素质及运动能力水平这三个方面以外，还包括心理的发育水平和适应能力。

96. 脏腑经络及精气血津液是体质形成的生理学基础。

97. 人体以精气血津液为中心，以脏腑经络为物质基础，调节着体内外环境的平衡。

98. 精气血津液是决定体质特征的重要物质基础，其中血的盈亏是体质差异的根本。

99. 在体质的形成过程中，后天因素起着关键性作用。

100. 以阴阳对体质分类是叶天士首创。

101. 形体偏瘦是偏阴质体质的形体特征。

102. 阴阳平和之人性格开朗随和；偏阴质之人性格内向，喜静少动；偏阳质之人性格外向，喜动好强。

103. 偏阴质之人受邪发病后多发实证、寒证。

104. 偏阳质之人受邪后发病易化燥伤阴。

105. 气虚脾虚者，受邪后多从湿化。

106. 素体津亏血耗者，易致邪从燥化。

107. 偏阳质者病后用药宜辛温发散。

108. 痰湿质者用药宜芳香化湿健脾，忌阴柔滋补。

109. 瘦长体型者针灸治疗进针宜深，多用温灸。

110. 男子以血为用，故血常不足；女子以气为用，故气常不足。

三、名词解释

111. 体质

112. 体质学说

113. 体格

114. 体型

115. 禀赋

116. 后天因素

117. 偏阳质

118. 偏阴质

119. 阴阳平和质

120. 从化

121. 质势

122. 异病同证

123. 同病异证

124. 病势

125. 气郁质

126. 痰湿质

四、填空题

127. 体质因素决定个体对某些病邪的（　　　）和（　　　）

128. 体质，是在先天禀赋和后天获得的基础上所形成的（　　　）（　　　）（　　　）方面相对稳定的个体化特性。

129. 体质具有个体差异性、形神一体性、群体趋同性、（　　　）（　　　）、连续可测性、后天可调性等特点。

130. 体质学说研究的核心问题是（　　　）。

131. 体质具有（　　　）（　　　）和（　　　）三个构成要素。

132. 体质形成的生理学基础是（　　　）及（　　　）。

133. 构成并决定体质差异的最根本因素是（　　　）和（　　　）

134. 决定体质特征的重要物质基础是（　　　），其中（　　　）是体质差异的根本。

135. 理想的体质应是（　　　）之质。

136. 按阴阳三分法，体质大致可分为（　　　）（　　　）（　　　）等三大类。

137. 偏阳质具有（　　　）（　　　）（　　　）等特征。

138. 偏阴质具有（　　　）（　　　）（　　　）等特征。

139. "易风为病者，（　　　）；易寒为病者，（　　　）。"

140. 偏阴质者宜温补益火，忌（　　　）

141. 瘀血质者，宜（　　　），忌固涩收敛。

142. 偏阴质者，感邪多发（　　　）（　　　）。

143. 偏阳质者，感邪多发（　　　）（　　　）。

144. 素体阴虚阳亢者，受邪后多从（　　　）。

145. 素体阳虚阴盛者，受邪多从（　　　）。

五、简答题

146. 简述体质的特点。

147. 体质的构成要素有哪些？主要包括哪些内容？

148. 简述体质的评价指标。

149. 简述体质的形成因素。

150. 简述阴阳划分法的体质类型。

151. 简述偏阳质与偏阴质对病邪的易感性规律。

152. 简述体质因素对病机的影响。

153. 简述体质影响疾病传变。

154. 简述根据体质不同决定用药。

155. 中华中医药学会判定的九种体质有哪些？

156. 简述从化（质化）的概念和基本规律。

六、论述题

157. 论理想体质的标志。

158. 论体质与脏腑经络及精气血津液的关系。

159. 论述偏阳质的体质特征及临床意义。

160. 论述体质与证候的关系。

参考答案

一、选择题

（一）A1 型题

1. 答案：C

解析：中医学对体质的认识，源于《内经》，奠定了中医体质理论的基础。

2. 答案：B

解析：明·张介宾较早运用"体质"一词，如《景岳全书·杂证谟·饮食门》云："矧体质贵贱尤有不同，凡藜藿壮夫，及新暴之病，自宜消伐。"

3. 答案：A

解析：后天因素使体质具有可变性。

4. 答案：C

解析：体质的基本概念，包含形、神两方面的内容，一定的形态结构必然产生相应的生理功能和心理特征，而良好的生理功能和心理特征则是正常形态结构的反映，两者相互依存，相互影响，在体质的固有特征中综合地体现出来。

5. 答案：E

解析：稳定性是体质的一个特征，主要是先天禀赋决定的。

6. 答案：C

解析：体格，反映人体生长发育程度、营养状况和锻炼程度的状态，身体各部分的形状、尺寸、匀称、强弱程度等。

7. 答案：B

解析：嗜食肥甘厚味，容易形成痰湿体质。

8. 答案：B

解析：精气血津液是决定体质特征的重要物质基础，其中精的盈亏是体质差异的根本。先天之精与后天之精结合，充养形体，脏腑之精化生脏腑气血，推动和调节机体的生理功能和心理活动。先天禀赋和后天因素的综合作用所化之精的盈亏等差异，常表现出各脏腑相对特异的功能特征趋向。

9. 答案：E

解析：心理的发育水平，包括智力、情感、认知、感知觉、个性、性格、意志等方面。

10. 答案：A

解析：温热药物容易伤阴。

11. 答案：D

解析：劳逸结合，有利于人体的身心健康，保持良好的体质。

12. 答案：E

解析："因地制宜"的理论体现了地理环境对体质的影响。

13. 答案：A

解析：小儿生机旺盛，故称之为"纯阳之体"。

14. 答案：D

解析：北方人形体多壮实，腠理致密，居处多寒阴盛，易形成阳虚体质。

15. 答案：A

解析：痰湿质应慎用的是肥甘厚味。

16. 答案：B

解析：嗜食寒凉可损伤阳气，形成阳虚体质。

17. 答案：A

解析：平和质是理想的健康体质，具有较好的环境适应力、抗病力，脏腑功能也具有较强的协调性。因此，健康之人多表现为阴阳平和质。

18. 答案：A

解析：平素情志压抑寡欢之人，易形成的体质是气郁质。

19. 答案：B

解析：阳主动主热，偏阳质多具有兴奋、偏热、好动等临床特征。

20. 答案：C

解析：阴主静主寒，偏阴质多表现为抑制、偏寒、喜静等临床特征。

21. 答案：C

解析：津亏血虚则生内燥。故素体津亏血耗者感邪后随其体质趋势易燥化。

22. 答案：A

解析：素体气虚脾虚，感受邪气之后多从体质趋势而湿化。

23. 答案：E

解析：恶风易汗出之人，其体质类型是气虚质。

24. 答案：A

解析：偏阳质者，易感受风、暑、热等阳邪，以同气相求之故。

25. 答案：C

解析：根据阴阳的对立制约与平衡原理，体质偏寒者饮食宜温忌寒。

26. 答案：A

解析：小儿体质特点是稚阴稚阳，脏腑稚嫩，形气未充，易虚易实，易寒易热。

27. 答案：A

解析：老年人由于脏腑功能活动生理性衰退，体质特点是脏腑气虚，精气渐衰，气血郁滞等。

28. 答案：C

解析：素体气虚者宜补气培元，忌耗散克伐。

29. 答案：E

解析：瘀血质者，辨体施药宜疏利气血，忌固涩收敛。

30. 答案：B

解析：痰湿质者宜芳香化湿健脾，忌阴柔滋补。

31. 答案：D

解析：偏阴质即阴偏盛体质，易感受阴邪而成实寒证。

32. 答案：C

解析：偏阳质即阳偏盛体质，易感阳邪或阴邪入里从阳化热而成实热证。

33. 答案：E

解析：畏热喜冷是偏阳质的典型表现，其余选项皆为偏阴质。

34. 答案：A

解析：《黄帝内经》最早提出阴阳划分法区分人体体质。

35. 答案：C

解析：偏阳质者疾病初愈，不宜食用的是羊肉。

36. 答案：A

解析：偏阴质者病后多脾胃虚弱，阳气不足，虚不受补，宜清淡平补，忌用滋腻、辛辣、慎用酸涩收敛之品。

（二）A2 型题

37. 答案：B

解析：患者痰湿内盛，喜食甜品，易患消渴。

38. 答案：C

解析：患者在过于饥饿、疲劳、精神过度紧张时不宜进行针刺；孕早期妇女不宜针刺小腹部的腧穴；对于身体瘦弱气虚血亏的患者，针刺手法不宜过强，并尽量选取卧位。

39. 答案：D

解析：阴阳平和质是理想健康体质，多见身体强壮，胖瘦适中，面色红润，性格开朗随和，精力充沛，睡眠良好，环境适应能力强。

40. 答案：B

解析：偏阴质具有抑制、喜静、偏寒的特征。多表现为形体偏胖，容易疲劳，面色偏白欠华，食量较小；畏寒喜暖，性格内向，喜静少动，性欲偏弱。

41. 答案：A

解析：偏阳质是具有亢奋、偏热、多动等特性的体质，多表现为形体偏瘦但较结实，动作敏捷喜动，面色偏红或偏黑，食量较大，畏热喜冷，性格外向，性欲偏旺。

42. 答案：B

解析：形体偏瘦，面色偏红，多为油性皮肤，喜动好强，易急躁，易出汗，属于偏阳质体质特征。

43. 答案：D

解析：此为偏阳质体质，即使感受寒邪，也易顺从体质偏阳而化热。

（三）B 型题

答案：44.B　　45.E

解析：《黄帝内经》提出包括刚柔分类法、勇怯分类法和形态苦乐分类法等在内的心理特征分类方法。体质分类的基本方法则是着眼于整体生理功能强弱，运用阴阳分类方法。

答案：46.A　　47.B

解析：饮食养生需兼顾体质特点，体质偏寒者，进食宜温忌寒，宜温热之品；体质偏阳者，进食宜凉而忌热，宜凉润之物。

答案：48.D　　49.A

解析：先天禀赋决定着个体体质的相对稳定性，后天因素又使体质具有可变性。这种可变性是进行体质状态干预的基础。由于生命个体的先天禀赋和后天因素不同，所形成的体质特征因人而异，有显著的个体差异，通过人体的形态结构、生理功能和心理活动的差异性而表现出来。因此，个体差异性是体质学说研究的核心问题。

答案：50.A　　51.C

解析：男子多用气，故气常不足；女子多用血，故血多亏虚。

答案：52.B　　53.D

解析：嗜酒过度则易损伤肝脾，形成痰瘀；嗜食辛辣则易化火灼津，形成阴虚火旺体质。

答案：54.B　　55.E

解析：小儿的体质特点是脏腑娇嫩，形气未充，易虚易实，易寒易热；老年人由于脏腑功能活动的生理性衰退，体质特点是精气神渐衰、阴阳失调、脏腑功能减退、气血郁滞等，多见虚实错杂，或虚多实少。

答案：56.A　　57.B

解析：偏阳质者阳气偏盛，多具有兴奋、好动、偏热等体质特征；偏阴质者阴偏盛，多具有抑制、喜静、偏寒等体质特征。

答案：58.E　　59.A

解析：体质偏阴质者多阳气偏衰，易感阴寒之邪，因此宜以温阳祛寒为基本治法；体质偏阳质者多阳气偏盛，日久易损耗阴津，故治宜甘寒清润，以清热养阴生津。

答案：60.C　　61.A

解析：病情的变化由病势与质势决定，病势依附于质势，随体质而发生的转化，称之为从化；不同体质类型所具有的潜在的、相对稳定的倾向性称为质势。

答案：62.B　　63.E

解析：体质有偏盛偏衰，用药当遵循"损其有余，补其不足"的原则，湿热体质当以清利湿热，气虚体质当用补气培元之品。

答案：64.B　　65.A

解析：素体阴虚阳亢，阳气偏盛，功能活动亢进，受邪后多从热化；素体阳虚阴盛者，阳气不足，功能活动减弱，受邪后多易从寒化。

（四）X 型题

66. 答案：ABC

解析：体格反映人体的生长发育程度、营养状态、锻炼程度等状态。

67. 答案：BCE

解析：体质具有形态结构、生理功能和心理状态三个构成要素。

68. 答案：ABCDE

解析：人体形态结构上的差异性是个体体质特征差异的重要部分，包括外部形态结构和内部形态结构，前者主要由体表形态等构成；后者主要由脏腑、经络、精气血津液等构成。

69. 答案：ACE

解析：中医观察体型，主要观察形体之肥瘦长短，皮肉之厚薄坚松，肤色之黑白苍嫩的差异等。

70. 答案：ABCDE

解析：体质的评价指标包括身体形态结构状况、身体的功能水平、身体的素质及运动能力水平、心理的发育水平和适应能力。

71. 答案：ABCDE

解析：影响体质形成的后天因素有性别、年龄、膳食、劳逸、疾病、情志因素、地理因素。

72. 答案：ACDE

解析：小儿的体质特点是脏腑娇嫩，形气未充，易虚易实，易寒易热。

73. 答案：ABCDE

解析：禀赋，指先天赋予的体质因素。父母禀赋因素，包括子代出生之前在母体内所禀受的因素，包括父母生殖之精、父母血缘关系、父母生育年龄、养胎和妊娠期疾病等因素的影响。

74. 答案：ADE

解析：从阴阳划分法将体质分为阴阳平和质、偏阳质及偏阴质等三大类。

75. 答案：ACD

解析：偏阳质是具有兴奋、好动、偏热特征的体质类型。

76. 答案：BCE

解析：偏阴质是具有抑制、喜静、偏寒特征的体质类型。

77. 答案：BD

解析：偏阳质者功能活动亢进，受邪后发病多表现为热证、实证。

78. 答案：AB

解析：偏阴质者功能活动减弱，受邪后发病多呈现出虚证、寒证。

79. 答案：ABCDE

解析：偏阳质阳气偏盛，功能活动亢进，发病也多见热证、实证，因此用药宜甘寒、酸寒、咸寒、清润，忌辛热温散之助热伤津之品。

80. 答案：AB

解析：偏阴质者阴气偏盛，功能活动减弱，发病多见虚证，寒证，因此用药应注意宜温补益火，忌苦寒泻火。

81. 答案：BCDE

解析：胖瘦适度、身体强壮、精力充沛、工作潜力大均为阴阳平和质的临床表现；而喜动好强则为偏阳质的临床表现。

82. 答案：ABCDE

解析：形体适中或偏瘦、油性皮肤、性格外向、喜动好强、自制力较差等均为偏阳质的临床表现。

83. 答案：ABCD

解析：面色偏白或欠华、精力偏弱、胆小易惊、性格内向等均为偏阴质的临床表现，而工作潜力大为阴阳平和质的临床表现。

84. 答案：ABCDE

解析：形成体质的因素有先天禀赋、年龄因素、饮食因素、劳逸所伤、性别差异、地理因素、情志因素、疾病针药及其他因素。

85. 答案：ABCDE

解析：决定体质强弱的主要因素有先天禀赋、精神状态、体育锻炼、地理因素以及生活习惯等。

86. 答案：ABCD

解析：体质影响发病的情况有小儿易患食积、老人易患咳喘、肥人易患痰湿、瘦人易患肺痨等。

87. 答案：ABCDE

解析：体质因素可以影响发病倾向、抗病能力、证候虚实、疾病传变及其病机从化。

88. 答案：ABD

解析：阴虚体质者，饮食养生应慎用肥甘厚味、辛辣燥热之品等。

89. 答案：ACE

解析：体型肥胖者，进行针刺治病时，进针宜深，刺激量宜大，多用温针艾灸。

90. 答案：BDE

解析：体型瘦长者，进行针刺治病时，进针宜浅，刺激量宜小，少用温针艾灸。

91. 答案：ABCD

解析：体质因素可影响发病倾向、抗病能力、某些病邪的易感性、疾病的倾向性、证候虚实、病机从化及疾病传变等。

二、判断题

92. 答案：√

解析：体质，是在先天禀赋和后天获得的基础上所形成的形态结构、生理功能、心理状态方面相对稳定的个体化特性。

93. 答案：×

解析：体质具有个体差异性、形神一体性、群体趋同性、相对稳定性、动态可变性、连续可测性、后天可调性等特点。

94. 答案：×

解析：体质具有形态结构、生理功能和心理状态三个构成要素。

95. 答案：√

解析：体质的评价指标包括身体的形态结构状况、身体的功能水平、身体的素质及运动能力水平、心理的发育水平和适应能力。

96. 答案：√

解析：脏腑经络及精气血津液是体质形成的生理学基础。

97. 答案：×

解析：人体以脏腑经络为中心，以精气血津液为物质基础，调节着体内外环境的平衡。

98. 答案：×

解析：精气血津液是决定体质特征的重要物质基础，其中精的盈亏是体质差异的根本。

99. 答案：×

解析：在体质的形成过程中，先天因素起着关键性作用。

100. 答案：×

解析：以阴阳划分体质最早见于《黄帝内经》。

101. 答案：×

解析：偏阴质之人形体偏胖，偏阳质之人多形体偏瘦。

102. 答案：√

解析：阴阳平和之人性格开朗随和；偏阴质之人性格内向，喜静少动；偏阳质之人性格外向，喜动好强。

103. 答案：×

解析：偏阴质之人功能活动减弱，受邪发病后多发寒证、虚证。

104. 答案：√

解析：偏阳质之人功能活动亢盛，受邪后发病多见实证、热证，易化燥伤阴。

105. 答案：√

解析：气虚脾虚者，气化、运化功能下降，受邪后气化失常，水湿不化，故多从湿化。

106. 答案：√

解析：素体津亏血燥，津与血的濡养功能减退而生内燥。故素体津亏血耗者，易致邪从燥化。

107. 答案：×

解析：偏阳质者发病多见实证、热证，津伤化燥，宜清润，忌辛温发散。

108. 答案：√

解析：痰湿质者多脾虚湿困，治当芳香化湿健脾；阴柔滋补之品多易碍脾助痰湿，应忌用。

109. 答案：×

解析：瘦长体型者体质偏阳，多气血滑利，对针刺反应敏感，进针宜浅，刺激量宜小，少用温灸。

110. 答案：×

解析：正确答案为男子以气为用，故气常不足；女子以血为用，故血常不足。

三、名词解释

111. 答案：体质，是在先天禀赋和后天获得的基础上所形成的形态结构、生理功能、心理状态方面相对稳定的个体化特性。

112. 答案：体质学说，是以中医理论为指导，研究体质的概念、形成、类型特征，及其对疾病发生、发展、传变过程的影响，并以此指导对疾病进行诊断和防治的理论。

113. 答案：体格，反映人体生长发育程度、营养状况和锻炼程度的状态，身体各部分的形状、尺寸、匀称、强弱程度等。

114. 答案：体型，又称身体类型，指身体各部位大小比例的形态特征。

115. 答案：禀赋，指先天赋予的体质因素。

116. 答案：后天因素是人出生之后各种因素的总和，如年龄、膳食、生活起居、劳逸、精神情志、自然社会环境因素、疾病损害、药物治疗等。

117. 答案：偏阳质是指具有亢奋、偏热、多动等特点的体质。

118. 答案：偏阴质是指具有抑制、偏寒、多静等特点的体质。

119. 答案：功能较协调的理想健康体质类型。

120. 答案：从化，也称质化，即病情随体质而变化。

121. 答案：指不同的体质类型各有其潜在的，相对稳定的倾向性。

122. 答案：感受不同病因或患不同疾病，但因体质相类似，常表现出相同或类似的证候类型。

123. 答案：感受相同的致病因素或患同一种疾病，因个体体质的差异可表现出阴阳表里寒热虚实等不同的证候类型。

124. 答案：人体遭受致病因素的作用时，即在体内产生相应的病机变化，不同的致病因素具有不同的病变特点，这种病机变化趋势，称为病势。

125. 答案：气机郁滞，以神情抑郁、忧虑脆弱等气郁表现为主要特征的体质。

126. 答案：痰湿凝聚，以形体肥胖、腹部肥满、口黏苔腻等痰湿表现为主要特征的体质。

四、填空题

127. 答案：易感性　　耐受性
128. 答案：形态结构　　生理功能　　心理状态
129. 答案：相对稳定性　　动态可变性
130. 答案：个体差异性
131. 答案：形态结构　　生理功能　　心理状态。
132. 答案：脏腑经络　　精气血津液
133. 答案：脏腑形态　　功能特点
134. 答案：精气血津液　　精的盈亏
135. 答案：阴阳平和
136. 答案：阴阳平和质　　偏阳质　　偏阴质
137. 答案：兴奋　　好动　　偏热
138. 答案：抑制　　喜静　　偏寒
139. 答案：表气素虚　　阳气素弱
140. 答案：苦寒泻火
141. 答案：疏利气血
142. 答案：寒证　　虚证
143. 答案：热证　　实证
144. 答案：热化
145. 答案：寒化

五、简答题

146. 答案：体质具有个体差异性、形神一体性、群体趋同性、相对稳定性、动态可变性、连续可测性、后天可调性等7大特点。

147. 答案：体质由形态结构、生理功能和心理状态三方面的差异性构成。人体形态结构上的差异性是个体体质特征差异的重要部分，包括外部形态结构和内部形态结构；人体的生理功能是其内部形态结构的反映，也是脏腑、经络及精气血津液等功能的体现；心理是心等脏腑对外界信息的反映，是感觉、知觉、情感、记忆、思维、性格、能力等的总和，属于中医学神的范畴。

148. 答案：体质的评价指标包括身体的形态结构状况、身体的功能水平、身体的素质及运动能力水平、心理的发育水平和适应能力五方面。

149. 答案：先天禀赋是体质形成的重要因素，而体质的形成、发展与强弱在很大程度上又依赖于后天因素的影响，故体质是机体内外环境多种复杂因素共同作用的结果。先天因素包括父母禀赋、性别差异两方面，后天因素包括年龄因素、饮食因素、劳逸所伤、情志因素、地理因素、疾病针药及其他因素等六大方面。

150. 答案：①阴阳平和质，是功能较为协调的体质类型。②偏阳质，是具有兴奋、好动、偏热特征的体质类型。③偏阴质，是具有抑制、喜静、偏寒特征的体质类型。

151. 答案：①偏阳质易感受风、暑、热等阳邪，受邪发病后多表现为热证、实证，易化燥伤阴。②偏阴质易感受寒、湿等阴邪，受邪发病后多表现为寒证、虚证。

152. 答案：①影响发病与证候倾向性。②影响病机从化。③影响疾病传变。

153. 答案：①体质通过影响正气强弱，决定发病和影响传变。②体质通过决定病邪的从化影响传变。

154. 答案：①注意用药性味，偏阳质者宜寒润忌温热，偏阴质者宜温热忌寒凉。②注意用药剂量，如攻下药，体质强壮者，剂量宜大，体质瘦弱者，剂量宜小。

155. 答案：平和质、气虚质、阳虚质、阴虚质、痰湿质、湿热质、血瘀质、气郁质、特禀质。

156. 答案：从化是指病势依附于质势，顺从体质的不同而发生转化，也叫"质化"。质化的一般规律是：素体阳亢阴虚者，功能活动相对亢奋，受邪后多从热化；素体阳虚阴盛者，功能活动相对不足，受邪后多从阴化寒；素体津亏血虚者，津血不足，易发生燥化；气虚湿盛者，多从湿化。

六、论述题

157. 答案：理想体质指人体在充分发挥遗传潜力的基础上，经过后天的积极培育，使机体的形态结构、生理功能、心理状态以及对环境的适应能力等各方面得到全面发展，处于相对良好的状态，即形神统一的状态。其具体标志主要包括：

（1）身体发育良好，体格健壮，体型匀称，体重适当。

（2）面色红润，两目有神，须发润泽，肌肉皮肤有弹性。

（3）声音洪亮有力，牙齿清洁坚固，双耳聪敏，脉象和缓均匀，睡眠良好，二便正常。

（4）动作灵活，有较强的运动与劳动等身体活动能力。

（5）精力充沛，情绪乐观，感觉灵敏，意志坚强。

（6）处事态度积极，镇定，有主见，富有理性和创造性。

（7）应变能力强，能适应各种环境，有较强的抗干扰、抗不良刺激和抗病能力。

158. 答案：脏腑经络及精气血津液是体质形成的生理学基础。脏腑经络的盛衰偏颇决定体质的差异。脏腑是构成人体，维持正常生命活动的中心，脏腑的形态和功能特点是构成并决定体质差异的最根本因素。在个体禀赋与后天因素相互作用下，不同个体常表现出脏腑功能各异。经络是人体气血运行，联通内外的道路。体质不仅取决于脏腑功能活动的强弱，还有赖于各脏腑功能活动的协调，经络正是这种联系沟通以协调脏腑功能的结构基础。

精气血津液是决定体质特征的重要物质基础，其中精的盈亏是体质差异的根本。先天之精与后天之精结合，充养形体，脏腑之精化生脏腑气血，推动和调节机体的生理功能和心理活动。精气血津液为人体生命活动的基本物质，同源于水谷之精，气血互生，津血互化，精血同源。

159.答案：

（1）偏阳质是具有兴奋、好动、偏热特征的体质类型。其体质特征如下：形体适中或偏瘦；面色多略偏红或微苍黑，或呈油性皮肤；食量较大，大便易干燥，小便易黄赤；平时畏热喜冷，或易出汗，喜饮水；唇、舌偏红，苔薄易黄，脉多滑数；性格外向，喜动好强，易急躁，自制力较差；精力旺盛，动作敏捷，反应灵敏，性欲较强。

（2）偏阳质之人受邪发病后多表现为热证、实证，并易化燥伤阴；皮肤易生疖疮；内伤杂病多见火旺、阳亢或兼阴虚之证；容易发生眩晕、头痛、心悸、失眠及出血等病证。

（3）偏阳质者临床治疗用药应注意宜甘寒、酸寒、咸寒、清润，忌辛热温散，慎用温灸。

160.答案：

（1）体质是人体在非疾病状态下的相对稳定的特性，具有个体差异性；证候是对疾病某一阶段或某一类型的病变本质的分析和概括。

（2）体质对证候的形成具有决定性作用，由于体质的影响，临床上感受相同的致病因素或患同一种疾病因个体体质差异可以出现不同的证候，即同病异证；不同的病因或疾病在相同或相类似的体质上也可以表现出相同的病机变化与证候类型，即异病同证。

（3）体质强弱决定着疾病证候虚实。一般而言，体质强壮者，正气旺盛，抗病力强，邪气难以侵袭致病；即或邪气亢盛而发病，多表现为实证；体质羸弱者，正气虚弱，抵抗力差，邪气易于乘虚侵袭而发病，多表现为虚证。

第七章 病 因 ▷▷▷▷

习 题

一、选择题

（一）A1 型题

1. 中医探求病因特有的方法是
    A. 询问求因　　　　　　B. 取象求因　　　　　　C. 辨证求因
    D. 辨病求因　　　　　　E. 由果导因
2. 属于外感病因的是
    A. 六淫　　　　　　　　B. 六气　　　　　　　　C. 七情
    D. 饮食　　　　　　　　E. 劳逸
3. 六淫的涵义主要是
    A. 六种气候变化的总称
    B. 六种外感病邪的统称
    C. 六种致病性微生物的代称
    D. 六种自然现象的泛称
    E. 六种内伤病因的概称
4. 首次明确提出"三因学说"的医家是
    A. 张仲景　　　　　　　B. 陶弘景　　　　　　　C. 孙思邈
    D. 陈无择　　　　　　　E. 李时珍
5. 不属于风邪性质的是
    A. 善行　　　　　　　　B. 主动　　　　　　　　C. 开泄
    D. 数变　　　　　　　　E. 升散
6. 六淫致病，最易出现动摇症状的是
    A. 风邪　　　　　　　　B. 暑邪　　　　　　　　C. 火邪
    D. 燥邪　　　　　　　　E. 湿邪
7. 六淫致病，易袭阳位的是
    A. 风邪　　　　　　　　B. 暑邪　　　　　　　　C. 毒邪

D. 燥邪　　　　　　　　　E. 湿邪

8. 与感受风邪无关的症状是

A. 头痛　　　　　　　B. 汗出　　　　　　C. 恶风

D. 烦躁　　　　　　　E. 咽痒

9. 六淫邪气中，致病变幻无常，发病迅速的是

A. 寒邪　　　　　　　B. 暑邪　　　　　　C. 风邪

D. 湿邪　　　　　　　E. 燥邪

10. 被称为"百病之长"的外邪是

A. 风邪　　　　　　　B. 寒邪　　　　　　C. 湿邪

D. 燥邪　　　　　　　E. 暑邪

11. 六淫致病，易引起腠理不固而开张的是

A. 风邪　　　　　　　B. 寒邪　　　　　　C. 暑邪

D. 湿邪　　　　　　　E. 燥邪

12. 六淫中，为外邪致病之先导的邪气是

A. 热邪　　　　　　　B. 风邪　　　　　　C. 疠气

D. 寒邪　　　　　　　E. 湿邪

13. 风邪致病导致头颈强痛，体现其致病特点是

A. 风性开泄　　　　　B. 风性主动　　　　C. 易袭阳位

D. 善行数变　　　　　E. 为百病之长

14. 感受寒邪而致的"中寒"是指

A. 寒邪伤于肌表　　　B. 寒邪入中经脉　　C. 寒邪自内而生

D. 寒邪直中脏腑　　　E. 寒邪侵及血分

15. 六淫中，易使气机收敛、腠理闭塞的外邪是

A. 风邪　　　　　　　B. 寒邪　　　　　　C. 暑邪

D. 湿邪　　　　　　　E. 燥邪

16. 六淫中，最易导致气血凝滞不通的外邪是

A. 风邪　　　　　　　B. 寒邪　　　　　　C. 暑邪

D. 湿邪　　　　　　　E. 燥邪

17. 六淫中，属于阴邪的是

A. 寒邪　　　　　　　B. 暑邪　　　　　　C. 火邪

D. 热邪　　　　　　　E. 风邪

18. 寒邪易导致疼痛症状的机理是

A. 损伤人体阳气　　　B. 经脉气血运行阻滞　　C. 气机收敛，腠理闭塞

D. 耗气伤津，不能濡养　　E. 有形之邪，阻滞气机

19. 寒性收引是指

A. 寒邪阻滞气机

B. 寒邪耗气伤津

    C. 寒邪使气机收敛

    D. 寒邪损伤阳气

    E. 寒邪重浊黏滞

20. 致病具有明显季节性的外邪是

    A. 风邪　　　　　　　　B. 寒邪　　　　　　　　C. 暑邪

    D. 湿邪　　　　　　　　E. 燥邪

21. 只有外感而无内生的邪气是

    A. 风邪　　　　　　　　B. 寒邪　　　　　　　　C. 暑邪

    D. 湿邪　　　　　　　　E. 燥邪

22. 六淫中，易伤津耗气的邪气是

    A. 燥邪　　　　　　　　B. 风邪　　　　　　　　C. 湿邪

    D. 暑邪　　　　　　　　E. 寒邪

23. 暑邪为病多见汗多、气短、乏力等症，其机理是

    A. 暑为阳邪，其性炎热　　B. 暑性升散，易扰心神　　C. 暑多夹湿，易困脾土

    D. 暑性升散，耗气伤津　　E. 暑为阳邪，化火伤阴

24. 暑邪伤人，常见胸闷、四肢困重等症，其机理是

    A. 暑多夹湿，气滞湿阻　　B. 暑性升散，伤津耗气　　C. 暑性炎热，阳热内盛

    D. 暑邪升散，易扰心神　　E. 暑为阳邪，独见夏令

25. 燥邪致病多见的途径是

    A. 口鼻而入　　　　　　B. 皮毛而入　　　　　　C. 腠理而入

    D. 经络而入　　　　　　E. 关节而入

26. 燥邪最易伤脏的是

    A. 心　　　　　　　　　B. 肝　　　　　　　　　C. 脾

    D. 肺　　　　　　　　　E. 肾

27. 温燥的常见发病季节在

    A. 夏末初秋　　　　　　B. 近冬深秋　　　　　　C. 长夏季节

    D. 冬末春初　　　　　　E. 春末夏初

28. 六淫致病，其临床表现具有干涩特点的是

    A. 风邪　　　　　　　　B. 寒邪　　　　　　　　C. 燥邪

    D. 暑邪　　　　　　　　E. 火（热）邪

29. 湿邪、寒邪的共同致病特点是

    A. 损伤阳气　　　　　　B. 易致疼痛　　　　　　C. 黏腻重浊

    D. 凝滞收引　　　　　　E. 易袭阳位

30. 属于有形之邪的是

    A. 风邪　　　　　　　　B. 寒邪　　　　　　　　C. 湿邪

    D. 燥邪　　　　　　　　E. 暑邪

31. 不属于湿邪性质和致病特点的是

A.其性重浊   B.易袭阴位   C.其性凝滞

D.易伤阳气   E.易阻气机

32.六淫外邪中，其性趋下的病邪是

A.风邪   B.寒邪   C.湿邪

D.燥邪   E.暑邪

33.六淫致病，易致胸闷、脘痞等症状的是

A.风邪   B.寒邪   C.湿邪

D.燥邪   E.瘀血

34.容易出现各种秽浊症状的邪气是

A.风邪   B.火（热）邪   C.湿邪

D.寒邪   E.暑邪

35.致病病程较长，容易反复发作，或缠绵难愈的邪气是

A.风邪   B.湿邪   C.火（热）邪

D.寒邪   E.暑邪

36.体现火、燥、暑三种外邪的共同致病特点的是

A.上炎   B.耗气   C.伤津

D.动血   E.扰乱心神

37.容易导致心神不宁，甚或扰乱心神的外邪是

A.风邪   B.火邪   C.燥邪

D.湿邪   E.寒邪

38.六淫外邪中，致病易导致肿疡的是

A.风邪   B.寒邪   C.火邪

D.湿邪   E.燥邪

39.六淫外邪中，致病易导致出血的是

A.风邪   B.寒邪   C.燥邪

D.湿邪   E.火邪

40.湿性趋下导致的症状是

A.妇女带下   B.小便清长   C.遗精早泄

D.大便秘结   E.月经量多

41.临床出现高热神昏，四肢抽搐，两目上视，甚见角弓反张等表现，与致病关系最为密切的是

A.风邪   B.燥邪   C.火邪

D.湿邪   E.寒邪

42.火（热）邪、暑邪的共同致病特点是

A.伤津耗气   B.生风   C.夹湿

D.动血   E.致疮痈

43.容易侵犯人体上部的邪气是

A. 风邪   B. 燥邪   C. 湿邪

D. 寒邪   E. 毒邪

44. 疠气是指

A. 六淫邪气   B. 异常气候   C. 情志变化

D. 气机失调   E. 乖戾之气

45. 具有强烈传染性和流行性的外感病邪是

A. 风邪   B. 暑邪   C. 疠气

D. 寒邪   E. 燥邪

46. 不属于疠气侵犯人体而致病常见途径的是

A. 空气传染   B. 饮食污染   C. 蚊虫叮咬

D. 皮肤接触   E. 脏腑失调

47. 大怒最易损伤的脏是

A. 心   B. 肝   C. 脾

D. 肺   E. 肾

48. 恐惧过度最易损伤的脏是

A. 心   B. 肝   C. 脾

D. 肺   E. 肾

49. 悲伤过度最易损伤的脏是

A. 心   B. 肝   C. 脾

D. 肺   E. 肾

50. 思虑过度最易损伤的脏是

A. 心   B. 肝   C. 脾

D. 肺   E. 肾

51. 喜乐过度最易损伤的脏是

A. 心   B. 肝   C. 脾

D. 肺   E. 肾

52. 七情内伤首先影响的是

A. 心神   B. 肺魄   C. 肝魂

D. 脾意   E. 肾志

53. 根据《素问·举痛论》，思可导致的气机变化是

A. 气下   B. 气上   C. 气滞

D. 气结   E. 气陷

54. 根据《素问·举痛论》，喜可导致的气机变化是

A. 气上   B. 气缓   C. 气消

D. 气下   E. 气乱

55. 易于引起二便失禁的是

A. 过度思虑   B. 过度喜乐   C. 过度悲伤

D. 过度恐惧　　　　　　　E. 过怒暴怒

56. 过度悲伤，可引起的临床症状是
　　A. 惊悸不安，慌乱失措　　B. 精神不振，意志消沉　　C. 反应迟钝，不思饮食
　　D. 精神不集中，神志失常　E. 头胀头痛，面红目赤

57. 突发神不守舍，大汗淋漓，气息微弱，脉微欲绝，常由情志刺激诱发的是
　　A. 大怒　　　　　　　　　B. 大喜　　　　　　　　　C. 悲伤
　　D. 忧思　　　　　　　　　E. 恐惧

58. 大怒不止，可见飧泄，脘腹胀痛，呕血等表现，其病机是
　　A. 肝气郁结　　　　　　　B. 肝气横逆脾胃　　　　　C. 肝火上传心包
　　D. 肠胃不和　　　　　　　E. 肝肺不调

59. 精神不振，少气懒言，意志消沉，其病机是
　　A. 喜则气缓　　　　　　　B. 思则气结　　　　　　　C. 劳则气耗
　　D. 恐则气下　　　　　　　E. 悲则气消

60. 胸痹患者，若遇悲伤的情志刺激，最易出现的表现是
　　A. 少气懒言，气短乏力　　B. 意志消沉，饮食不进　　C. 心痛发作，胸闷憋气
　　D. 脘腹胀满，腹痛腹泻　　E. 头目胀痛，情绪烦躁

61. 七情变化和病情的关系，说法正确的是
　　A. 七情变化对病情影响不大
　　B. 只有剧烈的情志刺激才会影响病情变化
　　C. 良好的情绪有利于疾病康复
　　D. 不良的情绪对患者的刺激度如果不大，则不影响病情
　　E. 喜是良性情绪，故大喜的情绪有利于疾病康复

62. 饮食失宜，首先损伤的是
　　A. 心脾　　　　　　　　　B. 肝脾　　　　　　　　　C. 胆胃
　　D. 脾胃　　　　　　　　　E. 脾肾

63. 引起食积的最常见原因是
　　A. 过饱　　　　　　　　　B. 过饥　　　　　　　　　C. 饥饱无常
　　D. 饮食不洁　　　　　　　E. 饮食偏嗜

64. 发热初愈患者，饮食禁忌是
　　A. 饮食清淡　　　　　　　B. 食量过少　　　　　　　C. 饮食偏嗜
　　D. 禁食　　　　　　　　　E. 饱食或食肉

65.《灵枢·五味》说："谷不入，半日则气衰，一日则气少矣。"此病因是
　　A. 过饥　　　　　　　　　B. 过饱　　　　　　　　　C. 饮食不洁
　　D. 食类偏嗜　　　　　　　E. 五味偏嗜

66.《素问·痹论》说："饮食自倍，肠胃乃伤。"此病因是
　　A. 过饥　　　　　　　　　B. 过饱　　　　　　　　　C. 饮食不洁
　　D. 食类偏嗜　　　　　　　E. 嗜酒成癖

67. 某患者突然出现食后脘腹疼痛，呕吐，腹泻，甚至神志不清，高度怀疑其病因是

    A. 食物中毒　　　　　　B. 饮食不节　　　　　　C. 寒热偏嗜

    D. 五味偏嗜　　　　　　E. 暴饮暴食

68. 某患者春节期间多次参加宴席，继而出现胃部疼痛，腹胀，呕吐，恶心等表现，其病因最可能是

    A. 过劳　　　　　　　　B. 暴饮暴食　　　　　　C. 饮食偏嗜

    D. 饮食不洁　　　　　　E. 酒精中毒

69. 过食寒凉，易于出现的是

    A. 脏气偏亢　　　　　　B. 阴虚火旺　　　　　　C. 营养失衡

    D. 脾胃阳虚　　　　　　E. 肝脾不调

70. 沿海地区的人群中，常见蟹虾等海鲜导致痛风病，其病因最可能是

    A. 寒热偏嗜　　　　　　B. 食类偏嗜　　　　　　C. 五味偏嗜

    D. 饮食过饱　　　　　　E. 饮食不洁

71. 致病原因，不属于情志内伤的是

    A. 暑热扰神　　　　　　B. 亲人亡故　　　　　　C. 家庭纠纷

    D. 工作烦心　　　　　　E. 忧思焦虑

72. 据《素问·五脏生成》，"皮槁而毛拔"，其原因是

    A. 多食酸　　　　　　　B. 多食辛　　　　　　　C. 多食甘

    D. 多食咸　　　　　　　E. 多食苦

73. 根据《素问·五脏生成》，"多食咸"造成的伤害是

    A. 骨痛而发落　　　　　B. 肉胝皱而唇揭　　　　C. 筋急而爪枯

    D. 皮槁而毛拔　　　　　E. 脉凝泣而变色

74. 若嗜酒成癖，最易损伤的脏腑是

    A. 肝肾　　　　　　　　B. 脾胃　　　　　　　　C. 肝脾

    D. 胃肠　　　　　　　　E. 心肺

75. 节食减肥最容易引起的脏腑损伤是

    A. 肝　　　　　　　　　B. 心　　　　　　　　　C. 肾

    D. 肺　　　　　　　　　E. 脾

76. 过食辛辣刺激食物，易形成的体质是

    A. 气虚　　　　　　　　B. 阳虚　　　　　　　　C. 痰湿

    D. 阴虚　　　　　　　　E. 气郁

77. 最常见导致痢疾的病因是

    A. 外感风寒　　　　　　B. 外感湿邪　　　　　　C. 饮食不洁

    D. 饮食偏嗜　　　　　　E. 饮食不节

78. 患者性格急躁，胸闷，两胁及少腹不舒，常见的情志病因是

    A. 大怒　　　　　　　　B. 大悲　　　　　　　　C. 思虑

D. 惊吓　　　　　　　　E. 恐惧

79. 不属于情志内伤引起的病变是

　　A. 结石　　　　　　　　B. 气滞　　　　　　　　C. 痰饮

　　D. 瘀血　　　　　　　　E. 疫疠

80.《素问·宣明五气》提出"久立所伤"的是

　　A. 筋　　　　　　　　　B. 脉　　　　　　　　　C. 肉

　　D. 皮　　　　　　　　　E. 骨

81. 与痰饮形成有关的脏腑是

　　A. 心肺脾肾　　　　　　B. 肺脾肾三焦　　　　　C. 心肝脾肾

　　D. 心肺肝肾　　　　　　E. 心肝脾肺

82. 与痰饮形成关系较小的脏腑是

　　A. 脾　　　　　　　　　B. 肺　　　　　　　　　C. 肾

　　D. 心包　　　　　　　　E. 三焦

83. 痰饮流注于经络，可见的症状是

　　A. 肢体麻木　　　　　　B. 恶心呕吐　　　　　　C. 胸闷心痛

　　D. 胸闷气喘　　　　　　E. 头晕目眩

84. 痰饮停胃可见的症状是

　　A. 肢体麻木　　　　　　B. 恶心呕吐　　　　　　C. 胸闷心痛

　　D. 胸闷气喘　　　　　　E. 胸胁胀满

85. 痰浊为病，随气上逆，尤易导致的是

　　A. 阻滞肺气，失于宣降　　B. 留滞脏腑，升降失常　　C. 蒙蔽清窍，扰乱心神

　　D. 流注经络，气机阻滞　　E. 停滞胃腑，失于和降

86. "百病多由痰作祟"指痰饮的致病特点是

　　A. 致病广泛　　　　　　B. 病势缠绵　　　　　　C. 阻滞气机

　　D. 阻碍气血　　　　　　E. 损伤阳气

87. 痰饮、瘀血、结石在形成过程中均密切相关的是

　　A. 寒凝　　　　　　　　B. 气虚　　　　　　　　C. 气滞

　　D. 血热　　　　　　　　E. 湿热

88. 不属于水湿痰饮致病特点的是

　　A. 致病广泛　　　　　　B. 变化多端　　　　　　C. 扰乱神明

　　D. 局部刺痛　　　　　　E. 多滑腻苔

89. 导致阴疽流注的邪气是

　　A. 痰饮　　　　　　　　B. 瘀血　　　　　　　　C. 寒邪

　　D. 结石　　　　　　　　E. 疫疠

90. 瘰疬痰核形成的原因是

　　A. 痰浊上犯于头　　　　B. 痰迷心窍　　　　　　C. 痰浊犯胃

　　D. 痰浊流窜肌肉筋骨　　E. 痰犯咽喉

91. 饮停于胃肠的病证名是
    A. 悬饮　　　　　　　　B. 痰饮　　　　　　　　C. 溢饮
    D. 支饮　　　　　　　　E. 留饮

92. 饮停于胸胁的病证名是
    A. 悬饮　　　　　　　　B. 痰饮　　　　　　　　C. 溢饮
    D. 支饮　　　　　　　　E. 留饮

93. 饮停于肌肤腠理的病证名是
    A. 悬饮　　　　　　　　B. 痰饮　　　　　　　　C. 溢饮
    D. 支饮　　　　　　　　E. 留饮

94. 在"水、湿、痰、饮"四者关系中，错误的表述是
    A. 饮之凝聚成痰　　　　B. 水乃湿聚而成　　　　C. 水液积聚成饮
    D. 水聚稠浊为饮　　　　E. 湿乃水液弥散之态

95. 痰饮致病广泛，变化多端的原因是
    A. 痰可扰乱神明　　　　B. 痰可夹火夹风　　　　C. 痰阻碍气血运行
    D. 痰似风善行数变　　　E. 痰可随气升降流行

96. 下列各项中，属于瘀血内阻临床表现的是
    A. 面色黧黑　　　　　　B. 面黑干焦　　　　　　C. 面黑浅淡
    D. 眼周发黑　　　　　　E. 耳轮焦黑

97. 下列各项，不属于瘀血致病症状特点的是
    A. 痛处固定　　　　　　B. 爪甲紫暗　　　　　　C. 肌肤甲错
    D. 夜间痛甚　　　　　　E. 胀满疼痛

98. 既属致病因素，又属病理产物的是
    A. 戾气　　　　　　　　B. 暑邪　　　　　　　　C. 燥邪
    D. 痰饮　　　　　　　　E. 七情

99. 瘀血在形成过程无关的因素是
    A. 寒凝　　　　　　　　B. 气虚　　　　　　　　C. 气滞
    D. 血热　　　　　　　　E. 气闭

100. 瘀血所致出血的特点是
    A. 出血量多　　　　　　B. 出血不畅　　　　　　C. 出血夹有血块
    D. 出血伴有疼痛　　　　E. 出血量少

101. 瘀血所致疼痛的特点是
    A. 胀痛　　　　　　　　B. 串痛　　　　　　　　C. 灼痛
    D. 刺痛　　　　　　　　E. 重痛

102. 属瘀血所致病证之特征是
    A. 胁肋胀痛　　　　　　B. 肿块时聚时散　　　　C. 疼痛如针刺
    D. 出血色淡清晰　　　　E. 舌淡苔滑

103. 瘀血最常见的脉象是

A. 脉弦   B. 脉滑   C. 脉细

D. 脉涩   E. 脉沉

104. 导致肌肤甲错的常见病因是

    A. 痰饮   B. 瘀血   C. 寒邪

    D. 结石   E. 疫疠

105. 与结石的形成关系不密切的是

    A. 饮食不当   B. 情志内伤   C. 服药不当

    D. 体质差异   E. 气候因素

106. 结石的致病特点是

    A. 影响心神   B. 形成肿块   C. 影响血行

    D. 致病广泛   E. 阻滞气机

107. 结石引起疼痛的性质是

    A. 灼痛   B. 绞痛   C. 重痛

    D. 窜痛   E. 刺痛

108. 不常出现结石的脏腑是

    A. 心   B. 肝   C. 肾

    D. 胆   E. 膀胱

109. 不属于药邪形成原因的是

    A. 用药过量   B. 药量过少   C. 炮制不当

    D. 配伍不当   E. 用法不当

110. 误治属于

    A. 药邪   B. 内伤病因   C. 外感病因

    D. 继发病因   E. 医过

111. 劳力过度，易损伤的内脏是

    A. 心肺   B. 肺脾   C. 心脾

    D. 肝脾   E. 心肾

112. 劳神过度，易损伤的脏腑是

    A. 心肺   B. 心脾   C. 脾胃

    D. 脾肾   E. 肝脾

113. 《素问·宣明五气》提出："久立伤骨，久行伤筋。"相关病因是

    A. 劳神过度   B. 房劳过度   C. 劳力过度

    D. 劳心过度   E. 劳逸过度

114. 房劳过度，易损伤的内脏是

    A. 心   B. 肝   C. 脾

    D. 肾   E. 肺

115. 过度安逸，易损伤的脏腑是

    A. 心脾胃   B. 心肝肾   C. 心肝胃

D. 心肾胃　　　　　　　　　　E. 心脾肾

116.《素问·宣明五气》提出"久坐所伤"的是

　　A. 气　　　　　　　　B. 肉　　　　　　　　C. 骨

　　D. 筋　　　　　　　　E. 血

117. 雷电灼伤人体所归属的病因是

　　A. 外力损伤　　　　　　B. 烧烫伤　　　　　　C. 冻伤

　　D. 脏腑损伤　　　　　　E. 毒邪损伤

118. 虫兽所伤所属的病因是

　　A. 六淫　　　　　　　　B. 外伤　　　　　　　C. 毒邪

　　D. 诸虫　　　　　　　　E. 瘀血

119. 有"蚘虫""长虫"之称的寄生虫是

　　A. 蛔虫　　　　　　　　B. 蛲虫　　　　　　　C. 绦虫

　　D. 钩虫　　　　　　　　E. 血吸虫

120. 毒蛇、疯狗等咬伤，所属的病因是

　　A. 外伤　　　　　　　　B. 诸虫　　　　　　　C. 毒邪

　　D. 风邪　　　　　　　　E. 痰饮

121.《诸病源候论》中"此由水毒秘结聚于内，令腹渐大"所描述的是

　　A. 蛔虫　　　　　　　　B. 蛲虫　　　　　　　C. 绦虫

　　D. 钩虫　　　　　　　　E. 血吸虫

122. 父母的精血不足或异常，以致胎儿畸形或发育障碍所属的病因是

　　A. 胎毒　　　　　　　　B. 毒邪　　　　　　　C. 药邪

　　D. 胎弱　　　　　　　　E. 医过

（二）A2 型题

123. 某女，39 岁。皮肤疮疡，局部红肿热痛。中医"辨证求因"，其病因是

　　A. 风邪　　　　　　　　B. 寒邪　　　　　　　C. 湿邪

　　D. 暑邪　　　　　　　　E. 火邪

124. 某男，55 岁。双膝关节肿痛沉重，屈伸不利，逢阴雨天加重。中医"辨证求因"，其病因是

　　A. 风邪　　　　　　　　B. 暑邪　　　　　　　C. 湿邪

　　D. 燥邪　　　　　　　　E. 火邪

125. 某男，35 岁，某 IT 公司程序员。因工作繁忙，压力过大，近半年逐渐出现食欲下降，面色萎黄，头晕乏力，失眠，心悸等表现，其病因和病位是

　　A. 情志抑郁伤及心肝

　　B. 劳神过度，心神虚损

　　C. 思虑太过伤及心脾

　　D. 劳力过度，肝肾受损

E. 饮食内伤，脾胃受损

126. 某女，40 岁。从小喜食辣椒、花椒、姜蒜等辛辣味食物，近 1 年来逐渐出现大便秘结，夹带鲜血，便时肛门灼痛，口渴等表现，其病因病机是

A. 饮食不洁，肠胃紊乱

B. 饮食偏嗜，肠胃积热

C. 饮食不节，消化不良

D. 饮食偏嗜，脾胃虚损

E. 食类偏嗜，营养失衡

127. 某男，42 岁。经常情志抑郁，且嗜酒，时有右胁隐痛，脘腹胀闷，食欲不振。从部位判断形成的是

A. 肝胆结石   B. 肾结石   C. 胃石

D. 膀胱结石   E. 其他结石

128. 某女，37 岁。癫痫，发作时喉中有声，口角流涎，舌苔白腻，脉象弦滑。应考虑病因是

A. 情志因素   B. 痰浊因素   C. 饮食因素

D. 瘀血因素   E. 过劳因素

129. 某女，65 岁。胸部憋闷疼痛，牵引左臂内侧，气短，舌有瘀斑，脉结代。此为瘀血阻滞部位是

A. 肺   B. 心   C. 肝

D. 心包   E. 上焦

130. 某女，22 岁。因反复考虑某事而情绪低落、闷闷不乐 2 周，月经延迟 2 周就诊，伴有胁肋胀痛，不思饮食，食少腹胀，失眠多梦等症状，体现七情内伤的致病特点是

A. 七情首先影响心神   B. 七情损伤相应之脏   C. 七情易伤心肝脾

D. 七情易损潜病之脏腑   E. 七情易影响脏腑气机

131. 某男，61 岁。素有高血压病史，易于动怒，与人争吵后出现头胀头痛，昏厥，其病因病机变化是

A. 大怒而影响心神   B. 大怒而气滞血瘀   C. 大怒而气机上逆

D. 大怒而气机郁结   E. 大怒而痰火上扰

132. 某男，30 岁。素体阳虚，自行服用汤剂，处方组成：黑顺片 30g（先煎），炮姜 9g，肉桂 9g，甘草 10g。1 剂，水煎服，分 2 次服用。服用后，出现口舌及四肢麻木，全身紧束感等症状，其病因是

A. 炮制不当   B. 用药过量   C. 煎法错误

D. 使用不当   E. 配伍不当

（三）B 型题

A. 风邪   B. 湿邪   C. 燥邪

    D. 暑邪   E. 寒邪

133. 痹证中表现游走性关节疼痛，痛无定处为特点，多感受的病邪是

134. 痹证中以关节冷痛为主要表现，称为"痛痹"，多感受的病邪是

    A. 湿邪   B. 风邪   C. 燥邪

    D. 暑邪   E. 寒邪

135. 六淫邪气中，季节性最强的邪气是

136. 六淫邪气中，称为"百病之长"的邪气是

    A. 湿邪   B. 风邪   C. 燥邪

    D. 暑邪   E. 寒邪

137. 易使腠理不固而导致汗出的邪气是

138. 易使腠理闭塞而导致无汗的邪气是

    A. 易出汗   B. 关节疼痛   C. 病位游移

    D. 扰及心神   E. 动摇类症状

139. 风邪和寒邪都可导致的症状是

140. 风邪和暑邪都可导致的症状是

    A. 风邪   B. 火邪   C. 湿邪

    D. 燥邪   E. 寒邪

141. 六淫外邪中，最易生风动血的邪气是

142. 六淫外邪中，最易致疮痈的邪气是

    A. 肝   B. 心   C. 脾

    D. 肺   E. 肾

143. 燥邪最易伤的脏是

144. 湿邪最易困的脏是

    A. 黏滞   B. 趋下   C. 重浊

    D. 阴邪   E. 阻气

145. 出现分泌物和排泄物排出不爽，且病程较长，反复发作，与湿邪致病性质相关的是

146. 出现头如裹、四肢酸楚并且附着难移，与湿邪致病性质相关的是

    A. 伤津耗气   B. 易伤阳气   C. 生风动血

    D. 收引筋脉   E. 易阻气机

147. 火邪和暑邪的共同致病特点是

148. 湿邪和寒邪的共同性质是

    A. 导致气血运行阻滞   B. 直接伤及内脏   C. 影响脏腑气机

    D. 一气一病症状相似   E. 邪气相兼为病

149. 六淫致病特点是

150. 疠气致病特点是

    A. 心神涣散   B. 肝气上逆   C. 脾气郁结

    D. 肺气耗散   E. 肾气不固

151. 七情内伤影响脏腑气机，其中悲伤过度的病机是

152. 七情内伤影响脏腑气机，其中喜乐过度的病机是

    A. 饮食不节   B. 饮食不洁   C. 五味偏嗜

    D. 寒热偏嗜   E. 嗜酒无度

153. 容易导致肠道寄生虫病的病因是

154. 容易导致脾胃阴阳失调的病因是

    A. 失眠健忘，精神错乱

    B. 烦躁易怒，头目晕眩

    C. 脘腹胀闷，食少纳呆

    D. 胸闷气短，乏力懒言

    E. 腰酸膝软，头晕耳鸣

155. 劳神思虑过度，常见的临床表现是

156. 悲伤过度，常见的临床表现是

    A. 气上   B. 气下   C. 气耗

    D. 气消   E. 气结

157. 劳力过度导致的气机失调是

158. 恐惧过度导致的气机失调是

    A. 嗜酸   B. 嗜甘   C. 嗜辛

    D. 嗜苦   E. 嗜咸

159. 肝气过亢，脾气受损，其病因是

160. 肾气受损，心气不足，其病因是

    A. 痔疮   B. 疮痈   C. 消渴

D. 疳积   E. 癥积

161. 饮食过饱，损伤胃肠，可导致的疾病是

162. 小儿喂养过量，导致消化不良，久则可致

A. 困阻脾胃   B. 留积胸腹   C. 头身困重

D. 伤及脏腑   E. 复杂多变

163. 水饮停聚，多见病变是

164. 痰饮形成，多见病变是

A. 外感病因   B. 内伤病因   C. 其他病因

D. 内生五邪   E. 病理产物性病因

165. 痰饮致病属于

166. 药邪医过属于

A. 喘咳咯痰   B. 胸闷心悸   C. 恶心呕吐

D. 瘰疬痰核   E. 眩晕昏冒

167. 痰浊上扰，可见症状是

168. 痰阻经络，可见症状是

A. 皮肤瘀斑   B. 痛经崩漏   C. 心痛心悸

D. 胁痛痞块   E. 大便色黑

169. 瘀阻经络，可见症状是

170. 瘀阻胞宫，可见症状是

A. 溢饮   B. 支饮   C. 悬饮

D. 痰饮   E. 留饮

171. 水饮停留肠间，则肠鸣沥沥有声者，其病证名是

172. 水饮停留胸膈，则胸闷、咳喘而不能卧者，其病证名是

A. 脐周疼痛   B. 皮下结节   C. 肛门奇痒

D. 腹大如箕   E. 手足瘙痒

173. 蛔虫病，临床常见症状是

174. 蛲虫病，临床常见症状是

A. 劳力过度   B. 劳役过度   C. 劳神过度

D. 房劳过度   E. 劳损过度

175. 较长时间劳伤形体，积劳成疾，或者是病后体虚，勉强劳作而致病的是

176. 长期用脑过度，思虑过度积劳成疾而致病的是

    A. 久立伤骨   B. 久坐伤肉   C. 久咳伤气

    D. 久思伤神   E. 久视伤血

177. 根据《素问·宣明五气》，体现劳力过度的是

178. 根据《素问·宣明五气》，体现过度安逸的是

    A. 肾气   B. 心气   C. 脾气

    D. 心血   E. 肝血

179. 劳力过度，尤容易耗伤的是

180. 劳神过度，尤容易耗伤的是

（四）X 型题

181. 属于外感病因的有

    A. 外风   B. 内风   C. 痰饮

    D. 暑邪   E. 疠气

182. 六淫致病的共同特点有

    A. 外感性   B. 季节性   C. 流行性

    D. 地域性   E. 相兼性

183. 风邪的性质和致病特点有

    A. 其性开泄   B. 善行数变   C. 易袭阳位

    D. 其性升散   E. 其性主动

184. 风邪所导致的症状，常见特点有

    A. 病位游移，变化迅速   B. 病情缠绵，病程较长   C. 多见阳位症状

    D. 多见动摇类症状   E. 多见疼痛类症状

185. 寒邪的性质和致病特点有

    A. 其性开泄   B. 其性凝滞   C. 其性黏滞

    D. 其性收引   E. 其性趋下

186. 寒邪致病，常导致的症状有

    A. 恶寒   B. 肢冷   C. 疼痛

    D. 无汗   E. 易出汗

187. 暑邪的性质和致病特点有

    A. 其性升散   B. 其性趋下   C. 其性炎热

    D. 易夹湿邪   E. 其性收引

188. 六淫外邪中，易导致汗出的邪气有

    A. 寒邪   B. 暑邪   C. 风邪

    D. 燥邪   E. 湿邪

189. 六淫外邪中，易耗津液的病邪包括
    A. 风邪　　　　　　　　B. 燥邪　　　　　　　　C. 暑邪
    D. 火邪　　　　　　　　E. 寒邪

190. 属于火邪性质和致病特点有
    A. 升散　　　　　　　　B. 炎上　　　　　　　　C. 生风
    D. 动血　　　　　　　　E. 耗气

191. 湿邪的性质和致病特点包括
    A. 易伤津耗气　　　　　B. 为百病之长　　　　　C. 其性黏滞
    D. 其性重浊　　　　　　E. 为阴邪，阻滞气机

192. 燥邪的性质和致病特点包括
    A. 干涩　　　　　　　　B. 开泄　　　　　　　　C. 炎上
    D. 伤津　　　　　　　　E. 伤肺

193. 火热邪气的性质和致病特点有
    A. 阳邪　　　　　　　　B. 干涩　　　　　　　　C. 扰心神
    D. 易生风动血　　　　　E. 升散

194. 火邪、暑邪共同的致病特点有
    A. 均为阳邪　　　　　　B. 均易致疮痈　　　　　C. 均易伤津耗气
    D. 均夹湿邪　　　　　　E. 致病均见热象

195. 寒邪、湿邪共同的致病特点是
    A. 均为阴邪　　　　　　B. 易伤阳气　　　　　　C. 耗气伤津
    D. 黏腻重浊　　　　　　E. 易袭阴位

196. 中医文献中，疫疬的别称有
    A. 疫毒　　　　　　　　B. 戾气　　　　　　　　C. 异气
    D. 疫气　　　　　　　　E. 乖戾之气

197. 疬气形成和疫病流行的原因有
    A. 气候反常　　　　　　B. 社会因素　　　　　　C. 暴饮暴食
    D. 环境污染　　　　　　E. 预防隔离工作不好

198. 属于疬气的致病特点的有
    A. 传染性强　　　　　　B. 发病急骤　　　　　　C. 病情危笃
    D. 症状相似　　　　　　E. 易于流行

199. 七情内伤，最容易影响的内脏有
    A. 心　　　　　　　　　B. 肝　　　　　　　　　C. 脾
    D. 肺　　　　　　　　　E. 肾

200. 七情内伤影响脏腑气机，说法错误的有
    A. 怒则气滞　　　　　　B. 喜则气缓　　　　　　C. 惊则气乱
    D. 劳则气耗　　　　　　E. 恐则气陷

201. 郁怒太过，肝气郁结，可见的临床表现有

A. 两胁胀闷   B. 喜太息   C. 头目胀痛

D. 月经不调   E. 咽部有异物梗阻感

202. 大惊过度，容易导致的病机变化有

A. 心神不宁   B. 肝气郁结   C. 肺失宣降

D. 脾气亏虚   E. 肾气不固

203. 思虑过度伤及心脾，可致心脾两虚，可见的临床表现包括

A. 心悸   B. 失眠多梦   C. 食少腹胀

D. 便溏   E. 胸闷太息

204. 关于情志病，说法正确的有

A. 因情志刺激直接引起的病证

B. 因情志刺激而诱发的病证

C. 情志有异常表现的病证

D. 情志病专指精神病

E. 情志病变影响脏腑功能

205. 过饥可以出现的变化有

A. 脾胃虚弱   B. 营养不良   C. 正气不足

D. 生长发育迟缓   E. 脏腑功能衰退

206. 饮食不洁会导致的病证有

A. 肥胖症   B. 肠胃功能紊乱   C. 肠道寄生虫病

D. 肠道传染病   E. 食物中毒

207. 饮酒过度，易出现的变化有

A. 肝脾受损   B. 情志异常   C. 痰浊内生

D. 癥积   E. 湿热蕴结

208. 过食肥甘厚腻之品，容易发生的病变有

A. 肥胖症   B. 眩晕   C. 消渴

D. 中风   E. 胸痹

209. 食类偏嗜易致的病变有

A. 佝偻病   B. 瘿瘤   C. 消渴

D. 夜盲   E. 胆结石

210. 与水湿痰饮形成的相关脏腑是

A. 肺   B. 肾   C. 三焦

D. 脾   E. 膀胱

211. 痰饮的致病特点有

A. 阻滞气血运行   B. 影响水液代谢   C. 易于蒙蔽心神

D. 致病广泛   E. 病程较长

212. 与痰饮形成有关的因素包括

A. 外感六淫   B. 饮食不节   C. 七情内伤

D. 三焦水道不利　　　　　E. 肺脾肾功能失常

213. 瘀血的概念内涵包括
    A. 逸出于体外的血液　　　B. 积于体内的离经之血
    C. 阻滞于血脉之中的血　　D. 脏腑内运行不畅的血液
    E. 贮藏于肝内的血液

214. 瘀血的成因有
    A. 气滞　　　　　　　B. 血寒　　　　　　　C. 血热
    D. 气虚　　　　　　　E. 津亏

215. 结石的成因有
    A. 饮食不当　　　　　B. 情志内伤　　　　　C. 服药不当
    D. 体质差异　　　　　E. 津亏血虚

216. 结石的致病特点有
    A. 发生绞痛　　　　　B. 肿块　　　　　　　C. 发绀
    D. 多发于六腑　　　　E. 易阻滞气机，损伤脉络

217. 导致病程较长的病因有
    A. 痰饮　　　　　　　B. 瘀血　　　　　　　C. 结石
    D. 湿邪　　　　　　　E. 热邪

218. 瘀血的其他称谓有
    A. 恶血　　　　　　　B. 溢血　　　　　　　C. 败血
    D. 衃血　　　　　　　E. 蓄血

219. 结石多发脏腑有
    A. 大肠　　　　　　　B. 胃　　　　　　　　C. 胆
    D. 膀胱　　　　　　　E. 肾

220. 与痰饮、瘀血、结石致病相关的有
    A. 导致疼痛　　　　　B. 继发性病因　　　　C. 阻滞气机
    D. 病理产物　　　　　E. 病程较长

221. 与绦虫病形成与临床表现相关的有
    A. 肛门奇痒
    B. 食欲亢进
    C. 形体消瘦
    D. 大便中有白色虫体节片
    E. 食生的或未经煮熟的猪、牛肉

222. 与钩虫病形成及临床表现相关的有
    A. 神疲乏力
    B. 肛门奇痒
    C. 初起见皮肤瘙痒
    D. 手足皮肤直接接触粪土

E. 面色萎黄，甚至周身浮肿

223. 属于中医过劳的是

    A. 劳力过度   B. 房劳过度   C. 劳逸失度

    D. 劳神过度   E. 劳损过度

224. 劳力太过致病特点主要有

    A. 耗气   B. 耗神   C. 损伤筋骨

    D. 损伤津液   E. 损伤心神

225. 思虑过度，临床常见症状包括

    A. 腰酸腿软，精神萎靡

    B. 气少力衰，神疲消瘦

    C. 心悸失眠，多梦健忘

    D. 纳呆腹胀，食少便溏

    E. 神志失常，烦躁易怒

226. 房劳过度，临床常见症状包括

    A. 腰酸腿软   B. 眩晕耳鸣   C. 精神萎靡

    D. 性功能减退   E. 纳呆便溏

227. 过度安逸，临床常见症状包括

    A. 发胖臃肿   B. 胸闷气短   C. 肌肉软弱

    D. 脘腹胀满   E. 动则心悸

228. 脑力过逸，临床常见症状包括

    A. 健忘   B. 心悸   C. 精神萎靡

    D. 反应迟钝   E. 易汗出

229. 药邪常见的形成原因有

    A. 用药过量   B. 治疗不当   C. 配伍不当

    D. 用法不当   E. 炮制不当

230. 胎毒为病，主要包括

    A. 遗传性疾病   B. 母亲感受邪气   C. 胎儿感染疫病

    D. 先天禀赋虚弱   E. 父母精血不足

二、判断题

231. 六淫致病，多具有广泛的流行性。

232. 六淫致病，感受寒邪时表现为寒证，感受热邪时表现为热证。

233. 感受风邪，易导致无汗症状。

234. 风邪常是多种外感邪气的先导。

235. 夏季气候炎热，感受寒邪的机会很小。

236. 寒邪可以直接损伤机体阳气。

237. 暑邪侵犯人体，可致腠理开泄而多汗。

238. 暑邪常见于夏季，但一年四季都可见。

239. 燥为阳邪，其性炎热。

240. 湿邪和寒邪均为阴邪，均易伤阳气。

241. 火热之邪侵犯人体，燔灼津液，劫伤肝阴，筋脉失常，易引起"热极生风"的病证。

242. 火邪和暑邪致病都易导致疮痈。

243. 火邪易扰神，而暑邪不容易扰神。

244. "湿胜则阳微"指湿邪伤人，易伤阳气。

245. 六淫和疠气同属于外感病因。

246. 疠气种类不同，常可致相同疾病。

247. 疠气概念早在《内经》中就有记载。

248. 疠气属于"毒邪"范畴，传染性强，易于流行。

249. 《素问·举痛论》所说"惊则气乱"，就是指大惊导致心神紊乱，甚则导致呕血、飧泄、薄厥等症状。

250. 喜怒忧思悲恐惊的七情变化是致病因素。

251. 七情内伤，首先会影响心神的正常活动。

252. 五脏藏五神，故特定的情志刺激，一定损伤相应的脏，如大怒必定伤肝，大喜必定伤心，大悲必定伤肺。

253. 多种情志交织致病，可损伤单个或多个脏腑。

254. 小儿喂养过饱，易使脾胃受损，导致消化不良、疳积等病证。

255. 七情内伤，久之会促使机体产生痰饮、瘀血等病理产物。

256. 七情过极只会引起情志异常的疾病。

257. 嗜食生冷寒凉食物，最易导致肾阳受损。

258. 甘味入脾，脾虚患者应长期多食甘甜之品。

259. 饮食失宜，可致聚湿生痰。

260. 痰致病广泛，变化多端的机理是善行数变。

261. 瘀血日久不去，可影响血液生成。

262. 气虚之人，不会导致瘀血的生成。

263. 瘀血导致疼痛，其特点为胀痛。

264. 瘀血导致疼痛，常夜间加重。

265. 瘀血引起出血的特点为出血伴有瘀血块。

266. 结石属于病理产物，不属于致病因素。

267. 结石致痛一般表现为刺痛。

268. 痰饮、瘀血、结石在形成过程中均与气滞有关。

269. 所谓药邪，是指医生的过失。

270. 医生的过失，也属于引起疾病的原因之一。

271. 劳力过度、劳神过度与房劳过度为过劳的三个方面。

272. 过度安逸体现在安逸少动，气机不畅；阳气不振，正气虚弱；长期用脑过少，神气衰弱等方面。

273. 劳神过度，又称"神劳"。

274. 房劳过度，又称"肾劳"。

275. 长时间用脑过度，思虑劳神，从而出现健忘、失眠等症状；长期用脑过少，不会影响人体健康。

276. 过度劳力容易耗伤脏腑精气，而肾为气之根，故过度劳力多耗伤肾气。

277. 毒蛇所伤，属于诸虫致病范畴。

278. 毒邪，泛指一切强烈、严重损害机体结构和功能的致病因素。

279. 医过，泛指医护人员的过失以及医生不熟悉药物的性味、用量、配伍禁忌而使用不当的致病因素。

280. 先天病因一般分为胎弱、胎毒两个方面。

三、名词解释

281. 六淫

282. 六气

283. 风性主动

284. 风为百病之长

285. 风性善行

286. 风性数变

287. 寒性凝滞

288. 寒性收引

289. 暑性升散

290. 暑多夹湿

291. 湿性重浊

292. 湿性黏滞

293. 火易生风

294. 火易动血

295. 疠气

296. 伤寒

297. 中寒

298. 七情

299. 七情内伤

300. 怒则气上

301. 喜则气缓

302. 悲则气消

303. 思则气结

304. 恐则气下

305. 惊则气乱

306. 饮食偏嗜

307. 饮食不节

308. 情志病

309. 潜病

310. 痰饮

311. 无形之痰

312. 怪病多痰

313. 梅核气

314. 瘀血

315. 癥积

316. 肌肤甲错

317. 结石

318. 癫痫

319. 久病在血

320. 毒邪

321. 内生之毒

322. 外来之毒

323. 先天病因

324. 过劳

325. 劳力过度

326. 劳神过度

327. 房劳过度

328. 药邪

329. 医过

330. 胎毒

四、填空题

331. 六淫，即（　　）（　　）（　　）（　　）（　　）（　　）六种外感病邪的统称。

332. 六淫致病一般具有（　　）（　　）（　　）（　　）等共同特点。

333. 导致外感病最常见的致病因素是（　　），故称之为"六淫之首"。

334. 寒客肌表，郁遏卫阳者，称为（　　）；寒邪直中于里，伤及脏腑阳气者，称为（　　）。

335. 六淫中，具有明显季节性的邪气是（　　）。

336. 暑邪致病，发病急且病情重者，称为（　　）。

337. 燥邪的性质和致病特点，包括燥性（　　　），易伤津液和燥易伤（　　　）两方面。

338. 湿邪的性质和致病特点包括湿为阴邪，易伤（　　　），易阻（　　　），湿性重浊、湿性（　　　）、湿性趋下，易袭（　　　）等方面。

339. 六淫外邪中，易生风动血的是（　　　）邪。

340. 六淫外邪中，最易伤脾阳的是（　　　）邪。

341. 六淫外邪中，（　　　）（　　　）（　　　）邪致病，易耗伤津液。

342. 疠气是一类具有强烈（　　　）和（　　　）的外感病邪的统称。

343. 七情内伤易影响脏腑气机，如《素问·举痛论》所说："百病生于气也，怒则气上，喜则气缓，悲则（　　　），恐则（　　　）……惊则（　　　）……思则（　　　）。"

344. 七情内伤易损伤相应之脏，如恐惧过度易伤（　　　），悲伤过度易伤（　　　），思虑过度易伤（　　　），大喜过度易伤（　　　）。

345. 热病初愈者，若进食过多或嗜食肉类太过，会引起疾病复发，称为（　　　）。

346. 饮食失宜包括饮食不节，（　　　）和（　　　）三种情况。

347. 饮食偏嗜，包括寒热偏嗜，嗜酒，（　　　）和（　　　）。

348. 饮食失宜首先损伤的脏腑是（　　　）。

349. 七情内伤，最容易累及的是心、肝和（　　　）。

350. 五味入五脏，故酸味先入（　　　），咸味先入（　　　），辛味先入（　　　）。

351. 据《素问·五脏生成》所言，五味偏嗜，会引起脏腑之间平衡关系失调，如过食咸味，易引起肾和（　　　）功能失调；过食酸味，易引起肝和（　　　）功能失调。

352. 饮食不节包括（　　　）（　　　）、饥饱无常等情况。

353. 病理产物形成的病因包括有（　　　）（　　　）（　　　）三大类。

354. 痰饮是人体水液代谢障碍所形成的病理产物，较稠浊者称为（　　　），较清稀者称为（　　　）。

355. 与痰饮形成密切相关的脏腑为（　　　）（　　　）（　　　）和三焦。

356. 痰可分为（　　　）与（　　　）。

357. 饮停于肠胃为（　　　），停于胸胁为（　　　），停于胸膈为（　　　），溢于四肢为（　　　）。

358. 瘀血是指体内血液停积而形成的病理产物，包括体内瘀积的（　　　），以及因血液运行不畅，停滞于经脉或脏腑组织内的血液。

359. 瘀血的疼痛特点，多为（　　　），痛处（　　　），（　　　）痛甚。

360. 瘀血的形成，主要与（　　　）（　　　）（　　　）（　　　）、津亏、痰饮等因素有关。

361. 结石多发生于（　　　）（　　　）（　　　）、膀胱等脏腑。

362. 结石的形成与（　　　）（　　　）（　　　）、体质差异等因素有关。

363. 过度劳力主要伤气，耗伤脏腑精气，导致脏气虚少，功能减退，劳力太过尤易耗伤（　　　）（　　　）之气。

364. 长期用脑过度，思虑伤神而积劳成疾，称为（　　　）。

365. 毒邪，泛指一切强烈、严重损害机体（　　　）和（　　　）的致病因素。

366. 药邪的形成，主要是由于（　　　）（　　　）（　　　）（　　　）等。

367. 先天病因，一般分为（　　　）（　　　）两个方面。

五、简答题

368. 简述六气与六淫的区别与联系。

369. 简述寒邪的性质和致病特点。

370. 简述暑邪的性质和致病特点。

371. 火邪与暑邪伤津耗气的机制有何不同？

372. 寒邪与湿邪皆为阴邪，两者性质和致病特点有何异同？

373. 简述疠气的性质和致病特点。

374. 简述情志活动与五脏精气的关系。

375. 为什么说"百病生于气"？

376. 嗜酒过度的致病特点是什么？

377. 简述五味偏嗜的致病特点。

378. 简述有形之痰与无形之痰的区别。

379. 简述痰饮水湿的区别与联系。

380. 简述瘀血和血瘀的区别。

381. 简述结石形成的原因。

382. 简述过逸致病的特点。

六、论述题

383. 论风邪的性质和致病特点。

384. 论火邪的性质和致病特点。

385. 论七情内伤的致病特点。

386. 论饮食失宜的致病特点。

387. 论痰饮的概念、形成和致病特点。

388. 论瘀血的概念、形成、致病特点和共同的症状特点。

389. 论痰饮、瘀血、结石三种病理产物之间的关系。

390. 论毒邪的概念、形成与致病特点。

参考答案

一、选择题

（一）A1 型题

1. 答案：C

解析：中医探求病因的主要方法包括"辨证求因"和"问诊求因"。其中，前者又称"审证求因"，为中医探究和认识病因的特有方法。

2. 答案：A

解析：外感病因主要包括六淫和疠气。六气不是病因，七情、饮食、劳逸等因素属内伤病因。

3. 答案：B

解析：六淫，即风、寒、暑、湿、燥、火（热）六种外感病邪的统称，属外感病因。六淫致病，除气候因素外，与生物（细菌、病毒等）、物理、化学等多种致病因素有关，但不等同于气候或生物等因素。

4. 答案：D

解析：宋·陈无择明确提出"三因学说"，即六淫邪气侵犯为外所因，七情所伤为内所因，饮食劳倦、跌仆金刃及虫兽所伤等为不内外因。

5. 答案：E

解析：风邪具有轻扬开泄，易袭阳位，善行数变，主动，为百病之长等性质。升散是暑邪的性质。

6. 答案：A

解析：风邪致病具有动摇不定的特征。如感受外风而面部肌肉颤动，或口眼㖞斜，为风中经络；因金刃外伤，复受风毒之邪出现四肢抽搐、角弓反张等症状，为破伤风。

7. 答案：A

解析：风邪侵袭，常伤及人体属阳的部位（如头面、肌表、四肢外侧等）。

8. 答案：D

解析：风性开泄，其伤人易使腠理不固而汗出、恶风。风邪侵袭，常伤及人体属阳的部位（头面、咽喉、肌表等）可见头痛，咽痒等症状。烦躁不是感受风邪特有或常见的症状。

9. 答案：C

解析：风性数变，其致病具有变幻无常，发病迅速的特点。

10. 答案：A

解析：风邪致病常兼它邪合而伤人，为外邪致病的先导。且风邪袭人致病最多。故称风为百病之长。

11. 答案：A

解析：六淫致病，风性开泄，易引起腠理不固而开张，导致汗出、恶风等症状。

12. 答案：B

解析：六淫之中，风邪为外邪致病之先导的邪气。

13. 答案：C

解析：风为阳邪，易袭阳位，致病可导致头颈强痛。

14. 答案：D

解析：寒邪直中脏腑，伤及脏腑阳气，称为"中寒"。

15. 答案：B

解析：寒性收引，指寒邪侵袭人体，可使气机收敛，腠理、经络、筋脉收缩而挛急。

16. 答案：B

解析：寒邪侵犯人体，阳气受损，失其温煦，易使经脉气血运行不畅，甚或凝结阻滞不通，不通则痛。

17. 答案：A

解析：除寒邪外，其他诸项均属于阳邪。

18. 答案：B

解析：寒邪使阳气受损，失其温煦，易使经脉气血运行不畅，甚或凝结阻滞不通，不通则痛。故疼痛是寒邪致病的重要临床表现。

19. 答案：C

解析：寒性收引，指寒邪侵袭人体，可使气机收敛，腠理、经络、筋脉收缩而挛急。

20. 答案：C

解析：暑邪致病，有明显的季节性，主要发生于夏至之后，立秋之前。

21. 答案：C

解析：暑邪为病，只有外感，没有内生，其发病自外而内，故有"暑属外邪，并无内暑"之说。

22. 答案：D

解析：暑邪具有升散之性。暑邪侵犯人体，可致腠理开泄而多汗。汗出过多，不仅伤津，且因气随津脱而更易耗气。

23. 答案：D

解析：暑性升散，因此感受暑邪后不仅伤津，而且耗气，故临床除口渴喜饮、尿赤短少等津液不足之症状外，常见气短、乏力等症。

24. 答案：A

解析：暑邪致病，多夹湿邪为患。其临床表现除发热、烦渴等暑热症状外，常兼见身热不扬、汗出不畅、四肢困重、倦怠乏力、胸闷呕恶、大便溏泄不爽等湿滞症状。

25. 答案：A

解析：燥邪致病多从口鼻而入，首犯肺卫。

26. 答案：D

解析：燥为秋季的主气，秋季天气收敛，其气清肃，气候干燥。而肺为娇脏，喜润恶燥，故燥邪最易伤肺。

27. 答案：A

解析：初秋尚有夏末之余热，久晴无雨，燥与热合，侵入人体而发为温燥，故温燥病常发于夏末秋初。

28. 答案：C

解析：燥邪致病容易出现各种干燥症状，如口干、咽干、鼻干、皮肤干、大便干燥等，故选燥邪。

29. 答案：A

解析：寒、湿二邪均为阴邪，故易伤阳气，故选损伤阳气。

30. 答案：C

解析：湿性类水，为重浊之邪，其性属阴，易阻气机，故属有形之邪。

31. 答案：C

解析：湿邪的性质主要有湿为阴邪，易伤阳气，阻遏气机；湿性重浊；湿性黏滞；湿性趋下，易袭阴位。而寒性凝滞，故应选择其性凝滞。

32. 答案：C

解析：湿性类水，为重浊有质之邪，致病容易侵犯人体下部，即湿性趋下。

33. 答案：C

解析：湿邪阻遏气机，使脏腑气机升降失常，易致胸闷、脘痞等症状。

34. 答案：C

解析：湿性重浊，致病除了常见症状上的"沉重感"外，还易见到分泌物和排泄物秽浊不清的症状。如面垢眵多、带下秽浊量多、湿疹浸淫流水等。

35. 答案：B

解析：湿性黏滞，易阻气机，气不行则湿不化，胶着难解，故湿邪为病，起病隐缓，病程较长，反复发作，或缠绵难愈。

36. 答案：C

解析：火、燥、暑均为阳邪，侵犯人体易伤津液而见干燥失润的症状，故选伤津。

37. 答案：B

解析：火热与心相通应，故火热之邪入于营血，尤易影响心神，轻者心神不宁，重者可扰乱心神。

38. 答案：C

解析：火邪入于血分，可聚于局部，腐蚀血肉，发为痈肿疮疡。

39. 答案：E

解析：火热之邪侵犯血脉，轻则加速血行而脉数，甚则可灼伤脉络，迫血妄行，引起各种出血证。

40. 答案：A

解析：湿邪类水而有趋下之势，故湿邪为病，多易伤及人体下部。如水肿、湿疹、脚气等病以下肢较为多见，小便浑浊、泄泻、下痢、妇女带下等，多由湿邪下注所致。故选妇女带下。

41. 答案：C

解析：火热邪气侵犯人体，燔灼津液，劫伤肝阴，筋脉失养失润，最易引起"热极生风"的病证。临床表现为高热神昏，四肢抽搐，两目上视，角弓反张等。

42. 答案：A

解析：火热之邪伤人，热淫于内，一方面迫津外泄，使气随津泄而致津亏气耗；另一方面则直接消灼煎熬津液，耗伤人体的阴气。暑邪侵犯人体，可致腠理开泄而多汗。汗出过多，不仅伤津，而且耗气。故火（热）邪、暑邪均导致伤津耗气。

43. 答案：A

解析：风为阳邪，其性轻扬，故风邪致病，多发生在人体上部，尤以头面部为多见，故有"伤于风者，上先受之"之论。

44. 答案：E

解析：疠气，又称"毒气""乖戾之气"。

45. 答案：C

解析：疠气，是一类具有强烈传染性和致病性外感病邪的统称。

46. 答案：E

解析：疠气属于外感病邪，感邪多从外而入，一般可通过空气传染、饮食污染、蚊虫叮咬、虫兽咬伤、皮肤接触、性接触、血液传播等途径感染而发病。此也是有别于内伤病因之处。

47. 答案：B

解析：肝在志为怒，大怒可使肝气郁结，肝气上逆，气血逆乱。

48. 答案：E

解析：肾在志为恐，恐惧过度可使肾气不固。

49. 答案：D

解析：肺在志为悲，悲伤过度易耗伤肺气。

50. 答案：C

解析：脾在志为思，思虑过度易使脾气结滞。

51. 答案：A

解析：心在志为喜，喜乐过度易使心气涣散，心神不守。

52. 答案：A

解析：心藏神，是五脏六腑之大主，心神主宰所有生命活动，包括主控人的情志、精神、意识思维活动。故七情内伤，首先会影响心神的活动。

53. 答案：D

解析：《素问·举痛论》说："思则气结。"

54. 答案：B

解析：《素问·举痛论》说："喜则气缓。"

55. 答案：D

解析：《素问·举痛论》说："恐则气下。"过度恐惧可见二便失禁、遗精滑精等症状。

56. 答案：B

解析：《素问·举痛论》说："悲则气消。"过度悲伤，可见精神不振、意志消沉等症状。

57. 答案：B

解析：大喜使心气涣散不收，甚至心阳暴脱，故见上述表现。

58. 答案：B

解析：大怒使肝气过亢，横逆犯脾胃，出现飧泄，脘腹胀痛，呕血之病症。

59. 答案：E

解析：悲忧过度伤肺，肺气耗损，宣降失调，则见上述表现。

60. 答案：C

解析：胸痹患者受情志刺激，易伤及潜病之脏，故最容易发生的表现是心痛发作，胸闷憋气。

61. 答案：C

解析：七情变化对病情影响很大，良性的情绪有利于疾病康复，不良情绪无论轻重，都会加重病情。大喜属于情志过极，也属于不良情志刺激。故只有 C 正确。

62. 答案：D

解析：饮食物主要依赖脾胃的纳运来消化吸收，故饮食失宜，首先损伤脾胃。

63. 答案：A

解析：过饱，超过脾胃纳运的能力，食物难以及时消化吸收，积滞于内而成食积。

64. 答案：E

解析：《素问·热论》中说："食肉则复，多食则遗，此其禁也。"热病初愈患者，脾胃功能受损，饱食或食肉太多，脾胃难以消化，食积化热，易致发热不退，或退后复发。

65. 答案：A

解析：《灵枢·五味》说："谷不入，半日则气衰，一日则气少矣。"此病因是由于过于饥饿所致。

66. 答案：B

解析：《素问·痹论》说："饮食自倍，肠胃乃伤。"此病因是由于饮食过饱超量，导致损伤肠胃。

67. 答案：A

解析：患者突然出现食后脘腹疼痛，呕吐，腹泻，神志不清，多是误食不洁食物或有毒食物。

68. 答案：B

解析：春节期间多次参加宴席，属于饮食过饱，导致脾胃受损，消化不良，故见胃部疼痛，腹胀，呕吐，恶心等表现。

69. 答案：D

解析：寒邪易伤阳气。饮食物由脾胃运化，若过于寒凉，易伤脾胃阳气。

70. 答案：B

解析：嗜食海鲜，属于专食某类食品，即食类偏嗜。长期下去易致某些物质代谢障碍，出现痛风病症。

71. 答案：A

解析：暑热扰神引起的疾病属于外感病因。其他原因都可以引起情志不畅，发生情志内伤疾病。

72. 答案：E

解析：《素问·五脏生成》说："多食苦，则皮槁而毛拔。"

73. 答案：E

解析：《素问·五脏生成》说："多食咸，则脉凝泣而变色。"

74. 答案：C

解析：嗜酒成癖，最易损伤的脏腑是肝脾。

75. 答案：E

解析：节食属于饮食内伤中的食入过少，脾胃失去水谷充养，功能受损。在此基础上，再发生气血亏损，脏腑失养，功能衰退的病变。

76. 答案：D

解析：辛辣刺激食物易生内热，过食则热伤阴液，形成阴虚的病态体质。

77. 答案：C

解析：痢疾多是进食了被痢疾杆菌污染的食物所致，属于饮食不洁。

78. 答案：A

解析：性格急躁，胸闷，两胁及少腹不舒，是肝气不畅、肝火郁结的表现，常由大怒引起。

79. 答案：E

解析：情志内伤导致脏腑气机失调，气血运行失常，津液代谢紊乱，形成结石、痰饮、瘀血等病理变化。疫疠是外感病因，故选 E。

80. 答案：E

解析：《素问·宣明五气》说："久立伤骨。"

81. 答案：B

解析：脾主运化水湿，肺主行水，肾主水，三焦为水液运行的通道，故外感六淫，七情内伤，饮食不节等，导致肺脾肾等脏腑功能失调，三焦气化不利，津液代谢障碍，水液停聚而形成痰饮。

82. 答案：D

解析：脾主运化水湿，肺主行水，肾主水，三焦为水液运行的通道，肺、脾、肾、三焦，其功能失常可形成痰饮，而心包不直接参与水液代谢，故形成关系较小。

83. 答案：A

解析：痰饮为实邪，可随气流行于全身，若流注于经络，则致经络气机阻滞，气血运行不畅，出现肢体麻木，屈伸不利等症状。

84. 答案：B

解析：痰饮为实邪，可随气流行于全身，若痰饮停胃，胃气失于和降，则见恶心呕吐。

85. 答案：C

解析：痰浊为实邪，而心神性清净。故痰浊为病，随气上逆，尤易蒙蔽清窍，扰乱心神，使心神活动失常，出现头晕目眩、精神不振等症。

86. 答案：A

解析：痰饮致病，具有致病广泛、变化多端的特点。痰饮随气流行，内而五脏六腑，外而四肢百骸，肌肤腠理，可停滞而致多种疾病。故有"百病多由痰作祟"之说。

87. 答案：C

解析：气行则水行，气滞则水停；气行则血行，气滞则血瘀；肝气郁滞，疏泄失职，胆气不达，胆汁郁结，排泄受阻，日久可形成结石。

88. 答案：D

解析：水湿痰饮致病，致病广泛，变化多端，痰浊随气上逆，易蒙蔽清窍，扰乱心神而出现多种神志异常疾病。痰饮水湿与外湿相仿，所致病证多见腻苔、滑苔。刺痛多为瘀血的致病特点。

89. 答案：A

解析：痰饮流注于经络，可见肢体麻木，屈伸不利，甚至半身不遂等。若结聚于肌肉筋骨局部，则形成瘰疬、痰核，或形成阴疽、流注等。

90. 答案：D

解析：痰饮可流窜全身，外至经络、肌肤、筋骨，内至脏腑，无处不到，使经脉阻滞不畅，气血运行不利。若痰饮流注于经络，可见肢体麻木，屈伸不利，甚至半身不遂等。若结聚于肌肉筋骨局部，则形成瘰疬、痰核，或形成阴疽流注等。

91. 答案：B

解析：痰饮：饮留于胃肠，水走肠间，沥沥有声。

92. 答案：A

解析：悬饮：饮留于胸胁，咳唾引痛。

93. 答案：C

解析：溢饮：饮留于肌肤腠理，咳逆依息，气短，全身浮肿。

94. 答案：D

解析："水、湿、痰、饮"四者皆属阴，湿乃水液弥散之态，水乃湿聚而成，水液积聚成饮，水湿凝聚稠浊者为痰。

95.答案：E

解析：痰随气升降流行，无处不到，无处不有，故致病广泛，变化多端。

96.答案：A

解析：瘀血内阻临床表现亦可见面色黧黑，肌肤甲错，善忘等。

97.答案：E

解析：瘀血导致疼痛的症状特点是刺痛，拒按，痛处固定，夜间痛甚。胀满疼痛常见于气滞。

98.答案：D

解析：痰饮既属致病因素，又属病理产物。

99.答案：E

解析：凡能引起血液运行不畅，或致血离经脉而瘀积的内外因素，均可导致瘀血的形成。如气虚、气滞、血寒及饮食、劳逸等原因，致血行不畅，凝滞郁积于内而成瘀。或因血热、外伤、出血及其他原因导致内出血，不能及时消散或排出而形成瘀血。

100.答案：C

解析：瘀血所致出血，血色紫暗或夹有血块。

101.答案：D

解析：瘀血形成，必然影响和加重气机阻滞，多难于及时消散，故产生疼痛且病位相对固定，一般表现为刺痛，痛处固定不移，拒按，夜间痛势尤甚。

102.答案：C

解析：瘀血形成，必然影响和加重气机阻滞，多难于及时消散，故产生疼痛且病位相对固定，一般表现为刺痛，痛处固定不移，拒按，夜间痛势尤甚。

103.答案：D

解析：瘀血脉诊多见涩脉、结脉、代脉。

104.答案：B

解析：瘀血阻滞体内，日久不散，就会严重影响气血运行，导致脏腑失于濡养，功能失常，势必影响新血生成，常可表现出肌肤甲错、毛发不荣等失于濡养的临床特征。

105.答案：E

解析：饮食不当、情志内伤、服药不当、体质差异均可导致脏腑功能失调，从而形成结石。

106.答案：E

解析：结石为有形实邪，停留于体内，势必阻滞气机，引起疼痛。

107.答案：B

解析：结石为有形实邪，停留体内，阻滞气机，若嵌顿狭窄部位常出现剧烈绞痛。

108.答案：A

解析：肝主疏泄，关系着胆汁的生成和排泄；肾气的蒸腾气化，影响尿液的生成和排泄，故肝肾功能失调易生成结石；胆、膀胱等管腔性器官，结石易于停留，故结石为病，以肝、胆、肾、膀胱多见。

109. 答案：B

解析：药邪形成原因有用药过量、炮制不当、配伍不当、用法不当等。药量过少不属于药邪形成原因。

110. 答案：E

解析：医生诊察有失，辨证失准，以致用药失误，或手法操作不当，是重要的医源性致病因素。

111. 答案：B

解析：过度劳力而耗气，损伤内脏的精气，导致脏气虚少，功能减退。由于肺为气之主，脾为生气之源，故劳力太过尤易耗伤肺脾之气。

112. 答案：B

解析：心藏神，脾主思，血是神志活动的重要物质基础，故用神过度，长思久虑，则易耗伤心血，损伤脾气，以致心神失养。

113. 答案：C

解析：劳力过度，主要是筋骨、关节、肌肉的运动，如果长时间用力太过，则易致形体组织损伤，导致积劳成疾。如《素问·宣明五气》说："久立伤骨，久行伤筋。"

114. 答案：D

解析：房劳过度指房事太过，或手淫恶习，或妇女早孕多育等，耗伤肾精、肾气而致。

115. 答案：A

解析：安逸少动，气机不畅。如果长期运动减少，则人体气机失于畅达，可以导致脾胃等脏腑的功能活动呆滞不振，出现食少、胸闷、腹胀、肢困、肌肉软弱或发胖臃肿等。长期思考过少，加之阳气不振，可致神气衰弱，常见精神萎靡、健忘、反应迟钝等，或水湿痰饮内生等。

116. 答案：B

解析：《素问·宣明五气》提出"久卧伤气，久坐伤肉"。

117. 答案：B

解析：雷电灼伤人体所归属的病因是烧烫伤。

118. 答案：B

解析：虫兽所伤，属于外伤范畴。

119. 答案：A

解析：蛔虫，是有"蚘虫""长虫"之称的寄生虫。

120. 答案：A

解析：毒蛇、疯狗等咬伤，所属的病因是外伤。

121. 答案：E

解析：《诸病源候论》说："此由水毒秘结聚于内，令腹渐大。"所描述的是血吸虫所致症状。

122. 答案：D

解析：父母的精血不足或异常，以致胎儿畸形、或发育障碍所属的病因是胎弱。

（二）A2 型题

123. 答案：E

解析：火邪的致病特点之一是易致阳性疮疡。火邪入于血分，可聚于局部，腐蚀血肉，发为痈肿疮疡。临床表现以疮疡局部红肿热痛为特征。

124. 答案：C

解析：湿性重浊，故湿邪致病，常出现以沉重感及附着难移为特征的临床表现，如头身困重、四肢酸楚沉重并且肿胀疼痛等。

125. 答案：C

解析：从其工作性质判断患者为七情内伤中的思虑太过，思伤脾，运化失常而见食欲下降，面色萎黄，头晕乏力；过思劳神，心神受损可见失眠、心悸。病位在心脾。

126. 答案：B

解析：患者长期嗜辛辣，属于饮食偏嗜，辛辣食物易化热，导致肠胃积热，出现痔疮、便秘。

127. 答案：A

解析：该患者情志抑郁且右胁隐痛，故定位在肝胆，辨证为肝郁气滞，治疗应疏肝理气，排石止痛。

128. 答案：B

解析：痰浊上犯，易与风、火相合，蒙蔽心窍，扰乱神明，以至出现神昏谵妄，或引起癫、狂、痫等疾病。

129. 答案：B

解析：手少阴心经沿臂内侧后缘循行，且心开窍于舌。故瘀血阻于心，可见胸部憋闷疼痛，牵引左臂内侧，舌有瘀斑，脉结代等症状。

130. 答案：C

解析：反复考虑某事而情绪低落、闷闷不乐；月经延迟，伴有胁肋胀痛，不思饮食，食少腹胀，失眠多梦等症状，体现七情内伤的致病特点是伤及心肝脾。

131. 答案：C

解析：高血压病史，易于动怒，与人争吵后出现头胀头痛，昏厥，其病因病机变化是大怒而气机上逆。

132. 答案：B

解析：黑顺片 30g 超过《药典》使用剂量范围，属于用药过量之药邪。

（三）B 型题

答案：133.A　　134.E

解析：风邪具有善行的特点，若风邪偏盛，可见游走性关节疼痛，痛无定处，称为"行痹"或"风痹"。寒邪具有凝滞而主痛的致病特点，以关节冷痛为主者，称为"寒痹"或"痛痹"。

答案：135.D　　136.B

解析：暑邪致病，有明显的季节性，主要发生于夏至之后，立秋之前。风邪致病常兼它邪合而伤人，为外邪致病的先导；且风邪袭人致病最多，故称风为"百病之长"。

答案：137.B　　138.E

解析：风性开泄，故风邪袭表易使腠理不固而汗出、恶风；寒性收引，可使气机收敛，毛窍腠理闭塞而无汗。

答案：139.B　　140.A

解析：风邪可导致游走性关节疼痛，寒邪常见冷痛、剧痛为主的关节疼痛。风性开泄，风邪侵犯人体，易使腠理不固而汗出；暑性升散，暑邪侵犯人体，可致腠理开泄而多汗。

答案：141.B　　142.B

解析：火热之邪侵犯人体，燔灼津液，劫伤肝阴，筋脉失养失润，易引起"热极生风"的病证；同时，火热邪气入于血脉，易迫血妄行，引起各种出血证；故火邪易生风动血。火邪入于血分，可聚于局部，腐蚀血肉，发为痈肿疮疡，故火邪易致疮痈。

答案：143.D　　144.C

解析：燥为秋季的主气，秋季天气收敛，其气清肃，气候干燥，肺为娇脏，喜润而恶燥，故燥邪最易伤肺。脾主运化水液，性喜燥而恶湿，故外感湿邪，常易困脾。

答案：145.A　　146.C

解析：湿性黏滞，一表现为症状上的黏滞性，故湿邪为患，易呈现分泌物和排泄物黏滞不爽的特征；二表现为病程上的缠绵性。故湿邪为病，起病隐缓，病程较长，反复发作，或缠绵难愈等。湿性重浊，故湿邪致病，常出现以沉重感及附着难移为特征的临床表现，如头身困重、四肢酸楚沉重并且附着难移等。

答案：147.A　　148.B

解析：暑性升散，侵犯人体，可致腠理开泄而多汗。汗出过多，不仅伤津，而且耗气，故暑邪可伤津耗气。火热之邪伤人，热淫于内，一方面迫津外泄，使气随津泄而致津亏气耗；另一方面则直接消灼煎熬津液，耗伤人体的阴气。故火热之邪致病，也易伤津耗气。湿属阴邪，阴邪伤人，机体阳气与之抗争，故湿邪侵袭，易伤阳气；寒为阴邪，阴寒过盛则伤阳气，即"阴盛则阳病"。所以，感受寒湿之邪，最易损伤人体阳气。

答案：149.E　　150.D

解析：六淫致病特点是相兼性，即邪气相兼为病；疠气致病特点是一气一病，症状相似。

答案：151.D　　152.A

解析：悲则气消，过度悲伤会导致肺气耗伤，肺失宣降的病机变化。喜则气缓，过喜导致心气涣散不收，重者可见心气暴脱、神不守舍的病机变化。

答案：153.B　　154.D

解析：肠道寄生虫病多因进食被寄生虫污染的食物所致，属于饮食不洁。寒热偏嗜易致脾胃阴阳失调，过食寒凉易伤阳气，内生寒湿；过食燥热，易致津液耗损，肠胃积热。

答案：155.C　　156.D

解析：思虑过度伤脾，影响运化水谷的功能，常见脘腹胀闷，纳呆食少；悲伤过度伤肺，使肺气耗损，主气司呼吸功能下降，常见胸闷气短，懒言乏力。

答案：157.C　　158.B

解析：根据《素问·举痛论》："劳则气耗。""恐则气下。"

答案：159.A　　160.E

解析：五味偏嗜，常引起本脏功能失调，继而破坏脏腑之间的平衡关系，如"伤己所胜"和"侮所不胜"的病机变化。故嗜酸使肝气过亢，乘脾则脾气受损；嗜咸使肾气受损，伤其所胜，而致心气不足。

答案：161.A　　162.D

解析："因而饱食，筋脉横解，肠澼为痔。"饮食过饱，损伤胃肠，可导致的疾病是痔疮。小儿喂养过量，导致消化不良，久则可致疾病是疳积。

答案：163.B　　164.E

解析：饮则多留积于人体脏腑组织的间隙或疏松部位，并因其所停留的部位不同而名称各异：停于肠胃为"痰饮"；停于胁下为"悬饮"；停于胸膈为"支饮"；溢于四肢为"溢饮"。痰饮一旦产生，外而肌肤、筋骨、经络，内而脏腑，全身各处，无处不到，从而产生各种纷繁复杂的病变。

答案：165.E　　166.C

解析：痰饮是继发于其他病变过程而产生的病理产物，形成之后，又作为致病因素作用于人体，故为病理产物性病因。药邪、医过属于其他病因。

答案：167.E　　168.D

解析：痰浊上扰，尤易蒙蔽清窍，扰乱心神，使心神活动失常，出现头晕目眩、精神不振等症。痰流注于经络，则致经络气机阻滞，气血运行不畅，可见肢体麻木，屈伸不利，甚至半身不遂，或形成瘰疬痰核，阴疽流注等。

答案：169.A　　170.B

解析：瘀血阻滞，气血运行不利，形体官窍因脉络瘀阻，可见口唇、爪甲青紫，皮肤瘀斑，舌有瘀点、瘀斑，脉涩不畅等。瘀阻胞宫，经行不畅，可见痛经崩漏，闭经，经色紫暗有块。

答案：171.D　　172.B

解析：水饮聚于肠胃为"痰饮"。水饮聚于胸膈为"支饮"。

答案：173.A　　174.C

解析：蛔虫寄生于肠道，当脾胃功能失调时，易在肠中作祟而致病，可见腹部疼痛，尤以脐周疼痛为多，时轻时重，或吐清涎，或夜间磨牙等。蛲虫寄生于肠道，症状可见肛门奇痒，夜间尤甚，以致睡眠不安。

答案：175.A　　　176.C

解析：劳力过度，又有"形劳"之称，指较长时间过度力，劳伤形体，积劳成疾，或者是病后体虚，勉强劳作而致病。劳神过度，又有"心劳"之称，指长期用脑过度，思虑过度积劳成疾而致病。

答案：177.A   178.B

解析：《素问·宣明五气》云："久立伤骨，久行伤筋。"体现了劳力过度。《素问·宣明五气》云："久卧伤气，久坐伤肉。"体现了过度安逸。

答案：179.C   180.D

解析：过度劳力主要伤气，根据李东垣的学术思想，劳役过度则伤脾，饮食不节则伤胃，故劳力过度易损伤脾气。心藏神，主血脉，血为神志活动的主要物质基础。劳神过度，长思久虑，则耗伤心血。

（四）X 型题

181. 答案：ADE

解析：六淫和疠气都属于外感病因。内风属于病机范畴，痰饮属于病理产物性致病因素。

182. 答案：ABDE

解析：六淫致病的共同特点包括外感性、季节性、地域性和相兼性。流行性是疠气的致病特点之一。

183. 答案：ABCE

解析：风邪的性质和致病特点有：风为阳邪，轻扬开泄，易袭阳位；风性善行而数变；风为百病之长；风性主动。升散之性是暑邪的性质。

184. 答案：ACD

解析：风性善行而数变，可见病位游移，变化迅速；风为阳邪，易袭阳位；风主动，可见动摇症状；湿性黏滞，可见病情缠绵，病程较长；寒性凝滞，易使气血津液凝结、经脉阻滞，出现疼痛症状。故排除 B 和 E。

185. 答案：BD

解析：寒邪的性质和致病特点包括寒为阴邪，易伤阳气；寒性凝滞；寒性收引。开泄为风邪之性，黏滞为湿邪之性，趋下也是湿邪之性。

186. 答案：ABCD

解析：寒邪伤阳，多见恶寒、肢冷；寒性凝滞，多见疼痛；寒性收引，多致腠理闭塞而无汗。故排除 E。

187. 答案：ACD

解析：暑邪的性质和致病特点包括暑为阳邪，其性炎热；暑性升散，易扰心神，伤津耗气；暑多夹湿。趋下是湿邪之性，收引是寒邪之性。故排除 B 和 E。

188. 答案：BC

解析：风性开泄，风邪侵犯人体，易使腠理不固而汗出；暑性升散，暑邪侵犯人体，可致腠理开泄而多汗。

189. 答案：BCD

解析：燥性干涩，易伤津液；暑性升散，易伤津耗气；火热之邪伤人，热淫于内，一方面迫津外泄，使气随津泄而致津亏气耗；另一方面则直接消灼煎熬津液，耗伤人体的阴气。故火热之邪致病，易伤津耗气。

190. 答案：BCDE

解析：火邪的性质和致病特点是：火为阳邪，炎热趋上；易扰心神；易伤津耗气；易生风动血；易致疮痈。而暑性升散，故需排除 A 选项。

191. 答案：CDE

解析：湿邪的性质和致病特点是：湿为阴邪，阻遏气机，易损伤阳气；湿性重浊；湿性黏滞；湿性趋下，易袭阴位。故排除 A、B 选项。

192. 答案：ADE

解析：燥邪的性质和致病特点是：燥性干涩，易伤津液；燥易伤肺。故排除 B、C 选项。

193. 答案：ACD

解析：火（热）邪的性质和致病特点是：火为阳邪，其性炎热趋上；易扰心神；易伤津耗气；易生风动血；易致疮痈。故排除 B、E 选项。

194. 答案：ACE

解析：火邪、暑邪都为阳邪，致病可见高热、口渴、面赤、脉洪大等阳热症状，均易伤津耗气。B、D 选项非二者的共同致病特点，故排除。

195. 答案：AB

解析：寒邪、湿邪共同的致病特点是均为阴邪，易伤阳气。湿性重浊黏腻，易袭阴位。暑邪、火邪易于耗气伤津。

196. 答案：ABCDE

解析：中医文献中，疫疠的别称有疫毒、戾气、异气、疫气、乖戾之气等。

197. 答案：ABDE

解析：疠气形成和疫病流行的原因有：气候反常；社会因素；环境污染；饮食不洁；预防隔离工作不好等。故排除 C 选项。

198. 答案：ABCDE

解析：疠气的性质和致病特点包括：①传染性强，易于流行。②发病急骤，病情危笃。③一气一病，症状相似。

199. 答案：ABC

解析：心主神明，肝主疏泄以调畅情志，脾舍意，在志为思，且为气机升降之枢纽，故情志内伤，容易引起这三脏功能失调。

200. 答案：ADE

解析：《素问·举痛论》原文提示：怒则气上，恐则气下。"劳则气耗"不属于情志内伤。

201. 答案：ABCDE

解析：肝气郁结，肝经循行所至的头目、两胁气机不舒，可见上述表现；肝气疏泄不畅，影响女子月经的正常排泄，可见月经不调。

202. 答案：AE

解析：《素问·举痛论》说："惊则心无所倚，神无所归，虑无所定，故气乱矣。"惊则气乱，导致心神不宁、气机逆乱，肾气不固。

203. 答案：ABCD

解析：思虑过度伤及心脾，可致心脾两虚，可见的临床表现包括心悸，失眠多梦，食少腹胀，便溏等。

204. 答案：ABCE

解析：情志病包括的范围比较广，不仅仅是专指精神疾病，故 ABCE 答案正确。

205. 答案：ABCDE

解析：长期进食过少，脾胃缺乏水谷精微充养，脾胃之气亏虚，且脏腑精气血津液皆无以化生，最终出现全身营养不良，脏腑功能衰退，体质下降，儿童时期过饥，营养不足，会引起生长发育迟缓。

206. 答案：BCDE

解析：肥胖症多因过饱、嗜食肥甘厚腻食物所致。饮食不洁首先易伤及肠胃，使其功能紊乱出现腹泻、呕吐、腹痛等症状；若食入被寄生虫或疫毒感染的食物，会发生寄生虫病和肠道传染病；若进食有毒食物，会引起食物中毒。

207. 答案：ABCDE

解析：嗜酒易损伤肝脾，使肝气郁结，脾失运化，体内津液代谢失调而见痰浊内生；肝气不疏，情志不调则易出现异常情绪；气滞痰瘀交结，内生癥积；且酒性辛热，过服易生湿热。

208. 答案：ABCDE

解析：过食肥甘厚腻之品，容易滋腻碍脾，内生痰湿，化热，出现上述常见病症。

209. 答案：ABCDE

解析：佝偻病、瘿瘤、夜盲由食类偏嗜引起的某些营养物质缺乏而发病，消渴由偏食肥甘厚腻之品而引发，胆结石由偏食油炸肥腻食物而引发，都属于食类偏嗜所致。

210. 答案：ABCD

解析：与水湿痰饮形成的相关脏腑是肺、脾、肾、肝及三焦等。

211. 答案：ABCDE

解析：痰饮是机体水液代谢障碍所形成的病理产物，其致病特点：阻滞气血运行；影响水液代谢；易于蒙蔽心神；致病广泛，变幻多端。

212. 答案：ABCDE

解析：痰饮的形成与外感六淫，或内伤七情，或饮食失宜等，导致脏腑功能失调，气化不利，水液代谢障碍，水液停聚等致病因素有关。肺、脾、肾及三焦主司水液代谢的生理功能失常，是形成痰饮的中心环节。

213. 答案：BCD

解析：瘀血是指体内血液停积而形成的病理产物，包括体内瘀积的离经之血，以及因血液运行不畅，停滞于经脉或脏腑组织内的血液。

214. 答案：ABCDE

解析：凡能影响血液正常运行，引起血液运行不畅，或导致血离经脉而瘀积的内外因素，均可导致瘀血的形成。主要包括血出致瘀、气滞致瘀、因虚致瘀、血寒致瘀、血热致瘀、津亏致瘀、痰饮致瘀。

215. 答案：ABCD

解析：结石的形成与饮食不当、情志内伤、服药不当、体质差异有关。

216. 答案：ADE

解析：结石是体内湿热浊邪，蕴结不散，或久经煎熬，形成的砂石样病理产物，其致病特点：多发于肝、胆、肾、膀胱等脏腑；病程较长，病情轻重不一；阻滞气机，损伤脉络。

217. 答案：ACD

解析：痰饮、湿邪停滞于体内，其病势缠绵，病程较长；结石多为湿热内蕴，日渐煎熬而成，故大多数结石的形成过程缓慢。

218. 答案：ACDE

解析：瘀血又称"恶血""衃血""蓄血""败血""污血"等。

219. 答案：BCDE

解析：空腹食入较多柿子、黑枣等，易致胃结石；肝主疏泄，关系着胆汁的生成和排泄；肾气的蒸腾气化，影响尿液的生成和排泄，故肝肾功能失调易生成结石；胆、膀胱等管腔性器官，结石易于停留，故结石为病，以肝、胆、肾、膀胱、胃多见。

220. 答案：BCD

解析：痰饮、瘀血、结石皆为病理产物，继发性病因，共性病机阻滞气机。不一定出现疼痛症状，病程有长有短。

221. 答案：BCDE

解析：绦虫多因食用生的或未熟的猪、牛肉而得，寄生于肠道，多见腹部隐痛，腹胀或腹泻，食欲亢进，面黄体瘦，有时在大便中可见白色带状成虫节片。

222. 答案：ACDE

解析：钩虫常由手足皮肤黏膜接触被钩虫蚴污染的粪土而感染，初起见局部皮肤痒痛、红肿等。成虫寄生于小肠，可严重影响脾胃功能和耗伤气血，症见腹部隐痛，食欲不振，面黄肌瘦，神疲乏力，心悸气短，甚或肢体浮肿等。

223. 答案：ABD

解析：过劳包括劳力过度、劳神过度和房劳过度三种。

224. 答案：AC

解析：劳力太过的致病特点主要表现在：一是过度劳力而耗气损伤内脏的精气。二是过度劳力而致形体损伤，即劳伤筋骨。

225. 答案：CD

解析：心藏神，脾主思，血是神志活动的重要物质基础，故用神过度，长思久虑，则易耗伤心血，损伤脾气，以致心神失养，神志不宁而心悸健忘，失眠多梦，以及脾失健运而纳少，腹胀，便溏，消瘦。

226.答案：ABCD

解析：房事不节则伤肾、肾气耗伤，根本动摇，常见腰膝酸软，眩晕耳鸣，精神萎靡，性功能减退等。

227.答案：ABCDE

解析：如果长期运动减少，则人体气机失于畅达，可导致脾胃等脏腑的功能障碍，出现胸闷，食少，脘腹胀满，困倦，肌肉软弱或臃肿肥胖等。也可致脏腑组织功能减退，体质虚弱，正气不足，抵抗力下降等。故过逸致病，常见动则心悸，气喘汗出等。

228.答案：ACD

解析：长期用脑过少，加之阳气不振，可致神气衰弱，常见精神萎靡，健忘，反应迟钝等。

229.答案：ACDE

解析：药邪常见的形成原因有用药过量、炮制不当、配伍不当、用法不当等。

230.答案：BC

解析：胎毒，有广义和狭义之分。广义胎毒，指妊娠早期，其母感受邪气或误用药物、误食伤胎之物，导致遗毒于胎，出生后渐见某些疾病。狭义胎毒，指某些传染病，在胎儿期由亲代传给子代。

二、判断题

231.答案：×

解析：六淫与疠气不同，后者致病易于流行，而前者多散在发病。

232.答案：×

解析：六淫致病过程中，病性转化常见。如寒邪为病，可因失治误治或体质差异等因素，发为热证。

233.答案：×

解析：风性开泄，易使腠理不固，故多见汗出。

234.答案：√

解析：风邪四季皆有，其性善动，其他邪气常依附风邪而侵犯人体，从而使风邪成为多种外感邪气的先导。

235.答案：×

解析：由于气候变化的特殊性及贪凉饮冷等因素的影响，夏季感受寒邪也很常见。

236.答案：√

解析：寒邪既可以外客肌表，又可以直中于里，损伤脾胃或心肾阳气。

237.答案：√

解析：暑性升散，故暑邪侵犯人体，可致腠理开泄而多汗。

238. 答案：×

解析：暑邪具有明显的季节性，发生于夏至以后，立秋以前的时间段。

239. 答案：×

解析：燥邪的性质和致病特点为：燥性干涩，易伤津液；燥易伤肺。火为阳邪，其性炎热。

240. 答案：√

解析：湿为阴邪，阻遏气机，损伤阳气；寒为阴邪，阴胜则阳病，故也易伤阳气。

241. 答案：√

解析：火热邪气易生风动血，其中，"生风"是指火热之邪侵犯人体，燔灼津液，劫伤肝阴，筋脉失常，易引起"热极生风"的病证。临床表现为高热神昏，四肢抽搐，两目上视，角弓反张等。

242. 答案：×

解析：火邪入于血分，可聚于局部，腐蚀血肉，发为痈肿疮疡。暑邪不具有此特点。

243. 答案：×

解析：火热与心相通应，故火热之邪入于营血，尤易影响心神。暑为阳邪，其性升散，故也易上扰心神，或侵犯头目，出现心胸烦闷不宁、头昏、目眩、面赤等。

244. 答案：√

解析：湿为阴邪，易伤阳气。故清·叶桂《温热论》曰："湿胜则阳微。"

245. 答案：√

解析：外感病因包括六淫和疠气。

246. 答案：×

解析：不同疠气致病，具有一定的特异选择性，从而在不同的脏腑产生相应的病证。疠气种类不同，所致之病各异。

247. 答案：×

解析：中医学对疠气认识很早，但疠气概念，出自明·吴又可《温疫论》："夫瘟疫之为病，非风非寒非暑非湿，乃天地间别有一种异气所感。""为病颇重，故名之疠气。"

248. 答案：×

解析：疠气是具有一类具有强烈传染性和致病性外感病邪的统称，不属于"毒邪"范畴。

249. 答案：×

解析："惊则气乱"，大惊可导致心神紊乱；但一般不会导致呕血、飧泄、薄厥等症状，后者多由于大怒所导致。

250. 答案：×

解析：七情是正常的情志活动，一般不会致病。只有七情刺激超越了人体生理和心理适应能力的情况下，才会成为致病因素。

251. 答案：√

解析：心藏神，是五脏六腑之大主，心神主宰所有生命活动，包括主控人的情志、精神、意识思维活动。故七情内伤，首先会影响心神的活动，产生异常的情志、意识思维反应和精神状态。

252. 答案：×

解析：七情与五脏生理密切相关，七情太过一般易损伤相应的脏，如怒伤肝，喜伤心，悲伤肺等，但是临床也不必拘泥于此。一则七情过极可以损伤潜病之脏，二则七情致病，还与个体的心理素质、心理特征、生理状态具有密切关系，故特定的情志刺激未必在所有人身上都体现了这种相对应的关系。

253. 答案：√

解析：七情致病，可损伤相应的脏腑，也可伤及潜病的脏腑，还与个体的心理素质、心理特征、生理状态具有密切关系。因此，多种情志交织致病，可以出现单个脏腑受损，也可出现多个脏腑受损的情况。

254. 答案：√

解析：小儿脏腑娇嫩，脾胃之气未充，进食过饱会引起脾胃消化不良、疳积。

255. 答案：√

解析：七情内伤影响脏腑气机，而气机失调，会妨碍精气血津液代谢，水湿不行则痰饮内生，气不行血则瘀血内结。

256. 答案：×

解析：七情过极可发为情志异常的疾病，但也可以由情志刺激而诱发非情志异常表现的其他疾病，如胸痹、眩晕、胃痛等疾病。

257. 答案：×

解析：嗜食生冷寒凉食物，最易耗伤脾胃阳气，脾胃阳虚日久，严重情况下累及肾阳，才会导致肾阳受损。

258. 答案：×

解析：虽然补脾药物多甘味，但五味不能偏嗜，长期过食甘甜之品易滋腻碍脾，影响脾的运化功能。

259. 答案：√

解析：恣食肥甘厚味，可致脏腑功能失调，痰浊内生。

260. 答案：×

解析：痰饮随气流行，内而五脏六腑，外而四肢百骸、肌肤腠理，无处不到，可停滞而引发多种疾病，因而其致病异常广泛。

261. 答案：√

解析：瘀血阻滞体内，日久不散，就会严重影响气血运行，导致脏腑失于濡养，功能失常，势必影响新血生成。

262. 答案：×

解析：气虚则运血无力，可引起血液运行涩滞，导致血液在体内停积而形成瘀血。

263. 答案：×

解析：瘀血导致疼痛一般表现为刺痛，痛处固定不移。

264. 答案：√

解析：瘀血导致疼痛一般表现为刺痛，痛处固定不移，拒按，夜间痛势尤甚。

265. 答案：√

解析：瘀血引起出血特点为血色紫暗，夹有瘀块。

266. 答案：×

解析：结石属于病理产物，当形成后，又作为致病因素作用于人体，不仅加重原有病情，还可引起新的病变发生。

267. 答案：×

解析：结石为有形实邪，停留体内，势必阻滞气机，影响气血津液运行，引起局部胀痛、水液停聚等；重者，结石嵌滞于狭窄部位，如胆道或输尿管中，常出现剧烈绞痛。

268. 答案：√

解析：气滞可导致津气血运行不畅，形成痰饮、瘀血、结石等病理产物。

269. 答案：×

解析：药邪是指因药物炮制，或使用不当而引起发病的一类致病因素。

270. 答案：√

解析：医过，是指由于医护人员的过失，而导致病情加重或变生他疾的一类致病因素。

271. 答案：√

解析：劳力过度、劳神过度与房劳过度为过劳的三个方面。

272. 答案：√

解析：过度安逸体现在：安逸少动，气机不畅；阳气不振，正气虚弱；长期用脑过少，加之阳气不振，可致神气衰弱。

273. 答案：×

解析：劳神过度，又称"心劳"。

274. 答案：√

解析：房劳过度，又称"肾劳"。

275. 答案：×

解析：长期用脑过度、用脑过少都会对健康造成威胁。

276. 答案：×

解析：过度劳力主要伤气，耗伤脏腑精气，由于肺为气之主，脾为生气之源，故劳力过度易损伤肺脾之气。

277. 答案：×

解析：毒蛇所伤，虫兽所伤，属于其他病因的外伤范畴，不属于诸虫致病。

278. 答案：√

解析：答案正确。毒邪，泛指一切强烈、严重损害机体结构和功能的致病因素。

279. 答案：×

解析：医过，也称"医源性致病因素"，指由于医护人员的过失，而导致病情加重或变生他疾的一类致病因素。不熟悉药物的性味、用量、配伍禁忌而使用不当的致病因素，属于药邪范畴。

280. 答案：√

解析：先天病因一般分为胎弱、胎毒两个方面。

三、名词解释

281. 答案：六淫，即风、寒、暑、湿、燥、火（热）六种外感病邪的统称。

282. 答案：在正常情况下，风、寒、暑、湿、燥、火是自然界六种不同的气候变化，是万物生长化收藏和人类赖以生存的必要条件，称为"六气"。

283. 答案："主动"，指风邪致病具有动摇不定的特征。如感受外风而面部肌肉颤动，或口眼㖞斜，为风中经络；因金刃外伤，复受风毒之邪出现四肢抽搐、角弓反张等症状，为破伤风。

284. 答案：长者，始也，首也。风为百病之长，一是指风邪常兼它邪合而伤人，为外邪致病的先导。二是指风邪袭人致病最多。

285. 答案：善行，指风性善动不居，游移不定，故其致病具有病位游移、行无定处的特征。

286. 答案：数变，指风邪致病变幻无常，发病迅速。

287. 答案：凝滞，即凝结阻滞。寒性凝滞，指寒邪伤人，易使气血津液凝结、经脉阻滞，不通则痛，故疼痛是感受寒邪的常见症状。

288. 答案：收引，即收缩牵引。寒性收引，指寒邪侵袭人体，可使气机收敛，腠理、经络、筋脉收缩而挛急。

289. 答案：升，即升发、向上。暑为阳邪，其性升发，故易上扰心神，或侵犯头目，出现心胸烦闷不宁、头昏、目眩、面赤等。散，指暑邪侵犯人体，可致腠理开泄而多汗。

290. 答案：暑季气候炎热，且常多雨而潮湿，热蒸湿动，水气弥漫，故暑邪致病，多夹湿邪为患。其临床表现除发热、烦渴等暑热症状外，常兼见身热不扬、汗出不畅、四肢困重、倦怠乏力、胸闷呕恶、大便溏泄不爽等湿滞症状。

291. 答案：重，即沉重、附着。湿邪致病，常出现以沉重感及附着难移为特征的临床表现。浊，即秽浊。湿邪为患，易导致分泌物和排泄物秽浊不清。

292. 答案：黏，即黏腻不爽；滞，即停滞。湿邪致病，其黏腻停滞的特性主要表现在两个方面：一是症状的黏滞性。二是病程的缠绵性。

293. 答案：指火热之邪侵犯人体，燔灼津液，劫伤肝阴，筋脉失常，易引起"热极生风"的病证。

294. 答案：指火热邪气入于血脉，易迫血妄行。火热之邪侵犯血脉，轻则加速血行而脉数，甚则可灼伤脉络，迫血妄行，引起各种出血证。

295. 答案：疠气是一类具有强烈传染性和致病性的外感病邪的统称。

296. 答案：伤寒有广义、狭义之别。广义伤寒，是指外感热病的总称。狭义伤寒，是指寒客肌表，郁遏卫阳者，又称为"太阳伤寒"。

297. 答案：寒邪直中于里，伤及脏腑阳气者，称为"中寒"。

298. 答案：指喜怒忧思悲恐惊七种正常的情志活动。

299. 答案：当情志活动异常，超越了人体生理和心理适应能力，或人体正气虚弱，脏腑精气虚衰，对情志刺激的调节适应能力低下，七情就会导致疾病发生，或成为疾病发生的诱因，称为"七情内伤"。

300. 答案：过怒导致肝气疏泄太过，气机上逆，甚至血随气逆、并走于上的病机变化。

301. 答案：过喜导致心气涣散不收，重者心气暴脱、神不守舍的病机变化。

302. 答案：过度悲伤，导致肺气耗伤，肺失宣降的病机变化。

303. 答案：过度思虑，导致脾气结滞、运化失职的病机变化。

304. 答案：过度恐惧，导致肾气不固、气陷于下的病机变化。

305. 答案：猝然受惊，导致心神不定、气机逆乱、肾气不固的病机变化。

306. 答案：指特别喜好某种性味的食物，或长期偏食某些食物而导致某些疾病的发生，称为饮食偏嗜。

307. 答案：指饮食不能节制，明显低于或超过本人适度的饮食量，以致内伤脾胃的病因。

308. 答案：发病与情志刺激有关，或因情志刺激而诱发的病证，或具有情志异常表现的病证，称为情志病。

309. 答案：指病变已经存在，但尚无明显临床表现的病证。

310. 答案：痰饮是人体水液代谢障碍所形成的病理产物，属继发性病因，较稠浊者称为痰，较清稀者称为饮。

311. 答案：无形之痰指只见其征象，不见其形质之痰，如眩晕、癫狂等，虽然无有形质可见，但用祛痰药治疗有效。

312. 答案：痰之为病，无所不至，其病变多种多样，临床表现非常复杂，故有"怪病多痰"之说。

313. 答案：痰气结滞于咽喉，则形成"梅核气"，临床常见咽中梗阻如有异物，咽之不下，吐之不出，胸膈满闷，情绪低落，善太息等。

314. 答案：瘀血是指体内血液停积而形成的病理产物，属继发性病因，包括体内瘀积的离经之血，以及因血液运行不畅，停滞于经脉或脏腑组织内的血液。

315. 答案：是指可触及或经检查发现的结块，称为癥瘕，又称"积聚"，多为有形之邪，由于气滞、痰凝、血瘀、毒邪等结聚而成。

316. 答案：肌肤甲错为皮肤枯燥如鳞甲交错之状。因于瘀血内结、肠痈脓滞，或温邪久留，阴液耗伤，津血不能荣润皮肤所致。

317. 答案：结石指体内某些部位形成并停滞为病的砂石样病理产物或结块，属继发性病因。

318. 答案：发作时喉中痰鸣，口角流涎，舌苔白腻，脉象弦滑的疾病。

319. 答案：久病在血是指各种病证久治不愈，疾病失治、治疗不当，或久病入络，由浅入深，势必影响血液运行，而致瘀血。

320. 答案：毒邪泛指一切强烈、严重损害机体结构和功能的致病因素。

321. 答案：来源于饮食失宜、七情内伤、痰饮瘀血，治疗不当等；或脏腑功能失调，毒邪郁积所致，具有内生病邪和病理产物性病因的特点。

322. 答案：外来之毒，来源于自然界，多为天时不正之气所感，或起居接触，或外伤感染等侵入人体所致。

323. 答案：先天病因，指个体出生时受之于父母的病因，包括父母的遗传性病因和母体在胎儿孕育期及分娩异常所形成的病因。

324. 答案：过劳，也称劳倦所伤，包括劳力过度、劳神过度和房劳过度三种。

325. 答案：劳力过度，又称"形劳"，指较长时间的过度用力，劳伤形体，积劳成疾，或病后体虚，勉强劳作而致病。

326. 答案：劳神过度，又称"心劳"，指长期用脑过度，思虑劳神而积劳成疾。

327. 答案：房劳过度，又称"肾劳"，指房事太过，或手淫恶习，或妇女早孕多育等，耗伤肾精、肾气而致病。

328. 答案：药邪，是指因药物炮制、或使用不当而引起发病的一类致病因素。

329. 答案：医过，是指由于医护人员的过失，而导致病情加重或变生他疾的一类致病因素。

330. 答案：胎毒，有广义和狭义之分。广义胎毒，指妊娠早期，其母感受邪气或误用药物、误食伤胎之物，遗毒于胎，导致胎儿出生后渐见某些疾病。狭义胎毒，指某些传染病，在胎儿期由亲代传给子代。

四、填空题

331. 答案：风　寒　暑　湿　燥　火（热）
332. 答案：外感性　季节性　地域性　相兼性
333. 答案：风邪
334. 答案：伤寒　　中寒
335. 答案：暑邪
336. 答案：中暑
337. 答案：干涩　　肺
338. 答案：阳气　气机　黏滞　阴位
339. 答案：火（热）
340. 答案：湿
341. 答案：燥　火　暑
342. 答案：传染性　致病性

343. 答案：气消　　气下　　气乱　　气结

344. 答案：肾　　肺　　脾　　心

345. 答案：食复

346. 答案：饮食不洁　　饮食偏嗜

347. 答案：五味偏嗜　　食类偏嗜

348. 答案：脾胃

349. 答案：脾

350. 答案：肝　　肾　　肺

351. 答案：心　　脾

352. 答案：过饥　　过饱

353. 答案：痰饮　　瘀血　　结石

354. 答案：痰　　饮

355. 答案：肺　　脾　　肾

356. 答案：有形之痰　　无形之痰

357. 答案：痰饮　　悬饮　　支饮　　溢饮

358. 答案：离经之血

359. 答案：刺痛　　固定　　夜间

360. 答案：外伤　　气滞　　气虚　　血寒　　血热

361. 答案：肝　　胆　　肾

362. 答案：饮食不当　　情志内伤　　服药不当

363. 答案：肺　　脾

364. 答案：劳神过度

365. 答案：结构　　功能

366. 答案：用药过量　　炮制不当　　配伍不当　　用法不当

367. 答案：胎弱　　胎毒

五、简答题

368. 答案：六淫，即风、寒、暑、湿、燥、火（热）六种外感病邪的统称。在正常情况下，风、寒、暑、湿、燥、火是自然界六种不同的气候变化，是万物生长化收藏和人类赖以生存的必要条件，称为"六气"。

人类长期生活在六气交互更替的环境中，对其产生了一定的适应能力，一般不会致病。但在自然界气候变化异常，超过了人体的适应能力，或人体的正气不足，抗病能力下降，不能适应自然界气候变化而导致发病时，六气则成为致病因素。因此，若六气淫胜，则为六淫之邪；若个体正气不足而感邪发病，则对于患者而言，六气即成为致病邪气，所致病证也属六淫致病范畴。

369. 答案：

（1）寒为阴邪，易伤阳气：感受寒邪，或寒邪外袭肌表，或直中于里，最易损伤人体阳气。常见恶寒无汗，脘腹冷痛，蜷卧肢冷等症。

（2）寒性凝滞主痛：寒邪伤人，易使气血津液凝结、经脉阻滞，经脉气血运行不畅，甚或凝结阻滞不通，不通则痛。故疼痛是寒邪致病的重要临床表现。

（3）寒性收引：寒邪侵袭人体，可使气机收敛，腠理、经络、筋脉收缩而挛急，常见无汗、脉紧、挛急作痛、屈伸不利等症。

370. 答案：

（1）暑为阳邪，其性炎热：暑为盛夏火热之气所化，火热属阳，故暑邪为阳邪。暑邪伤人多表现为一系列阳热症状，如高热、心烦、面赤、脉洪大等。

（2）暑性升散，易扰心神，伤津耗气：暑为阳邪，其性升发，故易上扰心神，或侵犯头目，出现心胸烦闷不宁、头昏、目眩、面赤等。散，指暑邪侵犯人体，可致腠理开泄而多汗。汗出过多，不仅伤津，而且耗气，故临床除口渴喜饮、尿赤短少等津液不足之症状外，常见气短、乏力，甚则气津耗伤太过，清窍失养而突然昏倒、不省人事。

（3）暑多夹湿：暑季气候炎热，且常多雨而潮湿，热蒸湿动，水气弥漫，故暑邪致病，多夹湿邪为患。其临床表现除发热、烦渴等暑热症状外，常兼见身热不扬、汗出不畅、四肢困重、倦怠乏力、胸闷呕恶、大便溏泄不爽等湿滞症状。

371. 答案：火邪与暑邪同属阳邪，皆具有火热之性，皆可伤津耗气，但其伤津耗气的机制不同。暑邪伤津耗气是由于暑性升散，其侵犯人体，可致腠理开泄而多汗，汗出过多，气随津泄，以致耗气。而火邪伤津耗气，是由于热淫于内，一方面迫津外泄，使气随津泄而致津亏气耗；另一方面则直接消灼煎熬津液，损伤人体的阴气而致伤津耗气。

372. 答案：

相同点：寒邪与湿邪皆为阴邪，皆可损伤阳气。

不同点：

（1）寒邪伤阳，或伤及卫阳，导致卫阳被遏，或直中脾胃，脾阳受损；或直中少阴，损伤心肾阳气。湿邪伤阳，常易困脾，致脾阳不振，运化无权。

（2）寒性凝滞，主痛；寒性收引，可使气机收敛，腠理、经络、筋脉收缩而挛急。

（3）湿邪易阻气机；湿性重浊，常出现以沉重感及附着难移为特征的临床表现；湿性黏滞，一是症状的黏滞性，二是病程的缠绵性；湿性趋下，易袭阴位。

373. 答案：疠气是一类具有强烈传染性和致病性的外感病邪的统称，其性质和致病特点包括：传染性强，易于流行；发病急骤，病情危笃；一气一病，症状相似。

374. 答案：情志活动以脏腑精气为物质基础，所以情志活动与五脏精气密切相关。

首先，五脏所藏的精气化神、养神，是情志活动的物质基础，并决定情志变化。五脏精气充盛则神旺，情志活动正常；五脏精气虚衰或气血失调，情志活动则发生异常变化。

其次，情志变化也会影响脏腑功能。情志变化过于强烈、持久，易引起脏腑精气阴阳及气血运行失常，甚至导致疾病发生。

375. 答案：《素问·举痛论》说："百病生于气也，怒则气上，喜则气缓，悲则气消，恐则气下……惊则气乱……思则气结。"临床所见很多疾病，皆由气机失调所致。如情志致病，可影响脏腑气机，导致脏腑气机升降失常而出现相应的临床表现。过怒导致肝气疏泄太过，气机上逆，甚则血随气逆、并走于上；过度喜乐伤心，导致心气涣散不收，重者心气暴脱、神不守舍；过度思虑伤脾，导致脾气结滞、运化失职；过度悲忧伤肺，导致肺气耗伤、肺失宣降；过度恐惧伤肾，致使肾气不固、气陷于下；猝然受惊伤及心肾，导致心神不定、气机逆乱、肾气不固等病机变化。

376. 答案：嗜酒极易损伤肝脾；随着肝气疏泄失度、脾气运化失常，久之聚生痰湿之邪致病；且酒性辛热，嗜食过度易生内热致病，甚至变生癥积。

377. 答案：五味对五脏，各自对应有一定的亲和性，即酸先入肝，苦先入心，甘先入脾，辛先入肺，咸先入肾。五味偏嗜，首先易致相应之脏脏气偏胜，功能紊乱，进而导致脏腑之间平衡关系失调，出现他脏病变。

378. 答案：有形之痰，是指视之可见，闻之有声，触之可及的有形质的痰液而言，如咳出可见之痰液，喉间可闻之痰鸣，体表可触之瘰疬痰核等。无形之痰，是指由水液代谢障碍所形成的病理产物及其病理变化和临床表现而言，虽然无形质可见，但却有症可察，临床上主要通过其所表现的症状和体征来分析，从而被确定为因痰所致，采用祛痰的方法治疗能够取得较好效果。

379. 答案：痰饮水湿，皆为水液代谢失常所致，异名而同类。四者皆为阴邪，性质有所不同：稠浊者为痰，清稀者为饮，更清者为水，湿则呈弥散状态；又有密切联系：湿聚为水，积水成饮，饮凝成痰。因此有时水湿痰饮不予严格区分，例如水湿、水饮、痰湿、痰饮等，又可相提并论。

380. 答案：瘀血具有病理产物与致病因素的双重性；血瘀指血液循行迟缓，流行不畅，甚则血液停滞的病机变化。一般而论，侧重讨论病理产物和病因时，称为"瘀血"；侧重讨论病机时，称为"血瘀"。

381. 答案：结石形成的原因比较复杂，常与以下因素有关：①饮食失宜。②情志内伤。③服药不当。④体质差异。另外，结石的发生还与年龄、性别、生活习惯有关，也可因受其他疾病的影响而致。

382. 答案：过度安逸致病，其特点主要表现在三个方面：一是安逸少动，气机不畅。二是阳气不振，正气虚弱。三是长期用脑过少，可致神气衰弱，常见精神萎靡、健忘、反应迟钝等。

六、论述题

383. 答案：风邪为病，以春季为多见，但终岁常在，四季皆有。风邪伤人多从皮毛而入，引起外风病证。风邪是导致外感病极为重要的致病因素，故称"风为六淫之首。"

（1）风为阳邪，轻扬开泄，易袭阳位：风邪具有轻扬、发散、透泄、向上、向外的特性，故为阳邪。风性开泄，指其伤人易使腠理不固而汗出、恶风。风邪侵袭，常伤及人体属阳的部位，可见头痛，咽痒咳嗽，面目浮肿等症状。

（2）风性善行而数变：善行，指风性善动不居，游移不定，故其致病具有病位游移、行无定处的特征。如风寒湿三气杂至而引起的痹证，若风邪偏盛，可见游走性关节疼痛，痛无定处，称为"行痹"或"风痹"。数变，指风邪致病变幻无常，发病迅速。如因风而发的隐疹（荨麻疹）表现为皮肤风团，时隐时现，瘙痒时作，发无定处，此起彼伏等症状。以风邪为先导的外感病，一般发病急，传变也较快。如风中于头面，可突发口眼㖞斜；小儿风水证，起病仅有表证，但短时间内即可现头面一身俱肿、小便短少等。

（3）风性主动：主动，指风邪致病具有动摇不定的特征。如感受外风而面部肌肉颤动，或口眼㖞斜，为风中经络；因金刃外伤，复受风毒之邪出现四肢抽搐、角弓反张等症状，为破伤风。

（4）风为百病之长：风为百病之长，一是指风邪常兼它邪合而伤人，为外邪致病的先导。因风邪四季皆有，其性善动，凡寒、湿、暑、燥、热诸邪，常依附于风而侵犯人体，从而形成外感风寒、风湿、风热、风燥等证。二是指风邪袭人致病最多。风邪终岁常在，故发病机会多；风邪伤人表里内外均可伤及，可发生多种病证。古人甚至将风邪作为外感致病因素的总称。

384. 答案：

（1）火热为阳邪，其性炎上　火热之性燔灼、升腾，故为阳邪。阳邪伤人，致人体阳热邪气偏亢，"阳胜则热"，故发为实热性病证，临床多见高热，恶热，烦渴，汗出，脉洪数等症。火性炎上，火热之邪易侵害人体上部，故火热病证，多发生在人体上部，尤以头面部为多见。如目赤肿痛，咽喉肿痛，口舌生疮糜烂，口苦咽干，牙龈肿痛，头痛眩晕，耳内肿痛或流脓等。

（2）火热易扰神　火热与心相通应，故火热之邪入于营血，尤易影响心神，轻者心神不宁而心烦、失眠；重者可扰乱心神，出现狂躁不安，或神昏、谵语等症。

（3）火热易伤津耗气　火热之邪伤人，热淫于内，一方面迫津外泄，使气随津泄而致津亏气耗；另一方面则直接消灼煎熬津液，耗伤人体的阴气。故火热之邪致病，临床表现除热象显著外，常伴有口渴喜冷饮，咽干舌燥，小便短赤，大便秘结等津伤阴亏的征象。阳热太盛，大量伤津耗气，临床可兼见体倦乏力、少气懒言等气虚症状，重则可致全身津气脱失的虚脱证。

（4）火热易生风动血　生风，是指火热之邪侵犯人体，燔灼津液，劫伤肝阴，筋脉失养失润，易引起"热极生风"的病证。临床表现为高热神昏，四肢抽搐，两目上视，角弓反张等。动血，指火热邪气入于血脉，易迫血妄行。火热之邪侵犯血脉，轻则加速血行而脉数，甚则可灼伤脉络，迫血妄行，引起各种出血证，如吐血，衄血，便血，尿血，皮肤发斑，妇女月经过多，崩漏等。

（5）火邪易致疮痈　火邪入于血分，可聚于局部，腐蚀血肉，发为痈肿疮疡。临床表现以疮疡局部红肿热痛为特征。

385. 答案：

（1）直接伤及内脏。首先影响心神。其次，易损伤相应之脏，如大怒伤肝，大喜伤心等。第三，易伤心肝脾。心主神明，肝主疏泄以调畅情志，脾舍意，在志为思，且为气机升降之枢纽，故情志内伤，容易引起这三脏功能失调。第四，易损潜病之脏腑。

（2）影响脏腑气机。情志致病伤及心神，使脏腑气机紊乱而出现相应的临床表现。如《素问·举痛论》所说："百病生于气也，怒则气上，喜则气缓，悲则气消，恐则气下……惊则气乱……思则气结。"

（3）多发为情志病。情志刺激可以发生情志异常的病证，也可以因情志刺激而诱发其他病证。

（4）影响病情变化。积极乐观的情志有利于疾病的康复，悲观消沉的情志可使病情加重或恶化。

386. 答案：饮食由脾胃纳运作用进行消化吸收，故饮食失宜首先损伤脾胃。具体致病特点如下。

（1）饮食不节：过饥易致营养缺乏，脏腑功能衰退；正气不足，抗病力下降；胃气受损而致胃部不适；影响生长发育；引发某些心身疾病。过饱易致食积，小儿疳积；因营养过剩而发生消渴、肥胖、胸痹等病证；易内生痰浊、湿热。

（2）饮食不洁：易致肠胃功能紊乱；发生肠道寄生虫病、肠道传染病；易发生食物中毒。

（3）饮食偏嗜：寒热偏嗜易致体内脏腑阴阳失调；五味偏嗜易损伤相应的脏，并继而破坏脏腑之间的平衡关系，引起多脏腑功能失常的病证；食类偏嗜常引起某类营养物质缺乏或某类物质过多，导致某些特定疾病的发生；嗜酒则易伤肝脾，聚生痰浊、湿热、癥积。

387. 答案：

（1）概念：痰饮是机体水液代谢障碍所形成的病理产物，属于继发性病因。

（2）形成：外感六淫，或内伤七情，或饮食失宜等，导致脏腑功能失调，气化不利，水液代谢障碍，水液停聚等致病因素是形成痰饮的初始病因。肺、脾、肾及三焦主司水液代谢的生理功能失常，是形成痰饮的中心环节。津液代谢障碍是形成痰饮的病理基础。这种病理产物一经形成，就作为一种致病因素作用于机体，导致脏腑功能失调而引起各种复杂的病理变化。

（3）致病特点主要有：①阻滞气血运行：痰饮为实邪，可随气流行全身，或停滞于经脉，或留滞于脏腑，阻滞气机，妨碍气血运行。②影响水液代谢：痰饮本为水液代谢失常产生的病理产物，但是痰饮一旦形成之后，可作为一种继发性致病因素反过来作用于人体，进一步影响肺、脾、肾、三焦等脏腑的功能活动，影响水液代谢。③易于蒙蔽心神：痰浊为病，随气上逆，尤易蒙蔽清窍，扰乱心神，使心神活动失常，出现头晕目眩、精神不振等症，或者痰浊上犯，与风、火相合，蒙蔽心窍，扰乱神明，以至出现神昏谵妄，或引起癫、狂、痫等疾病。④致病广泛，变幻多端：痰饮随气流行，内而五脏六腑，外而四肢百骸、肌肤腠理，无处不到，可停滞而引发多种疾病，因而其致病异常广泛。

388. 答案：

（1）概念：瘀血是指体内血液停积而形成的病理产物，包括体内瘀积的离经之血，以及因血液运行不畅，停滞于经脉或脏腑组织内的血液。

（2）形成：凡能影响血液正常运行，引起血液运行不畅，或导致血离经脉而瘀积的内外因素，均可导致瘀血的形成。主要包括外伤致瘀、气滞致瘀、气虚致瘀、血寒致瘀、血热致瘀、津亏致瘀、痰饮致瘀。

（3）致病特点：易于阻滞气机；影响血脉运行；影响新血生成；病位固定，病证繁多。

（4）共同的症状特点：①疼痛：一般表现为刺痛，痛处固定不移，拒按，夜间痛势尤甚。②肿块：瘀血积于皮下或体内，则可见肿块，部位固定不移。若在体表，则可见局部青紫，肿胀隆起；若在体内，则扪之质硬，坚固难移。③出血：部分瘀血为病者，可见出血之象，血色紫暗，夹有瘀块。④色诊多见紫暗：一是面色紫暗，口唇、爪甲青紫等；二是舌质紫暗，或舌有瘀斑、瘀点等。⑤脉诊多见涩脉、结脉、代脉等。其他症状，亦可见面色黧黑，肌肤甲错，善忘等。

389. 答案：病理产物性致病因素具有既是病理产物，又是致病因素的双重特点，包括痰饮、瘀血、结石等。

三者的区别是：

（1）痰饮是机体水液代谢障碍所形成的病理产物，其致病特点：阻滞气血运行；影响水液代谢；易于蒙蔽心神；致病广泛，变幻多端。

（2）瘀血是血液运行障碍，血液停滞所形成的病理产物，其致病特点：易于阻滞气机；影响血脉运行；影响新血生成；病位固定，病证繁多。

（3）结石是体内湿热浊邪，蕴结不散，或久经煎熬，形成的砂石样病理产物，其致病特点：多发于肝、胆、肾、膀胱等脏腑；病程较长，病情轻重不一；阻滞气机，损伤脉络。

三者的联系是：

（1）三者皆属病理产物、继发性病因，形成初始病因相似，形成过程中均与气滞有关，气滞则水停、血瘀，也可气化不利而致湿热蕴结，生成结石。

（2）三者之间又可相互影响。痰饮内停，阻滞气机，可形成瘀血、结石；而瘀血、结石内阻亦可影响津液代谢而形成痰饮。

390. 答案：

（1）概念：毒邪，泛指一切强烈、严重损害机体结构和功能的致病因素。

（2）形成：外来之毒来源于自然界，多为天时不正之气所感，或起居接触，或外伤感染等侵入人体所致。形成与时令、气候、环境有关，具有外感性特点。

内生之毒来源于饮食失宜、七情内伤、痰饮瘀血，治疗不当等；或脏腑功能失调，毒邪郁积所致，具有内生病邪和病理产物性病因的特点。

（3）致病特点：

①毒性暴戾，损脏伤形　毒邪致病，多发病较急，传变较快，扰及神明，病势危重，可见壮热、恶寒、神昏、谵语、烦躁、呕吐、泄泻、出血、紫癜、黄疸等，甚至死亡。毒邪致病，常损伤正气，导致脏腑阴阳气血失调、生理功能异常和形态结构破坏；或伤

及肌肤、筋骨、血脉等形体，导致疮疡痈肿，筋伤骨坏，血脉浸淫等。

②致病广泛，复杂多变 毒邪致病，常兼挟其他病邪，侵犯部位广泛，外至形体、经络、官窍，内至脏腑，涉及多脏腑、多部位发病，导致多种疾病发生。邪气蕴结，形成毒邪后，又作为新的病因，多因素交互作用，使病情更加复杂多变。如毒易化热化火，伤阴败血，多见高热、汗出、口渴、舌干、便秘等火热伤阴症状；火热邪毒，灼伤脉络，迫血妄行，可致吐血、衄血、咳血；热盛肉腐，则为疮疡痈肿等。

③顽固难愈，症状秽浊 毒邪蕴积，易成痼疾，反复发作，病程较长；迁延日久，则病多缠绵，难以治愈。如瘀毒致病，每多挟痰，痰瘀凝结，深入于里，影响脏腑，阻滞经络；瘤毒致病，结为癥积，形成痼疾。毒邪致病，郁积日久，可见皮肤、黏膜分泌黏液、糜烂、溃疡、腐败等秽浊不清的症状表现。

④传染流行，病状特异 某些毒邪致病具有强烈的传染性，尤其在气候变化异常或环境恶劣的条件下，易于流行。感受同一毒邪，一毒一病，多具有特殊的、相似的病变过程和临床表现。如疫毒、疹毒、虫毒等。

第八章 病 机 ▷▷▷▷

习 题

一、选择题

(一) A1 型题

1.首见"病机"概念的著作是
    A.《素问》   B.《灵枢》   C.《难经》
    D.《伤寒论》   E.《金匮要略》

2.正气强弱主要取决的是
    A.气候因素   B.地域因素   C.饮食习惯
    D.生活与工作环境   E.体质与精神状态

3.中医学对发病原理的认识主要是
    A.正邪相搏   B.阴阳失调   C.饮食失调
    D.气血失常   E.脏腑失调

4.疾病发生的内在因素是
    A.邪气强盛   B.正气不足   C.邪胜正负
    D.正虚邪恋   E.正胜邪衰

5.人体"正气"是指
    A.生命活动原动力   B.积于胸中之气   C.温养脏腑之气
    D.人体呼吸之气   E.人体正常功能活动的统称

6.疾病发生的重要条件是
    A.邪气亢盛   B.正气不足   C.地域因素
    D.饮食习惯   E.生活环境

7.邪气侵犯人体后能否发病关键是
    A.正气的盛衰   B.邪气的性质   C.感邪的轻重
    D.禀赋的强弱   E.邪正斗争的胜负

8.邪气侵犯人体,导致主要损害不包括的是
    A.脏腑形质   B.功能活动   C.体质特征

D. 疾病传变   E. 物质亏耗

9. 某些疫疠之气致病力强，侵袭机体致病，其发病类型是

   A. 感邪即发   B. 徐发   C. 继发

   D. 伏而后发   E. 复发

10. 小儿虫积或食积，可致疳积，其发病类型是

   A. 继发   B. 徐发   C. 复发

   D. 伏而后发   E. 感邪即发

11. 感邪即发，不常见的情况是

   A. 外感风寒   B. 外感湿邪   C. 外感燥邪

   D. 外感风热   E. 外感疠气

12. 不是复发诱因的是

   A. 劳复   B. 药复   C. 食复

   D. 阳气来复   E. 重感致复

13. "重感致复"，其诱因是

   A. 病邪伏而后发   B. 过于劳累   C. 正虚未复

   D. 疾病初愈而复感外邪   E. 环境因素变化致复

14. 哮喘，常因气候因素、感受风寒而诱发，其复发诱因是

   A. 环境变化致复   B. 精神因素致复   C. 劳倦过度致复

   D. 滥用补药致复   E. 饮食因素致复

15. 《灵枢·五变》说："肉不坚，腠理疏，则善病风。"这里所说的影响发病的主要因素是

   A. 气候因素   B. 地域因素   C. 体质因素

   D. 社会环境   E. 精神状态

16. "冬伤于寒，春必温病"所说的发病类型是

   A. 复发   B. 徐发   C. 伏而后发

   D. 继发   E. 感邪即发

17. "病热少愈，食肉则复，多食则遗"所说的发病类型是

   A. 食复   B. 劳复   C. 药复

   D. 重感致复   E. 情志致复

18. 邪正盛衰决定的是

   A. 表里病机   B. 寒热病机   C. 虚实病机

   D. 阴阳病机   E. 脏腑病机

19. 不属于"实"的病机所致症状是

   A. 壮热   B. 狂躁   C. 声高气粗

   D. 脉数有力   E. 神疲乏力

20. 不属于"虚"的病机所致症状是

   A. 腹痛拒按   B. 畏寒肢冷   C. 自汗

D. 气短　　　　　　　　　E. 面色无华

21. 患者神疲肢倦，食欲不振，兼见舌苔厚腻，其病机是
A. 实中夹虚　　　　　　B. 虚中夹实　　　　　　C. 由实转虚
D. 真实假虚　　　　　　E. 真虚假实

22. 大实有羸状，是指
A. 真虚假实　　　　　　B. 实中夹虚　　　　　　C. 由实转虚
D. 真实假虚　　　　　　E. 因虚致实

23. 至虚有盛候，是指
A. 因虚致实　　　　　　B. 实中夹虚　　　　　　C. 由实转虚
D. 真实假虚　　　　　　E. 真虚假实

24. 在重病的恢复期，邪气已退，但正气被消耗的状况尚有待恢复。其疾病转归是
A. 正胜邪退　　　　　　B. 邪胜正衰　　　　　　C. 邪去正虚
D. 邪正相持　　　　　　E. 正虚邪恋

25. 慢性病久治不愈，遗留某些后遗症。其疾病转归是
A. 正胜邪退　　　　　　B. 邪胜正衰　　　　　　C. 邪去正虚
D. 邪正均盛　　　　　　E. 正虚邪恋

26. 疾病治疗及时，趋于好转痊愈的病机是
A. 正胜邪退　　　　　　B. 邪去正虚　　　　　　C. 邪盛正衰
D. 邪正相持　　　　　　E. 正虚邪恋

27. 阳胜则
A. 热　　　　　　　　　B. 寒　　　　　　　　　C. 静
D. 湿　　　　　　　　　E. 虚

28. 阴胜则
A. 热　　　　　　　　　B. 躁　　　　　　　　　C. 寒
D. 动　　　　　　　　　E. 虚

29. 阳虚患者常见的症状是
A. 腹痛拒按　　　　　　B. 畏寒肢冷　　　　　　C. 盗汗
D. 脉数　　　　　　　　E. 脉细数

30. 阴损及阳病机表现的证候是
A. 阴虚证　　　　　　　B. 阴盛证　　　　　　　C. 阴阳两虚证
D. 阳虚证　　　　　　　E. 阳盛证

31. 阴盛格阳病机表现的证候是
A. 真寒假热证　　　　　B. 虚寒证　　　　　　　C. 寒热错杂证
D. 真热假寒证　　　　　E. 虚热证

32. 关于阴阳亡失，以下说法错误的是
A. 亡阳即机体的阳气发生突然大量脱失
B. 亡阴即机体阴气发生突然大量消耗或丢失

C. 汗出过多可导致亡阳

D. 汗出过多可导致亡阴

E. 亡阴不会导致亡阳

33. 津亏血瘀的病机是

    A. 津液亏虚，不能化血　　　B. 血行阻滞，不能化津　　　C. 血脉瘀阻，津液停聚

    D. 津液枯涸，燥热内生　　　E. 津液亏耗，血行郁滞

34. 偏于元气虚的表现是

    A. 少气懒言　　　　　　　　B. 动则心悸气短　　　　　　C. 生长发育迟缓

    D. 倦怠乏力　　　　　　　　E. 易于感冒自汗

35. 偏于宗气虚的表现是

    A. 倦怠乏力　　　　　　　　B. 精神委顿　　　　　　　　C. 面色白

    D. 心悸气短　　　　　　　　E. 少气懒言

36. 易出现精虚的两脏是

    A. 脾、肺　　　　　　　　　B. 脾、肾　　　　　　　　　C. 心、肝

    D. 心、肾　　　　　　　　　E. 脾、肝

37. 不属于气虚形成原因的是

    A. 禀赋不足　　　　　　　　B. 后天失养　　　　　　　　C. 肺脾肾功能失调

    D. 形体劳倦　　　　　　　　E. 情志抑郁

38. 导致薄厥的病机是

    A. 气滞　　　　　　　　　　B. 气逆　　　　　　　　　　C. 气陷

    D. 气闭　　　　　　　　　　E. 气脱

39. 形成气滞的原因是

    A. 素体虚弱　　　　　　　　B. 劳倦内伤　　　　　　　　C. 痰湿阻塞

    D. 清窍闭塞　　　　　　　　E. 悲哀过度

40. 气逆多见的脏腑是

    A. 心、肝、肾　　　　　　　B. 肺、肝、肾　　　　　　　C. 肺、肝、胃

    D. 心、肺、脾　　　　　　　E. 脾、肺、肾

41. 气脱常见的症状是

    A. 咳逆上气　　　　　　　　B. 脘腹胀痛　　　　　　　　C. 少气懒言

    D. 目闭口开　　　　　　　　E. 内脏下垂

42. 导致子宫脱垂、脱肛的基本病机是

    A. 气滞　　　　　　　　　　B. 气逆　　　　　　　　　　C. 气陷

    D. 气闭　　　　　　　　　　E. 气脱

43. 患者出现面色苍白，汗出不止，目闭口开，全身瘫软，二便失禁，脉微欲绝等症状，从病机而言属于

    A. 气滞　　　　　　　　　　B. 气逆　　　　　　　　　　C. 气陷

    D. 气闭　　　　　　　　　　E. 气脱

44. 常见血虚证的两脏是
    A. 心、肝　　　　　　　B. 心、脾　　　　　　　C. 脾、肾
    D. 肝、肾　　　　　　　E. 心、肺

45. 导致昏厥的病机是
    A. 气滞　　　　　　　　B. 气逆　　　　　　　　C. 气闭
    D. 气陷　　　　　　　　E. 气脱

46. 气不内守，机体功能严重衰竭，其病机是
    A. 气滞　　　　　　　　B. 气逆　　　　　　　　C. 气陷
    D. 气闭　　　　　　　　E. 气脱

47. 导致出血的病因，不正确的是
    A. 气虚可致出血　　　　B. 热邪可致出血　　　　C. 瘀血可致出血
    D. 外伤可致出血　　　　E. 寒邪可致出血

48. 癥瘕积聚，常见病机是
    A. 气滞血瘀　　　　　　B. 气虚血瘀　　　　　　C. 气血两虚
    D. 精气两虚　　　　　　E. 气不摄血

49. 在老年病中具有重要意义的病机是
    A. 气滞水停　　　　　　B. 气虚血瘀　　　　　　C. 气血两虚
    D. 气随血脱　　　　　　E. 气不摄血

50. 关于伤津和脱液，说法不正确的是
    A. 伤津未必脱液　　　　B. 脱液未必伤津　　　　C. 伤津乃脱液之渐
    D. 液脱乃津伤之甚　　　E. 脱液是水分和精微共同丢失

51. 不属于津液的输布和排泄障碍导致的是
    A. 瘀血　　　　　　　　B. 痰湿　　　　　　　　C. 饮停
    D. 内湿　　　　　　　　E. 水肿

52. 患者出现四肢浮肿、沉重肿胀，其基本病机是
    A. 水停气阻　　　　　　B. 气随津脱　　　　　　C. 津枯血燥
    D. 津亏血瘀　　　　　　E. 血瘀水停

53. 患者出现口唇青紫，舌有瘀点，下肢、面目浮肿，其基本病机是
    A. 水停气阻　　　　　　B. 气随津脱　　　　　　C. 津枯血燥
    D. 津亏血瘀　　　　　　E. 血瘀水停

54. 患者出现面色淡白、少气懒言和肢体麻木，其基本病机是
    A. 气血两虚　　　　　　B. 气随津脱　　　　　　C. 津枯血燥
    D. 津亏血瘀　　　　　　E. 血瘀水停

55. 患者出现冷汗淋漓、四肢逆冷、精神萎靡等症状，其基本病机是
    A. 亡阴　　　　　　　　B. 亡阳　　　　　　　　C. 气虚
    D. 血虚　　　　　　　　E. 伤津

56. 五心烦热的基本病机是

A. 阴偏衰   B. 阴偏胜   C. 阳偏衰

D. 阳偏胜   E. 阴阳两虚

57. 肝阳上亢证患者病情加重，又出现畏寒肢冷，其病机变化是

A. 阳损及阴   B. 阴损及阳   C. 阳盛格阴

D. 阴盛格阳   E. 阳盛阴虚

58. 慢性肾虚水肿的患者病情加重，又出现烦躁不安、抽搐，其病机变化是

A. 阳损及阴   B. 阴损及阳   C. 阳偏衰

D. 阴偏衰   E. 阳偏胜

59. 关于邪正盛衰，以下说法错误的是

A. 邪气留结之处，即是邪正相搏明显之所

B. 亡阳多是正不敌邪，邪胜正衰的表现

C. 邪去正虚多见于重病的恢复期

D. 邪正相持的态势多不稳定

E. 邪胜正衰是指正气无力祛除病邪，致使疾病处于缠绵难愈

60. 关于阴阳失调，以下说法错误的是

A. 阳邪侵犯人体可导致机体阳偏盛

B. 阳盛的病机特点为阳盛而阴未虚

C. 阴盛的临床表现以实寒证为主

D. 阴虚的临床表现以虚寒证为主

E. 阴阳偏衰都属于"精气夺则虚"

61. 从阴阳失调病机来分析，真寒假热证属于

A. 阴盛格阳   B. 阳盛格阴   C. 阴阳互损

D. 亡阴   E. 亡阳

62. 不属于内生五邪的是

A. 寒从中生   B. 暑从中生   C. 湿从中生

D. 津伤化燥   E. 风气内动

63. 《临证指南医案》提出"内风"产生的机理是

A. 体内气机之逆乱   B. 身中阳气之变动   C. 体内阴血之不足

D. 体内筋脉之失养   E. 体表络脉之失濡

64. 属于内风病机及病证的是

A. 伤风   B. 破伤风   C. 热极生风

D. 风疹   E. 风痹

65. 不属于内风的是

A. 肝阳化风   B. 热极生风   C. 阴虚风动

D. 血虚生风   E. 感冒伤风

66. 热病后期，出现筋惕肉瞤，手足蠕动症状，其病机是

A. 肝阳化风   B. 血虚生风   C. 热极生风

D. 阴虚风动　　　　　　　E. 慢惊风

67. 阴虚风动的常见病因是
　　A. 生血不足或失血过多　　B. 久病耗血或年老精亏　　C. 产后恶露日久不尽
　　D. 热病后期，阴津亏损　　E. 水不涵木，浮阳不潜

68. 临床见肢体麻木不仁，筋肉跳动，甚则手足拘挛不伸等症，其病机是
　　A. 肝阳化风　　　　　　　B. 血虚生风　　　　　　　C. 热极生风
　　D. 阴虚风动　　　　　　　E. 慢惊风

69. 血燥生风的病因是
　　A. 生血不足或外伤失血　　B. 久病耗血或年老精亏　　C. 产后恶露日久不尽
　　D. 热病后期，阴津亏损　　E. 水不涵木，浮阳不潜

70. 不属于内寒所表现的症状是
　　A. 蜷卧　　　　　　　　　B. 面色苍白　　　　　　　C. 四肢逆冷
　　D. 恶寒　　　　　　　　　E. 少腹冷痛

71. “寒从中生”的主要机理是
　　A. 肺气不足，寒饮内停　　B. 湿困脾阳，湿胜阳微　　C. 恣食生冷，寒伤中阳
　　D. 脾肾阳虚，阴寒内盛　　E. 痰湿内阻，从阴化寒

72. 不属于“寒从中生”病机的是
　　A. 肾阳不足，水肿尿少
　　B. 脾阳不足，四肢不温
　　C. 寒邪直中太阴，腹痛泄泻
　　D. 心阳虚损，心悸胸痛畏寒
　　E. 心肾阳虚，心悸水肿

73.《素问·至真要大论》：“诸寒收引，皆属于　　　。”
　　A. 心　　　　　　　　　　B. 肝　　　　　　　　　　C. 脾
　　D. 肺　　　　　　　　　　E. 肾

74.《素问·至真要大论》：“诸湿肿满，皆属于　　　。”
　　A. 肺　　　　　　　　　　B. 脾　　　　　　　　　　C. 肾
　　D. 肝　　　　　　　　　　E. 心

75. 便溏泄泻，小便不利，苔白滑，多是
　　A. 肾虚水泛　　　　　　　B. 湿犯上焦　　　　　　　C. 湿阻中焦
　　D. 湿滞下焦　　　　　　　E. 寒从内生

76. 与湿浊内生关系最为密切的是
　　A. 肾气不足　　　　　　　B. 膀胱失司　　　　　　　C. 脾失健运
　　D. 肺失宣降　　　　　　　E. 三焦气化失司

77. 创造性提出“诸涩枯涸，干劲皲揭，皆属于燥”病机的著作是
　　A.《黄帝内经》　　　　　　B.《伤寒杂病论》　　　　C.《类经》
　　D.《素问玄机原病式》　　　E.《临证指南》

78. 不属于"津伤化燥"产生机理的是
    A. 久病伤津耗液　　　　B. 热盛伤津耗液　　　　C. 阴阳两虚致津伤血燥
    D. 大汗、剧烈吐泻伤津　E. 亡血失精致津液亏少

79. 津伤化燥多发生的脏腑是
    A. 肝、脾、肾　　　　　B. 心、肺、胃　　　　　C. 脾、胃、小肠
    D. 肺、胃、大肠　　　　E. 肝、肾、大肠

80. 外燥和内燥皆常见于
    A. 心　　　　　　　　　B. 肝　　　　　　　　　C. 脾
    D. 肺　　　　　　　　　E. 肾

81. 不是津液不足形成原因的是
    A. 燥热之邪灼伤　　　　B. 五志化火耗伤　　　　C. 忧愁思虑暗耗
    D. 多汗多尿　　　　　　E. 吐泻太过

82. 《素问·至真要大论》："诸热瞀瘛，皆属于　　　。"
    A. 热　　　　　　　　　B. 火　　　　　　　　　C. 心
    D. 风　　　　　　　　　E. 暑

83. 对内火病机论述错误的是
    A. 阳亢化火　　　　　　B. 邪郁化火　　　　　　C. 五志化火
    D. 阴虚火旺　　　　　　E. 少火过盛

84. "火热内生"概念内涵是
    A. 火邪伤人　　　　　　B. 阳邪偏盛
    C. 火热之邪亢盛　　　　D. 火邪由外而入，伤及内脏
    E. 脏腑阴阳失调，火热内扰

85. 素体阳盛者，其病机从化是
    A. 寒化　　　　　　　　B. 湿化　　　　　　　　C. 火化
    D. 燥化　　　　　　　　E. 虚化

86. 偏阴质者感受湿邪，则湿从阴而寒化，形成寒湿病机，其影响疾病传变的因素是
    A. 环境因素　　　　　　B. 生活因素　　　　　　C. 体质因素
    D. 病邪因素　　　　　　E. 诊治因素

87. 居处海拔低，气候潮湿的人群，易伤气伤阳，其影响疾病传变的因素是
    A. 环境因素　　　　　　B. 生活因素　　　　　　C. 体质因素
    D. 病邪因素　　　　　　E. 诊治因素

88. 外感六淫中，火（热）、风、暑邪传变较快，其影响疾病传变的因素是
    A. 环境因素　　　　　　B. 生活因素　　　　　　C. 体质因素
    D. 病邪因素　　　　　　E. 诊治因素

89. 诊断虽明确，但失治误治，或护理不当，则可损伤人体正气，助长邪气，以至变证迭起，甚至预后不良，其影响疾病传变的因素是

A. 环境因素　　　　　B. 生活因素　　　　　C. 体质因素

D. 病邪因素　　　　　E. 诊治因素

90. 因家庭矛盾冲突，工作失利，心境恶劣，饮食不当，以及劳逸失度等，则易导致正气不足，不利于疾病恢复，且易加重病情，其影响疾病传变的因素是

A. 环境因素　　　　　B. 生活因素　　　　　C. 体质因素

D. 病邪因素　　　　　E. 诊治因素

91. 不属于外感热病基本传变形式的是

A. 病性传变　　　　　B. 表里传变　　　　　C. 伤寒六经传变

D. 卫气营血传变　　　E. 温病三焦传变

92. 温邪上受，首先犯肺，逆传的脏腑是

A. 肾　　　　　　　　B. 脾　　　　　　　　C. 肝

D. 心包　　　　　　　E. 三焦

93. "母子相及" 的传变形式是

A. 脏与脏之间传变　　B. 脏与腑之间传变　　C. 腑与腑之间传变

D. 形脏之间传变　　　E. 表里传变

94. "木火刑金" 传变形式是

A. 脏与脏之间传变　　B. 脏与腑之间传变　　C. 腑与腑之间传变

D. 形脏之间传变　　　E. 表里传变

95. 肝血不足导致筋脉拘急，其传变形式是

A. 脏与脏之间传变　　B. 脏与腑之间传变　　C. 腑与腑之间传变

D. 形脏内外传变　　　E. 表里传变

96. 胆汁排泄失常，影响胃的消化，其传变形式是

A. 脏与脏之间传变　　B. 脏与腑之间传变　　C. 腑与腑之间传变

D. 形脏内外传变　　　E. 表里传变

（二）A2 型题

97. 某女，61 岁。反复胁痛、黄疸十余年，久治不愈，渐成 "癥积"，其发病类型是

A. 徐发　　　　　　　B. 继发　　　　　　　C. 复发

D. 伏而后发　　　　　E. 感而即发

98. 某男，51 岁。近三年来反复出现眩晕耳鸣，头痛耳胀，面色潮红，急躁易怒，失眠多梦。经治疗后基本症状消失。两天前自购人参调补，眩晕诸症复作，其发病类型是

A. 重感致复　　　　　B. 合病　　　　　　　C. 劳复

D. 食复　　　　　　　E. 药复

99. 某女，69 岁。头晕、目眩、耳鸣，伴有子宫脱垂，其病机是

A. 气虚　　　　　　　B. 气滞　　　　　　　C. 气陷

D. 气闭   E. 气脱

100. 某女，46 岁。与丈夫吵架时突然昏厥，从气机失调的角度分析，其病机是

  A. 气虚   B. 气滞   C. 气陷

  D. 气闭   E. 气脱

101. 某男，5 岁。倦怠乏力，皮下紫癜一月，伴见面色无华等症状，其病机是

  A. 气不摄血   B. 气随血脱   C. 气滞血瘀

  D. 血虚   E. 气脱

102. 某女，27 岁。产后症见肢麻不仁、甚则手足拘挛不伸，其病机是

  A. 肝阳化风   B. 热极生风   C. 阴虚风动

  D. 血虚生风   E. 血燥生风

103. 某女，20 岁。患热病 20 余日，出现筋惕肉瞤，手足蠕动，舌红少苔，脉细。其病机是

  A. 肝阳化风   B. 热极生风   C. 阴虚生风

  D. 血虚生风   E. 血燥生风

104. 某女，55 岁。慢性胃炎 10 余年，因过食肥甘复发，症见食少纳呆，胸闷脘痞，腹胀便溏，舌苔厚腻。其病机是

  A. 脾虚湿困   B. 脾胃气虚   C. 肝郁脾虚

  D. 肝胃不和   E. 脾胃虚寒

105. 某男，23 岁。开始恶寒重，发热轻，鼻塞流清涕，脉浮紧。继而出现发热不恶寒，心烦，口渴，小便黄，大便干，脉滑数。此属于

  A. 由实转虚   B. 因虚致实   C. 由寒化热

  D. 由热化寒   E. 虚实转化

106. 某女，30 岁。壮热，面赤，烦躁，大汗，舌红，脉数，兼见口渴，尿少，便秘等症状，其病机是

  A. 阳盛化火   B. 邪郁化火   C. 五志化火

  D. 脏腑热盛   E. 阴虚火旺

107. 某女，21 岁。不洁饮食半小时后出现腹痛、腹泻，泻下物臭如败卵，其发病类型是

  A. 感邪即发   B. 徐发   C. 伏而后发

  D. 继发   E. 复发

108. 某女，62 岁。平素劳累后易出现胸闷胸痛，伴有心中悸动不安，经休息或含服速效救心丸可好转。昨日夜间突发剧烈胸痛、心慌，持续不能缓解，大汗淋漓，其发病类型是

  A. 休止与复发交替   B. 急性发作与慢性缓解交替

  C. 疾病少愈即复发   D. 伏而后发   E. 继发

109. 某女，45 岁。胃肠热盛，大便秘结。腹满硬痛而拒按，潮热，神昏谵语，但又兼见面色苍白，四肢厥冷，精神萎顿。其病机是

A. 实中夹虚   B. 虚中夹实   C. 真虚假实

D. 真实假虚   E. 因虚致实

110. 某男，35 岁。神疲倦怠，食欲不振，食后腹胀，大便不实，兼见口黏，脘痞，舌苔厚腻。其病机是

A. 实中夹虚   B. 虚中夹实   C. 真虚假实

D. 真实假虚   E. 因虚致实

111. 某女，50 岁。崩漏经血淋漓不断，血色较淡，食少纳呆，面色无华，倦怠乏力，舌淡，脉虚的症状。其病机是

A. 气滞血瘀   B. 气随血脱   C. 气虚血瘀

D. 精血不足   E. 气不摄血

112. 某女，52 岁。月经过多，兼见惊悸怔忡，失眠多梦，面色苍白，脉细涩等症状。其病机是

A. 血虚   B. 血寒   C. 血瘀

D. 出血   E. 气虚

113. 某男，30 岁。壮热，大量出汗，口渴，尿少，兼见倦怠乏力，少气懒言，脉虚等症状。其病机是

A. 津液亏虚   B. 气随津脱   C. 津枯血燥

D. 津亏血瘀   E. 气血两虚

114. 某女，43 岁。因辅导孩子作业生气动怒，出现恶心欲呕，呃逆，脘痞等症状。其传变形式是

A. 脏与脏之间传变   B. 脏与腑之间传变   C. 腑与腑之间传变

D. 形脏内外传变   E. 经络之间传变

115. 某男，50 岁。冬季游泳受寒后，出现咳嗽，喘促，胸闷等症状。其传变形式是

A. 脏与脏之间传变   B. 脏与腑之间传变   C. 腑与腑之间传变

D. 形脏内外传变   E. 经络之间传变

（三）B 型题

A. 感受阳邪   B. 正气的强弱   C. 体质的强弱

D. 感受阴邪   E. 邪气的种类与性质

116. 影响病情轻重的因素是

117. 影响疾病病位的因素是

A. 饮食不慎   B. 情志失调   C. 劳逸失度

D. 邪未尽除   E. 新感病邪

118. 最易引起气机失调而发病的是

119. 疾病复发的最基本条件是

A. 伏而后发   B. 卒发   C. 徐发

D. 继发   E. 复发

120. 在原有疾病基础上又出现新的病变，属于

121. 原有疾病再度发作或反复发作，属于

A. 食复   B. 劳复   C. 药复

D. 环境变化致复   E. 情志致复

122. 慢性咳喘患者，因寒潮来袭，咳喘再发并加重，其发病类型是

123. 胸痹患者，因近日忙于工作，胸闷胸痛再发，其发病类型是

A. 肝   B. 心   C. 脾

D. 肺   E. 肾

124. 在阳偏衰病机中，占有最重要地位的脏是

125. 在阴偏衰病机中，占有最重要地位的脏是

A. 虚中夹实   B. 实中夹虚   C. 由实转虚

D. 因虚致实   E. 虚实并存

126. 实热证经治疗，热已退，证见气阴两伤，病机是

127. 体质虚弱者复感风寒，哮喘复发，病机是

A. 阳偏胜   B. 阳偏衰   C. 阴偏胜

D. 阴偏衰   E. 阴阳格拒

128. 以热、动、燥为临床特点的病机是

129. 以寒、静、湿为临床特点的病机是

A. 阳偏胜   B. 阳偏衰   C. 阴偏胜

D. 阳盛格阴   E. 阴盛格阳

130. 真寒假热的病机是

131. 真热假寒的病机是

A. 实寒证   B. 虚寒证   C. 虚实夹杂证

D. 实热证   E. 虚热证

132. 阳盛病机表现的证候是

133. 阳虚病机表现的证候是

A. 气滞   B. 气逆   C. 气陷

D. 气闭　　　　　　　　E. 气脱

134. 机体局部气的运行不畅的病机变化是

135. 气不内守，大量向外脱失的病机变化是

A. 血寒　　　　　　　　B. 血热　　　　　　　　C. 血瘀

D. 出血　　　　　　　　E. 血脱

136. 以血行滞缓、血液停滞为特征的病机是

137. 以血行加速、脉络扩张为特征的病机是

A. 气滞血瘀　　　　　　B. 气血两虚　　　　　　C. 气不摄血

D. 气随血脱　　　　　　E. 气虚血瘀

138. 久病消耗，渐致气血两伤，其病机是

139. 气虚导致气不生血，血液日渐衰少，其病机是

A. 实中夹虚　　　　　　B. 虚中夹实　　　　　　C. 真虚假实

D. 真实假虚　　　　　　E. 由实转虚

140. 腹痛后重，痢下赤白，泻痢日久，逐渐消瘦。其病机是

141. 心悸气短日久，并见心胸绞痛、唇舌紫暗、脉涩。其病机是

A. 生血不足　　　　　　B. 精亏血少　　　　　　C. 邪热炽盛

D. 热病后期　　　　　　E. 水不涵木

142. 血燥生风的病因是

143. 阴虚风动的病因是

A. 伤津　　　　　　　　B. 脱液　　　　　　　　C. 阳虚

D. 气虚　　　　　　　　E. 血虚

144. 手足震颤，舌光红无苔，其病机是

145. 口干舌燥、皮肤干涩，其病机是

A. 肝　　　　　　　　　B. 心　　　　　　　　　C. 脾

D. 肺　　　　　　　　　E. 肾

146. 与"诸湿肿满"关系最为密切的是

147. 与气陷关系密切的脏是

A. 肝阳化风　　　　　　B. 热极生风　　　　　　C. 阴虚风动

D. 血虚生风　　　　　　E. 血燥生风

148. 风气内动的病机中，属于实风的是

149. 风气内动的病机中，属于本虚标实的是

    A. 内寒   B. 内风   C. 内湿

    D. 内燥   E. 内火

150. 阳气不足所致的病机是

151. 津液不足所致的病机是

    A. 肝   B. 心   C. 脾

    D. 肺   E. 肾

152. 与内风密切相关的脏是

153. 与内湿密切相关的脏是

    A. 肺   B. 肾   C. 脾

    D. 心   E. 肝

154. 与寒从中生密切相关的脏是

155. 外燥和内燥均常见的脏是

    A. 内寒   B. 内燥   C. 内火

    D. 内风   E. 内湿

156. 多由于脾虚而致的是

157. 多由于气血壅滞、病邪郁结所致的是

    A. 阳盛化火   B. 五志化火   C. 邪郁化火

    D. 阴虚火旺   E. 脏腑之火

158. "气有余便是火"，其病机是

159. 肝郁气滞，气郁化火，其病机是

    A. 里病出表   B. 表病入里   C. 六经传变

    D. 卫气营血传变   E. 三焦传变

160. 《素问·缪刺论》说："夫邪之客于形也，必先舍于皮毛；留而不去，入舍于孙脉；留而不去，入舍于络脉；留而不去，入舍于经脉；内连五脏，散于肠胃；阴阳俱感，五脏乃伤。"此段论述的传变是

161. 温热病由外而内、由浅入深、由轻而重的疾病演变过程，所属的传变是

    A. 脏与脏之间传变   B. 脏与腑之间传变   C. 腑与腑之间传变

    D. 形脏之间传变   E. 伤寒六经传变

162. 若肺失肃降，则导致大肠腑气不通而发生便秘，其疾病传变是

163. 大肠传导失常，腑气不通，则可导致胃气上逆，出现嗳气、呕恶等症状，其疾病传变是

    A. 脏与脏之间传变   B. 脏与腑之间传变   C. 腑与腑之间传变

    D. 形脏之间传变   E. 伤寒六经传变

164. 肝气横逆犯胃，其疾病传变是

165. 风寒束肺引起的鼻塞，其疾病传变是

    A. 环境因素   B. 生活因素   C. 体质因素

    D. 病邪因素   E. 诊治因素

166. 素体阳盛者，感邪则多从火化，疾病多易向实热证演变，其疾病传变的影响因素是

167. 居处海拔高，气候干燥的人群，感邪后较易化热、化燥，伤阴耗津，其疾病传变的影响因素是

（四）X 型题

168. 邪气对正气的损害，主要表现有
    A. 生理功能失常   B. 性格改变   C. 改变体质特征
    D. 情志过激   E. 造成形质损伤

169. 影响发病的因素有
    A. 气候变化   B. 情志异常   C. 体质虚弱
    D. 环境污染   E. 水土不服

170. 发病类型包括
    A. 感邪即发   B. 伏而后发   C. 徐发
    D. 继发   E. 复发

171. 易致"感而即发"的病因有
    A. 外感邪气   B. 情志骤变   C. 食物中毒
    D. 各种外伤   E. 疫疠致病

172. 疾病复发的基本条件有
    A. 邪未尽除   B. 正虚未复   C. 诱因
    D. 情志安和   E. 气血失和

173. 引起疾病复发的因素主要有
    A. 饮食不节   B. 过度劳累   C. 外感邪气
    D. 用药不当   E. 情志刺激

174. 中医学的基本病机包括
    A. 邪正盛衰   B. 阴阳失调   C. 精气血失常
    D. 津液失常   E. 内生五邪

175. 属于"邪气盛则实"的症状有

    A. 壮热   B. 狂躁   C. 声高气粗

    D. 腹痛拒按   E. 二便不通

176. 属于"精气夺则虚"的症状有

    A. 神疲体倦   B. 面色无华   C. 气短

    D. 自汗   E. 盗汗

177. 实证常见于

    A. 外感病证后期   B. 气滞血瘀   C. 水湿痰饮

    D. 外感病证初、中期   E. 食积

178. 虚证常见于

    A. 外感病证后期   B. 素体壮实   C. 各种慢性病日久

    D. 暴病吐泻   E. 大汗

179. "由实转虚"的原因包括

    A. 病邪过盛，正不敌邪   B. 失治   C. 误治

    D. 感受风邪   E. 七情内伤

180. 从邪正盛衰的层面判断，疾病的转归包括

    A. 正胜邪退   B. 邪去正虚   C. 邪胜正衰

    D. 邪正相持   E. 正虚邪恋

181. 阳偏胜概念和病机的表述包括

    A. 病机特点为阳盛而阴未虚

    B. 临床表现以实热证为主

    C. 阳盛则热

    D. 阳盛则阴病

    E. 阴虚火旺可导致阳偏胜

182. 阴偏胜概念和病机的表述包括

    A. 病机特点为阴盛而阳未虚

    B. 临床表现以实热证为主

    C. 阴盛则热

    D. 阴盛则阳病

    E. 以寒、静、湿为其临床特点

183. 以精虚为主的脏有

    A. 心   B. 肝   C. 脾

    D. 肺   E. 肾

184. 可以导致精瘀的原因包括

    A. 房劳过度   B. 手淫过度   C. 惊恐伤肾

    D. 湿热瘀阻   E. 手术所伤

185. 气滞的临床表现特点有

    A. 闷   B. 胀   C. 痛

    D. 恶心   E. 呕吐

186. 气逆常见的脏腑有

    A. 肺   B. 肝   C. 脾

    D. 胃   E. 心

187. 上气不足可见的症状有

    A. 头晕   B. 目眩   C. 耳鸣

    D. 腹胀   E. 呕吐

188. 属于气逆的症状有

    A. 嗳气   B. 呕吐   C. 呃逆

    D. 头痛头胀   E. 神疲乏力

189. 属于血虚的症状有

    A. 失眠多梦   B. 面色苍白   C. 视物昏花

    D. 唇舌紫暗   E. 妇女经少

190. 气与血关系失调的病机包括

    A. 气虚血瘀   B. 气不摄血   C. 气随津脱

    D. 气滞血瘀   E. 气血两虚

191. 与津液失常有关的脏腑有

    A. 肺   B. 脾   C. 肾

    D. 肝   E. 三焦

192. 与津液不足形成有关的因素包括

    A. 外感暑邪   B. 外感燥邪   C. 大汗

    D. 脏腑气虚   E. 五志化火

193. 津液输布和排泄障碍可形成的病理产物包括

    A. 湿   B. 水   C. 饮

    D. 瘀   E. 痰

194. 津液停而为饮，可滞留的病位包括

    A. 胃肠   B. 上肢   C. 胸胁

    D. 胸膈   E. 下肢

195. 内生五邪包括

    A. 寒从中生   B. 暑从中生   C. 湿从中生

    D. 津伤化燥   E. 风气内动

196. 形成肝风内动的原因包括

    A. 邪热炽盛   B. 阴虚阳亢   C. 阴血亏耗

    D. 感受风邪   E. 脾土虚败

197. 风气内动的病机中，属于虚风的有

    A. 热极生风   B. 阴虚风动   C. 血虚生风

D. 肝阳化风   E. 血燥生风

198. 内风的病机有

    A. 肝阳化风   B. 血虚生风   C. 阴虚风动

    D. 热极生风   E. 血燥生风

199. 可导致内寒的脏主要包括

    A. 脾   B. 肾   C. 肺

    D. 肝   E. 心

200. 寒从中生的形成因素有

    A. 寒邪直中，伤及脾胃   B. 阳气虚衰，温煦失职   C. 过食生冷，寒湿停聚

    D. 阳不化阴，水湿壅盛   E. 肾气不化，尿频泄泻

201. 内寒病机主要包括

    A. 湿浊内生   B. 阳虚气化失司   C. 阴气偏盛

    D. 阳虚温煦失常   E. 寒邪损伤卫阳

202. 内湿的形成因素有

    A. 气候潮湿   B. 居处阴湿   C. 脾不运湿

    D. 涉水冒雨   E. 肾虚水湿不化

203. 与湿浊内生关系密切的内脏有

    A. 肾   B. 脾   C. 肺

    D. 肝   E. 胃

204. 内燥多见的脏腑包括

    A. 脾   B. 肺   C. 大肠

    D. 肝   E. 胃

205. 属于"内火"的有

    A. 胃火   B. 心火   C. 虚火

    D. 五志之火   E. 壮火

206. 邪郁化火的形成因素包括

    A. 寒郁化热   B. 湿郁化火   C. 痰郁化火

    D. 血郁化火   E. 食积化火

207. 影响传变的因素包括

    A. 环境因素   B. 生活因素   C. 体质因素

    D. 病邪因素   E. 诊治因素

208. 外感热病的病位传变主要有

    A. 伤寒六经传变   B. 温病卫气营血传变

    C. 温病的三焦传变   D. 经络之间的传变

    E. 经络脏腑之间的传变

209. 脏腑之间的传变包括

    A. 脏与脏之间的传变   B. 脏与腑之间的传变   C. 腑与腑之间的传变

D. 形脏之间的传变　　　　E. 表里传变

210. 内伤病的传变主要有

A. 脏腑之间的传变

B. 经络之间的传变

C. 六经传变

D. 经络与脏腑之间的传变

E. 卫气营血之间的传变

211. 病位传变主要包括

A. 表里传变　　　　　　B. 外感热病传变　　　　　C. 内伤病传变

D. 寒热转化　　　　　　C. 虚实转化

212. 病性转化主要包括

A. 寒热转化　　　　　　B. 虚实转化　　　　　　C. 表里转化

D. 脏腑传变　　　　　　E. 六经传变

213. 温病三焦传变的规律有

A. 顺传　　　　　　　　B. 逆传　　　　　　　　C. 表里传

D. 循经传　　　　　　　E. 越经传

214. 阐述温病卫气营血传变正确的是

A. 病在卫分为病势较轻浅

B. 病在气分为邪已传里，病势较重

C. 病在营分为邪已深入，病势更重

D. 病在血分为邪气更加深入，最为严重

E. 病位越深，病情越重

二、判断题

215. 邪气泛指一切致病因素。

216. 邪正斗争的胜负决定发病与不发病。

217. 在发病中，正气不足即气血阴阳不足时，疾病才会发生。

218. 食复是指因饮食因素而致病。

219. 在诱发因素作用下，损正助邪，导致疾病复发。

220. 徐发是指机体感受某些病邪后，病邪潜于体内，其后经过一定的时间，或在诱因作用下过时而发病。

221. 体质是正气盛衰的体现，决定着发病的倾向。

222. 中医理论的基本病机主要包括邪正盛衰、阴阳失调两类。

223. 与"虚"相对的"实"是指以邪气亢盛为矛盾主要方面的病机变化。

224. 实证常见于外感病的初期和中期，一般不出现在内伤病证。

225. 临床上表现一系列虚弱、衰退和不足的证候，称为虚证。

226. 虚中夹实是指以正虚为主，又兼有实邪为患的病机变化。

227. 实中夹虚是指以正虚为主，又兼有实邪的病机变化。

228. 在外感热病过程中患者出现高热气粗，心烦不安，面红目赤等症，又兼见口渴引饮，舌燥少津等症，从虚实病机而言，属于实中夹虚。

229. 实热证大量耗伤阴液，可转化为虚热证。

230. 中医诊疗注重辨证论治，不重视辨病。

231. 由于脏腑功能减退，产生痰饮、内湿、瘀血、食积等病理性产物，属于因虚致实。

232. 肺肾两虚的哮证，复感风寒，哮喘复发，而见寒邪束表，痰涎壅肺为主，属于因虚致实。

233. 真虚假实又称为"大实有羸状"。

234. 老年人的便秘如果是因气虚推动无力而出现的，属于"至虚有盛候"的真虚假实证。

235. 感受温热阳邪是形成阳偏胜病机的原因，阴邪不会导致阳偏胜。

236. 阴邪亢盛，以寒、静、湿为其临床特点。

237. 阳虚则阴盛，阳虚则寒。

238. 阳气不足可见于五脏六腑，但一般以脾阳虚衰最为重要。

239. 阴气不足可见于五脏六腑，但一般以肾阴虚最为重要。

240. 阴虚则热与阳胜则热的临床表现也有所区别：前者是以热为主，虚象并不明显；后者是虚而有热。

241. 阴阳两虚是阴阳处于低水平的平衡状态。

242. 气逆于上，主要见于实证，未见因虚而气逆者。

243. 血虚的形成，主要与失血过多、生成不足、消耗过多等因素密切相关。

244. 气随血脱，是由于气虚，统摄血液的生理功能减弱，血不循经，逸出脉外，而导致各种出血的病机变化。

245. 脱液是机体水分和精微物质共同丢失，临床不仅有阴液枯涸的症状，而且还可以出现虚风内动、虚热内生之象。

246. 内生五邪，又称"内生五气"，指在疾病过程中，由于脏腑阴阳失调和气血津液等生理功能异常，产生内风、内寒、内湿、内燥、内火的病机变化。

247. 脏腑阴阳气血失调是内风的病机，感受风邪是外风的病机。外风可引起内风，而内风亦可招致外风侵袭人体而发病。

248. 风气内动的病机，主要有肝阳化风、热极生风、阴虚风动、血虚生风等。热极生风为虚风，阴虚风动、血虚生风为实风，肝阳化风属本虚标实之证。

249. 邪热炽盛、阴虚阳亢、阴血亏耗、感受风邪等都是形成肝风内动的常见原因。

250. 风气内动简称内风，是指疾病发展过程中，由于阳盛，或阴虚不能制阳，阳升无制而出现眩晕、震颤、抽搐、动摇等摇动不定症状的病理状态。

251. 热病后期，出现筋惕肉𤸷、手足蠕动、舌红少苔、脉细，多为热极生风。

252. 内寒，指机体阳气虚衰，温煦气化功能减退，虚寒内生，或阴寒之气弥漫的病机变化。

253. 内寒与脾、肾、肺三脏关系最密切。

254. 内寒病机主要包括阳虚温煦失常、阴气偏盛两个方面。

255. 湿浊内生的关键是肾的气化失职。

256. 津液枯涸、阴虚内热之证，临床多见肌肤干燥不泽，起皮脱屑，甚则皲裂，口燥咽干唇焦，舌上无津等症。

257. 出现五心烦热、骨蒸潮热、消瘦、盗汗、舌红少苔、脉细数无力等症状，属阴虚火旺证。

258. 掌握病位的传变规律，便能把握病势发展趋向，从而抓紧时机进行早诊早治，以防止疾病的发展，将疾病治愈在初期阶段。

259. 病邪由里出表，主要取决于邪气的强弱。

260. 表病入里主要与正气不足有关，与邪气没有关系。

261. 虚实转化是指疾病的虚实性质亦会发生转变，呈现由实证转化成虚证或由虚证转化成实证的变化。

262. 影响传变的因素不外正邪两个方面，主要包括环境因素、体质因素和诊治因素。

263. 研究疾病传变，就是阐明疾病过程中各种病机的演变、发展规律。

264. 伤寒不属于外感热病范畴。

265. 环境因素，主要包括地理环境和社会环境，两者之间密切相关，并共同作用于人体，对疾病的传变发生影响。

三、名词解释

266. 正气

267. 邪气

268. 感邪即发

269. 徐发

270. 伏而后发

271. 复发

272. 虚中夹实

273. 实中夹虚

274. 真实假虚

275. 真虚假实

276. 阴偏盛

277. 阳偏盛

278. 阴偏衰

279. 阳偏衰

280. 阴损及阳

281. 阳损及阴

282. 阴盛格阳

283. 阳盛格阴

284. 亡阳

285. 亡阴

286. 精瘀

287. 气虚

288. 气陷

289. 气脱

290. 血虚

291. 气虚血瘀

292. 气不摄血

293. 津亏血瘀

294. 内生五邪

295. 风气内动

296. 肝阳化风

297. 热极生风

298. 阴虚风动

299. 血虚生风

300. 血燥生风

301. 寒从中生

302. 湿浊内生

303. 津伤化燥

304. 火热内生

305. 传变

306. 病位传变

307. 里病出表

308. 温病卫气营血传变

309. 温病三焦传变

310. 寒热转化

311. 虚实转化

312. 病性转化

四、填空题

313. 疾病的发生主要关系到（   ）和（   ）。

314. 正邪相搏，（   ）则不发病，（   ）则发病。

315. 中医学认识发病既强调（   ），又重视（   ）在发病中的作用。

316. 疾病复发的最基本条件是（　　）（　　）等。

317. 徐发与致病因素的种类、（　　）以及（　　）因素等密切相关。

318. 中医发病学的基本观点是："（　　）存内，邪不可干。""邪之所凑，其气（　　）。"

319. 《素问·通评虚实论》说："邪气盛则（　　），精气夺则（　　）。"

320. 真实假虚，又称为"（　　）有羸状"。

321. 真虚假实，又称为"（　　）有盛候"。

322. "阳胜则（　　），阴胜则（　　）"（《素问·阴阳应象大论》）

323. "阴胜则（　　），阳胜则（　　）"（《素问·阴阳应象大论》）

324. 阳邪亢盛，以（　　）（　　）（　　）为临床特点。

325. 阴邪亢盛，以（　　）（　　）（　　）为其临床特点。

326. 阴阳互损是以（　　）为原理，以（　　）为基础，形成（　　）的病机变化。

327. 阴阳亡失，是指机体的（　　）和（　　）突然大量亡失，而致全身（　　）的病机变化。

328. 阳气不足可见于五脏六腑，但一般以（　　）阳虚衰最为重要。

329. 精的失常，主要包括（　　）和（　　）两方面的病变。

330. 气机失调可分为（　　）（　　）（　　）和气脱。

331. 气逆最常见于（　　）（　　）和（　　）等脏腑。

332. 津液不足的形成，一是（　　）；二是（　　）；三是（　　）。

333. 有关内生五邪的脏腑失常，内风与（　　）关系密切，内寒与（　　）（　　）关系密切；内湿与脾关系密切，内燥与（　　）（　　）关系密切，内火则五脏皆可见到。

334. 风气内动的形成与（　　）的关系密切，故又称（　　）。

335. 风气内动的病机，主要有（　　）（　　）（　　）等。实风为（　　），虚风为（　　）（　　），本虚标实为（　　）。

336. 内寒病机主要包括（　　）（　　）两个方面。

337. 阳气虚衰，温煦失职，最易表现内寒之象，而尤以（　　）为关键。

338. 湿浊内生的关键是（　　），故又称为（　　）。

339. 脾的运化失职是（　　）的关键。

340. 内燥病变可发生于各脏腑组织，而以（　　）（　　）及（　　）为多见。

341. 病理性的阳邪亢盛称为（　　），又称为"气有余便是火"。

342. 火热内生有虚实之分，（　　）（　　）（　　）多属实火；（　　）则属虚火。

343. 情志内伤，抑郁不畅，导致（　　），（　　），发为"肝火"。

344. 疾病传变，不外两种形式：（　　）和（　　）。

345. 外感病的基本传变形式是表里传变，主要表现为（　　）或（　　）。

346. 外感热病传变主要有（　　）（　　）和三焦传变。

347. 脏腑之间的传变，包括脏与脏、（　　　）（　　　）及（　　　）之间的传变。

348. 内伤病的传变形式，主要有脏腑之间的传变、（　　　）（　　　）的传变。

349. 病性转化，即疾病证候的性质转化，主要包括（　　　）与（　　　）。

350. 体质因素对疾病传变发生作用，其一，体质决定（　　　），从而影响发病与传变的迟速；其二，体质决定病机（　　　）。

五、简答题

351. 体质因素与发病的关系主要体现在哪些方面？

352. 疾病复发的基本条件是什么？

353. 复发的基本特点是什么？

354. 简述水湿痰饮的联系及区别。

355. 简述气随津脱的病机。

356. 简述邪正盛衰的虚实病机变化。

357. 何谓"邪气盛则实，精气夺则虚"？

358. 简述虚实错杂的病机特点，并举例说明。

359. 阳盛则热与阴虚则热，在病机与临床表现方面有何不同？

360. 简述阴阳失调中阴阳转化与阴阳格拒的区别。

361. 简述阳偏胜的病因、病机。

362. 简述阳盛格阴的病机与典型表现。

363. 简述内生五邪与外感六淫的区别。

364. 简述内风与外风的区别与联系。

365. 简述内寒与外寒的区别与联系。

366. 简述内湿与外湿的区别与联系。

367. 简述津伤化燥的病因病机及临床表现。

368. 简述内火与外火的区别与联系。

369. 简述风气内动的主要病机。

370. 简述外感热病的传变。

371. 简述内伤病的传变。

六、论述题

372. 中医学发病的基本原理是什么？

373. 发病的类型有哪些？

374. 如何理解虚实转化。

375. 如何理解阴阳互损。

376. 试述气机失调。

377. 试述气血失调的病机及临床表现。

378. 如何理解风气内动的主要病因病机及临床表现。

379. 试述寒从中生的病因病机及临床表现。

380. 试述湿浊内生的病因病机及临床表现。

381. 试述火热内生的主要病因病机及临床表现。

382. 试述影响疾病传变的因素。

参考答案

一、选择题

(一) A1 型题

1. 答案：A

解析：《素问·至真要大论》首见"病机"概念。

2. 答案：E

解析：正气的强弱在发病过程中具有主导作用，而作为反映正气盛衰特点的体质，往往会影响疾病的发生、发展和变化。精神状态好，情志舒畅，气机调畅，气血调和，脏腑功能旺盛，则正气强盛，邪气难以入侵，或虽受邪也易祛除。

3. 答案：A

解析：中医认识发病原理，主要从正邪相搏角度来认识。正邪相搏是疾病发生、发展、变化和转归过程中最基本的、具有普遍意义的规律。

4. 答案：B

解析：正气不足是疾病发生的内在因素。

5. 答案：E

解析："正气"即人体正常功能活动的统称，泛指人体精、气、血、津液等生命物质和脏腑经络等生理功能，以及在此基础上产生的各种维护健康的能力，包括自我调节能力、适应环境能力、抗邪防病能力和康复自愈能力等。

6. 答案：A

解析：邪气是发病的重要条件。

7. 答案：E

解析：正邪相搏胜负，决定发病与否，并影响着病证的性质和疾病的发展与转归。

8. 答案：D

解析：邪气侵犯人体，可造成脏腑形质损害。邪气作用于人体，可对机体的皮肉筋骨、脏腑形质等造成不同程度的损伤，或致精气血津液等物质的亏耗而为病。

9. 答案：A

解析：感邪即发，又称为卒发、顿发，指机体感受病邪后，随即发病。常见于外感六淫、部分疠气、中毒、外伤及虫兽伤、情志过激等所致的疾病。

10. 答案：A

解析：继发，指在原发疾病未愈的基础上继而发生新的疾病，继发病必以原发病为前提，二者联系密切。如肝阳上亢所致的中风，小儿食积所致的疳积，肝气郁结日久继发的"癥积""鼓胀"，久疟继发的"疟母"等。

11. 答案：B

解析：感邪即发，常见于外感风寒、风热、燥邪、疠气等。在外感病邪中，如感受湿邪为病，因其性黏滞重浊，起病多缓慢。

12. 答案：D

解析：复发的诱因主要有：重感致复、食复、劳复、药复、情志致复、环境变化致复。

13. 答案：D

解析：疾病初愈，因重感外邪致疾病复发者，称为重感致复。如感冒，常可因体质虚弱，反复感受外邪，而反复发作，缠绵难愈。

14. 答案：A

解析：因自然环境变化而导致疾病复发者，称为环境变化致复。如哮喘、肺胀、痹证等，多在季节交替或冷热温差较大时复发。

15. 答案：C

解析：《灵枢·五变》说："肉不坚，腠理疏，则善病风。"这里所说的影响发病的主要因素是体质因素。不同的体质类型，其发病具有不同的倾向性。

16. 答案：C

解析："冬伤于寒，春必温病"所说的发病类型是伏而后发。

17. 答案：A

解析："病热少愈，食肉则复，多食则遗"所说的发病类型是食复。由于热病初愈，脾胃尚虚，饮食尤当注意少食，以防影响消化功能，特别应慎用肉类，"肥则令人内热"，化热导致疾病复发。

18. 答案：C

解析：邪正双方不断斗争的态势和结果，不仅关系着疾病的发生，而且直接影响着疾病的发展和转归，同时也决定病证的虚实变化。

19. 答案：E

解析："邪气盛则实"，实是以邪气亢盛为矛盾主要方面的病机变化。发病后，邪气的致病能力强盛而正气的抗病能力未衰，能积极与邪抗争，故正邪斗争激烈，反应明显，临床上出现一系列病变反应比较剧烈的、亢盛有余的证候，而 E 选项不属于剧烈亢盛的表现，而是功能衰退的典型表现。

20. 答案：A

解析：腹痛拒按是一种病变反应比较剧烈的、亢盛有余的证候，应当属于邪气盛则实。

21. 答案：B

解析：神疲肢倦，食欲不振等属于脾气虚，舌苔厚腻，表明体内津液运行障碍，内生湿浊等，所以虚实兼有，以虚为主，即虚中夹实。

22. 答案：D

解析："大实有羸状"是指严重的实证反而会表现出一些虚弱的症状，这是由于实邪阻滞气血导致气血不能外达而产生的假象。

23. 答案：E

解析：至虚有盛候是指病机的本质为严重的"虚"，但表现出"实"的临床假象。一般是由于正气虚弱，脏腑经络气虚，功能减退，无力推动血液、津液或食物、糟粕等所致。

24. 答案：C

解析：邪气已退即为邪去，正气被消耗而未恢复即为正虚。

25. 答案：E

解析：邪正双方的斗争，其力量对比在不断地发生消长盛衰的变化，这种变化对疾病转归起着决定性的作用。久治不愈多为正气不足，邪气不亢奋，双方均无力占据主导地位。

26. 答案：A

解析：正胜邪退，指在疾病过程中，正气奋起抗邪，正气渐趋强盛，而邪气渐趋衰弱或被祛除，疾病向好转和痊愈方向发展的病机变化，是在许多疾病中最常见的一种转归。

27. 答案：A

解析：阳的本性之一为热，阳胜即阳偏亢，所以容易出现热象。

28. 答案：C

解析：阴的本性之一为寒，阴胜即阴偏亢，所以容易出现寒象。

29. 答案：B

解析：A、D属于实证的表现，C、E属于阴虚的表现。

30. 答案：C

解析：阴损及阳病机表现的证候是阴阳两虚证。

31. 答案：A

解析：阴盛格阳病机表现的证候是真寒假热证。

32. 答案：E

解析：阴阳具有互根互用的关系，孤阴不生，独阳不长，所以亡阴之后也会亡阳，反之亡阳之后也会亡阴。

33. 答案：E

解析：津亏血瘀，主要指津液耗损导致血行郁滞不畅的病机变化。多由于高热、烧伤或吐泻、大汗等因素致使津液大量亏耗，则血量减少，血液循行滞涩不畅，从而发生血瘀之病变。

34. 答案：C

解析：偏于元气虚者，可见生长发育迟缓、生殖功能低下等症状。

35. 答案：D

解析：气虚常见精神委顿、倦怠乏力、少气懒言、眩晕、自汗、易于感冒、面色淡白、舌淡、脉虚等症状。偏于宗气虚者，可见动则心悸、呼吸气短等症。

36. 答案：B

解析：肾精亏耗以及水谷之精不足，皆可导致五脏六腑之精不足的病机变化，其临床表现复杂，随病变所在之脏腑而异。精虚以肾精亏虚和水谷之精化生不足最为重要，故以脾、肾为主。

37. 答案：E

解析：气虚的形成，主要由于先天禀赋不足，或后天失养，肺脾肾的功能失调，而致气的生成不足；以及因劳倦内伤，久病不复等，使气过多消耗而致。情志抑郁阻滞气机，影响气的运行。

38. 答案：B

解析：《素问·生气通天论》说："大怒则形气绝，而血菀于上，使人薄厥。"肝气上逆，甚则可导致血随气逆，严重者由于气血壅遏于清窍而致昏厥。

39. 答案：C

解析：气滞的形成，主要由于情志抑郁，或痰湿、食积、热郁、瘀血等阻滞气机，影响气的运行；或外邪侵袭，阻遏气机；或因脏腑功能失调，如肝气失于疏泄、大肠失于传导等，皆可形成局部的气机不畅或郁滞，从而导致某些脏腑、经络的功能障碍。

40. 答案：C

解析：气逆多见的脏腑是肺、肝、胃。在肺，则肺失肃降，肺气上逆，发为咳逆上气。在胃，则胃失和降，胃气上逆，发为嗳气、恶心、呕吐、呃逆。在肝，则肝气上逆，发为头痛头胀、面红目赤、易怒等症。

41. 答案：D

解析：气脱可见面色苍白，汗出不止，目闭口开，全身瘫软，手撒，二便失禁，脉微欲绝或虚大无根等症状。

42. 答案：C

解析：脾气主升，包括升清和升举内脏两方面，如果内脏下垂，则为脾气虚而下陷所致。

43. 答案：E

解析：面色苍白，汗出不止，目闭口开，全身瘫软，手撒，二便失禁，脉微欲绝或虚大无根等症状属于机体功能突然衰竭的危重状态。气脱是指气不内守，大量向外脱失，以致机体功能突然衰竭的病机。

44. 答案：A

解析：心主血，肝藏血，血虚证以心、肝血虚最为常见。

45. 答案：C

解析：气闭于内，以致清窍闭塞，出现昏厥。

46. 答案：E

解释：气脱，即气不内守，大量向外脱失，以致机体功能突然衰竭的病机变化。

47. 答案：E

解析：出血的形成因素有：外伤；气虚不能固摄；血分有热，迫血妄行；瘀血内阻，血不归经等。可见咳血、吐血、尿血、便血、崩漏，以及鼻衄、齿衄、肌衄等，衄就是出血之意。血得寒则凝，所以寒邪一般不会直接导致出血。

48. 答案：A

解析：癥积一般是指腹腔内的肿块，多为血瘀导致，血瘀者一般都有气滞；瘕聚是时聚时散体内包块，多为气机郁滞所致。

49. 答案：B

解析：老年人的身体往往本虚标实，气虚血瘀多见于年高体弱之人，气虚无力行血，经脉血液瘀滞，肢体失养，多致半身瘫痪、痿废。故气虚血瘀病机在老年病中具有重要意义。

50. 答案：B

解析：伤津和脱液，在病机和临床表现上有所区别，但津液本为一体，生理上互生互用，病理上也相互影响。伤津未必脱液，脱液则必兼伤津。故伤津乃脱液之渐，液脱乃津伤之甚。津伤较易补充，而液一旦亏损则较难恢复。

51. 答案：A

解析：瘀血是血液运行障碍所导致的病理产物。

52. 答案：A

解析：四肢浮肿是水液停聚导致，沉重肿胀感与气滞有关。水停气阻，指津液代谢障碍，水湿痰饮停留，导致气机阻滞的病机变化。水饮停于四肢，则可使经脉气血阻滞，可见四肢浮肿、沉重肿胀等症状。

53. 答案：E

解析：血瘀水停，指血脉瘀阻，导致津液输布障碍而水液停聚的病机变化。心血瘀阻，影响津液输布，可见心悸，气喘，口唇爪甲青紫，舌有瘀点或瘀斑，甚则胁下痞块，下肢、面目浮肿等症状。

54. 答案：A

解析：面色淡白为血虚不能濡养头面，血色不足以显现在面部，少气懒言是气虚的典型表现，肢体麻木与血虚不足有关。所以综合以上症状，病机应为气血两虚。

55. 答案：B

解析：阳主热、动、兴奋等，冷汗淋漓、四肢逆冷、精神萎靡是机体的阳气发生突然大量脱失，而致全身功能严重衰竭的病机变化。

56. 答案：A

解析：阴偏衰，即阴虚，病机特点为阴液不足，阴不制阳，阳气相对偏盛，临床表现为虚热证，可见五心烦热，骨蒸潮热，盗汗，咽干，颧红，舌红少苔，脉细数等，即所谓"阴虚则阳亢""阴虚则热"。

57. 答案：B

解析：肝阳上亢证，其病机主要为肝肾阴虚，水不涵木，阴不制阳的阴虚阳亢；病情发展，因肾阴亏虚而影响肾阳化生，又出现畏寒肢冷，脉沉细等肾阳虚衰的症状，形成阴损及阳的阴阳两虚证。

58. 答案：A

解析：肾虚水肿的病机主要为肾阳不足，气化失司，津液代谢障碍，津液停聚而水湿内生，溢于肌肤；但其病变发展，又可因阳气不足而导致阴液化生无源而亏虚，又出现日益消瘦，烦躁不安，甚则阴虚风动而抽搐等肾阴亏虚之症状，形成阳损及阴的阴阳两虚证。

59. 答案：E

解析：正气无力祛除病邪，致使疾病处于缠绵难愈的病理过程，被称为正虚邪恋。

60. 答案：D

解析：阴虚的临床表现以虚寒证为主是错误的。阴虚是指机体阴液不足，凉润、宁静、抑制等功能减退，阴不制阳，可出现虚热证。阴虚则热，阳虚则寒。

61. 答案：A

解析：阴盛格阳，指阳气极虚，导致阴寒之气偏盛，壅闭于里，逼迫阳气浮越于外，而出现内真寒外假热的病机变化，临床表现为真寒假热证。可见在面色苍白，四肢厥冷，精神萎靡，畏寒蜷卧，溲清便溏，舌淡苔白，脉微欲绝等症状表现的基础上，出现身热，烦躁，口渴等假热之象。

62. 答案：B

解析：内生五邪，指在疾病过程中，由于脏腑阴阳失调和气血津液等生理功能异常，产生内风、内寒、内湿、内燥、内火的病机变化。并无内暑。

63. 答案：B

解析：《临证指南医案》指出："内风乃身中阳气之变动。"明确提出体内阳气亢逆变动为内风的主要病机。

64. 答案：C

解析：内风病机主要有肝阳化风、热极生风、阴虚风动、血虚生风等。

65. 答案：E

解析：内风即风气内动，病机主要有肝阳化风、热极生风、阴虚风动、血虚生风等。感冒伤风属于外风。

66. 答案：D

解析：热病后期，出现筋惕肉瞤，手足蠕动症状是由于热邪久羁，阴液枯涸而致。

67. 答案：D

解析：阴虚风动，多见于热病后期，或久病耗伤，阴气和津液大量亏损，阴虚则阳亢，抑制能力减弱，加之筋脉失于滋润，则虚风内动。

68. 答案：B

解析：血虚生风，是指血液虚少，筋脉失养而动风的病机变化。多由于生血不足或失血过多，或久病耗伤营血，肝血不足，筋脉失养，或血不荣络，致虚风内动。临床可见肢体麻木不仁，筋肉跳动，甚则手足拘挛不伸等症。

69. 答案：B

解析：血燥生风，多由久病伤阴耗血，或年老精亏血少，或长期营养缺乏，生血不足，或瘀血内结，新血生化障碍等原因，导致局部或全身肌肤失于濡养，经脉气血失于和调，血燥而化风。

70. 答案：D

解析：内寒临床常见面色㿠白，畏寒喜热，形寒肢冷，手足不温，舌质淡胖，苔白滑润，脉沉迟弱，或筋脉拘挛，肢节痹痛等症状。恶寒属于外寒常见症状。

71. 答案：D

解析：寒从中生，又称"内寒"，指机体阳气虚衰，温煦气化功能减退，虚寒内生，或阴寒之气弥漫的病机变化。其中阳气虚衰多指脾肾阳虚。

72. 答案：C

解析：寒邪直中太阴，导致腹痛、泄泻，属于外感寒邪直中于里。

73. 答案：E

解析：内寒病机主要包括阳虚温煦失常、气化失司两个方面。内寒主要与脾肾阳虚有关，尤以肾阳虚衰为关键。肾阳虚衰，不能温煦血脉，则血脉绌急收引，血流迟缓不畅，可致血液停积，形成瘀血。故《素问·至真要大论》说："诸寒收引，皆属于肾。"

74. 答案：B

解析：脾主运化水液，不论内湿还是外湿，都与脾关系最为密切。故《素问·至真要大论》说："诸湿肿满，皆属于脾。"

75. 答案：D

解析：便溏泄泻、小便不利为湿滞下焦出现的临床表现。

76. 答案：C

解析：脾的运化失职是湿浊内生的关键。

77. 答案：D

解析：《素问玄机原病式》说："诸涩枯涸，干劲皲揭，皆属于燥。"

78. 答案：C

解析：A.B.D.E.四个选项均是"津伤化燥"的病因，阴阳两虚致津伤血燥是错误的。

79. 答案：D

解析：内燥病变可发生于各脏腑组织，而以肺、胃及大肠为多见。

80. 答案：D

解析：燥邪为干涩之病邪，最易损伤津液。肺为娇脏，喜润恶燥。故燥邪外受或内生皆易损伤肺津。

81. 答案：C

解析：津液不足的病理状态即津伤化燥，又称"内燥"，多因久病伤津耗液，或大汗、大吐、大下，或亡血失精，导致津液亏少，以及热性病过程中的热盛伤津等所致。忧愁思虑而暗耗多伤心血神气，故与之无关。

82. 答案：B

解析：火热与心相通应，故火热之邪入于营血，尤易影响心神，轻者心神不宁而心烦、失眠；重者可扰乱心神，出现狂躁不安，或神昏、谵语等症。故《素问·至真要大论》曰："诸热瞀瘛，皆属于火。"

83. 答案：E

解析：人身之阳气在正常的情况下，有温煦脏腑组织之作用，中医学称之为"少火"。故无"少火过盛"之说。

84. 答案：E

解析：此题考的是"火热内生"的概念。火热内生，又称"内火"或"内热"，与外火相对而言，指脏腑阴阳失调，而致火热内扰的病机变化。

85. 答案：C

解析：素体阳盛者，则邪多从火化，疾病多易向实热证演变。

86. 答案：C

解析：患者阴偏盛体质，感受湿邪，则湿从阴而化寒，形成寒湿病机。这是体质因素引起的。

87. 答案：A

解析：居处海拔低，气候潮湿地域的人群，因寒湿重，故易伤气伤阳。居住环境和气候因素属于环境因素。

88. 答案：D

解析：六淫病邪中的火（热）邪、风邪、暑邪，传变较快。火（热）邪、风邪、暑邪等六淫邪气属于病邪因素。

89. 答案：E

解析：诊断虽明确，但失治误治，或护理不当，则可损伤人体正气，助长邪气，以至变证迭起等，均属于诊治因素。

90. 答案：B

解析：家庭矛盾冲突，工作失利，心境恶劣，饮食不当，以及劳逸失度等，均属于生活因素。

91. 答案：A

解析：外感热病传变规律，基本是表里传变，但内传入里后，亦见脏腑间的传变。不同的外感热病，其病位传变的形式又有所区别，主要有伤寒六经传变、温病卫气营血传变和三焦传变。病性传变不属于外感热病传变规律。

92. 答案：D

解析："温邪上受，首先犯肺，逆传心包"。

93. 答案：A

解析："母子相及"的传变形式属于脏与脏之间传变。

94. 答案：A

解析：木火刑金，即肝火犯肺，肝和肺均属于脏，故属于脏与脏之间的传变。

95. 答案：D

解析：肝在体为筋。肝血不足导致筋脉拘急，其传变形式属于形脏内外传变。

96. 答案：C

解析：胆汁排泄异常，影响胃的消化，胆和胃均属于腑，故属于腑与腑之间的传变。

（二）A2 型题

97. 答案：B

解析：继发，指在原发疾病未愈的基础上继而发生新的疾病，继发病必以原发病为前提，二者联系密切。如肝阳上亢所致的中风，小儿食积所致的疳积，肝气郁结日久继发的"癥积""鼓胀"，久疟继发的"疟母"等。

98. 答案：E

解析：病后滥施补剂，或药物调理失当，而致疾病复发者，称为药复。

99. 答案：C

解析：气陷的病机变化，主要有两方面：一是上气不足，指气不上荣，头目失养的病变。一般由于脾气虚损，升清之力不足，无力将水谷精微上输于头目，致头目失养，可见头晕、目眩、耳鸣等症。二是中气下陷，指脾气虚损，升举无力，内脏位置维系无力，而发生内脏的位置下移。

100. 答案：D

解析：情志刺激或外邪、痰浊等可导致气不得外出而闭塞清窍，神失所主。气闭多发病急骤，以突然昏厥，不省人事为特点，可自行缓解，亦有因闭不复而亡者。

101. 答案：A

解析：该病情既有出血的症状，又有气虚的症状，属于气血同病，根据前因后果，以及气虚不能固摄血液的机理，可知最佳答案应当是 A。

102. 答案：D

解析：妇人产后耗伤阴血，肝血不足，筋脉失养，致虚风内动。临床可见肢体麻木不仁，筋肉跳动，甚则手足拘挛不伸等症。

103. 答案：C

解析：火热之邪伤人，消灼煎熬津液，耗伤人体的阴气。患者热病后期，阴气和津液大量亏损，阴虚则阳亢，抑制能力减弱，加之筋脉失于滋润，则虚风内动，临床可见筋挛肉瞤，手足蠕动等动风症状，并见低热起伏、舌红少苔、脉细等阴虚症状。

104. 答案：A

解析：脾失健运不能为胃行其津液，津液输布障碍，聚而成湿，湿阻中焦，则脘腹胀满，食欲不振，口腻或口甜，舌苔厚腻。

105. 答案：C

解析：开始恶寒重，发热轻，鼻塞流清涕，脉浮紧，属于寒证；继而出现发热不恶寒，心烦，口渴，小便黄，大便干，脉滑数，属于热证。故属于由寒化热。

106. 答案：A

解析：阳邪亢盛，功能亢奋，可见壮热，面赤，烦躁，大汗，舌红，脉数等一派热象；阳盛则阴病，必然使物质的消耗增加，以致伤阴耗津，兼见口渴，尿少，便秘等症状。

107. 答案：A

解析：因不洁饮食半小时后出现腹痛、腹泻，泻下物臭如败卵，其发病类型是感邪即发。

108. 答案：B

解析：平素劳累后易出现胸闷胸痛，伴有心中悸动不安，经休息或含服速效救心丸可缓解，为慢性缓解；昨日夜间突发剧烈胸痛、心慌，持续不能缓解，大汗淋漓，为急性发作；故其发病类型是急性发作与慢性缓解交替。

109. 答案：D

解析：胃肠热盛，大便秘结，腹满硬痛而拒按，潮热，神昏谵语，为阳明腑实证；面色苍白，四肢厥冷，精神萎顿，为虚之假象，故证候为真实假虚证。

110. 答案：B

解析：由于脾气不足，运化无权，而致湿邪内生，阻滞中焦。临床上既有脾气虚弱的神疲倦怠，食欲不振，食后腹胀，大便不实等表现；又兼见湿滞病变所致的口黏，脘痞，舌苔厚腻等症状，故为虚中夹实。

111. 答案：E

解析：崩漏经血淋漓不断，血色较淡，食少纳呆，面色无华，倦怠乏力，舌淡，脉虚，病机乃气不摄血。

112. 答案：A

解析：月经过多，兼见惊悸怔忡，失眠多梦，面色苍白，脉细涩等症状。其病机是血虚，为血不养心、心神失养之症状。

113. 答案：B

解析：壮热，大量出汗，口渴，尿少，为津液耗伤较重，兼见倦怠乏力，少气懒言，脉虚等症状，其病机为气随津脱。

114. 答案：B

解析：因辅导孩子作业生气动怒，出现恶心欲呕，呃逆，脘痞等症状，证属肝气犯胃，其传变形式是脏与腑之间传变。

115. 答案：D

解析：冬季游泳后，出现咳嗽，喘促，胸闷等症状，寒邪从皮毛传肺，其传变形式是形脏内外传变。

（三）B 型题

答案：116.E   117.E

解析：邪气在发病中影响病情和病位。

答案：118.B　　119.D

解析：情志失调，气血不调，气机逆乱，脏腑功能失常可致疾病发生。引起疾病复发的机理是余邪未尽，正虚未复，同时还有诱因的作用。其中，余邪未尽是基本条件。

答案：120.D　　121.E

解析：继发是指在原有疾病的基础又继发新的病变的一种发病形式。如疟疾日久继发"疟母"等。原发病与继发病之间有着密切联系。复发是指原有疾病再度发作或反复发作。任何疾病的复发，均是原有疾病的基本病理变化和主要病理特征的重现。

答案：122.D　　123.B

解析：慢性咳喘患者，因寒潮来袭，咳喘再发并加重，其发病类型是环境变化导致复发。胸痹患者，因近日忙于工作，操劳过度，胸闷胸痛再发，其发病类型是劳复。

答案：124.E　　125.E

解析：肾藏精，肾阴、肾阳为人身阴阳之根本，所以肾的阴、阳虚衰在脏腑阴阳偏衰病机中占有最重要的地位。

答案：126.C　　127.D

解析：由实转虚是指病证以邪气盛为主要的实性病变转化为以正气虚损为主的虚性病变的过程，实热证转为气阴两伤证符合这一定义。体弱者由于正气不足，抵抗力弱，容易受邪侵袭，属于因虚而招致实邪。

答案：128.A　　129.C

解析：阳邪亢盛，以热、动、燥为临床特点，可见壮热，烦躁，口渴，面红，目赤，尿黄，便干，苔黄，脉数等症。阴邪亢盛，以寒、静、湿为其临床特点，可见形寒肢冷，蜷卧，舌淡而润，脉迟等。

答案：130.E　　131.D

解析：阴盛格阳是指阳气极虚，导致阴寒之气偏盛，壅闭于里，逼迫阳气浮越于外，而出现内真寒外假热。阳盛格阴是指阳盛至极，壅遏于内，排斥阴气于外，而出现内真热外假寒。

答案：132.D　　133.B

解析：阳盛病机表现的证候是实热证。阳虚病机表现的证候是虚寒证。

答案：134.A　　135.E

解析：滞，即滞留不行，气滞即机体局部气的运行不畅，郁滞不通的病机变化；脱即大量亡失，气脱是指气不内守，大量向外脱失，以致机体功能突然衰竭的病机状态。

答案：136.C　137.B

解析：血瘀，是指血液循行迟缓，流行不畅，甚则血液停滞的病机变化；血热，是指热入血脉，使血行加速，脉络扩张，或灼伤血脉，迫血妄行的病机变化。

答案：138.B　　139.B

解析：气血两虚，多因久病消耗，渐致气血两伤；或先因气虚，血液生化障碍而日渐衰少所致。

答案：140.E　　141.B

解析：腹痛后重，痢下赤白，病机属实；泻痢日久，逐渐消瘦，其病机是由实转虚。心悸气短日久，并见心胸绞痛、唇舌紫暗、脉涩，其病机是虚中夹实。

答案：142.B　　143.D

解析：血燥生风，多由久病伤阴耗血，或年老精亏血少，或长期营养缺乏，生血不足，或瘀血内结，新血生化障碍等原因所致。阴虚风动，多由于久病耗伤，热病后期伤阴所致。

答案：144.B　　145.A

解析：临床上，伤津常见于吐、泻之后。损失大量津液者，如不及时补充，可出现目陷、螺瘪、尿少、口干舌燥、皮肤干涩。脱液是机体水分和精微物质共同丢失，临床不仅有阴液枯竭的症状，而且还可能表现出虚风内动、虚热内生之象。如形瘦肉脱，肌肉瞤动，手足震颤，舌光红无苔等。伤津未必脱液，脱液则必兼伤津。

答案：146.C　　147.C

解析：脾主运化水谷和水液，脾失健运不但使津液的输布障碍，变生痰湿为患。故《素问·至真要大论》说："诸湿肿满，皆属于脾。"脾气主升，脾气虚损，可导致气陷。

答案：148.B　　149.A

解析：风气内动的病机，主要有肝阳化风、热极生风、阴虚风动、血虚生风等。热极生风为实风，阴虚风动、血虚生风为虚风，肝阳化风属本虚标实之证。

答案：150.A　　151.D

解析：内寒，指机体阳气虚衰，温煦气化功能减退，虚寒内生，或阴寒之气弥漫的病机变化。内燥，指体内津液耗伤而干燥少津的病机变化。多因久病伤津耗液，或大汗、大吐、大下，或亡血失精导致津液亏少，以及热性病过程中的热盛伤津等所致。

答案：152.A　　153.C

解析：内风与肝的关系较为密切，故又称"肝风内动"或"肝风"。故《素问·至真要大论》说："诸风掉眩，皆属于肝。"脾的运化失职是湿浊内生的关键。故《素问·至真要大论》说："诸湿肿满，皆属于脾。"

答案：154.B　　155.A

解析：肾阳为人身阳气之根，能温煦全身脏腑形体。故脾肾阳气虚衰，温煦失职，最易表现虚寒之象，而尤以肾阳虚衰为关键。外燥最易伤肺，内燥最伤肺、胃、大肠等脏腑，二者皆常见于肺脏病变。

答案：156.E　　157.C

解析：湿浊内生，又称"内湿"，指由于脾气的运化水液功能障碍而引起湿浊蓄积停滞的病机变化。由于内生之湿多因脾虚，故又称为"脾虚生湿"。火热内生，又称"内火"或"内热"，与外火相对而言，指脏腑阴阳失调，而致火热内扰的病机变化。多由于阳盛有余，或阴虚阳亢，或由于五志化火，或气血壅滞、病邪郁结，郁而化火所致。

答案：158.A　　159.B

解析：病理性的阳邪亢盛称为"壮火"，又称为"气有余便是火"。情志内伤，抑郁不畅，导致肝郁气滞，气郁化火，发为"肝火"，属于五志化火。

答案：160.B 161.D

解析：病邪从肌表皮毛到孙脉、络脉、经脉、脏腑，由浅到深，故属于表病入里。温热病由外而内、由浅入深、由轻而重的疾病演变过程，属于温病卫气营血传变。

答案：162.B 163.C

解析：肺失肃降，导致大肠腑气不通而发生便秘，由肺影响大肠，故属于脏与腑之间的传变。大肠传导失常，腑气不通，导致胃气上逆，由大肠影响胃，故属于腑与腑之间的传变。

答案：164.B 165.D

解析：肝气犯胃，肝属脏而胃属腑，故属于脏与腑之间传变。风寒束肺引起的鼻塞，肺开窍于鼻，故属于形脏之间的传变。

答案：166.C 167.A

解析：素体阳盛者，感邪则多从火化，疾病多易向实热证演变，属于从化，与体质有关。故属于体质因素。海拔高，气候干燥地域，属于环境因素。

（四）X 型题

168. 答案：ACE

解析：邪气侵犯人体，对机体的损害作用主要体现为：导致生理功能失常、造成脏腑形质损害、改变体质类型。

169. 答案：ABCDE

解析：影响发病的因素主要有气候变化、地域特点（包括水土不服等）、生活工作条件（包括环境污染等）、体质特点（包括体质虚弱等）和精神状态等。

170. 答案：ABCDE

解析：发病类型，主要有感邪即发、徐发、伏而后发、继发、复发。

171. 答案：ABCDE

解析：机体感邪后立即发病者，多见于新感外邪、疫疠邪气致病、中毒、情志骤变以及急性外伤等。

172. 答案：ABC

解析：引起疾病复发的机理是余邪未尽，正虚未复，同时还有诱因的作用。

173. 答案：ABCDE

解析：引起疾病复发的因素很多，主要包括食复（饮食不节）、劳复（过度劳累）、药复（用药不当）、重感致复（复感外邪）、自复和其他因素致复（精神情志变化、护理不当等）。

174. 答案：ABCD

解析：中医学的基本病机包括邪正盛衰、阴阳失调、精气血失常、津液失常。

175. 答案：ABCDE

解析：发病后邪气的致病力强盛，而正气的抗病能力未衰，能积极与邪抗争，所以正邪斗争激烈，临床反应比较剧烈。亢盛有余的实证较多见于体质比较壮实的患者。临床上，可见到壮热，狂躁，声高气粗，腹痛拒按，二便不通，脉实有力等表现。

176. 答案：ABCDE

解析："精气夺则虚"指正气不足，抗病能力低下，临床上表现一系列虚弱、衰退和不足的证候。神疲体倦，面色无华，气短，自汗，盗汗等表现是由于机体的精气血津液不足，脏腑生理功能减弱。

177. 答案：BCDE

解析：实证常见于外感病证初、中期，气滞血瘀，水湿痰饮，食积虫积等。

178. 答案：ACDE

解析：虚证，多见于素体虚弱，精气不充；或外感病的后期，以及各种慢性病证日久，耗伤人体的精气血津液，或正气化生无源；或因暴病吐泻、大汗、亡血等使正气随津血而脱失，以致正气虚弱。

179. 答案：ABC

解析：由实转虚是指病证本来以邪气盛为主转化为以正气虚损为主的过程。多因病邪过盛，正不敌邪，或体质素虚，正气虚弱或失治、误治等因素，使病程迁延，虽邪气已去，但正气耗伤，因而逐渐转化为虚性病机。虚实转化取决于邪正的盛衰变化，D和E是常见病因，但仅凭邪气单方面情况，难以判断病情的虚实转化。

180. 答案：ABCDE

解析：在疾病的发展过程中，邪正双方的力量会发生消长盛衰的变化，这种变化对疾病转归起着决定性的作用。正胜邪退，疾病趋向于好转和痊愈；邪胜正衰，则疾病趋向于恶化，甚则导致死亡。其他3个选项的变化机理可以导致慢性病程。

181. 答案：ABCD

解析：阳偏胜属于"邪气盛则实"，病机特点为阳盛而阴未虚，临床表现以实热证为主，可见身热、面赤、烦躁、舌红苔黄、脉数等症状，即所谓"阳盛则热"根据阴阳对立制约关系，"阳盛则阴病"。从临床实际来看，阴虚火旺可以导致阳气相对亢奋，但病机本质属于虚证，不会导致阳偏盛。

182. 答案：ADE

解析：阴偏胜的病机特点为阴盛而阳未虚，临床表现以实寒证为主；根据阴阳对立制约关系，"阴盛则阳病"。阴气具有凉润、抑制、宁静等作用，故阴邪亢盛，以寒、静、湿为其临床特点。

183. 答案：CE

解析：精虚以肾精亏虚和水谷之精化生不足最为重要，故以脾、肾为主。

184. 答案：ABCDE

解析：精瘀是指男子精滞精道，排精障碍的病机变化。房劳过度，少年手淫，或久旷不交，或惊恐伤肾，或瘀血、败精、湿热瘀阻，或手术所伤等，皆可导致。

185. 答案：ABC

解析：气滞于某一经络或局部，可出现相应部位的胀满、疼痛。如肺气壅塞，见胸闷、咳喘；肝郁气滞，见情志不畅、胁肋或少腹胀痛；脾胃气滞，见脘腹胀痛，休作有时，大便秘结等。气滞的表现虽然各不一样，但共同的特点是闷、胀、痛。恶心、呕吐多属于胃气上逆的表现。

186. 答案：ABD

解析：气逆常见于肺、胃和肝：肺失肃降，肺气上逆，发为咳逆上气；胃失和降，胃气上逆，发为嗳气、恶心、呕吐、呃逆；肝气上逆，发为头痛头胀、面红目赤、易怒，甚则咯血、吐血或昏厥。

187. 答案：ABC

解析：上气不足一般是由于脾气虚，无力将水谷精微上输于头目，致头目失养，可见头晕、目眩、耳鸣等症。如《灵枢·口问》说："上气不足，脑为之不满，耳为之苦鸣，头为之苦倾，目为之眩。"而腹胀多因气滞，呕吐则是气逆的表现。

188. 答案：ABCD

解析：气逆最常见于肺、胃和肝等。肺气上逆可发为咳逆上气。胃气上逆可发为嗳气、恶心、呕吐、呃逆。肝气上逆可发为头痛头胀、面红目赤、易怒等症。而神疲乏力是气虚的典型表现，不具备气升之太过，或降之不及的特征。

189. 答案：ABCE

解析：心主血，肝藏血，故心、肝两脏血虚比较多见。心血不足，可见惊悸怔忡，失眠多梦，健忘，面色苍白，舌质淡白，脉细涩或结代等症状。肝血亏虚，可见两目干涩、视物昏花，或手足麻木，若导致冲任失调，又可出现妇女经少，月经愆期，闭经等症状。而唇舌紫暗一般是血瘀所导致。

190. 答案：ABDE

解析：气血关系密切，有"气为血之帅，血为气之母"之论述，气能推动、固摄、生成血，血能载气和养气，所以气与血关系的失调可以导致气滞血瘀、气虚血瘀、气不摄血、气随血脱以及气血两虚等复杂的病机。

191. 答案：ABCDE

解析：津液的生成、输布、排泄由多个脏腑的相互协调才能维持正常，诸如肺气的宣发和肃降，脾气的运化转输，肾气的蒸化，三焦的通调，以及肝气的疏泄都参与其中。因此，如果肺、脾、肾等相关脏腑生理功能异常，均能导致津液生成不足，或输布排泄障碍。

192. 答案：ABCDE

解析：津液不足的形成，一是热邪、燥邪伤津，如外感暑热、燥热、温热之邪，或火热内生，如阳亢生热、五志化火等，耗伤津液；二是丢失过多，如吐泻、大汗、多尿及大面积烧伤等，均可损失大量津液；三是生成不足，如体虚久病，慢性疾病，脏腑功能减退等。

193. 答案：ABCE

解析：湿、水、饮、痰都是津液输布和排泄障碍而形成的病理产物，以状态而论，湿为弥漫状态，水最为稀薄，其次为饮，痰较稠厚，但四者又难决然划分，而且可以相互转化，故有水湿、痰湿、水饮、痰饮并称者。而瘀是指血液停滞。

194. 答案：ABCDE

解析：津液停而为饮，可滞留于身体多处，而有多种的病理变化。饮停之部位多见于胃肠、胸胁、四肢、胸膈等，而分别称为"痰饮""悬饮""溢饮""支饮"。

195. 答案：ACDE

解析：内生五气，指在疾病过程中，由于脏腑阴阳失调和气血津液等生理功能异常，产生内风、内寒、内湿、内燥、内火的病机变化。并无内暑。

196. 答案：ABC

解析：肝风内动主要因为阳盛，或阴虚不能制阳，阳升无制而形成。感受风邪属外风，脾土虚败虽可致风气内动但不属肝风。

197. 答案：BCE

解析：热极生风为实风，阴虚风动、血虚生风、血燥生风为虚风，肝阳化风属本虚标实之证。

198. 答案：ABCDE

解析：内风主要有肝阳化风、热极生风、阴虚风动、血虚生风等，此外，尚有血燥生风。

199. 答案：AB

解析：脾为气血生化之源，脾阳能达于肌肉四肢。肾阳为人身阳气之根，能温煦全身脏腑组织。故脾肾阳气虚衰，则温煦失职，最易表现虚寒之象，而尤以肾阳虚衰为关键。

200. 答案：BDE

解析：寒从中生，是指机体阳气虚衰，温煦、推动功能减退，虚寒内生，或阴寒之邪弥漫的病理状态。阳气虚衰，温煦失职，或阳不化阴，水湿痰浊壅盛，或肾阳不化，尿频、便溏、涕唾清稀等都属于寒从中生。若寒邪直中，伤及脾胃；或过食生冷，寒湿停聚，多属外寒，如果尚未导致阳气虚衰，则不属于内寒范畴。

201. 答案：BD

解析：内寒病机主要包括阳虚温煦失常、阳虚气化失司两个方面。

202. 答案：CE

解析：脾气的运化功能和输布津液的功能障碍，可导致湿浊蓄积停滞的病理状态，而肾阳虚衰，亦必然影响及脾之运化而导致湿浊内生，而其余三项皆属外湿病因。

203. 答案：AB

解析：脾气的运化失职是湿浊内生的关键，而脾主运化有赖于肾阳的温煦。因此内湿不仅是脾阳虚津液不化而形成的病理产物，在肾阳虚衰时，亦必然影响及脾之运化而导致湿浊内生。

204. 答案：BCE

解析：最易伤阴化燥的脏腑是肺、胃、大肠。温病有"热邪不燥胃津，必耗肾液"之论，临床亦当重视。

205. 答案：ABCDE

解析：火热内生的病机主要有：阳盛化火、邪郁化火、五志过极化火、阴虚火旺。内生火热，从病位而言有心火、肝火、肺火、肾火及胃火等。病理性的阳邪亢盛称为"壮火"，属内生火热。

206. 答案：ABCDE

解析：邪郁化火，包括两方面的内容：其一，外感六淫病邪，在疾病过程中，皆可郁滞而从阳化热化火，如寒郁化热、湿郁化火等；其二，病理产物郁积（如痰浊、瘀血、结石等）和食积、虫积等，亦能郁而化火。

207. 答案：ABCDE

解析：影响传变的因素不外正邪两个方面，包括环境因素、体质因素、生活因素、病邪因素和诊治因素。

208. 答案：ABC

解析：外感热病传变规律，基本是表里传变，但内传入里后，亦见脏腑间的传变。不同的外感热病，其病位传变的形式又有所区别，主要有伤寒六经传变、温病卫气营血传变和三焦传变。

209. 答案：ABCD

解析：脏腑之间的传变，包括脏与脏、脏与腑、腑与腑及形脏之间传变。

210. 答案：ABD

解析：内伤病是内脏遭到某些病因损伤所导致的一类疾病。因此，内伤病的基本病位在脏腑。内伤病的传变形式，主要有脏腑之间的传变、经络之间的传变、经络与脏腑之间的传变。

211. 答案：ABC

解析：病位传变，即某一部位或某一脏腑的病变，可以向其他部位或其他脏腑传变，引起疾病的发展变化。常见的病位传变，包括表里之间与内脏之间的传变，而外感病和内伤病的传变又各有特点。寒热转化和虚实转化属于病性转化。

212. 答案：AB

解析：病性转化仅包括两种，即寒热转化和虚实转化。

213. 答案：AB

解析：温病三焦传变，即温病的病变部位循上、中、下三焦而发生传变。三焦病变的传变规律有顺逆之分：顺传，一般多由上焦手太阴肺开始，由此而传入中焦，脾胃中焦病不愈，多传入下焦肝肾。逆传，即由肺而传入心包，所谓"温邪上受，首先犯肺，逆传心包（《外感温热篇》）"。

214. 答案：ABCDE

解析：温病卫气营血传变，即温热病过程中，病变部位在卫、气、营、血四个阶段的传变。一般而言，病在卫分为病势较轻浅；病在气分为邪已传里，病势较重；病在营分为邪已深入，病势更重；病在血分为邪气更加深入，最为严重。

二、判断题

215. 答案：√

解析：邪气，与正气相对，是各种致病因素的总称，简称为"邪"。包括存在于外界或由人体内产生的各种致病因素，如六淫、疠气、痰饮、瘀血、情志内伤等。

216. 答案：√

解析：邪正斗争，指邪气伤正与正气抗邪之间的相互斗争。邪正斗争决定发病与不发病：正胜邪退不发病，邪胜正负则发病。

217. 答案：×

解析：发病原理中的"正气不足"是一个广义的概念，不仅局限于人体精气血津液虚损等，还包括人体正常生理功能及所产生的各种维护健康的能力，包括自我调节能力、适应环境能力、抗邪防病能力和康复自愈能力等。

218. 答案：×

解析：疾病初愈，因饮食不节、饮食不洁等因素导致疾病复发，称为食复。

219. 答案：√

解析：引起疾病复发的机理是余邪未尽，正虚未复，同时还有诱因的作用。诱因可致余邪复盛，正气更虚，从而使疾病复发。

220. 答案：×

解析：徐发即徐缓发病，是指起病缓慢，与卒发相对而言。它与致病因素的种类、性质以及体质因素等密切相关。

221. 答案：√

解析：体质强弱是正气盛衰的体现，因而决定着发病的倾向性。

222. 答案：×

解析：题目叙述不全，基本病机包括邪正盛衰、阴阳失调和精气血津液失常等。

223. 答案：√

解析："邪气盛则实，精气夺则虚。"实指邪气盛，正气未虚的病机，以邪气亢盛为矛盾主要方面。

224. 答案：×

解析：实证虽然常见于外感六淫和疠气所致的外感病证的初期和中期，但也常见于痰饮、食积、气滞、瘀血等引起的内伤病证。

225. 答案：√

解析：虚是指以正气虚损为矛盾主要方面的病机变化。机体的精气血津液不足，生理功能减弱，抗病能力低下，因而机体的正气与致病邪气的斗争难以出现较剧烈的病理反应，临床上表现一系列虚弱、衰退和不足的证候，称为虚证。

226. 答案：√

解析：虚中夹实是指以正虚为主，又兼有实邪为患的病机变化。

227. 答案：×

解析：以正虚为主，又兼有实邪为患的病机变化被称为虚中夹实，"夹"后所指的病机相对次要。

228. 答案：√

解析：实中夹虚指以邪实为主，又兼有正气虚损的病机变化。以上表现既有实热症，又出现津亏气虚之症，符合实中夹虚的病机。

229. 答案：√

解析：实热证大量耗伤阴液，一旦热邪被清除，没有明显邪气，而人体阴虚内热，可出现虚热证，这属于由实转虚。

230. 答案：×

解析：中医学以"辨证论治"为诊疗特点，临床实践在强调"辨证论治"的同时，注重辨证与辨病相结合。

231. 答案：√

解析：因虚致实的基础和前提是脏腑功能减退，气血津液运行乏力，而产生痰饮、内湿、瘀血、食积等病理性产物。

232. 答案：√

解析：正气存内，邪不可干。邪之所凑，其气必虚。肺肾两虚的人体质虚弱，容易招致外来邪气。

233. 答案：×

解析："大实有羸状"是指由于邪气亢盛，阻滞气血不能外达，反而表现出虚弱、不足的假象，属于真实假虚。

234. 答案：√

解析："至虚有盛候"是指患者体质非常虚弱，气虚无力推动，出现阻滞的情况。老年人因气虚推动无力而出现的便秘也属此类。

235. 答案：×

解析：阴阳失调的情况与正、邪双方都相关，阳偏胜虽然多是由于感受温热阳邪，但如果患者平素属于偏阳质，在感受阴邪后有可能从阳化热，所以不能简单地认为阴邪与阳偏胜无关。

236. 答案：√

解析：阴邪亢盛，以寒、静、湿为其临床特点，临床可见形寒肢冷，蜷卧，舌淡而润，脉迟等症状和体征。

237. 答案：√

解析：阳虚，指机体阳气虚损，温煦、推动、气化等功能减退，根据阴阳对立制约的关系，阳不制阴，则阴相对偏亢，临床表现为虚寒证，可见畏寒肢冷等症状，即所谓"阳虚则阴盛""阳虚则寒"。

238. 答案：×

解析：阳气不足可见于五脏六腑，如心阳、脾阳和肾阳等，但肾阳为人身诸阳之本，一般以肾阳虚衰最为重要。

239. 答案：√

解析：肾阴为人身诸阴之本，所以在各脏腑的阴虚中，一般以肾阴虚最为重要。

240. 答案：×

解析：阴虚则热与阳胜则热的病机不同，其临床表现也有所区别：阴虚则阳偏亢，是虚而引起热；后者是以热为主的阳偏胜，除非病情发展，一般虚象并不明显。

241. 答案：×

解析：阴阳两虚不是阴阳处于低水平的平衡状态，而是阴阳之气皆虚弱的失调状态。

242. 答案：×

解析：气逆于上，主要见于实证，也有因虚而气逆者。

243. 答案：√

解析：血虚的形成，一是失血过多，如各种原因所致的急性或慢性出血；二是生成不足，如饮食营养不足，脾胃虚弱，血液生化乏源，或肾精亏虚，精不化血；三是消耗过多，如久病不愈，慢性消耗，思虑过度等因素而致营血暗耗等。

244. 答案：×

解析：气随血脱，指在大量出血的同时，气也随着血液的流失而急剧散脱，从而形成气血并脱的病机变化。

245. 答案：√

解析：脱液是机体水分和精微物质共同丢失，临床不仅有阴液枯涸的症状，而且还可以出现虚风内动、虚热内生之象。

246. 答案：√

解析：内生五邪即"内生五气"，产生的病机变化有内风、内寒、内湿、内燥、内火。

247. 答案：√

解析：内风是脏腑阴阳气血失调，体内阳气亢逆而致风动之征的病机变化，与肝的关系较为密切，为里证，临床以眩晕、头或肢体动摇、抽搐、震颤等为特征表现；外风是感受风邪而导致的外感表证，常见发热，恶风，汗出，脉浮等症状。外风侵袭机体，可引动内风；反之，内风日久不愈，正气不足，亦可招致外风侵袭人体而发病。

248. 答案：×

解析：热极生风为实风，阴虚风动、血虚生风为虚风，肝阳化风属本虚标实之证。

249. 答案：×

解析：肝风内动主要因为阳盛而亢逆，或阴虚不能制阳，阳升无制而形成，包括热极生风、阳亢化风、阴虚风动和血虚生风。感受风邪病位主要在肺卫，以外感表证为主要表现，属于外风不属肝风（内风）。

250. 答案：√

解析：风气内动即内风，与肝脏关系密切，故又称肝风内动或肝风。

251. 答案：×

解析：阴虚风动，多见于热病后期，或久病伤致。症见筋惕肉瞤、手足蠕动等动风症状，并见低热起伏、舌光红少苔、脉细等阴液枯涸的临床表现。热极生风则多见于热病的最盛时期，以四肢抽搐、高热神昏为辨证要点。

252. 答案：√

解析：内寒，又称"寒从中生"，是机体阳气虚衰，温煦气化功能减退，虚寒内生，或阴寒之气弥漫的病机变化。

253. 答案：×

解析：脾肾阳虚，则温煦失职，最易表现虚寒（内寒）之象，而尤以肾阳虚衰最为关键。

254. 答案：×

解析：内寒病机主要包括阳虚温煦失常、阳虚气化失司两个方面。

255. 答案：×

解析：脾的运化失职是湿浊内生的关键。

256. 答案：√

解析：内燥病变临床多见津液枯涸、阴虚内热之证，如肌肤干燥不泽，起皮脱屑，甚则皲裂，口燥咽干唇焦，舌上无津，甚或光红龟裂，鼻干，目涩少泪，爪甲脆折，大便燥结，小便短少等。

257. 答案：×

解析：一般而言，阴虚内热多见全身性的虚热征象。如五心烦热、骨蒸潮热、面部烘热、消瘦、盗汗、舌红少苔、脉细数无力等；阴虚火旺，多见集中于机体某一部位的火热征象，如虚火上炎所致的牙痛、齿衄、咽痛、颧红等。

258. 答案：√

解析：掌握病位的传变规律，就能把握病势发展趋向，从而抓紧时机进行早诊早治，以防止疾病的发展，将疾病治愈在初期阶段。这是学习疾病传变规律的目的。

259. 答案：×

解析：病邪由里出表，主要取决于人体正气的抗病和驱邪能力。

260. 答案：×

解析：表邪入里与正气不足和邪气亢盛均有关系。

261. 答案：×

解析：虚实转化中的由虚转实，是由虚证转化成虚实错杂证。

262. 答案：√

解析：影响传变的因素不外正邪两个方面，主要包括环境因素、体质因素和诊治因素。

263. 答案：√

解析：研究疾病传变，就是阐明疾病过程中各种病机的演变、发展规律。

264. 答案：×

解析：伤寒属于外感热病的范畴。

265. 答案：×

解析：环境因素，主要包括地理环境和时令气候。

三、名词解释

266. 答案：与邪气相对而言，即人体正常功能活动的统称，包括人体正常生理功能及所产生的各种维护健康的能力，包括自我调节能力、适应环境能力、抗邪防病能力和康复自愈能力。

267. 答案：与正气相对，是各种致病因素的总称，简称为"邪"。包括存在于外界或由人体内产生的各种致病因素，如六淫、疠气、痰饮、瘀血、情志内伤等。

268. 答案：又称为卒发、顿发，指机体感受病邪后，随即发病。

269. 答案：即徐缓发病，是指起病缓慢，与卒发相对而言。它与致病因素的种类、性质以及体质因素等密切相关。

270. 答案：是指感邪之后，邪藏体内，逾时而发的发病类型。

271. 答案：指疾病已愈，在病因或诱因的作用下，再次发病。

272. 答案：是指以正虚为主，又兼有实邪为患的病机变化。

273. 答案：是指以邪实为主，又兼有正气虚损的病机变化。

274. 答案：是指病机的本质为实，但表现出虚的临床假象。一般是由于邪气亢盛，结聚体内，阻滞经络，气血不能外达所致。

275. 答案：指病机的本质为"虚"，但表现出"实"的临床假象。一般是由于正气虚弱，脏腑经络气血不足，功能减退，气化无力所致。

276. 答案：是指机体在疾病过程中所出现的阴邪偏盛、功能抑制、机体反应性减弱而产生寒象的病机变化。

277. 答案：即是阳盛，指机体在疾病过程中所出现的阳邪偏盛、功能亢奋、机体反应性增强而产生热象的病机变化。

278. 答案：即阴虚，指机体阴液不足，凉润、宁静、抑制等功能减退，阴不制阳，出现虚热内生的病机变化。

279. 答案：即阳虚，指机体阳气虚损，温煦、推动、气化等功能减退，出现虚寒内生的病机变化。

280. 答案：是指由于阴气亏损，累及阳气生化不足，或阳气无所依附而耗散，从而在阴虚的基础上又出现阳虚，形成以阴虚为主的阴阳两虚的病机变化。

281. 答案：是指由于阳气虚损，无阳则阴无以生，从而在阳虚的基础上又导致阴虚，形成以阳虚为主的阴阳两虚的病机变化。

282. 答案：是指阳气极虚，导致阴寒之气偏盛，壅闭于里，逼迫阳气浮越于外，而出现内真寒外假热的病机变化，临床表现为真寒假热证。

283. 答案：是指阳气偏盛至极，壅遏于内，排斥阴气于外，而出现内真热外假寒的病机变化，临床表现为真热假寒证。

284. 答案：是指机体的阳气发生突然大量脱失，而致全身功能严重衰竭的病机变化。

285. 答案：是指由于机体阴气发生突然大量消耗或丢失，而致全身功能严重衰竭的病机变化。

286. 答案：是指男子精滞精道，排精障碍的病机变化。

287. 答案：是指一身之气不足，而表现出相应功能低下的病机变化。

288. 答案：是指气的上升不足，或下降太过，以气虚升举无力而下陷为特征的病机变化。

289. 答案：是指气不内守，大量向外脱失，以致机体功能突然衰竭的病机变化。

290. 答案：是指血液不足，血的濡养功能减退的病机变化。

291. 答案：是指气虚无力推动血行而致血瘀的病机变化。

292. 答案：是指由于气虚不足，统摄血液的生理功能减弱，导致各种出血的病机变化。

293. 答案：是指津液耗损，导致血行瘀滞不畅的病机变化。

294. 答案：内生五邪，又称"内生五气"，指在疾病过程中，由于脏腑阴阳失调和气血津液等生理功能异常，产生内风、内寒、内湿、内燥、内火的病机变化。

295. 答案：风气内动，即"内风"，与外风相对而言，指脏腑阴阳气血失调，体内阳气亢逆而致风动之征的病机变化。由于内风与肝的关系较为密切，故又称"肝风内动"或"肝风"。

296. 答案：肝阳化风，指肝阳偏亢，或肝肾阴亏，阴不制阳，致肝阳亢逆无制而动风的病机变化。

297. 答案：热极生风，又称热甚动风，指邪热炽盛，燔灼津液，劫伤肝阴，筋脉失常而动风的病机变化。

298. 答案：阴虚风动，指阴气衰竭，宁静、抑制功能减退而动风的病机变化。

299. 答案：血虚生风，是指血液虚少，筋脉失养而动风的病机变化。

300. 答案：血燥生风，指血虚津亏，失润化燥，肌肤失于濡养而生风的病机变化。

301. 答案：寒从中生，又称"内寒"，指机体阳气虚衰，温煦气化功能减退，虚寒内生，或阴寒之气弥漫的病机变化。

302. 答案：湿浊内生，又称"内湿"，指由于脾气的运化水液功能障碍而引起湿浊蓄积停滞的病机变化。由于内生之湿多因脾虚，故又称为"脾虚生湿"。

303. 答案：津伤化燥，又称"内燥"，与外燥相对而言，指体内津液耗伤而干燥少津的病机变化。

304. 答案：火热内生，又称"内火"或"内热"，与外火相对而言，指脏腑阴阳失调，而致火热内扰的病机变化。

305. 答案：指疾病在机体脏腑经络组织中的传移和变化。

306. 答案：即某一部位或某一脏腑的病变，可以向其他部位或其他脏腑传变，引起疾病的发展变化。

307. 答案：指病邪原本位于脏腑等在里层次，而后由于正邪斗争，病邪由里透达于外的病机传变过程。

308. 答案：指温热病过程中，病变部位在卫、气、营、血四个阶段的传移变化。

309. 答案：指温病的病变部位循上、中、下三焦而发生传移变化。

310. 答案：指疾病过程中，病机性质由寒转化为热，或由热转化为寒的过程。

311. 答案：指疾病过程中，病机性质由虚转化为实，或由实证转化为虚证的过程。

312. 答案：即疾病证候的性质转化，主要包括寒热转化与虚实转化。

四、填空题

313. 答案：正气　　邪气

314. 答案：正胜邪退　　邪胜正负

315. 答案：正气　　邪气

316. 答案：余邪未尽　　正虚未复

317. 答案：性质　　体质

318. 答案：正气　　必虚

319. 答案：实　　虚

320. 答案：大实

321. 答案：至虚

322. 答案：热　　寒

323. 答案：阳病　　阴病

324. 答案：热　　动　　燥

325. 答案：寒　　静　　湿

326. 答案：阴阳互根　　阴阳偏衰　　阴阳两虚

327. 答案：阴气　　阳气　　功能严重衰竭

328. 答案：肾

329. 答案：精虚　　精的输泄失常

330. 答案：气滞　　气逆　　气陷　　气闭

331. 答案：肺　　胃　　肝

332. 答案：热邪伤津　　丢失过多　　生成不足

333. 答案：肝　　脾　　肾　　肺　　胃　　大肠

334. 答案：肝　　"肝风内动"或"肝风"

335. 答案：肝阳化风　　热极生风　　阴虚风动　　血虚生风　　热极生风　　阴虚风动　　血虚生风　　肝阳化风

336. 答案：阳虚温煦失常　　气化失司

337. 答案：肾阳虚衰

338. 答案：脾虚　　脾虚生湿

339. 答案：湿浊内生

340. 答案：肺　　胃　　大肠

341. 答案：壮火

342. 答案：阳盛化火　　邪郁化火　　五志过极化火　　阴虚火旺

343. 答案：肝郁气滞　　气郁化火

344. 答案：病位传变　　病性传变

345. 答案：表病入里　　里病出表

346. 答案：伤寒六经传变　　卫气营血传变

347. 答案：脏与腑　　腑与腑　　形脏

348. 答案：经络之间　　经络与脏腑之间

349. 答案：寒热转化　　虚实转化

350. 答案：正气强弱　　从化

五、简答题

351. 答案：体质与发病的关系主要体现在以下三个方面：

（1）影响发病倾向：体质强弱是正气盛衰的体现，因而决定着发病的倾向性。

（2）影响对某些病邪的易感性：体质不同，气血阴阳盛衰有别，对某些病邪具有不同的易感性，对某些疾病具有不同的易发性。

（3）影响某些疾病发生的证候类型：感受相同的病邪，因个体体质不同，可表现出不同证候类型；若体质相同，虽感受不同病邪，也可表现出相类似的证。

352. 答案：疾病复发的基本条件是：

①余邪尚未尽除。②正气已虚，尚未复常。③在诱发因素作用下，损正助邪，导致疾病复发。

353. 答案：复发的基本特点：

（1）临床表现类似于初病，但又不完全是原有病变过程的再现，比初病的病变损害更复杂、更广泛、病情更重。

（2）复发的次数越多，其宿根难除，大多反复发作，静止期的恢复也就越不完全，预后越差，易留下后遗症。

（3）大多与诱因有关。

354. 答案：水湿痰饮都是由津液输布和排泄障碍形成的病理产物，性质相同；其区别是湿为弥漫状态，水最为稀薄，痰较稠厚，饮则介于两者之间。

355. 答案：气随津脱，指津液大量丢失，气失其依附而随津液外泄脱失的病机变化。多由于高热伤津，或大汗出，或严重吐泻、多尿等，耗伤津液，气随津脱所致。

356. 答案：邪正盛衰，指在疾病的发生、发展过程中，机体正气的抗病能力与致病邪气之间相互斗争所发生的盛衰变化，包括单纯虚实、虚实错杂（虚中夹实、实中夹虚）、虚实转化（由实转虚、因虚致实）、虚实真假（真实假虚、真虚假实）。

357. 答案：①实，指邪气盛，是以邪气亢盛为矛盾主要方面的病机变化。发病后，邪气的致病力强盛，而正气的抗病能力未衰，能积极与邪抗争，故正邪斗争激烈，反应明显，临床上出现一系列病变反应比较剧烈的、亢盛有余的证候，称为实证。②虚，指正气不足（精气夺），是以正气虚损为矛盾主要方面的病机变化。机体的精气血津液不足或脏腑经络等生理功能减弱，抗病能力低下，因而机体的正气与致病邪气的斗争，难以出现较剧烈的病理反应，临床上表现一系列虚弱、衰退和不足的证候，称为虚证。

358. 答案：①虚中夹实，指以正虚为主，又兼有实邪为患的病机变化。如脾虚湿滞证。②实中夹虚，指以邪实为主，又兼有正气虚损的病机变化。如邪热炽盛、气津两伤的病证。

359. 答案：阳盛则热与阴虚则热的病机不同：阳盛的病机特点为阳盛而阴未虚的实热证；阴虚的病机特点为阴液不足，阴不制阳，阳气相对偏盛的虚热证。临床表现也有所区别：前者是以热为主，虚象并不明显，以热、动、燥为临床特点；后者是虚而有热，可见五心烦热，骨蒸潮热，盗汗，咽干，颧红，舌红少苔，脉细数等。

360. 答案：阴阳转化分为由阴转阳和由阳转阴二种，阴阳格拒分为阴盛格阳和阳盛格阴，前者是指阴阳之间在"极"或"重"的条件下，证候性质向相反方面转化的病机过程，证候性质在前、后两个阶段发生彻底改变；而后者证候性质并未出现变化，只是由于阴阳双方的对立排斥，出现症状假象而已。

361. 答案：阳偏胜是指机体在疾病过程中所出现的阳邪偏盛的病机变化。形成阳偏胜的原因，多由于感受温热阳邪，或阴邪从阳化热；或五志过极而化火；或因气滞、血瘀、食积等郁而化热所致。阳盛的病机特点为阳盛而阴未虚的实热证，进一步阳邪亢盛可伤阴耗液，即"阳胜则阴病"。

362. 答案：阳盛格阴是指阳气偏盛至极，壅遏于内，排斥阴气于外，而出现内真热外假寒的病机变化，可见壮热、胸腹灼热，脉数大有力等热象，又出现四肢厥冷等假寒之象。

363. 答案：内生五邪，又称"内生五气"，指在疾病过程中，由于脏腑阴阳失调和气血津液等生理功能异常，产生内风、内寒、内湿、内燥、内火的病机变化。外感六淫，是指风、寒、暑、湿、燥、火（热）六种外感病邪的统称。

内生五邪与外感六淫的主要区别在于：内生五邪并非致病因素，而是脏腑阴阳失调和气血津液等生理功能异常所致内伤病的病机变化；外感六淫属于外感病的病因。内生五邪与某些脏腑的病变有关，如内风与肝关系密切，内寒与脾、肾关系密切，内湿与脾关系密切，内燥与肺、胃、大肠关系密切，内火则五脏皆可见到。因此，内生五邪病机丰富了脏腑辨证的内容。外感六淫是六淫致病，其侵犯途径多从肌表、口鼻而入，或两者同时受邪。如风寒湿邪易犯人肌表，温热燥邪易自口鼻而入等。由于六淫邪气均是自外界侵犯人体，故称其为外感致病因素，所致疾病即称为"外感病"。

364. 答案：风气内动，即"内风"，与外风相对而言，由于内风与肝的关系较为密切，故又称"肝风内动"或"肝风"。

内风与外风的区别与联系：内风是脏腑阴阳气血失调，体内阳气亢逆而致风动之征的病机变化，与肝的关系较为密切，为里证，临床以眩晕、头或肢体动摇、抽搐、震颤等为特征表现；外风是感受风邪而导致的外感表证，常见发热，恶风，汗出，脉浮等症状。外风侵袭机体，可引动内风；反之，内风日久不愈，正气不足，亦可招致外风侵袭人体而发病。

365.答案：寒从中生，又称"内寒"，指机体阳气虚衰，温煦气化功能减退，虚寒内生，或阴寒之气弥漫的病机变化。阳虚阴盛之寒从中生，与外感寒邪或恣食生冷所引起的寒证，即"内寒"与"外寒"之间，不仅有所区别，而且还有联系。

外寒与内寒的区别与联系：内寒是以虚为主而兼寒象；外寒则以寒为主，或可兼虚。外寒之邪侵犯人体，必然会损伤机体阳气，而最终导致阳虚；而阳气素虚之体，则又因抗御外邪能力低下，易感寒邪而致病。

366.答案：湿浊内生，又称"内湿"，指由于脾气的运化水液功能障碍而引起湿浊蓄积停滞的病机变化。由于内生之湿多因脾虚，故又称为"脾虚生湿"。

外湿是指湿邪为病，长夏居多，但四季均可发生。长夏，又称"季夏"，时值夏秋之交，阳热尚盛，雨水且多，热蒸水腾，潮湿充斥，为一年中湿气最盛的季节。湿气淫胜，伤人致病，则为湿邪。湿邪伤人所致的病证，称为外湿病证。外湿病证，多由气候潮湿、涉水淋雨、居处潮湿、水中作业等环境中感受湿邪所致。

外湿与内湿在其形成方面虽然有所区别，但二者亦常相互影响。湿邪外袭每易伤脾，脾失健运又滋生内湿；脾虚湿盛之体，亦每易外感湿邪而发病。

367.答案：津伤化燥，又称"内燥"，与外燥相对而言，指体内津液耗伤而干燥少津的病机变化。多因久病伤津耗液，或大汗、大吐、大下，或亡血失精导致津液亏少，以及热性病过程中的热盛伤津等所致。由于津液亏少，不足以内溉脏腑，外润腠理孔窍，从而燥由内而生，临床多见干燥失润等病变。

内燥病变可发生于各脏腑组织，而以肺、胃及大肠为多见，临床多见津液枯涸、阴虚内热之证，如肌肤干燥不泽，起皮脱屑，甚则皲裂，口燥咽干唇焦，舌上无津，甚或光红龟裂，鼻干，目涩少泪，爪甲脆折，大便燥结，小便短少等。如以肺燥为主，还兼见干咳无痰，甚则咯血；以胃燥为主，可见食少、舌光红无苔；以肠燥为主，则兼见便秘等症。

368.答案：火热内生，又称"内火"或"内热"，与外火相对而言，指脏腑阴阳失调，而致火热内扰的病机变化。

内火与外火的区别与联系：内火的病机特点为脏腑功能失调，阳气郁滞，所致的实火或虚火，病位在里在脏腑；外感火热病邪袭表，病位在表在肺卫，伴有表证。外火可入里引发内火；内火日久损伤肺卫，亦可易于招致外感火热之邪的侵袭而发病。

369.答案：风气内动，主要是体内阳气亢逆变动而形成的一种病机变化，与肝的关系较为密切，故又称肝风内动或肝风。风气内动的病机，主要有肝阳化风、热极生风、阴虚风动、血虚生风等。肝阳化风病机为本虚标实，热极生风病机为实风，阴虚风动、血虚生风病机为虚风。

370.答案：外感热病的传变有以下三种：

（1）伤寒六经传变：指外邪循六经传变，由表入里，渐次深入。

（2）温病卫气营血传变：指温热病过程中，病变部位在卫、气、营、血四个阶段的传移与变化。

（3）温病三焦传变：指温病的病变部位循上、中、下三焦而发生传移变化。

371.答案：内伤病的传变包括以下三种：

（1）脏腑之间的传变，包括脏与脏、脏与腑、腑与腑及形脏之间传变。

（2）经络之间的传变，指经脉之间阴阳相贯，一经有病必然传至他经，或影响相联系的其他各经。

（3）经络脏腑之间的传变，指邪气由经脉传至脏腑，或由脏腑传至经脉。

六、论述题

372.答案：中医发病学的基本原理包括三个方面：

（1）正气不足是发病的内在因素。正气不足是人体发病的主导因素。体现在：①正虚感邪而发病。②正虚生邪而发病。③正气的强弱可决定发病的证候性质。

（2）邪气是发病的重要条件。体现在：①邪气是疾病发生的原因。②邪气影响发病的性质、类型与特点，即不同类别、不同性质的邪气作用于人体，可以发生不同的疾病，表现出不同的发病特点、病证性质或证候类型。③邪气影响病情与病位，即邪气与病情的轻重相关，疾病的病位，亦与邪气的种类、性质及其致病作用相关。④某些情况下主导疾病的发生。

（3）正邪相搏决定发病与否及决定证候类型。

373.答案：发病类型大致包括：

（1）感邪即发：感邪即发，又称为卒发、顿发，指机体感受病邪后，随即发病。常见于外感六淫、部分疠气、中毒、外伤及虫兽伤、情志过激等所致的疾病。

（2）徐发：即徐缓发病。是指起病缓慢，与卒发相对而言。它与致病因素的种类、性质以及体质因素等密切相关。

（3）伏而后发：是指感邪之后，邪藏体内，逾时而发的发病类型。如感受温热邪气所形成的"伏气温病""伏暑"等。

（4）继发：继发是指在原有疾病的基础上又继发新的病变的一种发病形式。如疟疾日久继发"疟母"等。原发病与继发病之间有着密切联系。

（5）复发：指疾病已愈，在病因或诱因的作用下，再次发病。

374.答案：虚实转化是指在疾病过程中由于邪气伤正，或正虚而邪气积聚，邪正双方力量的消长变化，疾病的主要与次要矛盾方面易位，主要有以下两种情况：

（1）由实转虚：指病证本来以邪气盛为矛盾主要方面的实性病变，转化为以正气虚损为矛盾主要方面的虚性病变的过程，多因病邪过盛，正不敌邪，或体质素虚，正气虚弱，或失治、误治等因素，使病程迁延，虽邪气已去，但正气耗伤，因而逐渐转化为虚性病机。如肝火上炎的眩晕，日久火盛伤阴，则发展为肝肾阴虚的病变。

（2）因虚致实：指本来以正气虚损为矛盾主要方面的虚性病变，转变为邪气盛较突出的病变过程。多由于脏腑功能减退，气血阴阳亏虚，而产生气滞、痰饮、内湿、瘀血、食积等病机变化或病理性产物，或因正虚抗邪无力而复感外邪，邪盛则实，形成虚实并存的病机变化。如脾胃虚弱的胃脘痛，复由情志刺激，胃脘胀满疼痛又作，而见肝气犯胃的虚中夹实证。

375.答案：阴阳互损指在阴或阳任何一方虚损的前提下，病变发展影响到相对的另一方，形成阴阳两虚的病机变化。阴阳互损是以阴阳偏衰为基础，以阴阳互根互用关系失常为原理，以损及肾之阴阳失调为条件，所表现出的病机变化。

（1）阴损及阳：由于阴气亏损，累及阳气生化不足，或阳气无所依附而耗散，从而在阴虚的基础上又出现阳虚，形成以阴虚为主的阴阳两虚的病机变化。

（2）阳损及阴：由于阳气虚损，无阳则阴无以生，从而在阳虚的基础上又导致阴虚，形成以阳虚为主的阴阳两虚的病机变化。

376.答案：气机失调是指气的升降出入失常的病机变化，包括以下5种：

（1）气滞：机体局部气的运行不畅，郁滞不通的病机变化。气滞的形成原因有：情志抑郁、痰湿、食积、瘀血，或外邪侵袭等。脏腑气滞多以肺、肝、脾胃为多见。气滞的表现虽与部位有关，但具有闷、胀、痛共同的特点。

（2）气逆：气升之太过，或降之不及，以脏腑之气逆上为特征的病机变化。气逆的形成原因有情志所伤、饮食不当、外邪侵犯、痰浊壅阻等。气逆最常见于肺、胃和肝等脏腑。

（3）气陷：指气的上升不足，或下降太过，以气虚升举无力而下陷为特征的病机变化。气陷多由脾气虚发展而来，病机变化有上气不足与中气下陷两方面。

（4）气闭：气闭阻于内，不能外出，以致清窍闭塞，出现昏厥的病机变化。气闭的形成，多由情志刺激，或外邪、痰浊等闭塞气机，使气不得外出而闭塞清窍所致。气闭发生急骤，以突然昏厥、不省人事为特点。

（5）气脱：指气大量向外脱失，以致机体功能突然衰竭的病机状态。多由于正不敌邪，或慢性疾病过程中正气长期消耗而衰竭，以致气不内守而外脱；或因大出血、大汗等气随血脱或气随津脱，从而出现机体功能突然衰竭的危重状态。

377.答案：气和血之间具有相互资生、相互依存和相互为用的关系。故气虚和气运行失常，必然影响及血；血虚和血行失常，也必然影响及气。故气与血关系的失调，主要有气滞血瘀、气虚血瘀、气不摄血、气随血脱以及气血两虚等方面。

（1）气滞血瘀 指气机郁滞，导致血行障碍；或血行不畅，导致气的运行郁滞，出现气滞和血瘀同时并存的病机变化。肝气滞血瘀，可见胸胁胀满疼痛，日久可形成癥瘕积聚等病证。心肺血瘀气滞，可见咳喘，心悸，胸痹，唇舌青紫等症状。

（2）气虚血瘀 指气虚无力推动血行而致血瘀的病机变化。气虚血瘀见于心气不足，行血无力，表现为惊悸怔忡，喘促，水肿等症状；亦见于年高体弱之人，气虚无力行血，经脉血液瘀滞，肢体失养，多致半身瘫痪、痿废。故气虚血瘀病机在老年病中具有重要意义。

（3）气不摄血 指由于气虚不足，统摄血液的生理功能减弱，血不循经，逸出脉外，而导致各种出血的病机变化。气不摄血多由于久病伤脾，气虚失于统摄血液所致。主要表现为脾不统血所致的皮下紫癜、咯血、吐血、便血、尿血、崩漏等，以病势较缓，血色淡而质稀，多淋漓不断为特征。兼见面色无华、倦怠乏力、舌淡、脉虚无力等气虚的表现。

（4）气随血脱　指在大量出血的同时，气也随着血液的流失而急剧散脱，从而形成气血并脱的病机变化。气随血脱多由于各种大失血导致，可见精神萎靡，眩晕，面色苍白，冷汗淋漓，四肢厥冷，甚或晕厥，脉芤或微细。

（5）气血两虚　指气虚和血虚同时存在的病机变化。临床主要表现为肌体失养及感觉运动失常，如面色淡白或萎黄，少气懒言，疲乏无力，自汗，形体瘦怯，心悸失眠，肌肤干燥，肢体麻木，甚至感觉障碍，肢体痿废不用等。

378. 答案：风气内动，即"内风"，指脏腑阴阳气血失调，体内阳气亢逆而致风动之征的病机变化。由于内风与肝的关系较为密切，故又称"肝风内动"或"肝风"。"风胜则动"，故以眩晕、头或肢体动摇、抽搐、震颤等为内风的症状特征。

风气内动的病机，主要有肝阳化风、热极生风、阴虚风动、血虚生风等。

肝阳化风，指肝阳偏亢，或肝肾阴亏，阴不制阳，致肝阳亢逆无制而动风的病机变化。多由于情志所伤，肝郁化火；或年老肝肾阴亏；或操劳过度等，耗伤肝肾之阴，导致阴虚阳亢，风气内动。常见临床表现，轻者可见眩晕欲仆，筋惕肉𥆧，肢麻震颤，或见口眼㖞斜、半身不遂。严重者则卒然仆倒，神志昏迷，或为闭厥，或为脱厥。

热极生风，又称热甚动风，指邪热炽盛，燔灼津液，劫伤肝阴，筋脉失常而动风的病机变化。多由于火热亢盛，煎灼津液，致使筋脉失常，动而生风。见于热性病的极期，临床可见在高热不退基础上，出现痉厥，抽搐，鼻翼扇动，目睛上吊，神昏谵语等症状。

阴虚风动，指阴气衰竭，宁静、抑制功能减退而动风的病机变化。多由于久病耗伤，阴气和津液大量亏损，阴虚则阳亢，抑制能力减弱，加之筋脉失于滋润，则虚风内动。多见于热病后期，临床可见筋挛肉𥆧，手足蠕动等动风症状，并见低热起伏、舌光红少苔、脉细等阴虚症状。

血虚生风，是指血液虚少，筋脉失养而动风的病机变化。多由于生血不足或失血过多，或久病耗伤营血，肝血不足，筋脉失养，或血不荣络，致虚风内动。临床可见肢体麻木不仁，筋肉跳动，甚则手足拘挛不伸等症。

此外，血燥生风，指血虚津亏，失润化燥，肌肤失于濡养而生风的病机变化。多由久病伤阴耗血，或年老精亏血少，或长期营养缺乏，生血不足，或瘀血内结，新血生化障碍等原因，导致局部或全身肌肤失于濡养，经脉气血失于和调，血燥而化风。临床主要表现为皮肤干燥或肌肤甲错，伴有皮肤瘙痒或落屑等症状。

379. 答案：寒从中生，又称"内寒"，指机体阳气虚衰，温煦气化功能减退，虚寒内生，或阴寒之气弥漫的病机变化。寒从中生，多由于先天禀赋不足，阳气素虚；或久病伤阳；或外感寒邪，过食生冷，损伤阳气，以致阳气虚衰。阳气虚衰，不能制阴，故阴寒内盛。

寒从中生的病机，主要包括阳虚温煦失常、阳虚气化失司两个方面。

阳虚温煦失常，主要与脾肾阳虚有关，因脾为气血生化之源，脾阳能达于肌肉四肢。肾阳为人身阳气之根，能温煦全身脏腑形体。故脾肾阳气虚衰，温煦失职，最易表现虚寒之象，而尤以肾阳虚衰为关键。临床常见面色㿠白，畏寒喜热，形寒肢冷，手足不温，舌质淡胖，苔白滑润，脉沉迟弱，或筋脉拘挛，肢节痹痛等症状。阳气虚衰，不能温煦血脉，则血脉绌急收引，血流迟缓不畅，可致血液停积，形成瘀血。临床以疼痛剧烈，痛处固定，遇寒加重为症状特征。

阳虚气化失司，是阳气虚衰，气化失司，蒸化水液的功能减退，津液代谢障碍，从而导致病理产物的积聚或停滞，形成水湿、痰饮等。临床常见内寒兼湿、挟瘀。临床多见尿频清长，涕唾痰涎稀薄清冷，或泄泻，或水肿等症状。

380. 答案：湿浊内生，又称"内湿"，指由于脾气的运化水液功能障碍而引起湿浊蓄积停滞的病机变化。由于内生之湿多因脾虚，故又称为"脾虚生湿"。

内湿的形成，多因过食肥甘，恣食生冷，内伤脾胃，致使脾失健运不能为胃行其津液，或素体肥胖，喜静少动，致气机不利，津液输布障碍，聚而成湿所致。因此，脾的运化失职是湿浊内生的关键。

脾主运化有赖于肾阳的温煦气化。因此，内湿不仅由脾阳虚津液不化而形成，在肾阳虚衰时，亦必然影响及脾之运化而导致湿浊内生。反之，由于湿为阴邪，湿胜则可损伤阳气，故湿浊内困，久之必损及脾肾阳气，而致阳虚湿盛之证。另外，湿浊可以聚而为痰，留而为饮，积而成水，变生多种病患。

湿性重浊黏滞，多阻遏气机，故其临床表现常可随湿邪阻滞部位的不同而异。如湿邪留滞经脉之间，则见头重如裹，肢体重着或屈伸不利；湿犯上焦，则胸闷咳嗽；湿阻中焦，则脘腹胀满、食欲不振、口腻或口甜、舌苔厚腻；湿滞下焦，则腹胀便溏、小便不利；水湿泛溢于皮肤肌腠，则发为水肿。湿浊虽可阻滞于机体上、中、下三焦的任何部位，但仍以湿阻中焦脾胃为多。

381. 答案：火热内生，又称"内火"或"内热"，指脏腑阴阳失调，而致火热内扰的病机变化。火热内生，多由于阳盛有余，或阴虚阳亢，或由于五志化火，或气血壅滞、病邪郁结，郁而化火所致。

火热内生有虚实之分，阳盛化火、邪郁化火、五志化火多属实火；阴虚火旺则属虚火。

阳盛化火，病理性的阳邪亢盛称为"壮火"，又称为"气有余便是火"。阳邪亢盛，功能亢奋，可见壮热、面赤、烦躁、大汗、舌红、脉数等一派热象；阳盛则阴病，必然使物质的消耗增加，以致伤阴耗津，兼见口渴，尿少，便秘等症状。

邪郁化火，包括两方面的内容：其一，外感六淫病邪，在疾病过程中，皆可郁滞而从阳化热化火，如寒郁化热、湿郁化火等。其二，病理产物郁积（如痰浊、瘀血、结石等）和食积、虫积等，亦能郁而化火。

五志过极化火，又称为"五志之火"，指由于情志刺激，影响脏腑精气阴阳的协调平衡，导致气机郁结或亢逆，气郁日久则可化热，气逆自可化火，因之火热内生。如情志内伤，抑郁不畅，导致肝郁气滞，气郁化火，发为"肝火"。

阴虚火旺，又称阴虚之火，属虚火。多由于阴液大伤，阴虚阳亢，虚热虚火内生。一般而言，阴虚内热多见全身性的虚热征象。如五心烦热、骨蒸潮热、面部烘热、消瘦、盗汗、舌红少苔、脉细数无力等；阴虚火旺，多见集中于机体某一部位的火热征象，如虚火上炎所致的牙痛、齿衄、咽痛、颧红等。

382. 答案：影响传变的因素主要包括：

（1）环境因素：环境因素，主要包括地理环境和时令气候，两者之间密切相关，并共同作用于人体，对疾病的传变发生影响。一般而言，地域因素的长期作用，形成不同地理环境人群的体质特征和疾病谱的差异，同时亦影响疾病的传变。

（2）生活因素：生活因素，包括家庭环境、工作环境、以及社会环境。现代社会的激烈竞争，经常使人容易产生各种焦虑不安等情绪变化，加上家庭或工作环境的不和谐，容易导致人的精神状态改变，日久则影响脏腑功能的正常，产生各种疾病或导致疾病的传变。

（3）体质因素：体质因素主要从两方面对疾病的传变发生作用。其一，体质决定正气强弱，从而影响发病与传变的迟速。其二，体质决定病邪从化。一般而言，素体阳盛者，则邪多从火化，疾病多易向实热证演变；素体阴盛者，则邪多从寒化，疾病多向实寒或虚寒等证演变。

（4）病邪因素：病邪是影响疾病传变的重要因素，病位、病性传变以及疾病传变速度等，都受到感邪轻重、病邪性质等的影响。疾病传变与邪气的性质直接相关。

（5）诊治因素：在疾病的发生发展过程中，诊治因素是疾病传变中较为关键的因素，是否做到早期诊治，直接关系到疾病传变或转归。

第九章 养生与防治原则 ▷▷▷

习 题

一、选择题

（一）A1 型题

1. 中医学认为人的天年寿限是
 A.70 岁左右   B.80 岁左右   C.90 岁左右
 D.100 岁左右   E.120 岁左右

2. 养生的目的，以下错误的是
 A. 增强体质   B. 预防疾病   C. 延缓衰老
 D. 长生不老   E. 维持健康

3. 不属于养生原则的是
 A. 顺应自然   B. 形神共养   C. 调养脾胃
 D. 因地制宜   E. 保精护肾

4. 属于正确四时养生的是
 A. 春秋养阳   B. 春夏养阴   C. 秋冬养阳
 D. 春秋养阴   E. 春夏养阳

5. 护肾养生的主要方法是
 A. 饮食有节   B. 节欲保精   C. 劳逸有度
 D. 积精全神   E. 运动锻炼

6. 中医饮食养生不提倡的是
 A. 药膳保健养生   B. 注意饮食卫生   C. 提倡饮食有节
 D. 克服饮食偏嗜   E. 强调高营养饮食

7. 衰老与五脏虚衰有关，其中最重要的脏是
 A. 心肺虚衰   B. 肺脾虚衰   C. 肝脾虚衰
 D. 肝肾虚衰   E. 脾肾虚衰

8. 人体衰老机理中，常见的内生病理产物是
 A. 精气不足   B. 五脏虚衰   C. 痰瘀阻滞

D. 情志失调   E. 阴阳失调

9. 关于衰老机制说法不准确的是

A. 阴阳失调   B. 邪正相搏   C. 痰瘀毒内生

D. 精气不足   E. 情志失调

10. 养生健体、抗衰老的中心环节是

A. 保精护肾   B. 调养心肺   C. 形神共养

D. 顺应自然   E. 饮食有节

11. 保养肾精的原则，最重要的方法是

A. 调摄精神   B. 形神共养   C. 节欲保精

D. 食疗补精   E. 药物调治

12. 最早提出中医学"治未病"思想的著作是

A.《内经》   B.《难经》   C.《伤寒论》

D.《金匮要略》   E.《备急千金要方》

13. 最早将疾病分为"未病、欲病、已病"的著作是

A.《内经》   B.《难经》   C.《伤寒论》

D.《金匮要略》   E.《备急千金要方》

14. 不属于扶助机体正气方法的是

A. 顺应四时   B. 调摄精神   C. 劳逸适度

D. 锻炼身体   E. 避其邪气

15. 未病先防中防止病邪侵害的方法是

A. 顺应四时   B. 调畅情志   C. 饮食有节

D. 起居有常   E. 药物预防

16. 中医学"治未病"思想表述错误的是

A. 治病必求其本   B. 扶助人体正气   C. 早期正确诊断

D. 及时有效治疗   E. 截断病传途径

17. "先安未受邪之地"属于

A. 治病求本   B. 急则治标   C. 未病先防

D. 既病防变   E. 因地制宜

18. 不属于既病防变方法的是

A. 人工免疫   B. 早期诊断   C. 早期治疗

D. 先安未受邪之地   E. 阻截病传途径

19. "善治者治皮毛，其次治肌肤，其次治筋脉，其次治六腑，其次治五脏"体现的原则是

A. 早期诊治   B. 防止传变   C. 未病先防

D. 愈后防复   E. 治病求本

20. 愈后防复的错误方法是

A. 饮食清淡   B. 适当锻炼   C. 多食肉食

D. 避免劳累 　　　　　　　E. 巩固用药

21.《素问·热论》有热病少愈，忌食肉或多食的禁忌，其原理是

A. 未病先防 　　　　　　B. 阻断病传 　　　　　　C. 愈后防复

D. 避其邪气 　　　　　　E. 因人制宜

22. 温热病伤及胃阴后，在甘寒养胃方药中加入咸寒滋肾之品，其意义是

A. 提高机体抗邪能力 　　B. 先安未受邪之地 　　C. 早期治疗

D. 未病先防 　　　　　　E. 愈后防复

23. 中医学治疗疾病的指导思想是

A. 扶正祛邪 　　　　　　B. 调整阴阳 　　　　　　C. 辨证论治

D. 治病求本 　　　　　　E. 三因制宜

24. 治病求本的"本"指的是

A. 病性 　　　　　　　　B. 病位 　　　　　　　　C. 病机

D. 病症 　　　　　　　　E. 病邪

25. 属于基本治则的是

A. 寒者热之 　　　　　　B. 通因通用 　　　　　　C. 活血化瘀

D. 调整阴阳 　　　　　　E. 实则泻之

26. "寒者热之"适用证候是

A. 阳虚 　　　　　　　　B. 阴虚 　　　　　　　　C. 阳盛

D. 阴盛 　　　　　　　　E. 格阳

27. "热者寒之"适用证候是

A. 虚热 　　　　　　　　B. 实热 　　　　　　　　C. 虚寒

D. 实寒 　　　　　　　　E. 格阴

28. "寒因寒用"适用证候是

A. 真寒假热 　　　　　　B. 表热里寒 　　　　　　C. 真热假寒

D. 上热下寒 　　　　　　E. 恶寒发热

29. "热因热用"适用证候是

A. 真寒假热 　　　　　　B. 真热假寒 　　　　　　C. 表寒里热

D. 上热下寒 　　　　　　E. 表热里寒

30. "塞因塞用"适用证候是

A. 真实假虚 　　　　　　B. 真虚假实 　　　　　　C. 阴阳两虚

D. 阳虚阴盛 　　　　　　E. 阳盛格阴

31. "通因通用"适用证候是

A. 真实假虚 　　　　　　B. 阴阳两虚 　　　　　　C. 阳虚阴盛

D. 真虚假实 　　　　　　E. 阴阳两虚

32. 不属于正治的是

A. 寒者热之 　　　　　　B. 热者寒之 　　　　　　C. 虚则补之

D. 寒因寒用 　　　　　　E. 实则泻之

33. 不属于反治的是
    A. 热因热用　　　　　　　B. 寒因寒用　　　　　　　C. 虚则补之
    D. 塞因塞用　　　　　　　E. 通因通用

34. "急则治标"治则不适用的病证是
    A. 气滞血瘀　　　　　　　B. 大量出血　　　　　　　C. 二便不通
    D. 剧烈疼痛　　　　　　　E. 频繁呕吐

35. "缓则治本"治则适用的病证是
    A. 呼吸急促　　　　　　　B. 气虚自汗　　　　　　　C. 脾虚气滞
    D. 噤口痢疾　　　　　　　E. 腹水胀满

36. 标本兼治适用的病证是
    A. 脾虚气滞　　　　　　　B. 气虚自汗　　　　　　　C. 肺痨咳嗽
    D. 肝病水臌　　　　　　　E. 二便不通

37. 宜单独运用扶正的是
    A. 真实假虚证　　　　　　B. 真虚假实证　　　　　　C. 真热假寒证
    D. 真寒假热证　　　　　　E. 虚实错杂证

38. "先祛邪后扶正"适用的病证是
    A. 气虚感冒　　　　　　　B. 气虚血瘀　　　　　　　C. 瘀血崩漏
    D. 虫积脾虚　　　　　　　E. 脾虚气滞

39. "祛邪兼扶正"适用的病证是
    A. 气虚感冒　　　　　　　B. 实热伤阴　　　　　　　C. 瘀血崩漏
    D. 虫积脾虚　　　　　　　E. 真实假虚

40. "扶正兼祛邪"适用的病证是
    A. 气虚感冒　　　　　　　B. 瘀血崩漏　　　　　　　C. 真实假虚
    D. 实热伤阴　　　　　　　E. 真虚假实

41. "先扶正后祛邪"适用的病证是
    A. 正虚邪实，机体过于虚弱　　　　　　B. 正虚邪实，邪气过于亢盛
    C. 真虚假实，正气尚耐攻伐　　　　　　D. 真实假虚，邪气不耐攻伐
    E. 虚实错杂，正气尚耐攻伐

42. "用温远温，用热远热"所体现的治则是
    A. 正治反治　　　　　　　B. 治病求本　　　　　　　C. 因人制宜
    D. 因地制宜　　　　　　　E. 因时制宜

43. 妇女月经期慎用或禁用峻下、破血、重坠、开窍、滑利、走窜及有毒药物所体现的治则是
    A. 未病先防　　　　　　　B. 既病防变　　　　　　　C. 因人制宜
    D. 治病求本　　　　　　　E. 调和气血

44. 春夏季节，气候由温渐热，阳气升发，人体腠理疏松开泄，即使外感风寒，也应注意慎用麻黄、桂枝等发汗力强的辛温发散之品所体现的治则是

A. 治病求本　　　　　　B. 未病先防　　　　　　C. 既病防变

D. 因时制宜　　　　　　E. 异法方宜

45. 治疗小儿疾病，药量宜轻，疗程宜短，忌用峻剂所体现的治则是

A. 标本缓急　　　　　　B. 祛邪扶正　　　　　　C. 因人制宜

D. 未病先防　　　　　　E. 既病防变

46. "月生无泻，月满无补"所体现的治则是

A. 正治反治　　　　　　B. 治病求本　　　　　　C. 扶正祛邪

D. 因时制宜　　　　　　E. 调整阴阳

47. 偏阳质当慎用温热之剂所体现的治则是

A. 既病防变　　　　　　B. 治病求本　　　　　　C. 因人制宜

D. 因时制宜　　　　　　E. 因地制宜

48. "阳病治阴"适用证候是

A. 虚热证　　　　　　　B. 实热证　　　　　　　C. 虚寒证

D. 实寒证　　　　　　　E. 寒热错杂证

49. "阴病治阳"适用证候是

A. 虚热证　　　　　　　B. 实热证　　　　　　　C. 虚寒证

D. 实寒证　　　　　　　E. 寒热错杂证

50. "回阳救阴"适用证候是

A. 虚热证　　　　　　　B. 虚寒证　　　　　　　C. 虚实错杂证

D. 实热证　　　　　　　E. 阴阳亡失证

51. 针灸"子午流注针法"体现的是

A. 因时制宜　　　　　　B. 因地制宜　　　　　　C. 因人制宜

D. 未病先防　　　　　　E. 既病防变

52. 肝火炽盛证，使用清泻肝火药物的同时，还可用清泻心火的药物，其原理是

A. 虚则补母　　　　　　B. 实则泻子　　　　　　C. 阳中求阴

D. 阴中求阳　　　　　　E. 抑强扶弱

53. 对于肺气虚弱之证，可以通过补益脾气的方法来进行治疗，其原理是

A. 虚则补母　　　　　　B. 实则泻子　　　　　　C. 阳中求阴

D. 阴中求阳　　　　　　E. 抑强扶弱

54. 泻南补北法中的"南"指的是

A. 肝　　　　　　　　　B. 心　　　　　　　　　C. 脾

D. 肺　　　　　　　　　E. 肾

55. 运用阴阳互根理论解释的治法是

A. 阳病治阴　　　　　　B. 阴病治阳　　　　　　C. 阳中求阴

D. 阴阳双补　　　　　　E. 回阳救阴

56. 运用阴阳对立制约理论解释的治法是

A. 阴中求阳　　　　　　B. 阳病治阴　　　　　　C. 阳中求阴

D. 阴阳双补　　　　　　　　E. 回阳救阴

57. "益火之源，以消阴翳"所指的治法是
　　A. 阴中求阳　　　　　　B. 阴病治阳　　　　　　C. 阳中求阴
　　D. 阳病治阴　　　　　　E. 阴阳互济

58. "壮水之主，以制阳光"所指的治法是
　　A. 阴中求阳　　　　　　B. 阴病治阳　　　　　　C. 阳中求阴
　　D. 阳病治阴　　　　　　E. 阴阳互济

59. 属于"抑强扶弱"的治法是
　　A. 滋水涵木　　　　　　B. 泻南补北　　　　　　C. 益火补土
　　D. 金水相生　　　　　　E. 培土生金

60. 属于"虚则补其母"的治法是
　　A. 抑木扶土　　　　　　B. 泻南补北　　　　　　C. 培土生金
　　D. 佐金平木　　　　　　E. 培土制水

61. 根据五行相生规律确立的治法是
　　A. 培土生金法　　　　　B. 培土制水法　　　　　C. 佐金平木法
　　D. 泻火润金法　　　　　E. 泻南补北法

62. 根据五行相克规律确立的治法是
　　A. 培土生金法　　　　　B. 培土制水法　　　　　C. 滋水涵木法
　　D. 益火补土法　　　　　E. 益木生火法

63. "疏精"治法适用证候是
　　A. 精虚　　　　　　　　B. 失精　　　　　　　　C. 精瘀
　　D. 遗精　　　　　　　　E. 滑精

64. 真热假寒证的治法是
　　A. 寒者热之　　　　　　B. 热者寒之　　　　　　C. 用热远热
　　D. 寒因寒用　　　　　　E. 热因热用

65. 真寒假热证的治法是
　　A. 寒者热之　　　　　　B. 热者寒之　　　　　　C. 用热远热
　　D. 寒因寒用　　　　　　E. 热因热用

66. 属于从治的是
　　A. 寒者热之　　　　　　B. 以寒治寒　　　　　　C. 用寒远寒
　　D. 阳病治阴　　　　　　E. 阳中求阴

67. 不适合运用"通因通用"治疗的是
　　A. 食积腹泻　　　　　　B. 热结旁流　　　　　　C. 瘀血崩漏
　　D. 湿热尿频　　　　　　E. 久痢滑脱

68. "通因通用"适用于
　　A. 脾虚泄泻　　　　　　B. 肾虚五更泄泻　　　　C. 瘀血崩漏
　　D. 肾虚小便频数　　　　E. 久痢滑脱

69. "以寒治热"适用于

    A. 阴偏盛　　　　　　B. 阳偏盛　　　　　　C. 阳偏衰

    D. 阴阳两虚　　　　　E. 阴盛阳衰

70. "以热治寒"适用于

    A. 阴偏盛　　　　　　B. 阳偏盛　　　　　　C. 阴偏衰

    D. 阴阳两虚　　　　　E. 阴盛阳衰

71. "益火补土"中的"火"指的是

    A. 肝　　　　　　　　B. 心　　　　　　　　C. 脾

    D. 肺　　　　　　　　E. 肾

72. 属于"虚则补之"的治法是

    A. 发汗　　　　　　　B. 化痰　　　　　　　C. 温阳

    D. 活血　　　　　　　E. 解毒

73. 属于"实则泻之"治法的是

    A. 滋阴　　　　　　　B. 温阳　　　　　　　C. 活血

    D. 填精　　　　　　　E. 生津

74. 在助阳剂中适当佐以补阴药是

    A. 滋阴　　　　　　　B. 温阳　　　　　　　C. 阴中求阳

    D. 阳中求阴　　　　　E. 阳病治阴

75. 在滋阴剂中适当佐以补阳药是

    A. 滋阴　　　　　　　B. 温阳　　　　　　　C. 阴中求阳

    D. 阳中求阴　　　　　E. 阳病治阴

76. 阳虚之体慎用寒凉之品是

    A. 因时治宜　　　　　B. 因人制宜　　　　　C. 因地制宜

    D. 治病求本　　　　　E. 阳病治阴

77. 祛邪兼扶正之法适用于

    A. 正虚之证

    B. 邪实之证

    C. 正虚为主的虚实夹杂证

    D. 邪实为主的虚实夹杂证

    E. 真虚假实证

78. 适用于肾阳衰微而致脾阳不振之证的是

    A. 益火补土法　　　　B. 培土生金法　　　　C. 抑木扶土法

    D. 益木生火法　　　　E. 培土制水法

79. 冬春之际，某小学有腮腺炎散在流行，校医用板蓝根、大青叶煎汤给予学生服用，所体现的"治未病"原则是

    A. 早期诊治　　　　　B. 阻截病传途径　　　C. 先安未受邪之地

    D. 药物预防　　　　　E. 避其邪气

80. 中国传统养生运动易筋经、太极拳以中医理论为基础，注意意守、调息和动形的协调统一，讲究动静结合、刚柔并济，在民间广泛流传，所体现的中医养生原则是
    A. 顺应自然   B. 形神共养   C. 保精护肾
    D. 调养脾胃   E. 未病先防

（二）A2 型题

81. 某男，50 岁。嗜酒，经常右侧胁肋部隐痛，脘腹胀满，医生应用疏肝理气的同时，配合健脾和胃，属于中医治未病原则的是
    A. 控制疾病传变   B. 防止疾病发生   C. 避免病邪侵袭
    D. 早期诊断治疗   E. 提高抗邪能力

82. 某女，52 岁。癌症晚期，体虚无力，医生用补益之法以扶正，待正气有所恢复，再给予中西药联用抗癌治疗，其遵循的治则是
    A. 单用扶正   B. 单用祛邪   C. 先扶正后祛邪
    D. 先祛邪后扶正   E. 扶正兼祛邪

83. 某男，6 岁。手足冷，但胸腹灼热，烦渴饮冷，小便短赤。舌红，苔黄。应使用的治法是
    A. 寒者热之   B. 实则泻之   C. 热因热用
    D. 寒因寒用   E. 通因通用

84. 某男，10 岁。虫积日久，体虚无力，给予健脾之剂，再行驱虫，其遵循的治疗原则是
    A. 单用扶正   B. 单用祛邪   C. 先扶正后祛邪
    D. 先祛邪后扶正   E. 扶正兼祛邪

85. 某女，33 岁。崩漏，色紫暗有块，小腹疼痛拒按，血块排出后痛减，给予活血祛瘀之剂，再行止血补血之法，其遵循的治疗原则是
    A. 单用扶正   B. 单用祛邪   C. 先扶正后祛邪
    D. 先祛邪后扶正   E. 扶正兼祛邪

（三）B 型题

    A. 顺应自然   B. 形神共养   C. 保精护肾
    D. 调养脾胃   E. 调畅情志
86. 以培补先天为理论基础的养生原则是
87. 以固护后天为理论基础的养生原则是

    A. 神志安宁，注意养收   B. 运动适度，注意养脏   C. 动形锻炼，注意养生
    D. 必待日光，注意养藏   E. 无厌于日，注意养长
88. 春季养生最宜采取的方法是
89. 秋季养生最宜采取的方法是

90. 夏季养生最宜采取的方法是

    A. 顺应自然　　　　　　B. 形神共养　　　　　　C. 保精护肾
    D. 调养脾胃　　　　　　E. 体魄锻炼

91. 起居有常所属的养生原则是
92. 春夏养阳所属的养生原则是

    A. 法于阴阳　　　　　　B. 恬淡虚无　　　　　　C. 药物预防
    D. 肝病实脾　　　　　　E. 避其邪气

93. 顺应自然的治未病原则是
94. 调畅情志的治未病方法是
95. 既病防变的治未病方法是

    A. 治病求本　　　　　　B. 未病先防　　　　　　C. 既病防变
    D. 因地制宜　　　　　　E. 愈后防复

96. "恬淡虚无，真气从之，精神内守，病安从来" 所属的治未病方法是
97. "病热少愈，食肉则复，多食则遗，此其禁也" 所属的治未病方法是
98. "见微知著，弥患于未萌，是为上工" 所属的治未病方法是

    A. 早期诊断　　　　　　B. 阻截病传途径　　　　C. 先安未受邪之地
    D. 愈后防复　　　　　　E. 防止病邪侵害

99. 麻疹初起，疹毒未透，及时使用宣透之药发表透疹，属于治未病的方法是
100. 热病初愈，脾胃虚弱之时，宜饮食清淡易消化的食物，属于治未病的方法是

    A. 寒者热之　　　　　　B. 用寒远寒　　　　　　C. 用热远热
    D. 用温远温　　　　　　E. 寒因寒用

101. 属于正治的是
102. 属于反治的是

    A. 热因热用　　　　　　B. 寒因寒用　　　　　　C. 塞因塞用
    D. 通因通用　　　　　　E. 寒者热之

103. 真热假寒证应选择的治法是
104. 真寒假热证应选择的治法是
105. 真虚假实证应选择的治法是
106. 真实假虚证应选择的治法是

    A. 阳病治阴　　　　　　B. 阴病治阳　　　　　　C. 阳中求阴

D. 阴中求阳　　　　　　　　E. 阴阳双补

107. 某女，44岁。久病水肿，唇舌色淡，语言低怯，手足不温，小便不利或清长，脉沉迟。医生治以温补脾肾之法，其治法属于

108. 某男，45岁。温热病后期，肝肾阴伤，出现身热面红，口干舌燥，甚则齿燥唇裂，手足心热，脉虚大。医生治以用甘润滋阴之剂，其治法属于

　　　A. 阳病治阴　　　　　　　B. 阴病治阳　　　　　　C. 阴阳双补
　　　D. 寒者热之　　　　　　　E. 热者寒之

109. 治疗虚热证应采取的治法是

110. 治疗实热证应采取的治法是

　　　A. 阳病治阴　　　　　　　B. 阴病治阳　　　　　　C. 寒者热之
　　　D. 热者寒之　　　　　　　E. 阴阳双补

111. 治疗虚寒证应采取的治法是

112. 治疗实寒证应采取的治法是

　　　A. 肝阳　　　　　　　　　B. 心阳　　　　　　　　C. 心血
　　　D. 肝血　　　　　　　　　E. 肾阳

113. 益火补土法的"火"指的是

114. 益木生火法的"火"指的是

　　　A. 因时制宜　　　　　　　B. 因地制宜　　　　　　C. 因人制宜
　　　D. 治病求本　　　　　　　E. 正治反治

115. "用寒远寒"所属治则是

116. 阳虚之体慎用寒凉之品是

　　　A. 补母　　　　　　　　　B. 泻子　　　　　　　　C. 抑强扶弱
　　　D. 实则泻腑　　　　　　　E. 虚则补脏

117. 滋水涵木法所属治则是

118. 佐金平木法所属治则是

　　　A. 阴中求阳　　　　　　　B. 阳中求阴　　　　　　C. 阳病治阴
　　　D. 阴病治阳　　　　　　　E. 扶阴育阳

119. "壮水之主，以制阳光"即是

120. "益火之源，以消阴翳"即是

（四）X 型题

121. 中医养生方法包括
    A. 调饮食 　　　　　B. 慎起居 　　　　　C. 适寒温
    D. 食补剂 　　　　　E. 和喜怒

122. 中医养生方法的作用有
    A. 有益康复 　　　　B. 预防疾病 　　　　C. 增强体质
    D. 调摄身心 　　　　E. 延年益寿

123. 锻炼身体的要点有
    A. 形劳不倦 　　　　B. 循序渐进 　　　　C. 运动适度
    D. 因人而异 　　　　E. 持之以恒

124. 影响人体的外环境因素有
    A. 气候变化 　　　　B. 地域特点 　　　　C. 生活环境
    D. 工作环境 　　　　E. 社会环境

125. 中医养生原则确立的基础包括
    A. 对病因及发病条件的研究
    B. 对人体生长壮老已生命规律的研究
    C. 对预防疾病的实践总结
    D. 对衰老机制认识的不断深化
    E. 延缓衰老的养生实践

126. 动形养生的目的有
    A. 调和气血 　　　　B. 疏通经络 　　　　C. 调节情志
    D. 健身延年 　　　　E. 通利九窍

127. 克服饮食偏嗜的方法有
    A. 防止饮食污染不洁 　　B. 注意饮食定时定量 　　C. 克服饮食偏热偏寒
    D. 重视药食性味结合 　　E. 避免过度恣食五味

128. 防止病邪侵害的内容有
    A. 顺应四时 　　　　B. 药物预防 　　　　C. 避免疫毒
    D. 适度运动 　　　　E. 避其虚邪

129. 养生调补五脏的中心环节有
    A. 肝 　　　　　　　B. 脾 　　　　　　　C. 心
    D. 肺 　　　　　　　E. 肾

130. 导致衰老发生的根本机制有
    A. 阴阳失调 　　　　B. 五脏虚衰 　　　　C. 情志失调
    D. 痰瘀毒内生 　　　E. 精气不足

131. 属于增强正气的养生防病方法有
    A. 顺应自然 　　　　B. 调畅情志 　　　　C. 药物预防

D. 形体锻炼   E. 避免邪气

132. 愈后防复主要针对的情况有

A. 劳复   B. 食复   C. 药复

D. 传变   E. 外感

133. "寒者热之，热者寒之"所属的治则有

A. 反治   B. 正治   C. 逆治

D. 从治   E. 反佐

134. 在治病求本指导下的基本治则有

A. 扶正祛邪   B. 正治反治   C. 同病异治

D. 异病同治   E. 早治防变

135. 属于正治的有

A. 以热治寒   B. 以热治热   C. 以寒治热

D. 以寒治寒   E. 以补开塞

136. 属于反治的有

A. 以寒治寒   B. 以热治热   C. 以寒治热

D. 以通治通   E. 以补开塞

137. 属于急则治标的病症有

A. 大量出血   B. 剧烈疼痛   C. 频繁呕吐

D. 二便不通   E. 痨病咳嗽

138. 属于治法的有

A. 益气   B. 养血   C. 滋阴

D. 治标   E. 治本

139. 属于扶正的治法有

A. 活血   B. 养血   C. 滋阴

D. 温阳   E. 填精

140. 属于祛邪的治法有

A. 发汗   B. 涌吐   C. 攻下

D. 消导   E. 温阳

141. 扶正祛邪的运用原则有

A. 扶正用于虚证   B. 祛邪用于实证   C. 扶正不留邪

D. 祛邪不伤正   E. 辨清主次先后

142. 根据五行相克规律确立的治法有

A. 培土生金法   B. 培土制水法   C. 佐金平木法

D. 泻火润金法   E. 泻南补北法

143. 根据五行相生规律确立的治法有

A. 培土生金法   B. 金水相生法   C. 滋水涵木法

D. 益火补土法   E. 益木生火法

144. 调气辨证论治正确表述有
    A. 气虚宜补　　　　　　B. 气滞宜疏　　　　　　C. 气逆宜降
    D. 气脱宜散　　　　　　E. 气闭则开

145. 适于单用扶正原则的有
    A. 正虚为主的虚证　　　B. 真虚假实证　　　　　C. 真实假虚证
    D. 邪实为主的实证　　　E. 虚实错杂证

146. 适于单用祛邪原则的有
    A. 正虚为主的虚证　　　B. 真虚假实证　　　　　C. 真实假虚证
    D. 邪实为主的实证　　　E. 虚实错杂证

147. 因人制宜需要考虑的因素有
    A. 年龄　　　　　　　　B. 性别　　　　　　　　C. 体质
    D. 生活习惯　　　　　　E. 生活区域

148. 因时制宜需要考虑的因素有
    A. 季节　　　　　　　　B. 昼夜　　　　　　　　C. 月令
    D. 气候　　　　　　　　E. 地域

149. 调和脏腑辨证论治的正确表述有
    A. 实则泻腑　　　　　　B. 虚则补脏　　　　　　C. 虚则补其母
    D. 实则泻其子　　　　　E. 抑强扶弱

150. "通因通用"适用的病症有
    A. 食滞腹泻　　　　　　B. 瘀血崩漏　　　　　　C. 湿热淋证
    D. 脾虚泄泻　　　　　　E. 肾虚尿频

151. 阴阳互济的补虚方法有
    A. 阴病治阳　　　　　　B. 阴中求阳　　　　　　C. 阳病治阴
    D. 阳中求阴　　　　　　E. 扶阳制阴

二、判断题

152. 中医学认为，人与天地相应是消极的、被动的。

153. 中医治未病理论突出地体现预防医学的特色和优势。

154. "顺应自然"即是顺应四时气候和阴阳变化的规律进行养生。

155. 精和肾的正常与否，是决定人体是否健康长寿的关键因素。

156. 脾肾在衰老过程中发挥着至关重要的作用。

157. 节欲保精即要禁欲。

158. 阻截病传途径是愈后防复的治法。

159. 顺应自然既是中医养生学的重要原则，又是治未病的重要方法。

160. 老年必定衰老。

161. 突然、强烈或持续的精神刺激，不仅可以诱发疾病，也可致病情恶化。

162. 正治，指采用与证候性质一致的方药进行治疗的治则。

163. 反治，指顺从病证的外在病象而治的治则。

164. 标和本的概念是绝对的。

165. 急则标本同治。

166. 治则是指治疗大法、治疗方法及治疗措施。

167. 治法是治疗疾病的措施和技术。

168. 发汗、涌吐、攻下、消导、化痰、活血、散寒、清热、解毒、祛湿等，均是祛邪治则下确立的具体治疗方法。

169. 益气、养血、滋阴、温阳、填精、生津等，以及补养各脏的精气阴阳等，均是扶正治则下确立的具体治疗方法。

170. 对"阳胜则热"所致的实热证，宜用寒凉药物以清泻其偏盛之阳热，此即"寒者热之"之法。

171. 对"阴胜则寒"所致的实寒证，宜用温热的药物以消解其偏盛之阴寒，此即"热者寒之"之法。

172. 对"阴虚则热"所出现的虚热证，治宜滋阴以抑阳，即所谓的"壮水之主，以制阳光"，又称为"阳病治阴"。

173. 对"阳虚则寒"所出现的虚寒证，治宜扶阳以抑阴，即所谓"益火之源，以消阴翳"，又称为"阳病治阴"。

174. 治疗阴虚证时，在滋阴剂中适当佐以补阳药，这种治法被称为"阳中求阴"。

175. 治疗阳虚证时，在助阳剂中适当佐以补阴药，这种治法被称为"阴中求阳"。

176. 根据五行相生规律所确立的益木生火法中的"火"指的是心阳。

177. 根据五行相生规律所确立的益火补土法中的"火"指的是肾阳。

178. "用温远温"属于"因时制宜"治疗原则，如春季慎用人参等温性药物。

179. 妊娠期当慎用或禁用峻下、破血、开窍等药物，属于"因时制宜"治疗原则。

180. "子午流注针法"属于"因地制宜"治则。

三、名词解释

181. 养生

182. 顺时摄养

183. 天年

184. 形神合一

185. 治未病

186. 衰老

187. 治则

188. 治法

189. 正治

190. 反治

191. 热因热用

192. 塞因塞用

193. 扶正

194. 祛邪

195. 调整阴阳

196. 热者寒之

197. 寒者热之

198. 补母

199. 泻子

200. 滋水涵木法

201. 益火补土法

202. 培土生金法

203. 金水相生法

204. 益木生火法

205. 抑木扶土法

206. 泻火润金法

207. 培土制水法

208. 佐金平木法

209. 泻南补北法

210. 因时制宜

211. 因地制宜

212. 因人制宜

213. 阳病治阴

214. 阴病治阳

215. 阳中求阴

216. 阴中求阳

217. 用温远温

218. 用热远热

219. 用凉远凉

220. 用寒远寒

四、填空题

221. 动以养（　　），静以养（　　），动静结合，才符合生命活动的客观规律，有益于健康和长寿。

222. 养生健体、抗衰老的中心环节为（　　）。

223. 调养脾胃之法，原则是益脾气、（　　）。

224. 既病防变包括（　　）和（　　）。

225. 防止传变主要包括（　　）与（　　）两个方面。

226. 重视精神调养要注意（　　）和（　　）。

227. 正治又称（　　），反治又称（　　），都是治病求本原则的具体运用方法。

228. 正治法有（　　）（　　）（　　）（　　）。

229. 反治法有（　　）（　　）（　　）（　　）。

230. 根据临床病证中标本主次的不同，采取（　　）（　　）、标本兼治的法则，来达到治病求本的目的。

231. 扶正，增强了正气，有助于机体抗御和祛除外邪，即所谓的（　　）；祛邪，能排除病邪对机体的侵害与干扰，达到保护正气，恢复健康的目的，即所谓的（　　）。

232. 扶正祛邪的具体运用包括：单独运用、（　　）（　　）。

233. 调整阴阳，指根据机体阴阳盛衰的变化而（　　）或（　　），使之重归于和谐平衡。

234. 对"阳胜则热"所致的实热证，宜用寒凉药物以清泻其偏盛之阳热，此即（　　）之法。对"阴胜则寒"所致的实寒证，宜用温热的药物以消解其偏盛之阴寒，此即（　　）之法。

235. 对"阴虚则热"所出现的虚热证，治宜滋阴以抑阳，即唐·王冰所谓（　　）；《素问·阴阳应象大论》称之为（　　）。

236. 对"阳虚则寒"所出现的虚寒证，治宜扶阳以抑阴，即唐·王冰所谓（　　）；《素问·阴阳应象大论》称之为（　　）。

237. 对于阴阳偏衰的虚热及虚寒证的治疗，明·张介宾提出（　　）和（　　）的治法。

238. 三因制宜包括（　　）（　　）和因人制宜三个方面。

五、简答题

239. 简述中医养生的概念和意义。

240. 衰老发生发展的机制包括哪些方面？

241. 简述"形"与"神"的关系。

242. 防止病邪侵害主要体现在哪几个方面？

243. "未病先防"如何"扶助机体正气"？

244. 简述正治的概念及临床应用。

245. 简述反治的概念及临床应用。

246. 简述"急则治标"的临床应用。

247. 简述三因制宜。

248. 简述根据五行相生规律确立的治则治法。

249. 简述根据五行相克规律确立的治则治法。

250. 简述如何调气。

251. 简述扶正祛邪的运用原则。

六、论述题

252. 论养生的基本原则。

253. 论治未病。

254. 论正治反治。

255. 论扶正祛邪。

256. 论调整阴阳。

参考答案

一、选择题

（一）A1 型题

1. 答案：E

解析：天年是中医学关于人之寿命期限的一个重要命题，人的自然寿命谓之天年，亦即天赋之年寿。人的寿命是人体从出生到死亡所经历的时间，通常以年龄为衡量单位，人类自然寿命的最高限度称之为寿限。中医学认为，人的天年限度一般为 120 岁左右，《养生论》说："上寿百二十，古今所同。"

2. 答案：D

解析：养生是根据生命发展的规律，采取适当措施来颐养心身，以达到增强体质、维护健康、延年益寿的目的。养生的目的包括增强体质、预防疾病、延缓衰老、维持健康、延年益寿。长生不老在现实生活中是不存在的，只是古代神话传说和人们期待的生命永不止息。

3. 答案：D

解析：养生的基本原则包括顺应自然、形神共养、保精护肾、调养脾胃。因地制宜是治则中的三因制宜治则之一，不属于养生原则。

4. 答案：E

解析：《素问·四气调神大论》曰："四时阴阳者，万物之根本也……春夏养阳，秋冬养阴，以从其根。"

5. 答案：B

解析：保精护肾养生是养生健体、抗衰老的中心环节，首重于节欲保精，使精气充盛，有利于心身健康。

6. 答案：E

解析：中医养生原则倡导调养脾胃，提倡饮食有节，克服饮食偏嗜，注意饮食卫生，防止病邪侵害，同时，辨证施膳，科学合理运用药膳保健，以达防病健身作用。高营养饮食易滋腻碍胃，影响脾胃运化功能。

7. 答案：E

解析：衰老以阴阳失调、五脏虚衰、精气不足为本。五脏虚衰与衰老有关，最重要的是先后天的虚衰，脾肾在衰老过程中发挥着至关重要的作用。故中医学认为肾脏虚衰和脾脏虚衰在衰老发生发展中起最重要的作用。

8. 答案：C

解析：导致人体衰老的机理，以情志失调、内生病理产物的痰瘀毒内生为标，精气不足为本。

9. 答案：B

解析：衰老发生和发展的机制，主要包括阴阳失调、五脏虚衰、精气不足和情志失调、痰瘀毒邪侵害。邪正相搏属于发病机制，而非衰老机制。

10. 答案：A

解析：肾为先天之本，主封藏，内涵元阴元阳，以维持全身阴阳平衡。肾精不仅是繁衍人类的生命之源，亦是生命活动的重要基本物质。故精和肾的正常与否，是决定人体是否健康长寿的关键因素。因此，保精护肾实为养生健体、抗衰老的中心环节。

11. 答案：C

解析：保养肾精的原则，首重于节欲保精，使精气充盛，有利于心身健康。

12. 答案：A

解析：中医学历来重视预防，《素问·四气调神大论》指出："圣人不治已病治未病。"最早提出"治未病"的预防思想。

13. 答案：E

解析：唐·孙思邈对《内经》的"治未病"理论进行深化，在《备急千金要方·论诊候》提出："古人善为医者，上医医未病之病，中医医欲病之病，下医医已病之病。"将疾病分为未病、欲病、已病三类，这是中医学最早的三级预防思想。

14. 答案：E

解析：正气不足是疾病发生的主导因素，扶助机体正气要做到以下几个方面：顺应自然、调畅情志、饮食有节、起居有常、锻炼身体。避其邪气属于防止病邪侵害。

15. 答案：E

解析：顺应四时、调畅情志、饮食有节、起居有常是扶助人体正气以未病先防的方法，药物预防是防治病邪侵害的方法。

16. 答案：A

解析：治病必求其本是中医学治疗疾病的指导思想，不属于中医学"治未病"思想范畴。

17. 答案：D

解析：既病防变是中医治未病思想的主要方面之一，包括早期诊治和防止传变，而防止传变主要包括阻截病传途径与先安未受邪之地两个方面。

18. 答案：A

解析：既病防变，指在疾病发生之后，早期诊断，早期治疗，见微知著，防微杜渐，以防止疾病的发展和传变，包括阻截病传途径和先安未受邪之地。人工免疫属于未病先防中的药物预防。

19. 答案：A

解析：皮毛、肌肤、筋脉、六腑、五脏是疾病由浅入深，由表入里的变化发展过程，医者必须善于发现疾病苗头，做到早期正确的诊断，进行及时有效和彻底的治疗，才能防止疾病进一步恶化。

20. 答案：C

解析：愈后防复，谨防劳复、食复、药复，应避免劳累，饮食清淡，巩固用药。若食肉或多食，则会伤及脾胃，助长热邪而复发疾病。

21. 答案：C

解析：热病初愈，尚有余热未尽，蕴藏脾胃，脾胃虚弱，胃气未复的状况，若食肉或多食，则会伤及脾胃，助长热邪而复发疾病，当此之时，一定要注意饮食调护和禁忌，促进疾病痊愈，恢复健康，其机理为"愈后防复"。

22. 答案：B

解析：肾阴、肾阳为"五脏阴阳之本"，胃阴不足，随着病势发展可能累及肾阴。温热病伤及胃阴，对尚未受邪之肾阴，事先调养、充实，可阻止病变传至该处。

23. 答案：D

解析：治病求本，是整体观念与辨证论治在治疗观中的体现，是中医学治疗疾病的指导思想，位于治则治法理论体系的最高层次。

24. 答案：C

解析：治病求本，指在治疗疾病时，必须寻找出疾病的根本原因，抓住病机本质，并针对疾病的本质进行治疗的指导思想。

25. 答案：D

解析：正治反治、治标治本、扶正祛邪、调整阴阳、调理脏腑、调理精气血津液及三因制宜等，均属于基本治则。

26. 答案：D

解析："寒者热之"针对"阴盛则寒"所致的实寒证，宜用温热药物以消解其偏盛之阴寒，又称"以热治寒"。

27. 答案：B

解析："热者寒之"针对"阳盛则热"所致的实热证，宜用寒凉药物以清泻其偏盛之阳热，又称"以寒治热"。

28. 答案：C

解析："寒因寒用"又称"以寒治寒"，是指用寒凉方药或具有寒凉功效的措施来治疗具有假寒征象的病证。适用于里热炽盛，阳盛格阴的真热假寒证。

29. 答案：A

解析："热因热用"又称"以热治热"，是指用温热方药或具有温热功效的措施来治疗具有假热征象的病证。适用于真寒假热证，即阴寒内盛，格阳于外，形成里真寒外假热的病证。

30. 答案：B

解析："塞因塞用"即"以补开塞"，是指用补益、固涩方药或具有补益、固涩功效的措施来治疗具有闭塞不通症状的虚证。适用于因体质虚弱，脏腑精气功能减退而出现闭塞症状的真虚假实证。

31. 答案：A

解析："通因通用"即"以通治通"，是指用通利方药或具有通利功效的措施来治疗具有通泻症状的实证。适用于因实邪内阻出现通泄症状的真实假虚证。

32. 答案：D

解析：正治法包括寒者热之、热者寒之、虚者补之、实者泻之。寒因寒用属于反治法。

33. 答案：C

解析：反治法包括热因热用、寒因寒用、塞因塞用、通因通用。虚者补之属于正治法。

34. 答案：A

解析：急则治标，指标病危急，先治其标，标病缓解再治本病。大量出血、二便不通、病因明确的剧痛、频繁呕吐不能服药等情况，都是危及生命的症状，属于标病危急，应急则治标。气滞血瘀，标病不至于危及生命，故治疗采用治本之法，本病恢复，该标病之症状自然就会消除。

35. 答案：B

解析："缓则治本"治则适用于慢性疾病，病情缓和，如气虚自汗等。呼吸急促、腹水胀满，应"急则治标"；脾虚气滞、噤口痢疾，标病与本病并重，应标本兼治。

36. 答案：A

解析：脾虚气滞患者，脾虚为本，气滞为标，既用人参、白术、茯苓、甘草等健脾益气以治本，又配伍木香、砂仁、陈皮等理气行滞以治标。根据病情需要，标本兼治，不但并行不悖，更可相得益彰。

37. 答案：B

解析：扶正，即扶正固本，指用扶持助长机体正气的治则，使正气充足以消除病邪，恢复健康。扶正治则，适用于正虚为主的虚证或真虚假实证。

38. 答案：C

解析：先祛邪后扶正，即先攻后补。适用于虽然邪盛、正虚，但正气尚可耐攻，以邪气盛为主要矛盾，若兼顾扶正反会助邪的病证。如瘀血所致的崩漏证，因瘀血不去，崩漏难止，虽补血而血虚难复。故应先活血化瘀，然后再进行补血。

39. 答案：B

解析：祛邪兼扶正，即祛邪为主，辅以扶正。适用于以邪实为主的虚实夹杂证。如温热病过程中，邪势亢盛，阴液被耗，表现为壮热汗多，心烦口渴，咽干舌燥，可用清热为主，兼以养阴液之法治疗。

40. 答案：A

解析：扶正兼祛邪，即扶正为主，辅以祛邪，适用于正虚为主的虚实夹杂证，气虚感冒即属于此类病证，应以补气为主兼以解表。

41. 答案：A

解析："先扶正后祛邪"适用于正虚邪实，邪虽盛尚不甚急，机体过于虚弱，正气虚衰不耐攻伐的情况。

42. 答案：E

解析："用温远温，用热远热，用凉远凉，用寒远寒"属于"因时制宜"治疗原则。

43. 答案：C

解析：根据患者的性别等不同特点，制定适宜治法和方药的原则，称为"因人制宜"。

44. 答案：D

解析：根据不同季节气候的特点，制定适宜治法和方药的原则，称为"因时制宜"。因时之"时"一是指自然界的时令气候特点，二是指年、月、日的时间变化规律。

45. 答案：C

解析：根据患者的年龄等不同特点，制定适宜治法和方药的原则，称为"因人制宜"。

46. 答案：D

解析：《素问·八正神明论》提出"月生无泻，月满无补，月郭空无治，是谓得时而调之"，属于"因时制宜"治疗原则。因时之"时"一是指自然界的时令气候特点，二是指年、月、日的时间变化规律。

47. 答案：C

解析：根据患者的体质等不同特点，制定适宜治法和方药的原则，称为"因人制宜"。

48. 答案：A

解析：对于虚热证，治宜滋阴以抑阳，唐·王冰所谓"壮水之主，以制阳光"（《素问·至真要大论》注语），即"阳病治阴"。

49. 答案：C

解析：对"阳虚则寒"所出现的虚寒证，治宜扶阳以抑阴，王冰所谓"益火之源，以消阴翳"（《素问·至真要大论》注语），即"阴病治阳"。

50. 答案：E

解析："回阳救阴"适用于阴阳亡失者。亡阳者，当回阳以固脱；亡阴者，当救阴以固脱。

51. 答案：A

解析：针灸"子午流注针法"，是根据不同时辰而有取经与取穴的相对特异性，是一种择时治疗法。

52. 答案：B

解析："实则泻其子"，指一脏之实证，不仅可以泻除本脏亢盛之气，同时还可依据五行相生规律，泻其子脏以泻除其母脏的亢盛之气。适用于母子关系的实证。肝属木，心属火，为母子关系，因此肝火炽盛除用清泻肝火的药物，还可用清泻心火的药物。

53. 答案：A

解析："虚则补其母"，指一脏之虚证，不仅可以补其本脏进行治疗，同时还可依据五行相生规律，补其"母脏"，通过相生作用而促其恢复。脾属土，肺属金，为母子关系，因此肺气虚弱之证，可以通过补益脾气的方法来进行治疗。

54. 答案：B

解析：泻南补北法，是泻心火（南）补肾水（北）以治疗心肾不交病证的治法，又称为泻火补水法、滋阴降火法。适用于肾阴不足，心火偏旺，水火不济，心肾不交之证。

55. 答案：C

解析：对于阴阳偏衰的虚热及虚寒证的治疗，明·张介宾提出"阳中求阴"与"阴中求阳"的治法，即治疗阴虚证时，在滋阴剂中适当佐以补阳药；治疗阳虚证时，在助阳剂中适当佐以补阴药。

56. 答案：B

解析：对"阴虚则热"所出现的虚热证，治宜滋阴以抑阳，称之为"阳病治阴"。"阳病"指的是阴虚而阴不制阳，导致阳气相对偏亢，治阴即补阴之意。

57. 答案：B

解析：对"阳虚则寒"所出现的虚寒证，治宜扶阳以抑阴，王冰所谓"益火之源，以消阴翳"（《素问·至真要大论》注语），即"阴病治阳"。"阴病"指的是阳虚而阳不制阴，导致阴气相对偏亢，治阳即补阳之意。

58. 答案：D

解析：对于虚热证，治宜滋阴以抑阳，唐·王冰所谓"壮水之主，以制阳光"（《素问·至真要大论》注语），即"阳病治阴"。

59. 答案：B

解析：临床上运用五行相克规律来治疗疾病，其基本治疗原则是抑强和扶弱，包括抑木扶土法、泻火润金法、培土制水法、佐金平木法、泻南补北法。

60. 答案：C

解析：根据五行相生规律所确立的"虚则补其母"治则，包括滋水涵木法、益火补土法、培土生金法、金水相生法、益木生火法。

61. 答案：A

解析：脾属土，肺属金，根据五行相生规律，土能生金。培土生金法，是健脾生气以补益肺气的治法，主要用于脾气虚衰，生气无源，以致肺气虚弱之证。若肺气虚衰，兼见脾运不健者，亦可应用。

62. 答案：B

解析：脾属土，肾属水，根据五行相克规律，土能克水。培土制水法，是健脾利水以治疗水湿停聚病证的治法，又称敦土利水法。适用于脾虚不运，水湿泛滥而致水肿胀满之证。

63. 答案：C

解析：调精的治法包括补精、固精和疏精，其中疏精适用于精瘀证。

64. 答案：D

解析：阳盛格阴，指阳气偏盛至极，壅遏于内，排斥阴气于外，而出现内真热外假寒的病机变化，临床表现为真热假寒证，治宜寒因寒用之法。

65. 答案：E

解析：阴盛格阳，指阳气极虚，导致阴寒之气偏盛，壅闭于里，逼迫阳气浮越于外，而出现内真寒外假热的病机变化，临床表现为真寒假热证，治宜热因热用之法。

66. 答案：B

解析：从治即反治，以寒治寒（寒因寒用）属于从治。

67. 答案：E

解析：通因通用是指用通利方药或具有通利功效的措施来治疗具有实性通泻症状的治法。久痢滑脱属于虚证，当以收涩止痢法。

68. 答案：C

解析：通因通用适用于瘀血崩漏即具有实性通泻症状的病证。

69. 答案：B

解析：以寒治热，即热者寒之，是指对于阳偏盛"阳胜则热"所致的实热证，宜用寒凉药物以清泻其偏盛之阳热。

70. 答案：A

解析：以热治寒，即寒者热之，是指对于阴偏盛"阴胜则寒"所致的实寒证，宜用温热药物以消解其偏盛之阴寒。

71. 答案：E

解析：益火补土法是温肾阳（命门之火）以补脾阳的治法。

72. 答案：C

解析：扶正，即"虚则补之"，温阳是扶正治则下确立的具体治疗方法。发汗、化痰、活血、解毒都是祛邪治则下确立的具体治疗方法。

73. 答案：C

解析：实则泻之适用于各种实证，是祛除邪气，使邪去正复的治则。活血法治疗血瘀之实证。

74. 答案：C

解析：在治疗阳虚证时，在助阳剂中适当佐以补阴药即所谓的"阴中求阳"。

75. 答案：D

解析：在治疗阴虚时，在滋阴剂中适当佐以补阳药，即所谓的"阳中求阴"。

76. 答案：B

解析：因人制宜，是根据患者的年龄、性别、体质、生活习惯等不同特点，制定适宜治法和方药的原则。

77. 答案：D

解析：祛邪兼扶正之法是指祛邪为主，辅以扶正，适用于邪实为主的虚实夹杂证。

78. 答案：A

解析：益火补土法是温肾阳以补脾阳的治法，适用于肾阳衰微而致脾阳不振之证。

79. 答案：D

解析：在传染病暴发时期，事先使用某些药物，可提高机体的抗邪能力，有效地防止病邪的侵袭，从而起到预防疾病的作用，亦是防病于未然的一项重要措施。

80. 答案：B

解析：中医养生学动以养形，静以养神，动静结合，形神共养，刚柔相济，达到调神与强身的统一，有益于健康和长寿。

（二）A2 型题

81. 答案：A

解析：由于肝病容易传脾，故治肝时，预先配合健脾和胃之法，使脾气旺盛不受邪，以控制和防止疾病的传变。

82. 答案：C

解析：该患者正虚邪实，机体虚弱，正气虚衰不耐攻伐，故医生采取"先扶正后祛邪"治则，用补益之法以扶正，待正气有所恢复，再给予中西药联用抗癌治疗。

83. 答案：D

解析：患者为热厥证，由于里热盛极，阳气郁阻于内，不能外达于肢体起温煦作用，并格阴于外而见手足厥冷，脉沉伏之假寒之象。但细究之，患者手足虽冷，但胸腹灼热烦渴饮冷，小便短赤，舌红，苔黄等里真热的征象。此为阳热内盛，深伏于里所致，外在寒象是假，里热盛极才是病之本质，故须用寒凉药清其里热，治法为寒因寒用。

84. 答案：C

解析：先扶正后祛邪　即先补后攻。适用于正虚邪实，邪虽盛尚不甚急，而机体过于虚弱，正气虚衰不耐攻伐的情况。若同时兼顾祛邪非但邪气难除，反而更伤正气，必须先用补法扶正，使正气逐渐恢复到能承受攻伐时再攻其邪。如某些虫积患者，因病久正气大虚，不宜即行驱虫，应先用健脾和胃以扶正，使正气得到一定恢复时，再给予驱虫消积治疗。

85. 答案：D

解析：先祛邪后扶正　即先攻后补。适用于虽然邪盛、正虚，但正气尚可耐攻，以邪气盛为主要矛盾，若兼顾扶正反会助邪的病证。如瘀血所致的崩漏证，因瘀血不去，崩漏难止，虽补血而血虚难复。故应先活血化瘀，然后再进行补血。

（三）B 型题

答案：86.C　　　87.D

解析：肾为先天之本，主封藏，内涵元阴元阳，以维持全身阴阳平衡。精和肾的正常与否，是决定人体是否健康长寿的关键因素。脾胃为后天之本，气血生化之源，人体脏腑、营卫经络、形体官窍，无不依赖于脾胃，元气之滋养全在脾胃。

答案：88.C　　　89.A　　　90.E

解析：《素问·四气调神大论》说："春三月，此谓发陈。天地俱生，万物以荣。夜卧早起，广步于庭，被发缓形，以使志生；生而勿杀，予而勿夺，赏而勿罚。此春气之应，养生之道也。夏三月，此谓蕃秀。天地气交，万物华实。夜卧早起，无厌于日。使志无怒，使华英成秀。使气得泄，若所爱在外。此夏气之应，养长之道也。秋三月，此谓容平。天气以急，地气以明。早卧早起，与鸡俱兴。使志安宁，以缓秋刑，收敛神气，使秋气平，无外其志，使肺气清。此秋气之应，养收之道也。冬三月，此谓闭藏。水冰地坼，无扰乎阳。早卧晚起，必待日光，使志若伏若匿，若有私意，若已有得，去寒就温，无泄皮肤，使气亟夺。此冬气之应，养藏之道也。"

答案：91.A　　　92.A

解析：起居有常和"春夏养阳、秋冬养阴"皆属于顺应自然的养生原则。

答案：93.A　　　94.B　　　95.D

解析：《素问·上古天真论》提出"法于阴阳"的顺时养生原则，指人们应顺应季节、气候变化规律，从而摄生防病。《素问·上古天真论》提出"恬淡虚无"的调畅情志养生原则，胸怀开朗乐观，心情舒畅，精神愉快，则人体气机调畅，气血和平，正气旺盛，则可养生防病。既病防变的治未病方法，如《金匮要略·脏腑经络先后病脉证》说："见肝之病，知肝传脾，当先实脾。"主张在治疗肝病的同时，常配以调理脾胃的药物，使脾气旺盛而不受邪，以防肝病传脾。

答案：96.B　　　97.E　　　98.C

解析：《素问·上古天真论》云："恬淡虚无，真气从之，精神内守，病安从来。"重在调畅情志，使之心情舒畅，气和志达，增强人体正气，防治疾病发生，属于治未病中的未病先防。《素问·热论》云："病热少愈，食肉则复，多食则遗，此其禁也。"论述热病的饮食禁忌。热病初愈，存在余热未尽，脾胃虚弱，胃气未复状况，若食肉或多食，则损伤脾胃，助长热邪，而致病情复发，故属于愈后防复。《医学心悟·医中百误歌》云："见微知著，弥患于未萌，是为上工。"说明医者必须善于发现疾病苗头，早期诊断，及时治疗，属于治未病中既病防变方法。

答案：99.B　　　100.D

解析：麻疹初起，疹毒未透，及时使用宣透之药发表透疹，可防止毒邪内传脏腑，属于阻截病传途径；热病初愈，脾胃虚弱之时，宜饮食清淡易消化的食物，可防止食物伤及脾胃运化功能而造成疾病复发，属于愈后防复。

答案：101.A　　　102.E

解析：正治法包括：寒者热之、热者寒之、虚则补之、实则泻之。反治法包括：热因热用、寒因寒用、塞因塞用、通因通用。

答案：103.B　　104.A　　105.C　　106.D

解析：真热假寒证应选择的治法是寒因寒用，真寒假热证应选择的治法是热因热用，真虚假实证应选择的治法是塞因塞用，真实假虚证应选择的治法是通因通用。

答案：107.B　　108.A

解析：本例水肿，证属脾肾阳虚。对"阳虚则寒"所出现的虚寒证，治宜扶阳以抑阴，即王冰所谓"益火之源，以消阴翳"（《素问·至真要大论》注语），《素问·阴阳应象大论》称之为"阴病治阳"。

本例温热病，证属肝肾阴虚。对"阴虚则热"所出现的虚热证，治宜滋阴以抑阳，即唐·王冰所谓"壮水之主，以制阳光"（《素问·至真要大论》注语），又被称为"阳病治阴"。

答案：109.A　　110.E

解析：对"阴虚则热"所出现的虚热证，治宜滋阴以抑阳，称之为"阳病治阴"。"阳病"指的是阴虚导致阳气相对偏亢，治阴即补阴之意。损其有余，即"实则泻之"，适用于人体阴阳失调中阴或阳偏盛有余的实证。对"阳胜则热"所致的实热证，宜用寒凉药物以清泻其偏盛之阳热。

答案：111.B　　112.C

解析：对"阳虚则寒"所出现的虚寒证，治宜扶阳以抑阴，称之为"阴病治阳"。"阴病"指的是阳虚导致阴气相对偏盛，治阳即补阳之意。损其有余，即"实则泻之"，适用于人体阴阳失调中阴或阳偏盛有余的实证。对"阴胜则寒"所致的实寒证，宜用温热药物以消解其偏盛之阴。

答案：113.E　　114.C

解析：益火补土法，是温肾阳以补脾阳的治法，又称温肾健脾法、温补脾肾法。适用于肾阳衰微而致脾阳不振之证。益木生火法，是补肝血以养心血的治法。主要用于肝血不足，不能滋养心血，以致心肝血虚之证。

答案：115.A　　116.C

解析：因时制宜的治疗原则：春夏季节，气候由温渐热，阳气升发，人体腠理疏松开泄，即使外感风寒，也应注意慎用麻黄、桂枝等发汗力强的辛温发散之品，以免开泄太过，耗伤气阴；而秋冬季节，气候由凉变寒，阴盛阳衰，人体腠理致密，阳气潜藏于内，此时若病热证，也当慎用石膏、黄连等寒凉之品，以防苦寒伤阳，即所谓"用温远温，用热远热，用凉远凉，用寒远寒。"

因人制宜的治疗原则：因先天禀赋与后天调养不同，个体的体质也存在着强壮羸弱、阴阳寒热偏颇等多方面差异。因此偏阴盛或阳虚之体，则当慎用寒凉之品。

答案：117.A　　118.C

解析：滋水涵木法，属于补母治则，是指滋肾阴以养肝阴的治法，又称滋肾养肝法、滋补肝肾法。适用于肾阴亏损而肝阴不足，甚或肝阳上亢之证。佐金平木法，属于抑强扶弱治则，是指滋肺阴清肝火以治疗肝火犯肺病证的治法，也可称为"滋肺清肝法"。适用于肺阴不足，右降不及的肝火犯肺证。

答案：119.C　120.D

解析：对于虚热证，治宜滋阴以抑阳，唐·王冰所谓"壮水之主，以制阳光"（《素问·至真要大论》注语），即"阳病治阴"。"阳病"指的是阴虚导致阳气相对偏亢，治阴即补阴之意。对"阳虚则寒"所出现的虚寒证，治宜扶阳以抑阴，王冰所谓"益火之源，以消阴翳"（《素问·至真要大论》注语），即"阴病治阳"。"阴病"指的是阳虚导致阴气相对偏盛，治阳即补阳之意。

（四）X 型题

121. 答案：ABCE

解析：《灵枢·本神》说："智者之养生也，必顺四时而适寒暑，和喜怒而安居处，节阴阳而调刚柔，如是则僻邪不至，长生久视。"同时也要保精护肾、调养脾胃。中医养生方法不推荐滥食补剂。

122. 答案：ABCDE

解析：中医养生学的各种方法，实践证明有益于病体的康复，预防疾病，增强体质，调摄身心，延年益寿。

123. 答案：ABCDE

解析：锻炼身体的要点有三：一是运动量要适度，要因人而宜，做到"形劳而不倦"；二是要循序渐进，运动量由小到大；三是要持之以恒，方能收效。

124. 答案：ABCDE

解析：外环境包括自然环境和社会环境，其中自然环境又包括四时气候、昼夜晨昏、地区方域等，社会环境包括生活环境和工作环境。

125. 答案：ABCDE

解析：养生原则的确立是基于理论研究及实践经验的基础上，包括对病因及发病条件的研究，对人体生长壮老已生命规律的研究，对衰老机制认识的不断深化及预防疾病和延缓衰老的实践总结。

126. 答案：ABDE

解析：中医养生学主张动以养形，以形劳而不倦为度。通过劳动、舞蹈、散步、导引、按摩等，以运动形体、调和气血、疏通经络、通利九窍、健身延年。

127. 答案：CE

解析：克服饮食偏嗜，应保持食物的寒温适中，不可过食辛温燥热、生冷寒凉，不可过度恣食五味。

128. 答案：ABCE

解析：《素问·上古天真论》说："虚邪贼风，避之有时。"即适时躲避外邪的侵害，包括顺应四时，防止四时不正之气的侵害；避疫毒；防止外伤和虫兽伤害；讲究卫生。同时，事先使用某些药物，可提高机体的抗邪能力，有效地防止病邪的侵袭。

129. 答案：BE

解析：肾为先天之本，主封藏，内涵元阴元阳，以维持全身阴阳平衡。脾为后天之本，气血生化之源，人体脏腑器官、营卫经络、形体官窍，无不依赖于脾，元气之滋养全在脾。故调补脾肾是养生的中心环节。

130. 答案：ABE

解析：衰老发生的机制以阴阳失调、五脏虚衰、精气不足为本。随着年龄增长，机体内阴阳逐步失去平衡，或某种病邪长期作用于机体，促使阴阳出现偏盛偏衰，以致疾病丛生，加速衰老进程。五脏虚衰，功能失调和减退，易加速衰老。其中最重要的是先后天的虚衰，脾肾在衰老过程中发挥着至关重要的作用。精不仅是繁衍人类的生命之源，亦是生命活动最重要的物质基础。人体的生长发育、衰老的发生发展，以及寿命之长短，很大程度上取决于精气的盈亏盛衰。

131. 答案：ABD

解析：治未病的"未病先防"中，属于扶助机体正气的方法有顺应自然、调畅情志、饮食有节、起居有常、形体锻炼等。

132. 答案：ABCE

解析：愈后防复是中医治未病中未病先防、既病防变和愈后防复三个方面之一，是中医学的重要预防思想，主要针对劳复、食复、药复以及外感等情况。

133. 答案：BC

解析：正治又称逆治，有寒者热之、热者寒之、虚者补之、实者泻之等。

134. 答案：AB

解析：治病求本是整体观念与辨证论治在治疗观中的体现，是中医治疗疾病的指导思想，位于治则治法理论体系的最高层次。正治反治、治标治本、扶正祛邪、调整阴阳、调理脏腑、调理精气血津液及三因制宜等，属于基本治则。

135. 答案：AC

解析：正治适用于疾病的征象与其本质相一致的病证。由于疾病的性质有寒、热、虚、实之别，所以正治法包括寒者热之（以热治寒）、热者寒之（以寒治热）、虚则补之、实则泻之等。

136. 答案：ABDE

解析：反治适用于疾病的征象与其本质不完全符合的病证。反治用药虽然是顺从病证的假象，却是与证候本质相反，主要包括以下四个方面：热因热用（以热治热）、寒因寒用（以寒治寒）、塞因塞用（以补开塞）、通因通用（以通治通）。

137. 答案：ABCD

解析：属于急则治标的病症有大量出血、剧烈疼痛、频繁呕吐、二便不通等，痨病咳嗽属于缓则治本的病症。

138. 答案：ABC

解析：治法是在一定治则指导下制定的治疗疾病的具体治疗大法、治疗方法和治疗措施，较为具体，相对复杂灵活，具有多样性。其中治疗大法是针对一类相同病机的证候而确立的，如汗、吐、下、和、清、温、补、消八法以及寒者热之、热者寒之、虚者补之、实者泻之等治疗大法。益气、养血、滋阴均属补法范畴。

139. 答案：BCDE

解析：扶正，即扶正固本，指用扶持助长机体正气的治则，使正气充足以消除和病邪，恢复健康。适用于各种虚证，即所谓"虚则补之"。益气、养血、滋阴、温阳、填精、生津等，以及补养各脏的精气阴阳等，均是扶正治则下确立的具体治疗方法。

140. 答案：ABCD

解析：祛邪，即祛除邪气，指用祛除病邪的治则，使邪去正复，恢复健康。适用于各种实证，即所谓"实则泻之"。发汗、涌吐、攻下、消导、化痰、活血、散寒、清热、解毒、祛湿等，均是祛邪治则下确立的具体治疗方法。

141. 答案：ABCDE

解析：扶正祛邪在运用上要掌握好的原则：①攻补应用合理，即扶正用于虚证，祛邪用于实证。②辨清先后主次：对虚实错杂证，应根据虚实的主次与缓急，决定扶正祛邪的先后与主次。③扶正不留邪，祛邪不伤正。

142. 答案：BCDE

解析：临床上运用五行相克规律来治疗疾病，其基本治疗原则是抑强扶弱。根据五行相克规律确立的治法包括：抑木扶土法、培土制水法、佐金平木法、泻火润金法、泻南补北法。

143. 答案：ABCDE

解析：根据五行相生规律确立的治法包括：培土生金法、金水相生法、滋水涵木法、益火补土法、益木生火法。

144. 答案：ABCE

解析：气脱的论治正确表述是：气脱则固。气脱宜散为错误表述。脱有缓急，临床上有虚脱和暴脱之分。虚者补之，涩可固脱。暴脱者，固涩无效，应当补阳助阴，使阴固阳潜。

145. 答案：AB

解析：扶正，指用扶持助长机体正气的措施，使正气充足以消除病邪，恢复健康，适用于正虚为主的虚证或真虚假实证。

146. 答案：CD

解析：祛邪，即祛除邪气，指用祛除病邪的措施，使邪去正复，恢复健康。适用于各种实证或真实假虚证。

147. 答案：ABCD

解析：根据患者的年龄、性别、体质、生活习惯等不同特点，制定适宜治法和方药的原则，称为"因人制宜"。不同的患者有其不同的个体特点，人的年龄大小、性别不同、体质差异等因素，常常影响着疾病的发生和发展变化，甚至决定着疾病的预后转归。

148. 答案：ABCD

解析：根据不同季节气候的特点，制定适宜治法和方药的原则，称为"因时制宜"。因时之"时"一是指自然界的时令气候特点，二是指年、月、日的时间变化规律。《灵枢·岁露论》说："人与天地相参也，与日月相应也。"年月季节、昼夜晨昏等时间因素，既可形成自然界不同的气候特点和物候特点，同时对人体的生理活动与病机变化也带来一定影响，因此，要注意在不同的天时气候及时间节律条件下的治疗宜忌。

149. 答案：ABCDE

解析：脏与脏、脏与腑、腑与腑之间，生理上相互协调，相互为用，在病机上也相互影响。一脏有病可影响他脏，他脏有病也可影响本脏。因此，调整脏腑就是在治疗脏腑病变时，既要考虑一脏一腑之阴阳气血失调，更要注意从整体入手调整各脏腑之间的关系，使之重新恢复平衡状态，这是调理脏腑的基本原则。

150. 答案：ABC

解析：通因通用，即以通治通，是指用通利方药或具有通利功效的措施来治疗具有通泻症状的实证。适用于因实邪内阻出现通泄症状的真实假虚证。如食滞腹泻、瘀血崩漏、湿热淋证等。

151. 答案：BD

解析：阴中求阳、阳中求阴，为阴阳互济的补虚方法。

二、判断题

152. 答案：×

解析：中医学认为，人生于天地之间，依赖于自然而生存，同时也受到自然规律的支配和制约。人类在长期进化过程中，生理上形成了与天地自然变化几近同步的节律性以适应外界变化，这是一个积极的、主动的过程。

153. 答案：√

解析：中医学早在《内经》就提出"治未病"的预防思想，未病先防，这是中医预防疾病，防重于治思想的突出体现。

154. 答案：√

解析：中医学倡导"春夏养阳、秋冬养阴"，起居有常，动静和宜，衣着适当，调和饮食，以适应四时气候、昼夜晨昏、地区方域等外界环境的变化，均是顺应自然养生的体现。

155. 答案：√

解析：肾为先天之本，主封藏，内涵元阴元阳，以维持全身阴阳平衡。肾精不仅是繁衍人类的生命之源，亦是生命活动的重要基本物质。精化气，气生神，神御形，精是气、形、神的基础。故精和肾的正常与否，是决定人体是否健康长寿的关键因素。

156. 答案：√

解析：衰老以阴阳失调、五脏虚衰、精气不足为本。五脏虚衰与衰老有关，最重要的是先后天的虚衰，肾脏虚衰，元气不足，日久必致各脏虚损，脾脏虚衰，化源不足，气血虚弱，体弱多病而易损其寿，因此，脾肾在衰老过程中发挥着至关重要的作用。

157. 答案：×

解析：节欲保精，使精气充盛，有利于心身健康。但节欲并非禁欲，乃房事有节之谓，不过分压抑以防精气郁滞，不有意放纵以防耗竭肾精。

158. 答案：×

解析：阻截病传途径是根据疾病传变规律，采取适当措施，截断传变途径，阻断病情发展或恶化的有效方法，是既病防变的治法，并非预防疾病复发和病情反复的治法。

159. 答案：√

解析：人生于天地之间，依赖于自然而存在，受到自然规律的支配和制约，因此，人必须适应自然环境变化而采取相应的养生措施，避免邪气侵害，减少疾病发生，才能健康长寿。

160. 答案：×

解析：衰与老虽有直接的关系，如年老易衰，衰者多老，但衰老与老年不能等同。衰老是生命的一个动态变化过程，而老年则是人生的一个年龄阶段。老年未必均衰，衰亦未必均老。

161. 答案：√

解析：突然、强烈或持续的精神刺激，不仅可以直接伤及脏腑，引起气机紊乱，气血阴阳失调而发病，而且可使正气内虚，抗病能力下降，容易感受病邪而诱发疾病。同时，在疾病过程中，情志失调，又可致病情恶化。

162. 答案：×

解析：正治，指采用与证候性质相反的方药进行治疗的治则。

163. 答案：×

解析：反治，指顺从病证的外在假象而治的治则。

164. 答案：×

解析：标和本的概念是相对的，有条件的。

165. 答案：×

解析：急则治标。

166. 答案：×

解析：治则是治疗疾病时指导治法的总原则，对治法的选择和运用具有普遍性意义。

167. 答案：×

解析：治法是从属于一定治则的具体治疗大法、治疗方法及治疗措施。

168. 答案：√

解析：发汗、涌吐、攻下、消导、化痰、活血、散寒、清热、解毒、祛湿等，均是祛邪治则下确立的具体治疗方法。

169. 答案：√

解析：益气、养血、滋阴、温阳、填精、生津等，以及补养各脏的精气阴阳等，均是扶正治则下确立的具体治疗方法。

170. 答案: ×

解析: 对 "阳胜则热" 所致的实热证, 宜用寒凉药物以清泻其偏盛之阳热, 此即 "热者寒之" 之法。

171. 答案: ×

解析: 对 "阴胜则寒" 所致的实寒证, 宜用温热的药物以消解其偏盛之阴寒, 此即 "寒者热之" 之法。

172. 答案: √

解析: 对 "阴虚则热" 所出现的虚热证, 治宜滋阴以抑阳, 即所谓的 "壮水之主, 以制阳光", 又称为 "阳病治阴"。"阳病" 指的是阴虚导致阳气相对偏亢, 治阴即补阴之意。

173. 答案: ×

解析: 对 "阳虚则寒" 所出现的虚寒证, 治宜扶阳以抑阴, 即所谓 "益火之源, 以消阴翳", 又称为 "阴病治阳"。"阴病" 指的是阳虚导致阴气相对偏盛, 治阳即补阳之意。

174. 答案: √

解析: 根据阴阳互根原理, "阳中求阴", 阳得阴助而生化无穷, 阴得阳升而泉源不竭。

175. 答案: √

解析: 根据阴阳互根原理, "阴中求阳", 阳得阴助而生化无穷, 阴得阳升而泉源不竭。

176. 答案: ×

解析: 益木生火法是补肝血以养心血的治法, 主要用于肝血不足, 不能滋养心血, 以致心肝血虚之证。

177. 答案: √

解析: 益火补土法是温肾阳以补脾阳的治法, 又称温肾健脾法, 适用于肾阳衰微而致脾阳不振之证。

178. 答案: √

解析: 春季慎用人参等温性药物即 "用温远温", 属于因时制宜。

179. 答案: ×

解析: 妊娠期当慎用或禁用峻下、破血、开窍等药物, 属于因人制宜。

180. 答案: ×

解析: "子午流注针法" 属于 "因时制宜" 治则。

三、名词解释

181. 答案: 养生, 古称 "摄生" "道生" "保生" "卫生" 等, 即调摄保养生命之义。

182. 答案: 顺应四时气候、昼夜晨昏、地区方域等外界环境的变化, 从精神、饮食、起居、运动等方面综合调养的养生方法。

183. 答案：天年是中医学关于人之寿命期限的一个重要命题。人的自然寿命，谓之天年，亦即天赋之年寿。

184. 答案：形神合一即形与神俱。形体与精神的协调统一。有形的躯体与思维情志、感觉等各种生命活动的协调统一。

185. 答案：治未病是中医学预防疾病的思想，包括未病先防、既病防变、愈后防复。

186. 答案：衰老是随着年龄的增长，机体脏腑组织器官的生理功能全面地逐渐地降低的生命过程。

187. 答案：治则，是治疗疾病的基本原则，对临床立法、处方、遣药等具有普遍的指导意义。

188. 答案：治法是在一定治则指导下制定的治疗疾病的具体治疗大法、治疗方法和治疗措施。

189. 答案：正治，指采用与证候性质相反的方药进行治疗的治则，又称"逆治"。

190. 答案：反治，指顺从病证的外在假象而治的治则，又称"从治"。

191. 答案：热因热用即以热治热，是指用温热方药或具有温热功效的措施来治疗具有假热征象的治法。

192. 答案：塞因塞用即以补开塞，是指用补益、固涩方药或具有补益、固涩功效的措施来治疗具有闭塞不通症状虚证的治法。

193. 答案：扶正，即扶正固本，指用扶持助长机体正气的措施，使正气充足以消除病邪，恢复健康。适用于各种虚证，即所谓"虚则补之"。

194. 答案：祛邪，即祛除邪气，指用祛除病邪的措施，使邪去正复，恢复健康。适用于各种实证，即所谓"实则泻之"。

195. 答案：调整阴阳，指根据机体阴阳盛衰的变化而损其有余或补其不足，使之重归于和谐平衡。

196. 答案：对"阳胜则热"所致的实热证，宜用寒凉药物以清泻其偏盛之阳热，此即"热者寒之"之意。

197. 答案：对"阴胜则寒"所致的实寒证，宜用温热药物以消解其偏盛之阴寒，此即"寒者热之"之意。

198. 答案：补母，即"虚则补其母"，指一脏之虚证，不仅可以补其本脏进行治疗，同时还可依据五行相生规律，补其"母脏"，通过相生作用而促其恢复。适用于母子关系的虚证。

199. 答案：泻子，即"实则泻其子"，指一脏之实证，不仅可以泻除本脏亢盛之气，同时还可依据五行相生规律，泻其子脏以泻除其母脏的亢盛之气。适用于母子关系的实证。

200. 答案：滋水涵木法，是滋肾阴以养肝阴的治法，又称滋肾养肝法、滋补肝肾法。适用于肾阴亏损而肝阴不足，甚或肝阳上亢之证。

201. 答案：益火补土法，是温肾阳以补脾阳的治法，又称温肾健脾法、温补脾肾法。适用于肾阳衰微而致脾阳不振之证。

202. 答案：培土生金法，是健脾生气以补益肺气的治法。主要用于脾气虚衰，生气无源，以致肺气虚弱之证。若肺气虚衰，兼见脾运不健者，亦可应用。

203. 答案：金水相生法，是滋养肺肾之阴的治法，亦称滋养肺肾法。主要用于肺阴亏虚，不能滋养肾阴，或肾阴亏虚，不能滋养肺阴的肺肾阴虚证。

204. 答案：益木生火法，是补肝血以养心血的治法。主要用于肝血不足，不能滋养心血，以致心肝血虚之证。

205. 答案：抑木扶土法，是疏肝健脾或平肝和胃以治疗肝脾不和或肝气犯胃病证的治法，又称疏肝健脾法、调理肝脾法（或平肝和胃法）。适用于木旺乘土或土虚木乘之证。临床应用时，应依据具体情况的不同而对抑木和扶土法有所侧重。

206. 答案：泻火润金法，是清泻心火以润肺金的治法。适用于火旺乘金之证，即心火过旺以消灼肺阴，以致肺热伤津之证。

207. 答案：培土制水法，是健脾利水以治疗水湿停聚病证的治法，又称为敦土利水法。适用于脾虚不运，水湿泛滥而致水肿胀满之证

208. 答案：佐金平木法，是滋肺阴清肝火以治疗肝火犯肺病证的治法，也可称为"滋肺清肝法"。适用于肺阴不足，右降不及的肝火犯肺证。

209. 答案：泻南补北法，是泻心火补肾水以治疗心肾不交病证的治法，又称为泻火补水法、滋阴降火法。适用于肾阴不足，心火偏旺，水火不济，心肾不交之证。

210. 答案：根据不同季节气候的特点，制定适宜治法和方药的原则，称为"因时制宜"。

211. 答案：根据不同的地域环境特点，制定适宜治法和方药的原则，称为"因地制宜"。

212. 答案：根据患者的年龄、性别、体质、生活习惯等不同特点，制定适宜治法和方药的原则，称为"因人制宜"。

213. 答案："阳病"指的是阴虚导致阳气相对偏亢，治阴即补阴之意。对"阴虚则热"所出现的虚热证，治宜滋阴以抑阳，即唐·王冰所谓"壮水之主，以制阳光"（《素问·至真要大论》注语），《素问·阴阳应象大论》称之为"阳病治阴"。

214. 答案："阴病"指的是阳虚导致阴气相对偏盛，治阳即补阳之意。对"阳虚则寒"所出现的虚寒证，治宜扶阳以抑阴，即王冰所谓"益火之源，以消阴翳"（《素问·至真要大论》注语），《素问·阴阳应象大论》称之为"阴病治阳"。

215. 答案：治疗阴虚证时，在滋阴剂中适当佐以补阳药，即所谓"阳中求阴"

216. 答案：治疗阳虚证时，在助阳剂中适当佐以补阴药，即所谓"阴中求阳"。

217. 答案：前一个"温"，指药物之温，后一个"温"，指气候之温；用温远温指用温性药时，当避其气候之温。

218. 答案：前一个"热"，指药物之热，后一个"热"，指气候之热；用热远热指用热性药时，当避其气候之热。

219. 答案：前一个"凉"，指药物之凉，后一个"凉"，指气候之凉；用凉远凉指用

凉性药时，当避其气候之凉。

220.答案：前一个"寒"，指药物之寒，后一个"寒"，指气候之寒；用寒远寒指用寒性药时，当避其气候之寒。

四、填空题

221.答案：形　　神

222.答案：保精护肾

223.答案：养胃阴

224.答案：早期诊治　　防止传变

225.答案：阻截病传途径　　先安未受邪之地

226.答案：避免不良刺激　　提高自我心理调摄能力

227.答案：逆治　　从治

228.答案：寒者热之　　热者寒之　　虚则补之　　实则泻之

229.答案：热因热用　　寒因寒用　　塞因塞用　　通因通用

230.答案：急则治标　　缓则治本

231.答案：正胜邪自去　　邪去正自安

232.答案：同时运用　　先后运用

233.答案：损其有余　　补其不足

234.答案：热者寒之　　寒者热之

235.答案：壮水之主，以制阳光　　阳病治阴

236.答案：益火之源，以消阴翳　　阴病治阳

237.答案：阴中求阳　　阳中求阴

238.答案：因时制宜　　因地制宜

五、简答题

239.答案：中医养生学说是在中医理论指导下，根据人体生命活动变化规律，探索和研究中国传统的调摄身心、增强体质、预防疾病、延年益寿的理论和方法的学问，是中医学的特色和优势之一。

240.答案：衰老发生和发展的机制，主要包括阴阳失调、五脏虚衰、精气不足和情志失调、痰瘀、毒邪侵害。以阴阳失调、五脏虚衰、精气不足为本，以情志失调、痰瘀毒内生为标。

241.答案：中医学认为，人的形体与精神活动具有相互依存、不可分离的密切关系。形体是生命的基础，神依存于形，有了形体，才有生命。神是生命活动的主宰，神主宰意识、思维等精神活动以及整体生命活动的正常进行。形盛则神旺，形衰则神衰，形谢则神灭。

242.答案：主要体现在两个方面：

（1）避其邪气，包括顺应四时，防止四时不正之气的侵害；避疫毒；防止外伤和虫

兽伤害；讲究卫生，防止环境、水源和食物的污染等。

（2）药物预防，提高机体的抗邪能力，从而起到预防疾病的作用，亦是防病于未然的一项重要措施。

243. 答案：正气不足是疾病发生的主导因素，扶助机体正气要做到以下几个方面：①顺应自然。②调畅情志。③饮食有节。④起居有常。⑤锻炼身体。

244. 答案：正治，又称"逆治"，指采用与证候性质相反的方药进行治疗的治则。正治适用于疾病的表象与其本质相一致的病证。临床主要包括：寒者热之，热者寒之，虚则补之，实则泻之。

245. 答案：反治，又称"从治"，指顺从病证的外在假象而治的治则。采用方药的性质与病证中的假象性质相同。适用于疾病的征象与其本质不完全符合的病证。反治用药虽然是顺从病证的假象，却是与证候本质相反，故属于"治病求本"范畴。主要包括以下四个方面：热因热用、寒因寒用、塞因塞用、通因通用。

246. 答案：急则治标，指标病危急，先治其标，标病愈后再治本病。一般适用于：

（1）卒病且病情非常严重，治暴病不宜缓，初病邪未深入，当急治以去其邪，邪去则正气不伤，患者易于恢复。

（2）在疾病过程中，出现危及生命的某些症状时，如大出血病变。

（3）疾病过程中出现某些急重症状，或症状不除，无法进行治疗时，则当权变而先治其标。如病因比较明确的剧痛，频繁呕吐，不能服药或二便不通等。

（4）某些慢性病患者，原由宿疾复感外邪，当旧病缓和，新病较急时，每应先治外感以治标，待新病愈后，再治宿疾而治本。

247. 答案：三因制宜，是因时制宜、因地制宜、因人制宜的统称，是指临床治病要根据时令、地域、患者等具体情况，制定适宜的治疗方法。

（1）因时制宜：根据不同季节气候的特点，制定适宜治法和方药的原则，称为"因时制宜"。因时之"时"一是指自然界的时令气候特点，二是指年、月、日的时间变化规律。

（2）因地制宜：根据不同的地域环境特点，制定适宜治法和方药的原则，称为"因地制宜"。不同的地理环境，由于气候条件及生活习惯不同，人的生理活动的病变特点也有区别，所以治疗用药亦应有所差异。

（3）因人制宜：根据患者的年龄、性别、体质、生活习惯等不同特点，制定适宜治法和方药的原则，称为"因人制宜"。不同的患者有其不同的个体特点，人的年龄大小、性别不同、体质差异等因素，常常影响着疾病的发生和发展变化，甚至决定着疾病的预后转归。因此，中医在临证治病时，非常注重患者年龄、性别、体质差异对疾病的影响，根据由于这些因素导致的病理特点，制定出最适宜病情的治法和方药。

248. 答案：根据五行相生规律确立的治则是补母、泻子；治法包括滋水涵木法、益火补土法、培土生金法、金水相生法、益木生火法。

249. 答案：依据五行相克规律确立的治则是抑强、扶弱；治法包括抑木扶土法、泻火润金法、培土制水法、佐金平木法、泻南补北法。

250.答案：①气虚宜补。②气滞宜疏。③气陷宜升。④气逆宜降。⑤气脱则固。⑥气闭则开。

251.答案：扶正祛邪在运用上要掌握好以下原则：①攻补应用合理，即扶正用于虚证，祛邪用于实证。②辨清先后主次：对虚实错杂证，应根据虚实的主次与缓急，决定扶正祛邪运用的先后与主次。③扶正不留邪，祛邪不伤正。

六、论述题

252.答案：防止衰老，健康生存，应当掌握顺应自然、形神共养、保精护肾、调养脾胃的原则和方法，以达到健身延年之目的。

（1）顺应自然：掌握自然变化规律，主动地从精神、饮食、起居、运动等方面采取相应的养生措施，适应自然环境和社会环境的变化。

（2）形神共养：动以养形，以形劳而不倦为度；静以养神，通过清静养神、四气调神、积精养神、修性怡神、气功练神等，以保持神气的清静；动静结合，刚柔相济，达到调神与强身的统一，使形体强健，精神充沛，身体和精神得到协调发展。

（3）保精护肾：节欲保精，使精气充盛，有利于心身健康。但节欲并非禁欲，房事有节，不过分压抑以防精气郁滞，不有意放纵以防耗竭肾精。同时采用运动保健、导引固肾、按摩益肾、食疗补肾和药物调治等手段和方法来调养肾精。

（4）调养脾胃：原则是益脾气、养胃阴。用药注意升降、防止过偏，根据体质不同辨饮食之宜忌，节饮食以和胃健脾，调精神以疏肝理脾，常运动以和胃化食，防劳倦以养脾气。

253.答案：治未病，是中医学的预防思想，包括未病先防、既病防变和愈后防复三个方面。

（1）未病先防：正气不足是疾病发生的主导因素，邪气是发病的重要条件。因此，未病先防，必须从扶助人体正气和防止病邪侵害两方面入手。要求顺应自然、调畅情志、饮食有节、起居有常、锻炼身体以扶助人体正气；通过避其邪气、药物预防防止病邪侵害。

（2）既病防变：疾病过程中，由于邪正斗争和消长，疾病的发展，多会出现由浅入深，由轻到重，由较单纯到复杂的发展变化。在疾病发生之后，早期诊治，医者必须善于发现疾病苗头，做到早期正确的诊断，进行及时有效和彻底的治疗；防止传变，必须认识和掌握疾病发生发展规律及其传变途径，阻截病传途径，先安未受邪之地。

（3）愈后防复：在疾病初愈、缓解或痊愈时，要注意从整体上调理阴阳，维持并巩固阴阳平衡的状态，预防疾病复发，病情反复。避免劳累，注意饮食调护和禁忌，药物巩固疗效，谨防劳复、食复、药复及外感等。

254.答案：正治与反治相同之处，都是针对疾病的本质而治，故同属于治病求本的范畴。但是，正治与反治有所不同：一是概念内涵有别，就各自采用方药的性质、效用与疾病的本质、现象间的关系而言，方法上有逆从之分；二是适应病证有别，病变本质与临床表现相符者，采用正治；病变本质与临床表现不完全一致者，则适于用反治。在临床上，大多数疾病的本质与其征象的属性比较一致的，因而正治是最常用的一种治疗法则。

（1）正治：正治，指采用与证候性质相反的方药进行治疗的治则。由于采用方药或措施的性质与证候的性质相逆，如热证用寒药，故又称"逆治"。

正治适用于疾病的征象与其本质相一致的病证。例如：

寒者热之：即以热治寒，指用温热方药或具有温热功效的措施而治疗寒性病证的治法，即以热药治寒证。如表寒证用辛温解表方药，里寒证用辛热温里方药等。

热者寒之：即以寒治热，指用寒凉方药或具有寒凉功效的措施而治疗热性病证的治法，即以寒药治热证。如表热证用辛凉解表方药，里热证用苦寒清里方药等。

虚则补之：指用补益方药或具有补益功效的措施而治疗虚性病证的治法，即以补益药治虚证。如阳虚用温阳方药，阴虚用滋阴方药，气虚用益气方药，血虚用补血方药等。

实则泻之：指用攻伐方药或具有攻伐功效的措施而治疗实性病证的治法，即以攻邪药治实证。如食滞用消食导滞方药，水饮内停用逐水方药，瘀血用活血化瘀方药，湿盛用祛湿方药等。

（2）反治：反治，指顺从病证的外在假象而治的治则。由于采用的方药性质与病证中假象的性质相同，故又称为"从治"。

反治适用于疾病的征象与其本质不完全符合的病证。反治用药虽然是顺从病证的假象，却是与证候本质相反，故仍然是在治病求本思想指导下针对疾病的本质进行的治疗。

反治主要包括以下四个方面：

热因热用：即以热治热，是指用温热方药或具有温热功效的措施来治疗具有假热征象的治法。适用于真寒假热证，即阴寒内盛，格阳于外，形成里真寒外假热的病证。如阴盛格阳证，由于阴寒充盛于内，阳气被格拒于外，临床既可见身反不恶寒，面赤如妆等外假热之象。

寒因寒用：即以寒治寒，是指用寒凉方药或具有寒凉功效的措施来治疗具有假寒征象的治法。适用于里热炽盛，阳盛格阴的真热假寒证。如热厥证，由于里热盛极，阳气郁阻于内，不能外达于肢体起温煦作用，并格阴于外而见手足厥冷，脉沉伏之假寒之象。

塞因塞用：即以补开塞，是指用补益、固涩方药或具有补益、固涩功效的措施来治疗具有虚性闭塞不通症状的治法。适用于因体质虚弱，脏腑精气功能减退而出现闭塞症状的真虚假实证。如血虚经闭、脾虚腹满等。

通因通用：即以通治通，是指用通利方药或具有通利功效的措施来治疗具有实性通泻症状的治法。适用于因实邪内阻出现通泄症状的真实假虚证。如食积腹泻、瘀血崩漏、湿热淋证等。

255. 答案：扶正是针对正气不足，祛邪是针对邪气盛实，在疾病的发生、发展及其变化的过程中，邪正双方的盛衰变化密切相关，因此，扶正与祛邪之间也是相互为用、相辅相成的。扶正，增强了正气，有助于机体抗御和祛除病邪，即所谓"正胜邪自去"；祛邪能排除病邪对机体的侵害与干扰，达到保护正气，恢复健康的目的，即所谓"邪去正自安"。

扶正祛邪在运用上要掌握好以下原则：①攻补应用合理，即扶正用于虚证，祛邪用于实证。②辨清先后主次：对虚实错杂证，应根据虚实的主次与缓急，决定扶正祛邪运用的先后与主次。③扶正不留邪，祛邪不伤正。

具体运用如下：

（1）单独运用

扶正：扶正原则，适用于正虚为主的虚证或真虚假实证。一般多用于某些慢性疾病，或疾病的后期、恢复期，或素体虚弱之人。在运用时，应当分清虚证所在的脏腑经络等具体部位，以及精气血津液的何种虚衰，还应适当掌握用药的缓峻及剂量。

祛邪：祛邪原则，适用于邪实为主的实证或真实假虚证。一般多用于外感病初期、极盛期，或疾病过程中出现痰饮、水湿、瘀血等病理产物，而正气尚可耐受攻伐的状况。

（2）同时运用

扶正兼祛邪：即扶正为主，辅以祛邪。适用于以正虚为主的虚实夹杂证。如气虚感冒，应以补气为主兼以解表。

祛邪兼扶正：即祛邪为主，辅以扶正。适用于以邪实为主的虚实夹杂证。如温热病过程中，邪势亢盛，阴液被耗，表现为壮热汗多，心烦口渴，咽干舌燥，可用清热为主，兼以养阴液之法治疗。

（3）先后运用

先祛邪后扶正：即先攻后补。适用于虽然邪盛、正虚，但正气尚可耐攻，以邪气盛为主要矛盾，若兼顾扶正反会助邪的病证。如瘀血崩漏证。

先扶正后祛邪：即先补后攻。适用于正虚邪实，邪虽盛尚不甚急，而机体过于虚弱，正气虚衰不耐攻伐的情况。若同时兼顾祛邪非但邪气难除，反而更伤正气，必须先用补法扶正，使正气逐渐恢复到能承受攻伐时再攻其邪。如虫积脾虚患者。

256. 答案：调整阴阳，指根据机体阴阳盛衰的变化而损其有余或补其不足，使之重归于和谐平衡。故调整阴阳，"以平为期"是中医治疗疾病的根本法则。

（1）损其有余

损其有余：即"实则泻之"，适用于人体阴阳失调中阴阳偏盛有余的实证。

热者寒之：对"阳胜则热"所致的实热证，宜用寒凉药物以清泻其偏盛之阳热，此即"热者寒之"之意。若在阳偏盛的同时，由于"阳胜则阴病"，导致阴气亏虚，此时不宜单纯地清其阳热，而须兼顾阴气的不足，即清热的同时，配以滋阴之品，即祛邪为主兼以扶正。

寒者热之：对"阴胜则寒"所致的实寒证，宜用温热药物以消解其偏盛之阴寒，此即"寒者热之"之意。若在阴偏盛的同时，由于"阴胜则阳病"，导致阳气不足，此时不宜单纯地温散其寒，还须兼顾阳气不足，即在散寒的同时，配以扶阳之品，同样是祛邪为主兼以扶正之法。

（2）补其不足

补其不足：即"虚则补之"，适用于人体阴阳失调中阴阳偏衰的虚证。

阴阳互制之调补阴阳：对"阴虚则热"所出现的虚热证，治宜滋阴以抑阳，即唐·王冰所谓"壮水之主，以制阳光"，又被称为"阳病治阴"。"阳病"指的是阴虚导致阳气相对偏亢，治阴即补阴之意。

对"阳虚则寒"所出现的虚寒证，治宜扶阳以抑阴，即王冰所谓"益火之源，以消阴翳"，又被称为"阴病治阳"。"阴病"指的是阳虚导致阴气相对偏盛，治阳即补阳之意。

阴阳互济之调补阴阳：对于阴阳偏衰的虚热及虚寒证的治疗，明·张介宾根据阴阳互根的原理，提出"阴中求阳"与"阳中求阴"的治法。治疗阴虚证时，在滋阴剂中适当佐以补阳药，即所谓"阳中求阴"。治疗阳虚证时，在助阳剂中适当佐以补阴药，即所谓"阴中求阳"。

（3）阴阳双补

由于阴根于阳，阳根于阴，故阴虚可累及阳，阳虚可累及阴，从而出现阴阳两虚的病证，治疗时当阴阳双补。但须分清主次而用，阳损及阴者，以阳虚为主，则应在补阳的基础上辅以滋阴之品；阴损及阳者，以阴虚为主，则应在滋阴的基础上辅以补阳之品。

（4）回阳救阴

此法适用于阴阳亡失者。亡阳者，当回阳以固脱；亡阴者，当救阴以固脱。由于亡阳与亡阴二者均为极危重证候，皆属气脱病机，故治疗时都要施以峻剂补气固脱，常用人参等药物。

此外，对于阴阳格拒所致寒热真假病证的治疗，以反治为治则。如阳盛格阴所致的真热假寒证，治宜寒因寒用；阴盛格阳所致的真寒假热证，治宜热因热用。

试卷（一） ▷▷▷▷

一、选择题

（一）A1 型题（每题 1 分，共 16 分）

（答题说明：请从每题的 5 个备选答案中，选择 1 个最佳答案）

1. 中医学的学科属性是

    A. 自然科学   B. 社会科学   C. 医学科学

    D. 古代哲学   E. 中医药文化

2. 化生为人的气是

    A. 元气   B. 精气   C. 烦气

    D. 人气   E. 浩然之气

3. 属于五行相生规律传变的是

    A. 木旺乘土   B. 土虚木乘   C. 木火刑金

    D. 水不涵木   E. 土虚水侮

4. 心为五脏六腑之大主，其原理是

    A. 心主血脉   B. 心主神明   C. 心主通明

    D. 心阳振奋   E. 心气充沛

5. 肺主通调水道的功能主要依赖于

    A. 肺主气   B. 肺司呼吸   C. 肺输精于皮毛

    D. 肺朝百脉   E. 肺气宣发和肃降

6. 维持吸气深度最关键的脏是

    A. 肝   B. 肺   C. 心

    D. 肾   E. 脾

7. 具有"通行元气和运行津液"生理功能的是

    A. 胆   B. 膀胱   C. 胃

    D. 三焦   E. 小肠

8. 泻南补北法，适用的两脏关系失调是

    A. 心与脾   B. 肺与肝   C. 脾与肾

    D. 肝与肾   E. 心与肾

9. "肝肾同源"的理论依据是

    A. 同居下焦　　　　　　　B. 精血同源　　　　　　　C. 同寄相火

    D. 水能生木　　　　　　　E. 津血同源

10.《素问·金匮真言论》所谓"身之本"指的是

    A. 精　　　　　　　　　　B. 血　　　　　　　　　　C. 津液

    D. 气、血、津液等　　　　E. 气

11. 治疗某些出血性疾病时，常用止血药配合补气药的原理是

    A. 气能生血　　　　　　　B. 气能行血　　　　　　　C. 气能摄血

    D. 血能养气　　　　　　　E. 血能载气

12. 手太阴经的分布部位是

    A. 上肢内侧前缘　　　　　B. 上肢外侧前缘　　　　　C. 上肢内侧后缘

    D. 上肢外侧中线　　　　　E. 上肢外侧后缘

13. 暑邪为病多见汗多、气短、乏力等症，其机理是

    A. 暑为阳邪，其性炎热　　B. 暑性升散，易扰心神　　C. 暑多夹湿，易困脾土

    D. 暑性升散，耗气伤津　　E. 暑为阳邪，化火伤阴

14. 疠气是指

    A. 六淫邪气　　　　　　　B. 异常气候　　　　　　　C. 情志变化

    D. 气机失调　　　　　　　E. 乖戾之气

15. 痰饮、瘀血、结石在形成过程中均密切相关的是

    A. 寒凝　　　　　　　　　B. 气虚　　　　　　　　　C. 气滞

    D. 血热　　　　　　　　　E. 湿热

16. 属于"虚"的病机所致症状是

    A. 腹痛拒按　　　　　　　B. 二便不通　　　　　　　C. 痰涎壅盛

    D. 瘀血阻滞　　　　　　　E. 神疲懒言

（二）A2 型题（每题 1 分，共 4 分）

（答题说明：请从每题的 5 个备选答案中，选择 1 个最佳答案）

1. 某男，84 岁。突然昏厥，不省人事，口噤目张，两手握固，痰壅气塞，舌红苔黄，脉弦数。中医辨析其病机是

    A. 气滞　　　　　　　　　B. 气逆　　　　　　　　　C. 气闭

    D. 气陷　　　　　　　　　E. 气脱

2. 某女，20 岁。患热病 20 余日，出现筋惕肉瞤，手足蠕动，舌红少苔，脉细。其病机是

    A. 肝阳化风　　　　　　　B. 热极生风　　　　　　　C. 阴虚生风

    D. 血虚生风　　　　　　　E. 血燥生风

3. 某女，39 岁。虚烦不寐，心中空虚，触事易惊。其病位是

    A. 心肾　　　　　　　　　B. 心肝　　　　　　　　　C. 肝脾

D. 心胆　　　　　　　　　E. 肝肾

4. 某男，50 岁。症见心前区疼痛，痛连左上肢内侧，胸闷气短。其病变相关经脉是

A. 手太阴经　　　　　　　B. 手阳明经　　　　　　　C. 手太阳经

D. 手少阴经　　　　　　　E. 手厥阴经

（三）B 型题（每题 0.5 分，共 5 分）

（答题说明：请从 5 个备选答案中，为下列每题选择 1 个正确答案。每个备选答案可以选用一次，也可以选用多次，或一次也不选用。）

A.《小儿药证直诀》　　　B.《伤寒论》　　　　　　C.《金匮要略》

D.《黄帝内经》　　　　　E.《诸病源候论》

1. 构建中医理论基本框架的经典著作是

2. 创造性提出六经辨证理论的经典著作是

A. 主疏泄　　　　　　　　B. 主运化　　　　　　　　C. 主宣发

D. 主水液　　　　　　　　E. 主肃降

3. 脾的主要功能是

4. 肾的主要功能是

A. 推动作用　　　　　　　B. 温煦作用　　　　　　　C. 防御作用

D. 固摄作用　　　　　　　E. 中介作用

5. 激发和促进人体生长发育依赖于气的功能是

6. 人体内脏各种信息的相互传递依赖于气的功能是

A. 督脉　　　　　　　　　B. 任脉　　　　　　　　　C. 冲脉

D. 带脉　　　　　　　　　E. 跷脉

7. 称为"血海"的奇经是

8. 称为"十二经之海"的奇经是

A. 失眠健忘，精神错乱　　B. 烦躁易怒，头目晕眩　　C. 脘腹胀闷，食少纳呆

D. 胸闷气短，倦怠乏力　　E. 腰酸膝软，头晕耳鸣

9. 劳神思虑过度，常见的临床表现是

10. 悲伤过度，常见的临床表现是

（四）X 型题（每题 1 分，共 10 分）

（答题说明：请从 5 个备选答案中，选择 2 个或 2 个以上正确答案。多选、漏选、错选均不得分）

1. 中医学理论体系形成的标志包括

A.《黄帝内经》 B.《难经》 C.《金匮要略》

D.《伤寒论》 E.《神农本草经》

2. 关于"阴阳自和"正确叙述包括

A. 以"自"为核心，依靠内在自我的相互作用而实现

B. 脱胎于中国古代哲学中"以和为贵"的基本观点

C. 为相对的、动态的平衡

D. 为绝对的、静态的平衡

E. 为阴阳协调和相对稳定状态

3. 阴阳转化的形式包括

A. 此消彼长 B. 渐变 C. 突变

D. 此长彼消 E. 同消同长

4. 宗气在胸中的积聚之处，称为

A. 虚里 B. 气门 C. 气海

D. 膻中 E. 孤府

5.《内经》概括上、中、下三焦的功能特点包括

A. 上焦如雾 B. 中焦如沤 C. 上焦如羽

D. 下焦如渎 E. 下焦如权

6. 分布在胸腹部的经脉有

A. 足太阳经 B. 足太阴经 C. 足阳明经

D. 足厥阴经 E. 足少阴经

7. 体质的构成要素有

A. 先天禀赋 B. 形态结构 C. 生理功能

D. 后天获得 E. 心理特征

8. 瘀血的概念内涵包括

A. 溢出于体外的血液 B. 积于体内的离经之血

C. 阻滞于血脉之中的血 D. 脏腑内运行不畅的血液

E. 贮藏于肝内的血液

9. "寒从中生"的形成因素有

A. 寒邪直中，伤及脾胃 B. 阳气虚衰，温煦失职 C. 过食生冷，寒湿停聚

D. 阳不化阴，水湿壅盛 E. 肾气不化，尿频便溏

10. 中医养生原则确立的基础包括

A. 对病因及发病条件的研究

B. 对人体生长壮老已生命规律的研究

C. 对预防疾病的实践总结

D. 对衰老机制认识的不断深化

E. 延缓衰老的养生实践

二、填空题（每空 0.5 分，共 10 分）

1. 金元四大家是指李杲、张从正、（　　　）（　　　）。
2.《素问·阴阳应象大论》说："重阴必阳，（　　　）。""寒极生热，（　　　）。"
3.《素问·阴阳应象大论》说："阴阳者，天地之道也，万物之（　　　），变化之（　　　），生杀之本始，神明之府也。"
4. 肺的主要生理功能是肺主气司呼吸、（　　　）（　　　）。
5. 带脉的生理功能是（　　　）和（　　　）。
6. 中医发病学的基本观点是："正气存内，（　　　）"；"邪之所凑，其气（　　　）。"
7. 精的失常，主要包括（　　　）和（　　　）两方面的病变。
8. 偏阴质者，感邪多发（　　　）（　　　）。
9. 正治又称（　　　），反治又称（　　　），都是治病求本原则的具体运用方法。
10. 三因制宜包括（　　　）（　　　）和因人制宜三个方面。

三、判断题（每题 0.5 分，共 5 分）

（答题说明：正确者划√，错误者划 ×）

1. 异病同治是指症同治同。
2. 心包络，简称心包，亦称"膻中"。
3. 任脉起于足小趾至阴穴，与妇女妊娠有关，故称"任主胞胎"。
4. 偏阳质是具有兴奋、好动、偏热的体质类型。
5. 寒邪为阴邪，其性黏滞，故多见分泌物和排泄物秽浊不清的症状。
6. 饮食失宜，可致聚湿生痰。
7. 痰致病广泛，变化多端，是由于其善行数变的特性。
8. 因气虚推动无力而出现老年人便秘，属于"至虚有盛候"的真虚假实证。
9. "顺应自然"即是顺应四时气候和阴阳变化的规律进行养生。
10. 老年必定衰老。

四、名词解释（每题 2 分，共 10 分）

1. 胆主决断
2. 气的固摄作用
3. 梅核气
4. 气陷
5. 滋水涵木法

五、简答题（每题 5 分，共 20 分）

1. 简述心主神明的含义与功能。
2. 简述精与气的关系。

3. 简述内风与外风的区别与联系。
4. 简述"急则治标"的临床应用。

六、论述题（每题 10 分，共 20 分）

1. 论五脏与女子胞。
2. 论痰饮的概念、形成及致病特点。

参考答案

一、选择题

（一）A1 型题

1. 答案：C
解析：中医学的学科属性是以自然科学为主体，与人文社会科学等多学科相交融的综合性医学科学知识体系。

2. 答案：B
解析：天地精气化生为人。人与万物同源于气，但人类与宇宙中的他物不同，不仅有生命，还有精神活动，是由"精气"，即气中的精粹部分所化生。

3. 答案：D
解析：水不涵木是指肾阴不足不能滋养肝阴，而致肝阳偏亢之证的病机。肾属水为母，肝属木为子，故属相生规律致病。

4. 答案：B
解析：心主神明，具有主宰生命活动和意识思维等精神活动的功能。心神通过协调各脏腑之精气以达到调控各脏腑生理功能的目的，故称"心为五脏六腑之大主"。

5. 答案：E
解析：肺主通调水道，指通过肺气宣发肃降对体内水液的输布、运行和排泄具有疏通和调节作用。

6. 答案：D
解析：肾主纳气，具有摄纳肺吸入的清气而维持正常呼吸的功能。肾气摄纳肺所吸入的自然界清气，保持吸气的深度，防止呼吸表浅。吸气维持一定的深度，除肺气肃降作用外，关键有赖于肾气的摄纳潜藏。故称"肺为气之主，肾为气之根。"

7. 答案：D
解析：三焦的主要生理功能主要是运行津液和通行元气。

8. 答案：E
解析：心属火，方位南；肾属水，方位北。心火下降，以资肾阳，温煦肾水，使肾水不寒；肾水上济，以滋心阴，制约心阳，使心火不亢；心与肾阴阳水火升降互济，维持了两脏之间生理功能的协调平衡，称为"心肾相交"，即"水火既济"。临床上，心与肾阴阳水火升降互济失常，多见肾阴虚于下而心火亢于上的阴虚火旺，称"水火未济"，即"心肾不交"，可见心烦失眠，眩晕耳鸣，腰膝酸软，梦遗梦交，五心烦热等症状。此时，需要上清心火，下补肾阴，即泻南补北。

9. 答案：B

解析：肝与肾之间的关系非常密切，故称"肝肾同源"即"乙癸同源"，其理论依据主要是精血同源，即肝藏血，肾藏精，精血同源于水谷精微，且能相互转化资生。

10. 答案：A

解析：《素问·金匮真言论》说："夫精者，身之本也。"

11. 答案：C

解析：气能摄血，指气具有统摄血液在脉中正常循行而不逸出脉外的作用，主要体现在脾气统血的生理功能之中。若脾气虚弱，统摄无力，血液逸出脉外，则可出现多种出血病证，称为"脾不统血"或"气不摄血"。临床采用补气摄血的方法，以达止血的目的，即是气能摄血理论的应用。

12. 答案：A

解析：按正立姿势，两臂自然下垂、拇指向前的体位描述，四肢部的分布规律为：手足阴经为太阴在前缘、厥阴在中线、少阴在后缘；手足阳经为阳明在前缘、少阳在中线、太阳在后缘。

13. 答案：D

解析：暑邪侵犯人体，可致腠理开泄而多汗。汗出过多，不仅伤津，而且耗气，故临床除口渴喜饮、尿赤短少等津液不足之症状外，常见气短、乏力，甚则气津耗伤太过，清窍失养而突然昏倒、不省人事。

14. 答案：E

解析：疠气，又称"毒气""乖戾之气"。

15. 答案：C

解析：气滞是痰饮、瘀血、结石在形成过程中均密切相关病机，如痰凝气滞、瘀血阻气、结石阻滞气机等。

16. 答案：E

解析：实证常见恶寒壮热，腹痛拒按，二便不通，痰涎壅盛，食积不化，水湿泛滥，气滞血瘀等表现；虚证常见神疲懒言，面色无华，气短乏力，自汗盗汗，或五心烦热，或畏寒肢冷，脉虚无力等表现。

（二）A2 型题

17. 答案：C

解析：气闭常见昏厥等症状表现，多发病急骤，以突然昏厥，不省人事为特点。

18. 答案：C

解析：阴虚风动，多见于热病后期，临床可见筋挛肉瞤，手足蠕动等动风症状，并见低热起伏、舌红少苔、脉细等阴虚症状。

19. 答案：D

解析：心主神明，主宰意识、思维等精神活动；胆主决断，具有对事物进行判断、做出决定的功能。心胆虚怯，多见虚烦不眠，善惊易恐，等精神情志的异常改变。

20. 答案：D

解析：手少阴心经，起于心中，经腋下，沿上肢内侧后缘，过肘中，入掌中，止于小指。故心前区疼痛，痛连左上肢内侧，胸闷气短，其病变相关经脉是手少阴心经。

（三）B 型题

答案：1.D　　2.B

解析：《黄帝内经》为中医学现存最早的经典著作，构建了中医理论的基本框架，是中医学形成的基础与发展源泉。《伤寒论》创造性提出"六经辨证"理论。

答案：3.B　　4.D

解析：脾主运化：运，即转运输送，化，即消化吸收。脾主运化，指脾具有将水谷化为精微，并将精微物质转输至全身各脏腑组织的功能。实际上，脾就是对营养物质的消化、吸收和运输的功能。肾主水液：水液是体内正常液体的总称。肾主水液，从广义来讲，是指肾为水脏，泛指肾具有藏精和调节水液的作用。从狭义而言，是指肾主持和调节人体水液代谢的功能。

答案：5.A　　6.E

解析：气的推动作用，指气的激发、兴奋和促进等作用，可激发和促进人体的生长发育。气弥漫于全身，是传递信息的载体，彼此相互联系的中介。

答案：7.C　　8.C

解析：冲脉起于胞中，与女子月经来潮及生殖功能有关，《灵枢·海论》称"冲为血海"。且冲脉循行广泛，能容纳和调节十二经脉之气血，故称"十二经之海"。

答案：9.C　　10.D

解析：思虑过度伤脾，影响运化水谷的功能，常见脘腹胀闷，纳呆食少；悲伤过度伤肺，使肺气耗损，主气司呼吸功能下降，常见胸闷气短，倦怠乏力。

（四）X 型题

1. 答案：ABCDE

解析：中医学理论体系形成的标志包括《黄帝内经》《难经》《伤寒杂病论》(《伤寒论》《金匮要略》)《神农本草经》经典著作的问世。

2. 答案：ABCE

解析：阴阳自和是以"自"为核心，依靠内在自我的相互作用而实现，阴阳自和的概念，脱胎于中国古代哲学中"以和为贵"的基本观点。阴阳自和，是相对的、动态的平衡，阴阳自和，是阴阳协调和相对稳定状态。

3. 答案：BC

解析：阴阳相互转化，属于质变过程中事物的运动变化，其形式既可以表现为渐变，又可以表现为突变。

4. 答案：CD

解析：宗气在胸中积聚之处，《灵枢·五味》称为"气海"，又名"膻中"。"虚里"为心尖搏动处，气门即汗孔，孤府为三焦。

5. 答案：ABD

解析：上、中、下三焦的功能特点是：上焦如雾，中焦如沤，下焦如渎。

6. 答案：BCDE

解析：十二经脉在胸腹部呈对称分布，自内向外的顺序是足少阴经、足阳明经、足太阴经、足厥阴经。

7. 答案：BCE

解析：体质具有形态结构、生理功能和心理特征三个构成要素。

8. 答案：BCD

解析：瘀血是指体内血液停积而形成的病理产物，包括体内瘀积的离经之血，以及因血液运行不畅，停滞于经脉或脏腑组织内的血液。

9. 答案：BDE

解析：寒从中生，是指机体阳气虚衰，温煦、推动功能减退，虚寒内生，或阴寒之邪弥漫的病理状态。阳气虚衰，温煦失职，或阳不化阴，水湿痰浊壅盛，或肾阳不化，尿频、便溏、涕唾清稀等都属于寒从中生。而过食生冷，寒湿停聚则属于寒邪侵袭；若尚未导致阳气虚衰，则多为外寒侵袭的寒邪直中，或饮食寒温失宜。

10. 答案：ABCDE

解析：养生原则的确立是基于理论研究及实践经验的基础上，包括对病因及发病条件的研究，对人体生长壮老已生命规律的研究，对衰老机制认识的不断深化及预防疾病和延缓衰老的实践总结。

二、填空题

1. 答案：刘完素（河间）   朱震亨（丹溪）
2. 答案：重阳必阴   热极生寒
3. 答案：纲纪   父母
4. 答案：肺主通调水道   肺朝百脉
5. 答案：约束纵行诸经   主司妇女带下
6. 答案：邪不可干   必虚
7. 答案：精虚   精的施泄失常
8. 答案：寒证   虚证
9. 答案：逆治   从治
10. 答案：因时制宜   因地制宜

三、判断题

1. 答案：×

解析：异病同治的机理是病机相同或证候相同，因此可以同治，而非临床表现的症相同。

2. 答案：√

解析：心包络，简称心包，是心的外围组织；亦称"膻中"。

3. 答案：×

解析：任脉起于胞中，与女子月经来潮及生殖功能有关，为妇人生养之本，故称"任主胞胎"。

4. 答案：√

解析：偏阳质是具有兴奋、好动、偏热的体质类型。

5. 答案：×

解析：湿邪为阴邪，其性黏滞，故多见分泌物和排泄物秽浊不清的症状。

6. 答案：√

解析：恣食肥甘厚味，可致脏腑功能失调，聚湿生痰。

7. 答案：×

解析：痰致病广泛，变化多端，故称"百病多由痰作祟"。外感风邪的性质是善行数变。

8. 答案：√

解析："至虚有盛候"是指患者体质非常虚弱，气虚无力推动，出现阻滞的情况。老年人因气虚推动无力而出现的便秘也属此类。

9. 答案：√

解析：中医学倡导"春夏养阳、秋冬养阴"，起居有常，动静和宜，衣着适当，调和饮食，以适应四时气候、昼夜晨昏、地区方域等外界环境的变化，均是顺应自然养生的体现。

10. 答案：×

解析：衰与老虽有直接的关系，如年老易衰，衰者多老，但衰老与老年不能等同。衰老是生命的一个动态变化过程，而老年则是人生的一个年龄阶段。老年未必均衰，衰亦未必均老。

四、名词解释

1. 答案：指胆具有对事物进行判断、做出决定的功能。

2. 答案：气的固摄作用是指气对体内液态物质的固护、统摄和控制，不使其无故流失的作用。

3. 答案：痰气互结于咽喉，则形成"梅核气"，临床常见咽中梗阻如有异物，咽之不下，吐之不出，胸膈满闷，情绪低落，善太息等。

4.答案：是指气的上升不足，或下降太过，以气虚升举无力而下陷为特征的病机变化。

5.答案：滋水涵木法，是滋肾阴以养肝阴的治法，又称滋肾养肝法、滋补肝肾法。适用于肾阴亏损而肝阴不足，甚或肝阳上亢之证。

五、简答题

1.答案：心主神明，指心具有主宰五脏六腑、形体官窍等生命活动和意识、思维等精神活动的功能。

人体的脏腑、经络、形体、官窍，各有不同的生理功能，但都必须在心神的主宰和调节下分工合作，共同完成整体生命活动。神能驭气控精，并调节血液和津液的运行输布，心神通过驾驭协调各脏腑之精气以达到调控各脏腑功能之目的。

心还具有接受外界客观事物和各种刺激并做出反应，进行意识、思维、情志等活动的功能。这一复杂的精神活动实际上是在"心神"的主导下，由五脏协作共同完成的。

2.答案：精气相关。精能化气。人体之精是人体之气的生化之源。先天之精藏于肾，先天之精化生元气；脏腑之精化生脏腑之气。

气能生精。先天之气与先天之精互生互化，后天之气主要是脾胃之气的运化功能生成水谷精微，脏腑之气化生脏腑之精。

气的推动作用，促进精的运行；气的固摄作用，防止精的无故流失。气的推动和固摄作用协调平衡，则精的输布、运行和施泄正常。

3.答案：内风与外风的区别：内风是脏腑阴阳气血失调，体内阳气亢逆而致风动之征的病机变化，与肝的关系较为密切，为里证，临床以眩晕、头或肢体动摇、抽搐、震颤等为特征表现；外风是感受风邪而导致的外感表证，常见发热，恶风，汗出，脉浮等症状。

内风与外风的联系：外风侵袭机体，可引动内风；反之，内风日久不愈，正气不足，亦可招致外风侵袭人体而发病。

4.答案：急则治标，指标病危急，先治其标，标病愈后再治本病。一般适用于：一是卒病且病情非常严重，治暴病不宜缓，初病邪未深入，当急治以去其邪，邪去则正气不伤，患者易于恢复；二是在疾病过程中，出现危及生命的某些症状之时；三是疾病过程中出现某些急重症状，或症状不除，无法进行治疗时，则当权变而先治其标。如剧烈疼痛、频繁呕吐、二便不通等；四是慢性疾病，患新病较急时，当先治其标。如水臌患者，若腹水严重，腹部胀满，呼吸急促，二便不利时，则为标急，此时当先治标病之腹水，待腹水减退，病情稳定后，再治其肝病。

六、论述题

1.答案：女子胞的主要生理功能是主持月经和孕育胎儿，与心、肝、脾、肾的关系最为密切。

心藏神，女子胞主持月经和孕育胎儿的功能受心神调节。心神内守，心理活动稳定，心情舒畅，是女子月经按时来潮和适时排卵以成胎孕的重要条件。心主血脉，化赤为血，心血充盛，血脉充盈，心气充沛，血脉通畅，对女子胞的功能具有重要的资助和促进作用。

脾主运化，为气血生化之源，主统血。血和调于五脏，洒陈于六腑，在女子则上为乳汁，下为月经。女子胞与脾的关系，主要表现在经血的化生与固摄两个方面。脾气健运，化源充足，统摄有权，则经血藏泄正常。

肝主藏血，称为"血海"，为女子经血之源。肝血充足，下注冲脉血海，则冲脉盛满，血海充盈；肝主疏泄，调畅气机，肝气冲和条达，气行则血行，故使任脉通，冲脉盛；肝气疏泄，气机畅达，则情志舒畅。故肝的疏泄和藏血功能正常，可使气血和调，心情舒畅，应时排经、排卵。女子以血为本，以气为用，经、带、胎、产无不与气血相关，无不依赖于肝之藏血和疏泄功能，故有"女子以肝为先天"之说。

肾藏精，为先天之本，先天之精是构成胚胎的原始物质；关乎天癸，主生长发育与生殖，女子排卵行经，与女子胞功能密切相关。因此。临床治疗月经失调、不孕等妇科病证，多从五脏论治。

2. 答案：

概念：痰饮是机体水液代谢障碍所形成的病理产物，属于继发性病因。

形成：外感六淫，或内伤七情，或饮食失宜等，导致脏腑功能失调，气化不利，水液代谢障碍，水液停聚等致病因素是形成痰饮的初始病因。肺、脾、肾及三焦主司水液代谢的生理功能失常，是形成痰饮的中心环节。津液代谢障碍是形成痰饮的病理基础。这种病理产物一经形成，就作为一种致病因素作用于机体，导致脏腑功能失调而引起各种复杂的病理变化。

致病特点主要有：

（1）阻滞气血运行：痰饮为实邪，可随气流行全身，或停滞于经脉，或留滞于脏腑，阻滞气机，妨碍气血运行。

（2）影响水液代谢：痰饮本为水液代谢失常产生的病理产物，但是痰饮一旦形成之后，可作为一种继发性致病因素反过来作用于人体，进一步影响肺、脾、肾、三焦等脏腑的功能活动，影响水液代谢。

（3）易于蒙蔽心神：痰浊为病，随气上逆，尤易蒙蔽清窍，扰乱心神，使心神活动失常，出现头晕目眩、精神不振等症，或者痰浊上犯，与风、火相合，蒙蔽心窍，扰乱神明，以至出现神昏谵妄，或引起癫、狂、痫等疾病。

（4）致病广泛，变幻多端：痰饮随气流行，内而五脏六腑，外而四肢百骸、肌肤腠理，无处不到，可停滞而引发多种疾病，因而其致病异常广泛。

试卷（二） ▷▷▷

一、选择题

（一）A1 型题（每题 1 分，共 16 分）

（答题说明：请从每题的 5 个备选答案中，选择 1 个最佳答案）

1. 中医学认为，人体内精气血津液等物质的转化，即是
   - A. 形化
   - B. 物化
   - C. 质化
   - D. 气化
   - E. 运化

2. 在甲骨文中，阴阳所指的是
   - A. 日、月
   - B. 天、地
   - C. 上、下
   - D. 寒、热
   - E. 动、静

3. 运用五行学说阐述五脏相克关系传变，正确的是
   - A. 心病传脾
   - B. 肝病传心
   - C. 肾病传肝
   - D. 肝病传脾
   - E. 肺病传肾

4. 肝主疏泄的中心环节是
   - A. 气机调畅
   - B. 维持血行
   - C. 调节情志
   - D. 消化吸收
   - E. 生殖功能

5. "泌别清浊" 属于
   - A. 胃的功能
   - B. 胆的功能
   - C. 小肠功能
   - D. 膀胱功能
   - E. 三焦功能

6. 与 "气虚" 关系密切的两脏是
   - A. 心与肺
   - B. 肺与脾
   - C. 脾与胃
   - D. 肝与肺
   - E. 肺与肾

7. 连接心肺两脏的主要环节为
   - A. 肺气
   - B. 元气
   - C. 心气
   - D. 营气
   - E. 宗气

8. 使人体脏腑、经络、官窍之间传递信息，相互感应、相互影响的是
   - A. 精
   - B. 气
   - C. 血
   - D. 津
   - E. 液

9. 先天之精源于
    A. 后天之精　　　　　B. 营养之精　　　　　C. 水谷之精
    D. 脏腑之精　　　　　E. 生殖之精

10. 循行于头部两侧的经脉是
    A. 足少阳胆经　　　　B. 足少阴肾经　　　　C. 足厥阴肝经
    D. 足太阴脾经　　　　E. 足阳明胃经

11. 称为"阴脉之海"的是
    A. 督脉　　　　　　　B. 冲脉　　　　　　　C. 阴跷
    D. 任脉　　　　　　　E. 阴维

12. 在病因学方面，提出著名"三因学说"的医家是
    A. 王清任　　　　　　B. 华佗　　　　　　　C. 张介宾
    D. 陈无择　　　　　　E. 巢元方

13. 六淫外邪中，致病易导致出血的是
    A. 风邪　　　　　　　B. 寒邪　　　　　　　C. 燥邪
    D. 湿邪　　　　　　　E. 火邪

14. 湿性趋下导致的症状是
    A. 妇女带下　　　　　B. 小便清长　　　　　C. 遗精早泄
    D. 大便秘结　　　　　E. 月经量多

15. 正气强弱主要取决的是
    A. 气候因素　　　　　B. 地域因素　　　　　C. 饮食习惯
    D. 生活与工作环境　　E. 体质与精神状态

16. 导致子宫脱垂、脱肛的基本病机是
    A. 气滞　　　　　　　B. 气逆　　　　　　　C. 气陷
    D. 气闭　　　　　　　E. 气脱

（二）A2 型题（每题 1 分，共 4 分）

（答题说明：请从每题的 5 个备选答案中，选择 1 个最佳答案）

1. 某男，55 岁。双膝关节肿痛沉重，屈伸不利，逢阴雨天加重。中医诊断该病证是
    A. 行痹　　　　　　　B. 痛痹　　　　　　　C. 着痹
    D. 热痹　　　　　　　E. 尪痹

2. 某男，13 岁。突然出现高热神昏，两目上视，肢体抽搐等表现，与致病关系最为密切的是
    A. 风邪　　　　　　　B. 燥邪　　　　　　　C. 火邪
    D. 湿邪　　　　　　　E. 寒邪

3. 某女，46 岁。泄泻 10 余年。每于清晨出现腹痛腹泻，下利清谷，畏寒肢冷等症状，主要病机是

A. 脾肾气虚   B. 肝气犯脾   C. 土不生金

D. 脾肾阳虚   E. 心脾两虚

4. 某女，55 岁。慢性胃炎 10 余年。因情志因素复发，症见食少纳呆，胸闷脘痞，腹胀便溏，舌苔厚腻。其病机是

A. 脾虚湿困   B. 脾胃气虚   C. 肝郁脾虚

D. 肝胃不和   E. 脾胃虚寒

（三）B 型题（每题 0.5 分，共 5 分）

（答题说明：请从 5 个备选答案中，为下列每题选择 1 个正确答案。每个备选答案可以选用一次，也可以选用多次，或一次也不选用。）

A. 心阴   B. 肾气   C. 肾阴

D. 肾阳   E. 心阳

1. 对各脏腑起宁静凉润作用的是

2. 对各脏腑起推动温煦作用的是

A. 升   B. 降   C. 出

D. 入   E. 聚

3. 五脏中，肝的气机运动形式是

4. 五脏中，脾的气机运动形式是

A. 冲脉   B. 督脉   C. 任脉

D. 带脉   E. 跷脉

5. 反映脑、髓、肾功能的经脉是

6. 具有主下肢运动作用的经脉是

A. 嗜酸   B. 嗜甘   C. 嗜辛

D. 嗜苦   E. 嗜咸

7. 肝气过亢，脾气受损，其病因是

8. 肾气受损，心气不足，其病因是

A. 东南沿海人体腠理多疏松

B. 天暑衣厚，则汗多而尿少

C. 平旦人气生，日中阳气隆

D. 旦慧、昼安、夕加、夜甚

E. 日西而阳气已虚，气门乃闭

9. 地区方域对人体生理的影响可表现为

10. 季节气候对人体生理的影响可表现为

（四）X 型题（每题 1 分，共 10 分）

（答题说明：请从 5 个备选答案中，选择 2 个或 2 个以上正确答案。多选、漏选、错选均不得分）

1. 体现出中医学动静相召的思维特点有

    A. 凡阴阳之要，阳密乃固

    B. 谨察阴阳所在而调之，以平为期

    C. 筋脉和同，骨髓坚固，气血皆从

    D. 五脏安定，血脉和利，精神乃居

    E. 物之生，从乎化；物之极，由乎变

2. 根据五行生克乘侮规律，属于相乘关系的有

    A. 木旺乘土   B. 水不涵木   C. 木火刑金

    D. 土虚木乘   E. 土虚水侮

3. 肾精不足导致的症状有

    A. 囟门迟闭   B. 牙齿松动   C. 腰膝酸软

    D. 脑转耳鸣   E. 反应迟钝

4. 属于"七冲门"范畴的有

    A. 吸门   B. 气门   C. 户门

    D. 贲门   E. 魄门

5. 神的具体表现有

    A. 思维   B. 言谈   C. 应答

    D. 举止   E. 表情

6. 经络的基本生理功能包括

    A. 运行全身气血   B. 沟通联系作用   C. 感应传导信息

    D. 调节功能平衡   E. 主司水液运行

7. 偏阴质者临床用药应注意

    A. 宜温补   B. 宜益火   C. 宜苦寒

    D. 宜清热   E. 忌温燥

8. 火邪、暑邪共同的致病特点有

    A. 均为阳邪   B. 均易致疮痈   C. 均易伤津耗气

    D. 均夹湿邪   E. 均见热象

9. 发病类型包括

    A. 感邪即发   B. 伏而后发   C. 徐发

    D. 继发   E. 复发

10. "未病先防"，属于防止病邪侵害的内容有

    A. 顺应四时   B. 药物预防   C. 避免疫毒

    D. 适度运动   E. 避其虚邪

二、填空题（每题 0.5 分，共 5 分）

1. 中医学理论体系的基本特点包括（　　　）（　　　）。

2.《素问·阴阳应象大论》说："阴在内，（　　　）也；（　　　），阴之使也。"

3. 五行相克关系中，"克我"者为我之（　　　），"我克"者为我之（　　　）。

4. 五脏藏神，其中，肝藏（　　　），脾藏（　　　）。

5. 脑为（　　　）之府；脉者（　　　）之府。

6. 分析体质与病因的关系，有所谓"易风为病者，（　　　）；易寒为病者，（　　　）之说。"

7. 运用中医理论解析情志内伤病因，则百病生于气也，思则（　　　），惊则（　　　）。

8. 外感热病传变主要有（　　　）（　　　）和三焦传变。

9. 扶正祛邪的具体运用包括：单独运用、（　　　）（　　　）。

10. 对于阴阳偏衰的虚热及虚寒证的治疗，明·张介宾提出（　　　）和（　　　）的治法。

三、判断题（每题 0.5 分，共 5 分）

（答题说明：正确者划√，错误者划×）

1. 晋·皇甫谧著《针灸甲乙经》为中医学第一部针灸学专著。

2. 根据五行相生规律所确立的益木生火法中的"火"指的是心阳。

3. 五行归类的依据是五行各自的特性。

4. 出现五心烦热、骨蒸潮热、面部烘热、消瘦、盗汗、舌红少苔、脉细数无力等症状，属阴虚火旺证。

5. 阴、阳跷脉左右成对，均起于足踝下。

6. "湿胜则阳微"指湿邪伤人，易伤阳气。

7. 六淫和疠气同属于外感病因。

8. 以阴阳作为体质分类是叶天士首创。

9. 形体偏瘦是偏阴质体质的形体特征。

10. 掌握病位的传变规律，便能把握病势发展趋向，从而抓紧时机进行早诊早治，以防止疾病的发展，将疾病治愈在初期阶段。

四、名词解释（每题 2 分，共 10 分）

1. 阴阳互根

2. 金水相生

3. 恐则气下

4. 肝风内动

5. 因时制宜

五、简答题（每题 5 分，共 20 分）

1. 为什么说"脾为后天之本"？
2. 简述气随津脱的病机及常见症状。
3. 简述寒从中生的病因病机及临床表现。
4. 简述根据五行相生规律确立的治则治法。

六、论述题（每题 10 分，共 20 分）

1. 论脏腑的"满而不实"和"实而不满"。
2. 论饮食失宜的致病特点。

参考答案

一、选择题

（一）A1 型题

1. 答案：D

解析：气化是生命活动的基本形式，人体内精气血津液等物质的转化，是气运动产生的气化过程。

2. 答案：A

解析：阴阳最早的文字记载见于殷商时期的甲骨文，有"阳日""晦月"等字样。在甲骨文中，阴阳所指为日、月。随着对自然现象的观察不断扩大，阴阳的含义逐渐引申，如天地、上下、明暗、寒热、动静等。

3. 答案：D

解析：运用五行学说阐述五脏相克关系传变，正确的是肝病传脾，即木旺乘土，或土虚木乘。其余皆为五脏相生关系传变。

4. 答案：A

解析：肝主疏泄的中心环节是气机调畅，其他功能活动皆为气机调畅衍化而来。

5. 答案：C

解析：小肠具有受盛化物、泌别清浊的生理功能。

6. 答案：B

解析：肺主气司呼吸，脾运化水谷之精气。肺与脾的关系主要体现在气的生成与津液代谢调节方面。故与"气虚"关系密切的两脏是肺与脾。

7. 答案：E

解析：连接心肺两脏的主要环节为宗气，宗气积于胸中，上出喉咙，以司呼吸；下贯心脉，以行气血。

8. 答案：B

解析：人体内各脏腑、经络、官窍等组织也是通过气的传递信息，相互感应而相互联系、相互影响。

9. 答案：E

解析：先天之精源于父母的生殖之精，为构成胚胎的原始物质。

10. 答案：A

解析：循行于头部两侧的经脉是足少阳胆经。

11. 答案：D

解析：任脉总任一身之阴，故称为"阴脉之海"。

12. 答案：D

解析：宋代陈无择著《三因极一病证方论》，在病因学方面，提出著名的"三因学说"（内因、外因、不内外因）。

13. 答案：E

解析：六淫外邪中，火邪的致病特点之一是易导致出血。

14. 答案：A

解析：湿性趋下所致症状，常见妇女带下、淋浊、下肢湿疹等。

15. 答案：E

解析：正气强弱主要取决的是体质与精神状态。

16. 答案：C

解析：气陷病机，脾不升举，中气下陷，则导致子宫脱垂、脱肛。

（二）A2 型题

1. 答案：C

解析：湿邪偏盛，阻滞经络关节，阳气不得布达，可见关节肿痛沉重，屈伸不利等症状。湿性重着，故将湿气盛所致痹证，称为"着痹"。

2. 答案：C

解析：火热邪气侵犯人体，燔灼津液，劫伤肝阴，筋脉失养失润，最易引起"热极生风"的病证。临床表现为高热神昏，四肢抽搐，两目上视，角弓反张等。

3. 答案：D

解析："脾阳根于肾阳"，脾肾阳虚，温煦失职，水谷运化失常，故可见五更泄泻，特点是每于清晨出现腹痛腹泻，下利清谷，并伴有畏寒肢冷等阳虚症状。

4. 答案：C

解析：肝与脾的关系，表现在疏泄与运化的相互为用等方面。肝郁脾虚病机，见于该病例素有胃病，脾胃虚弱；情志因素导致肝的疏泄功能失常，土虚木乘，克伐脾土，运化失常，则表现为食少纳呆，胸闷脘痞，腹胀便溏，舌苔厚腻等。

（三）B 型题

答案：1.C　　2.D

解析：肾阴，又称元阴、真阴、真水，为人体阴液的根本，对机体各脏腑组织起着凉润、宁静作用。肾阳，又称元阳、真阳、真水，为人体阳气的根本，对机体各脏腑组织起着推动、温煦作用。

答案：3.A　　4.A

解析：脏腑之气的运动规律体现了脏腑生理活动的特性，也表现了脏腑之气运动的不同趋势。心肺在上，其气宜降；肝肾在下，其气宜升；脾胃属土，居中央，脾气升而胃气降，斡旋四脏之气的升降运动。

答案：5.B　　6.E

解析：督脉起于胞中，经脉循行"贯脊属肾，入络脑"，故其生理、病机与脑、髓、肾功能密切相关。阴阳跷脉具有主司下肢运动的作用。

答案：7.A　　8.E

解析：五味偏嗜，常引起本脏功能失调，继而破坏脏腑之间的平衡关系，如"伤己所胜"和"侮所不胜"的病机变化。故嗜酸使肝气过亢，乘脾则脾气受损；嗜咸使肾气受损，伤其所胜，而致心气不足。

答案：9.A　　10.B

解析：地区方域对人体生理的影响主要表现在体质方面江南气候湿热，人体腠理多疏松，北方气候燥寒，人体腠理多致密。季节气候对人体生理的影响主要表现在汗液和尿液的排泄上。

（四）X 型题

1.答案：ABCD

解析：健康无病之人称为"平人"。平人的特征，即"内外调和，邪不能害，耳目聪明，气立如故""筋脉和同，骨髓坚固，气血皆从""五脏安定，血脉和利，精神乃居""凡阴阳之要，阳密乃固，两者不和，若春无秋，若冬无夏，因而和之，是谓圣度"。预防和治疗的原则是"谨察阴阳所在而调之，以平为期""平治于权衡"等，皆体现出中医学动静相召的思维特点。

2.答案：AD

解析：正常情况下，木能克土，木为土之所不胜，土为木之所胜。若木气过于亢盛，对土的制约太过，导致的相乘，称为"木旺乘土"。若土气不足，难以承受木的克制，造成木乘虚侵袭，发生的相乘，称为"土虚木乘"。

3.答案：ABCDE

解析：肾藏精主骨生髓，脑为髓海。故肾精不足，骨骼发育不良则囟门迟闭；齿为骨之余，精亏骨软，则牙齿松动，腰膝酸软；肾开窍于耳，精亏髓减，髓海空虚，则脑转耳鸣，反应迟钝等。

4. 答案：ACDE

解析：会厌为吸门，齿为户门，胃上口为贲门，下极为魄门。四者皆属七冲门，而"气门"即汗孔，不属于七冲门范畴。

5. 答案：ABCDE

解析：神有广义、狭义之分，广义之神是指人体生命活动的主宰及其所有生命活动外在表现的统称，包括形色、眼神、言谈、表情、应答、举止、精神、情志、声息、脉象等方面；而狭义之神则指意识、思维、情志等精神活动。

6. 答案：ABCD

解析：经络的基本生理功能是运行全身气血，沟通联系作用，感应传导信息，调节功能平衡。

7. 答案：AB

解析：偏阴质者阴气偏盛，功能活动减弱，发病多见虚证，寒证，因此用药应注意宜温补益火，忌苦寒泻火。

8. 答案：ACE

解析：火邪、暑邪都为阳邪，致病可见高热、口渴、面赤、脉洪大等阳热症状，均易伤津耗气。B、D 选项非二者的共同致病特点，故排除。

9. 答案：ABCDE

解析：发病类型，主要有感邪即发、徐发、伏而后发、继发、复发。

10. 答案：ABCE

解析：未病先防，包括扶助机体正气、防止病邪侵害二方面。包括顺应四时，防止四时不正之气的侵害；避疫毒；防止外伤和虫兽伤害；讲究卫生。同时，事先使用某些药物，可提高机体的抗邪能力，有效地防止病邪的侵袭。

二、填空题

1. 答案：整体观念　　辨证论治
2. 答案：阳之守　　阳在外
3. 答案：所不胜　　所胜
4. 答案：魂　　意
5. 答案：元神　　血
6. 答案：表气素虚　　阳气素弱
7. 答案：气结　　气乱
8. 答案：伤寒六经传变　　卫气营血传变
9. 答案：同时运用　　先后运用
10. 答案：阴中求阳　　阳中求阴

三、判断题

1. 答案：√

解析：晋·皇甫谧著《针灸甲乙经》是历史上第一部关于针灸理论和实践的专著，论述了有关腧穴、经络、针法等理论和实践内容。

2. 答案：×

解析：益木生火法是补肝血以养心血的治法，主要用于肝血不足，不能滋养心血，以致心肝血虚之证。

3. 答案：√

解析：依据五行各自的特性，对自然界的各种事物和现象进行归类，从而构建了五行系统。

4. 答案：×

解析：一般而言，阴虚内热多见全身性的虚热征象。如五心烦热、骨蒸潮热、面部烘热、消瘦、盗汗、舌红少苔、脉细数无力等；阴虚火旺，多见集中于机体某一部位的火热征象，如虚火上炎所致的牙痛、齿衄、咽痛、颧红等。

5. 答案：√

解析：阴跷脉起于内踝下足少阴肾经的照海穴，阳跷脉起于外踝下足太阳膀胱经的申脉穴，左右成对，分主一身左右之阴阳。

6. 答案：√

解析：湿为阴邪，易伤阳气。故清·叶桂《温热论·外感温热篇》说："湿胜则阳微。"

7. 答案：√

解析：外感病因包括六淫和疠气。

8. 答案：×

解析：以阴阳划分体质最早见于《黄帝内经》。

9. 答案：×

解析：偏阴质之人形体偏胖，偏阳质之人多形体偏瘦。

10. 答案：√

解析：掌握病位的传变规律，就能把握病势发展趋向，从而抓紧时机进行早诊早治，以防止疾病的发展，将疾病治愈在初期阶段。这是学习疾病传变规律的目的。

四、名词解释

1. 答案：阴阳互根，是指相互对立的阴阳两个方面，具有相辅相成、相互依存的关系。

2. 答案：肺属金，肾属水，阴液互资，称为"金水相生"。金能生水，肺金为肾水之母，肺阴充足，下输于肾，使肾阴充盈；水能润金，肾阴为一身阴液的根本，肺阴依赖肾阴滋养而充盛。

3. 答案：过度恐惧，导致肾气不固、气陷于下的病机变化。

4. 答案：风气内动，又称内风，指脏腑气血失调，体内阳气亢逆变动而致风动之征的病机变化，由于内风与肝的关系较为密切，故称"肝风内动"或"肝风"。

5.答案：根据不同季节气候的特点，制定适宜治法和方药的原则，称为"因时制宜"。

五、简答题

1.答案：人在出生以后为后天。脾主运化，具有将水谷化为精微，将精微物质吸收并转输全身的生理功能。"脾气健运"，则能为化生精、气、血等提供充足的原料，脏腑、经络、四肢百骸以及筋肉皮毛等组织就能得到充足的营养而发挥正常的生理功能。饮食物是人出生后所需营养的主要来源，是生成精、气、血、津液的主要物质基础，主要依赖脾胃从饮食物中消化吸收水谷精微输送到脏腑和人体各部分以保证生长、发育的需要，所以说脾胃为"后天之本"。

2.答案：气随津脱，指津液大量丢失，气失其依附而随津液外泄脱失的病机变化。多由于高热伤津，或大汗出，或严重吐泻、多尿等，耗伤津液，气随津脱所致。

气随津脱的常见症状，轻者津气两虚，重者则可致津气两脱，出现面白肢冷，呼吸气微，脉微欲绝等气脱的危重证候。

3.答案：寒从中生，又称"内寒"，指机体阳气虚衰，温煦气化功能减退，虚寒内生，或阴寒之气弥漫的病机变化。多由于先天禀赋不足，或久病伤阳，或外感寒邪，过食生冷，损伤阳气，以致阳气虚衰。

内寒主要与脾肾阳虚有关，临床常见面色白，畏寒肢冷，手足不温，舌质淡胖，苔白滑润，脉沉迟弱，或筋脉拘挛，肢节痹痛等症状。

4.答案：根据五行相生规律确立的治则，包括虚则补其母、实则泻其子二方面；治法，包括滋水涵木法、益火补土法、培土生金法、金水相生法、益木生火法。

六、论述题

1.答案：《素问·五脏别论》说："所谓五脏者，藏精气而不泻也，故满而不能实；六腑者，传化物而不藏，故实而不能满也。"简明概括了五脏、六腑各自的生理特点与主要区别。所谓"满而不实"是强调五脏精气宜充满；所谓"实而不满"是指六腑水谷宜充实而虚实更替。正如王冰注云："精气为满，水谷为实。五脏但藏精气，故满而不实；六腑则不藏精气，但受水谷，故实而不满也。"

五脏六腑的生理特点，对临床辨证论治有重要指导意义。一般来说，病理上"脏病多虚""腑病多实"；治疗上"五脏宜补""六腑宜泻"，还可根据脏腑表里关系进行调整，"脏实者泻其腑，腑虚者补其脏"。

2.答案：饮食由脾胃纳运作用进行消化吸收，故饮食失宜首先损伤脾胃。具体致病特点包括：

（1）饮食不节：过饥易致营养缺乏，脏腑功能衰退；正气不足，抗病力下降；胃气受损而致胃部不适；影响生长发育等。过饱易致食积，小儿疳积；因营养过剩而发生消渴、肥胖、胸痹等病证；并易内生痰浊、湿热。

（2）饮食不洁：易致肠胃功能紊乱；发生肠道寄生虫病、肠道传染病；易发生食物中毒。

　　（3）饮食偏嗜：寒热偏嗜易致体内脏腑阴阳失调；五味偏嗜易损伤相应的脏，并继而破坏脏腑之间的平衡关系，引起多脏腑功能失常的病证；食类偏嗜常引起某类营养物质缺乏或某类物质过多，导致某些特定疾病的发生；嗜酒则易伤肝脾，聚生痰浊、湿热、癥积。